アーロン・T・ベック
ニール・A・レクター
ニール・ストーラー
ポール・グラント
共著

ベックの
統合失調症の
認知療法

大野　裕
監訳

岩坂　彰
訳

岩崎学術出版社

SCHIZOPHERENIA:
COGNITIVE THEORY, RESEARCH, AND THERAPY
by
Aaron T. Beck, Neil A. Rector, Neal Stolar, and Paul Grant
Copyright © 2009 The Guilford Press
A Division of Guilford Publications, Inc.
Published by arrangement with Guilford Publications, Inc., New York
through Tuttle–Mori Agency, Inc.

日本語版への序

　私の父 Aaron T. Beck と私は，日本で認知行動療法（CBT）が驚くような発展を遂げていることにとても喜んでいます。非常に多くの臨床家，教育者，そして研究者が認知モデルに基づいた CBT を実践し，教育し，そして研究しているということを知るのは素晴らしいことです。本書の日本語版の発刊は，日本における CBT の発展にとってもうひとつの重要なステップです。私たちは，日本において本書が重篤な精神障害を持つ患者の概念化と治療に大きく貢献することを願っています。私は，本書が真のブレークスルーをもたらし，薬物療法単独で得られてきた以上のより十分なリカバリーとより大きい人生への満足を患者にもたらすことができると信じています。患者のリカバリーは，また，その家族にもポジティブで強い影響を及ぼすでしょう。

　私の父は，1960 年代から 1970 年代にかけてうつ病に対する認知療法を発展させていったときに，現在では 1,000 以上の実証的研究によって効果が裏づけられている自分の理論が他の精神疾患にも適用できると気づいていなかったと言っています。彼はたしかに，統合失調症のような重篤な精神疾患に自分のアプローチを使うことができるとは考えていませんでした。

　しかし，1952 年に彼が書いた論文[1] を読めば，患者が自分の妄想について現実検討するのを助ける私の父の認知的アプローチの萌芽に気づいていただけることでしょう。およそその 40 年後，David Kingdon と Douglas Turkington が，統合失調症を持つ人を治療するに当たって，父のその論文と Cognitive Therapy of Depression（Beck et al., 1979[2]）の治療原理を用いたという論文（1991）[3] を発表しました。

　そのとき以来，多くの国の研究者が統合失調症に認められる認知メカニズムを理解するための研究を続け，治療的アプローチの改善に努めてきました。本書では，こうした重要な成果について，そして私の父と Paul Grant らの研究

チームの成果について学ぶことができます。本書が英国で発刊された後，父と Paul Grant らの研究チームはおもに，長年にわたって，多くは数十年にわたって精神科病院に入院している統合失調症を持つ人の治療に力を注いできました。彼らは，そのアプローチを統合失調症に対するリカバリー志向的認知療法 Recovery-Oriented Cognitive Therapy for Schizophrenia と呼んでいます。その治療で重視されるのは，患者との創造的エンゲージメント，患者の価値の同定，および自分自身および他者に対する患者の非機能的信念の修正の助けとなる経験の提供です。

研究者，教育者，そして臨床家にとって，とくに重篤な精神疾患を持つ人の治療に携わる人にとって，質の高い CBT のトレーニングを受けることは不可欠です。Beck Institute for Cognitive Behavior Therapy は，CBT の優れた面を生かして人生をより良いものにする活動を世界レベルで展開していくことをミッションとする非営利団体です。私たちは，個人および団体向けに CBT とトレーニングプログラムを提供していて，それには，ワークショップ，オンラインコース，遠隔スーパービジョンなどがあります（訳注：オンライントレーニングの詳細は https://beckinstitute.org/get-training/online-training/ をご覧ください）。統合失調症は，私たちが提供するトレーニングの重要なトピックのひとつです。私たちは，この極めて脆弱な人たちの治療に携わっている日本の精神科医やメンタルヘルス専門家に敬意を表します。そして，本書がより効果的な治療につながる一助になることを，私たちは願っています。

Judith S. Beck, Ph.D.
President, Beck Institute for Cognitive Behavior Therapy
Clinical Professor of Psychology in Psychiatry, University of Pennsylvania

---

1）Beck, A. T. (1952). Successful outpatient psychotherapy of a chronic schizophrenic with a delusion based on borrowed guilt. *Psychiatry, 15,* 305-312.

2）Beck, A. T., Rush, A. J., Shaw, B. F., & Emery, G. (1979). *Cognitive therapy of depression.* New York: Guilford Press.（坂野他訳「うつ病の認知療法」，岩崎学術出版社）

3）Kingdon, D. G., & Turkington, D. (1991). The use of cognitive behavior therapy with a normalizing rationale in schizophrenia. Preliminary report. *The Journal of nervous and mental disease, 179*(4), 207-211.

著者について

アーロン・T・ベック Aaron T. Beck（医学博士）

ペンシルベニア大学精神医学科名誉教授。フィラデルフィアの Beck Institute for Cognitive Therapy 所長。1960 年代前半，ペンシルベニア大学で精神科医として働いていたときに認知療法を開発。500 本以上の論文と 19 冊の著作を発表し，世界中で講義を行ってきた。「アメリカのノーベル賞」と呼ばれるラスカー臨床医学研究賞をはじめ，科学専門機関から数々の賞を受賞している。

ニール・A・レクター Neil A. Rector（博士）

トロントの Sunnybrook Health Sciences Centre 精神医学科研究責任者。トロント大学精神医学部准教授。Academy of Cognitive Therapy の設立特別研究員であり，認知療法の専門誌数誌の編集委員を務める。Canadian Institutes of Health Research and Social Sciences と Humanities Research Council of Canada が資金提供する，認知メカニズムと精神疾患の認知療法に関する研究の研究員でもある。認知療法の実践に加え，認知療法家の訓練とスーパーバイズにも携わる。

ニール・ストーラー Neal Stolar（医学博士）

フィラデルフィア地域の Project Transition における精神病治療特別プロジェクトの医療責任者兼認知療法責任者。Creative Health Services と Penn Behavioral Health の精神医学顧問。ペンシルベニア大学精神病理研究学科および統合失調症研究センターの研究員であり，臨床実践も行う。Academy of Cognitive Therapy の設立特別研究員。米国，中国，ブラジルで統合失調症の認知療法に関する講義を行っている。

ポール・グラント Paul Grant（博士）

　ペンシルベニア大学精神医学部精神病理研究学科の統合失調症研究責任者兼研究員。専門分野は陽性・陰性症状の認知的精神病理学的モデルおよび統合失調症の認知療法。いくつか専門誌掲載論文と共著書がある。

序

　統合失調症と呼ばれる障害は，過去，多くの疑問をもたらし，多くの課題を提起してきた。患者が抱く，幻想的であることも多い多様な信念に，合理的な説明を付けることはできるのか。すべての患者に当てはまる原理は存在するのか。精神療法で治療は可能なのか。生物学的な知見と臨床像との関係はどのようなものなのか。これらの疑問に回答を与えようというのが，本書執筆の動機である。本書の内容は，われわれの臨床経験と，ペンシルベニア大学とトロント大学における研究から発展したものである。執筆陣は全員，多くの統合失調症の症例を治療し，専門家をスーパーバイズし，この分野での体系的研究に携わってきた経験を持つ。

　われわれは最初，英国で統合失調症への認知療法の適用に成功したという知らせを聞き，まずトロントで，また最近ではフィラデルフィアで，認知療法のランダム化対照試験を実施することにした。その認知療法（認知行動療法と呼ばれることも多い）対照試験のサマリーの中でも示唆しているように，これまでに報告されてきた臨床試験の結果は有望である（ただし，改善の余地はおおいにある）。実際，統合失調症に対する心理学的介入が，通常の治療（一般に薬物療法を含む）よりも臨床的転帰を大きく改善しうるという事実は，当然のことながら，統合失調症の研究と治療に携わる多くの研究者や臨床家を驚かせてきた。

　まず最初に，統合失調症のような複雑な障害の治療を準備するには，専門的な方略や技法の説明をはるかに越えるものが必要であることを指摘しておく必要がある。治療の成功は，この障害の現象学と原因とを深く理解することにかかっている。さらに，大工が設計図を必要とするのと同じように，治療者は手

引きとなる概念的枠組みを必要とする。本書では，以下の3点の実現に努めた。第一に症状（妄想，幻覚，思考障害，陰性症状）の起源，発症，持続についての理解を進めること，第二に，症候学的理解と，この分野の研究により裏づけられた臨床経験とに基づき，治療の提案をすること，最後に，統合失調症に関する膨大な生物学的研究と，心理学的側面に関する比較的少数の研究とを統合し，統合失調症の包括的な心理生物学的 psychobiological モデルを提示することである。

　第1章で統合失調症を概観し，第2章でこの障害の複雑で興味深い神経生物学的側面を解説した後，妄想の臨床的，心理学的側面を広汎に検討する（第3章）。あらゆる種類の妄想には，驚くほどの共通性がある。最も重要な点は，（パラノイド性の妄想であれ誇大妄想であれ）ハイパーサリエントな信念が，妄想患者の情報処理システムを乗っ取っているということである。しかも，患者の能力は減退し，自身の異常な思考や解釈や信念を，評価の対象となる心的産物であると見ることができなくなっている。患者は自分のパラノイド性または誇大な観念を事実と見なし，自分の空想を現実として知覚している。妄想には必ず，数々のバイアスがかかっている。たとえば患者がパラノイド性のモードに入り込んでいるときには，その経験は常に自己中心化バイアス，外在化バイアス，内在化バイアスという3つのバイアスの支配下にある。つまり，自分は他人の注視を浴びており，予期せぬ経験や異常な経験は外的な存在に起因し，それらの存在は患者自身の健康や自律性に影響を及ぼす意図を持っていると考えるのである。

　第4章では幻覚を扱う。幻覚体験が患者の思考や観念とどう関係しているかを指摘する。そうした思考や観念が聴覚的心像に変容するのである。中心的な問題は，患者が，声は外部で（しばしば敵意を持つ存在により）生み出されたもので，全知全能であり，自分ではどうにもできないという妄想を抱いていることである。幻覚体験は，パラノイド性の妄想に埋め込まれていることが多く，実際，心の被支配妄想（思考吹入，思考奪取，読心）の連続線上にある。

　第5章では陰性症状を扱う。注意，記憶，心的柔軟性の障害が生産性の低下，快感消失，社会的引きこもりと関連する理由を考察する。その箇所で説明するが，ミッシングリンクは，患者が自分の能力や快への期待や対人能力につ

いて持っている否定的な態度なのである。これらの態度は，実際の神経認知的機能不全に関連する挫折経験の結果生じてくる。形式的思考障害に関するわれわれの定式化（第6章）は，話のまとまりのなさを，欠陥のある抑制メカニズムの機能として，また思考の貧困を，リソースの節約努力として説明する。解体した思考は，強い感情に満ちた認知が活性化し，その結果通常の観念の流れが乱されることがきっかけとなり生じる。陰性症状と思考障害に関する仮説を裏づけるわれわれの研究データを紹介する。

　治療を扱うパートの最初の章（第7章）では，アセスメントで用いる多様な技法を包括的に考察する。第8章は，治療関係の構築における問題点を扱い，患者の沈黙，注意持続の短さ，多くの欠損，疑い深さに対処するガイドラインを提示する。第9章では，妄想のアセスメントと治療アプローチにおける具体的問題を説明し，それに対処する具体例を紹介する。同様に第10章では幻覚のアセスメントと治療を扱い，患者が幻聴に関連する苦悩を軽減できるよう，場合によっては完全に幻聴を消せるようにする各種の方略を説明する。陰性症状の治療は第11章で説明する。敗北主義的態度と否定的な予期を打ち消すための各種アプローチも詳述する。とくにQOL（Quality of life）の改善という目標を定式化し，そのための方略を説明する。

　思考障害は，対人的な有効性や関係づくりの足かせとなることがある。第12章では，患者が自分のコミュニケーション上の困難をより適切にアセスメントできるようにするとともに，ストレスをもたらし，解体した発話につながる思考や行動を減らしていけるようにする治療アプローチを説明する。統合失調症における精神療法と薬物療法の関係について質問されることも多い。第13章は，両アプローチの併用について説明する。最終章（第14章）では，統合失調症について，素因とストレス因子と心理学的因子を統合する広汎なモデルの提示を試みる。とくに，生活上の経験に対する過剰な反応を生み出す認知バイアスの役割を示すよう努力した。認知バイアスは，神経学的障害と臨床症状をつなぐミッシングリンクである。また，認知リソースの減少を，現実検討などの複雑なプロセスに不可欠な脳機能の協調の乱れにつながる要因として定式化する。

　本書の各章は，それぞれの執筆者の共同の努力の産物である。基本的に各章

それぞれの概要は，1人または複数の執筆者が責任をもって準備し，その後ほかの執筆者との議論を経て，担当者が草稿を用意した。それを全員で再検討し，示唆を加え，連続的な原稿の形にした。すなわち，各章の最終稿には，執筆者全員が寄与しているのである。

謝　辞

　本書の原稿の各部を読んでいただいたマシュー・ブルーム，ダニエル・フリーマン，スティーブ・メルター，スティーブ・シルバースタイン，エレイン・ウォーカーの助言と示唆に感謝する。本書は，さまざまな概念化のために知恵と経験を貸してくださったデビー・ウォーマン，エリック・グランホルムにも負うところが大きい。また，トロント大学精神医学部で精神病の認知療法の開発を支え，励ましてくれたメアリ・ゼーマンとジンデル・シーガルにも感謝したい。最後に，プロジェクト全般を整えてくれたバーバラ・マリネリと，休むことなく原稿をタイプして編集作業を行い，さらに文献調査も行ってくれたマイケル・クルックス，ブリアナ・マン，レティシア・トラバグリーニにも感謝を捧げる。

アーロン・T・ベック
ニール・A・レクター
ニール・ストーラー
ポール・グラント

目　次

日本語版への序……………………………………………………………… iii

著者について………………………………………………………………… v

序……………………………………………………………………………… vii

第 1 章　統合失調症とは ………………………………………………… 1

第 2 章　生物学的な要因 ………………………………………………… 30

第 3 章　妄想の認知的概念化 …………………………………………… 63

第 4 章　幻聴の認知的概念化 …………………………………………… 106

第 5 章　陰性症状の認知的概念化 ……………………………………… 149

第 6 章　形式的思考障害の認知的概念化 ……………………………… 167

第 7 章　アセスメント …………………………………………………… 185

第 8 章　関係づくりと治療関係の促進 ………………………………… 202

第 9 章　妄想の認知的アセスメントと治療 …………………………… 217

第10章　幻聴の認知的アセスメントと治療 …………………………… 246

第11章　陰性症状の認知的アセスメントと治療 ……………………… 271

第12章　形式的思考障害の認知的アセスメントと治療 ……………… 303

第13章　認知療法と薬物療法 …………………………………………… 322

第14章　統合失調症の統合認知モデル ………………………………… 342

付　録

　付録 A：ベック認知的洞察尺度（BCIS）……………………………… 369

　付録 B：ベック認知的洞察尺度（BCIS）のスコアと解釈 …………… 370

　付録 C：心理学的／精神医学的初期評価の概要（案）……………… 371

　付録 D：精神病認知アセスメント質問紙（CAPI）…………………… 375

　付録 E：妄想的信念における認知の 3 要素…………………………… 376

　付録 F：精神病患者に見られる認知の歪み …………………………… 377

付録 G：精神病に特有の認知の歪み　……………………………………… 379

付録 H：思考障害評価尺度（THORATS）……………………………… 380

参考文献………………………………………………………………………… 381

監訳者あとがき………………………………………………………………… 421

索　　引………………………………………………………………………… 425

第1章　統合失調症とは

　統合失調症に関する本を，この疾患の最も有名な患者であるジョン・フォーブズ・ナッシュ John Forbes Nash の紹介から始めるのは，ごく自然なことだろう。ナッシュの病気が周囲に明らかになったのは，彼が 30 歳のときだった。それまで彼は，変わり者で付き合いにくいとは思われていたにせよ，研究者としては成功を収めていたし，当時は MIT の正教授にという話も出ていた。しかしナッシュ自身は，自分で期待していたほどのキャリアは築けていなかったと述べている[54]。ナッシュの精神病の発症と深刻な混乱状態については，統合失調症研究者の Michael Foster Green[278] が以下のように記録している。

　　1959 年のある日，ナッシュが MIT の談話室に入ってきたときのことを，同僚たちはいまでもはっきりと思い出せる。ナッシュは，『ニューヨーク・タイムズ』紙の一面の記事には，ほかの銀河の生命体から送られてきた暗号メッセージが隠されていて，自分だけがそれを解読できると話したのだ。それから 30 年のあいだ，ナッシュは精神病院への入退院を繰り返した。入院していないときのナッシュは周囲から「悲しみの幽霊」と呼ばれ，プリンストン大学の廊下に「奇妙な服装でぶつぶつとつぶやきながら姿を現し，謎めいた言葉を黒板に書き付けるといったことが何年も続いた」(p.87)。

　ナッシュの人生は，この疾患が悲劇的な進行をたどったひとつの典型例だった。風変わりではあるが知的に優れた人物が，激しい精神症状に悩まされ，そのせいでプライベートな生活も社会的生活も破綻して，何十年にもわたり定期的に精神科の世話になる，という人生である。ナッシュの日々の生活には困難が付きまとっていたが，その原因は明らかに統合失調症の陽性症状にあ

った[18) 180)]。このことは，統合失調症の症状と生活機能の障害とのつながりを
はっきりと示している。ナッシュの陽性症状は，幻聴（「声」が聴こえる[原注1)]），
妄想（『ニューヨーク・タイムズ』紙の紙面に宇宙から自分に送られた特別な
暗号が含まれていると信じる），奇異な行動（身だしなみに気を遣わず，不適
切な言動をとる），陽性形式的思考障害（理解困難な発言をする）などであっ
た。ナッシュは陰性症状，つまり言語的，非言語的表現の減少（思考の貧困，
感情の平板化）や，建設的な活動，娯楽活動，社会活動への関わりの欠如（意
欲の欠如，快感消失，社会性の低下）といった症状には悩まされなかったよう
である[17) 385)]。ナッシュの人生は，最終的には希望を残すものとなった[278)]。

　　　1980年代の末になって，ナッシュは，何の前触れもなく，回復の兆しを見せ始めた。
　　なぜ回復したのかは，今でもよくわかっていない。ナッシュは薬を服用していなかった
　　し，その他の支援も求めなかった。ともかく彼は，何人かの旧友を含め，プリンストン
　　大学の数学者たちとの交流を広げ始めたのだ。そして1994年，ナッシュはノーベル経
　　済学賞を受賞した（p.87）。

　ナッシュは，その華々しい症状と，解体した行動と，生活能力の欠如にもか
かわらず，失われていた人間関係と仕事関連の能力の多くを回復した。統合失
調症からの回復とは，症状を管理できるようになり，目的感覚を持てるように
なっていく過程であるとされているが[527)]，この点で言えば，ナッシュは間違
いなく回復していた。Greenはナッシュの病状の変化について，経験豊富な統
語失調症研究者らしく公正慎重に記述しているが，ナッシュ自身は，自分の症
状の改善についていくつかの要因を挙げる中で，一番の要因は推論行為にあっ
たとしている[54)]。この点をナッシュは以下のように具体的に説明する。「まず
最初に，幻聴は自分の心の産物であるということを自分に確信させ，それから
自分がとくに大切に胸に抱いている信念の多くがありえない考えであり，つま
るところ誇大妄想であることを自分に納得させた。そして，幻聴や妄想に関す
る自分の考えを調整していくことで，症状を悪化させる要因が小さくなり，日

原注1) ナッシュは1959年に始まった自分の統合失調症体験の中で「声」が顕著だったと語っている
　　（BeckとNash（2005）より）。

常生活が大きく改善した」。つまりナッシュは，本書がこれから提案していく認知的アプローチを自ら体現していたと言える。

　情動反応と行動反応を思考と解釈と信念の産物として説明する認知行動モデルは，1960年代に開発され[47]，多様な精神医学的病理（気分障害，不安障害，物質乱用，摂食障害[274]など）や身体病理（慢性痛[665]など）の理解と治療に大きく貢献した。そのうえ，信念が情動反応や行動反応に先行し，かなりの程度までそれらを規定するという基本的認知モデル[154]を，何百もの研究が支持している。1980年代から90年代にかけては，米国で実施された予備的研究[46]に基づき，認知モデルを統合失調症に拡張する研究が英国で行われ，成功を収めた。その結果，妄想と幻覚，そして薬物療法へのコンプライアンスを標的にした補助的な心理社会的治療法として有望なプロトコルが策定された[534]。

　統合失調症に対するこうした認知的アプローチは間違いなく，このきわめて深刻な疾患の治療を前進させた。重要なのは，統合失調症を理解し治療するために，非精神病性の疾患に関する知識を援用するところにあると，われわれは考えている。ある意味で，われわれが提唱しようとしている定式化や治療方略は，うつ病[58]や不安障害[52]，パーソナリティ障害[53]で成功を収めた定式化や方略の拡張版なのである。しかし，まったく同じ方法がすべてに適用できるわけでは**ない**。統合失調症患者への適用に際しては，重大な修正を加えなければならなかった。まず根本的に，統合失調症の神経認知的，心理−認知的側面を理解し，精神医学的疾患としての統合失調症の特異性を弁えておくことが肝要である。神経症から精神病へは，神経病理と認知の歪みという観点から連続性があると考えられる。しかし，水が氷点以下に冷えると性質を変えるように，ありふれた神経症的現象も，統合失調症へと冷え込むと，ある種の「深い変化」を明白に示すのである。

　本書の目的は，統合失調症への認知的アプローチについて詳述することにある。われわれは，最良の精神療法の実践は，確認済みの科学的エビデンスの上に築かれる認知理論[49]から導かれると考えている。そのため本書は，まず前半（第2章〜第6章）で理論を取り上げ，後半（第7章〜第13章）で治療を扱う構成を取る。それぞれの部分は，この疾患の主要な4つの精神病理学的

側面（妄想，幻覚，思考障害，陰性症状）を考察する章を含む。また，最後に付け加えた章（第14章）では，統合失調症の認知モデルを発展させることを目的として，認知的枠組みと，統合失調症の神経生物学的モデルとの統合を提示する。この第1章では，統合失調症とわれわれの認知的アプローチについて簡単に概説する。

統合失調症研究略史

ここでは，現代の統合失調症の研究に貢献したジョン・ヒューリングズ・ジャクソン，エミル・クレペリン，オイゲン・ブロイラーの3人の先駆者の業績を中心に見ていく。大雑把に言うと，ジャクソンの症状分類にクレペリンの疾病分類が重ね合わされ，因果論的説明については，ブロイラー的な認知媒介の枠組みが基となった。3人の理論家による疾患の定義はそれぞれ異なっていたが，3人がともに陰性症状を重視した点は注目に値する。

ヒューリングズ・ジャクソン：陽性症状と陰性症状

ヴィクトリア朝時代の神経科医，ジョン・ヒューリングズ・ジャクソン John Hughlings Jackson の著作に見られる狂気へのアプローチは，以後非常に大きな影響力を持つことになる[27][43][111]。たとえば以下のような記述である[339]。

> 狂気の症状は疾患が「引き起こす」と言われる。しかし疾患はただ，解体に反応して陰性の精神症状を生み出すだけだと私は言いたい。複雑な陽性精神症状（幻視，幻覚，妄想，度を超した振る舞い）はすべて，いかなる病理学的プロセスにも直接関係しない神経的要素の活動の結果なのである。それらは進化上残されている低位のものに基づいた活動の中に生じてくると私は考える（Andreasen（1990b）からの引用，p.3）。

1880年代にまとめられた上の定式化は，現在もなお大半の統合失調症研究を導く理論的枠組みを，簡潔に要約している[24][452]。ここでは少なくとも3つの点を指摘する必要がある。第一に，ジャクソンは狂気を脳の疾患であると位

置づけ，高度に進化した（すなわち皮質の）中枢神経に局在する特定の病理によって引き起こされるものであるとした。第二に，ジャクソンは恐ろしく多様な狂気の症状を，正常と対置する形で，手続き的な枠組みにより2つに分類した。正常な知覚，信念，行動に対する加工や歪曲は，**陽性精神症状**の名の下にまとめられる。これらの症状は正常な経験の潤色であるとされる。同様に，発話，動機，情動，快感の欠損は陰性精神症状にまとめられる。これらの症状は，正常な経験に比べて不足する部分を表している。そして第三に，おそらくこれが最も重要な点だが，ジャクソンは，生物学的なものと表面に現れる症状との間に存在する因果関係について，以下のような直観的な見方を提案した——陰性症状とはある種の欠損状態であり，したがって，基盤となる脳の構造が疾患により損なわれていること（すなわち神経病理）を示唆し，陽性症状は正常なものへの加工であり，したがって，その基に認知的過程が存在すること（すなわち抑圧の失敗）を示唆する。ジャクソンは患者の予後や転帰について考察していないが，ジャクソンが仮定した「破損した脳」という疾患プロセスが予測する予後は，けっして良好なものではなかっただろう。

現代においては Crow[175) が I 型，II 型という統合失調症のモデルを提案し，広く受け入れられているが，これは本質的にジャクソンの枠組みを練り上げたものであり，このモデルが陰性症状への関心をあらためて掻き立てることとなった[471)]。Crow は当時明らかになりつつあった神経生物学的知見に促され，統合失調症を2つの別々の疾患に分けることを提案した。I 型統合失調症と分類される患者は，顕著な陽性症状を示し，向精神薬が奏功し，突然の発症と長期的に良好な転帰を特徴とする経過をたどる。対照的に II 型統合失調症の患者は，主に陰性症状を示し，薬物療法に良好に反応せず，潜行性の発症と長期的に劣悪な転帰を特徴とする経過をたどる。さらに Crow は，I 型には神経伝達物質のドーパミンに関連する神経化学的不均衡があり，II 型には大脳体積の減少のような脳組織の異常があると論じた。

Crow が提示したモデルの影響は大きかった[71)]。ジャクソンが提起した陽性症状と陰性症状という概念的なパラメータ化が，統合失調症に関する理論と研究において支配的な考え方となったのである[309)]。なかでも重要なのは，陽性症状と陰性症状に焦点化した操作的な評価尺度が開発されたことだった。陽

性症状評価尺度（SAPS[19]），陰性症状評価尺度（SANS[18]），陽性・陰性症状評価尺度（PANSS[365]）などである。とくに Andreasen が開発した SAPS と SANS は標準化された包括的尺度で，幅広い症状を観察ベースで特定できる（第7章参照）。これらの尺度は精神測定学的に信頼のおけるものであり，これにより患者の変化を識別できることが明らかになっている[21] 原注2)。

クレペリンの異種性の分類

ジャクソンが脳−行動関係の理論と研究を導く枠組みを生み出したのに対し，統合失調症の現代的な疾病分類を考え出したのはドイツの精神科医エミル・クレペリン Emil Kraepelin だった[309] [662]。クレペリンは，数多くの患者の観察に基づいて，3種類の精神病の現れ方——破瓜病（無目的で解体した首尾一貫しない行動），緊張病（運動の欠如と昏迷の一方で興奮した支離滅裂な行動），妄想病（迫害性妄想，誇大妄想）——をまとめて1つのカテゴリーの下に置き，それを早発痴呆と名付けた[390]。この分類に特徴的な症状は，ジャクソンが陽性と呼んだものを含んでいた（幻覚，解体した会話，妄想）。しかし，早発痴呆は究極的には欠損の状態であり，そのためこの病気の核心はジャクソンが陰性と呼んだ症状にある。すなわち，「感情鈍麻，精神活動の不全，意欲統制力と努力と独立行動力の欠如」[241] である（p.25）。

クレペリンは，この病気が基本的に慢性であることと，進行性の変性を伴うことから，たとえば躁病やうつ病のような循環的な気分関連の精神病と区別して，早発痴呆というカテゴリーを立てた。躁病やうつ病などは，躁うつ病という第2のカテゴリーにまとめられた。このようにクレペリンは，発現する症状よりも病気の進行と長期的転帰を手引きとして疾病分類を行ったのである[309]。クレペリンは，躁うつ病は回復すると考えていたが，早発痴呆からの回復についてはきわめて悲観的だった[120] [643]。

早発痴呆という用語は現在では用いられないが，クレペリンの分類は，現在広く用いられている精神疾患の2つの診断基準，米国精神医学会による『精神疾患の診断と統計の手引き・第4版』（DSM-IV-TR）[13] と世界保健機

原注2) 陽性症状評価尺度（SAPS）と陰性症状評価尺度（SANS）が統合失調症の症状をどこまで捉えられるかに関しては議論がある（Horan ら（2006）など）。

関（WHO）による『国際疾病分類・第 10 版』（ICD-10）[670] にも明確に見て取ることができる。DSM-IV-TR および ICD-10 はともに，統合失調症に特徴的な症状として以下の 5 つを挙げる（**表 1.1** 参照）——妄想，幻覚，解体した会話（たとえば頻繁な脱線または滅裂），ひどく解体したまたは緊張病性の行動，陰性症状（すなわち感情の平板化，思考の貧困，または意欲の欠如）である[662]。2 つの診断基準はいくつかの点で異なっている。たとえば基準を満たす症状の期間（DSM-IV のほうが ICD-10 より長い）や，機能の低下が診断基準に含まれるかどうか（DSM-I には含まれ，ICD-10 には含まれない）が異なる。

　いずれにせよ，統合失調症の定義には，異種性が組み込まれている。診断を下すのに必要な症状型は 5 つのうち 2 つにすぎず，特定の重症度を持つ場合（たとえば 2 つの声が行動について語る幻聴がある）には，その 1 つの症状だけで統合失調症と診断される。その結果，統合失調症と診断された 2 人の患者が，共通する症状を 1 つも持たないということも起こりうる。だが，この異種性は，クレペリンが多様な症状で特徴づけられる症候群から精神疾患の分類を組み上げた結果であり，意図的なものなのである[71][309]。こうして，5 つの症状のうち 2 つを満たせばよいという形式を採った DSM-IV と ICD-10

表 1.1　統合失調症の診断

症状
以下のうち 2 つの症状が少なくとも 1 カ月続く：（陽性症状）妄想，幻覚，解体した会話，解体した，または緊張病性の行動。（陰性症状）感情の平板化，思考の貧困，意欲の欠如
社会的機能不全
障害の始まり以降の期間の大部分で，以下の 1 つ以上の機能が影響を受けている：仕事，対人関係，自己管理。青年期の場合，期待される対人的，学業的，職業的水準にまで達しない
期間
治療を受けておらず，活動期の精神病症状が持続している期間が，ICD-10 では少なくとも 1 カ月，SDM-IV では少なくとも 6 カ月続く。前駆期または残遺期の（陰性または弱められた陽性）症状を含む
ほかの障害の除外
精神病症状を伴う以下のほかの診断を除外する。統合失調感情障害，精神病の特徴を伴う大うつ病，物質乱用による障害，頭部外傷，脳血管炎，発作，痴呆など身体疾患

注：Schultz and Andreasen（1999）より。Copyright 1999 by Elsevier. 許可を得て転載。

には，妄想型，緊張型，破瓜型（DSM-IVでは解体型）というクレペリンの3つの病型（サブタイプ）が含まれることとなった。統合失調症の5つの症状のうち2つだけを満たせば，それぞれの病型と診断されるのである。さらに，統合失調症という分類を感情の障害（双極性障害など）と区別するという点でも，DSM-IVとICD-10はクレペリンに従っていると言える。

　統合失調症という分類に内在するこの異種性のために，当然のことながら矛盾する知見が得られ，研究は紛糾することとなる。一部の研究者は，異種性の低い下位分類を定義することでこの問題に対応しようとし[133]，また別の研究者は，分類的な疾病モデル自体を放棄し，一定の組み合わせの症状次元の重症度に関して定義される1つの疾病であるとした[622]。しかし，DSM-IVの分類が抱える問題，すなわちクレペリンの分類の問題は，異種性だけに留まらない。DSMに批判的な人は，この方法は十分な信頼がおけず，これらの病型は時間的に排他的でないと指摘する（すなわち，1人の患者に時により異なる病型が当てはまる）[309]。加えて言うなら，統合失調症の症状はこの病気に特徴的でなく，診断的でない。つまり，妄想や幻覚はさまざまな神経学的，心理学的疾患に見られる[666]し，解体的な陰性症状も同様である[111]。最後に，統合失調症と生理学的に対応するものを特定しようとする研究は何百も行われているにもかかわらず，精神病性の障害を持つと診断された人と健常な人とを生理学的に区別する生物学的マーカーは1つも発見されていない[662][666]。実際，Heinrich[319]が最近生物学的な研究について定量的なレビューを行ったところ，統合失調症と対照群との間にかなりの重複が見つかったのである（第2章参照）。

ブロイラーの認知主義

　統合失調症の概念を生み出したもう1人の先駆者は，スイスの精神科医，オイゲン・ブロイラー Eugen Bleuler[89]である。そもそも schizophrenia という言葉を作ったのはブロイラーだったとされる。しかしそれより重要なのは，ブロイラーが統合失調症を精神疾患の1つのグループとして特徴づけ[309]，それによりクレペリンの定式化を大きく越え，統合失調症の境界を押し広げたことである。ブロイラーの定式化は本質的に次元的なもので[662]，後に

Schizotypy／Schizotaxia と呼ばれるようになる軽度のパーソナリティ不全から完全な慢性早発痴呆までをカバーするものだった。ブロイラーの病理モデルは，ジャクソンと同様，統合失調症の障害の特徴を，一級（基本）症状と二級（副次的）症状に関連づけるものだった。一級症状とは，診断に必須であらゆる症例に見られ，基礎的神経病理に起因するものである。一級症状には，連合の連続性の喪失，感情反応性の喪失，注意喪失，意欲喪失，両価性，自閉などが含まれる[241]。二級症状は診断に必須ではなく，根本的な神経病理に起因するものではない。こちらには，幻覚，妄想，緊張病，行動上の問題などが含まれる[643][662]。理論的見地から極めて重要な点として，ブロイラーは，不明瞭な神経病理と，統合失調症に特徴的な症状や徴候の表現との間を仲介ないし媒介する役割を，「連合弛緩」という認知的プロセスに負わせた。実のところ，schizophrenia（schizo ＝分裂，phrene ＝心）という用語で意図されていたのは，まさに観念連合の緩みということにほかならないのである。

　統合失調症研究にブロイラーが与えた影響は大きかった。第一に，ブロイラーは統合失調症の概念を拡張し，後に統合失調型 schizotypal や統合失調質 schizoid と呼ばれるようになる性格特性までそこに含めた。これらは現在の DSM-IV ではパーソナリティ障害に分類されている。加えて，この「統合失調スペクトラム」は，過去 40 年以上にわたり遺伝学的，神経生物学的な多くの診断研究の対象とされてきた[496]。さらに重要なのは，ブロイラーがこの疾患の機序を，議論の余地があるとはいえ，概念化したことである。ブロイラーは，いまだ判然としない神経病理と症状の表現とをつなぐものとして仲介的な認知プロセスを定式化した[71]。現在，どのような学説を唱える理論家も，みなブロイラー的な装いをまとっていると言える。神経心理学的[23][235][279]，精神力動的[442]，認知行動的[383]，あらゆる理論家がブロイラーの枠組みの中で仕事をしている。本書の理論的アプローチも，やはりブロイラー的である（第3～6章参照）。実際，第 14 章では，発達的，生物学的，認知的，心理学的知見を統合する新しい統合失調症モデルを仲介的な枠組みの中で提示する。この枠組みは，心理社会的介入の正当化を後押しするとともに，治療標的を特定するものである。

統合失調症に関する既知の事実と不明点 [原注3]

　クレペリンとブロイラーが統合失調症の現代的な概念を打ち立ててからほぼ100年が経過し，この間，とくにこの25年の間に，数え切れないほどの研究が行われてきた。1988年の『スキゾフレニア・リサーチ』増刊号の最初の論文のタイトルは「統合失調症，事実のみ——われわれは何を知っているのか，どのくらい分かっているのか」だった[672]。以後，統合失調症に関する文献はあまりに増えすぎ，Wyattらによる上記の論文のように簡潔に要約することは困難だが，この節ではあえて，統合失調症に関する現在の知見を圧縮して概観してみよう。

統合失調症の症状に特徴的な次元

　すでに見てきたように，統合失調症の症状は多様である。そのため，症状が特定のクラスターを形成する傾向を持つかどうかを調べる研究計画が重要な位置を占めてきた。たとえば，もし幻覚と妄想が併発する傾向を持つならば，両者に共通の基盤となる神経生物学的病理の存在が考えられる。因子分析に基づく研究がいくつかの文化圏で実施され，現在では，統合失調症の症状を説明する次元が，最低でも3つあることが共通理解となっている[24) 25) 43) 241) 352]。その3つとは，①精神病症状（幻覚，妄想），②解体症状（奇異な行動，陽性形式的思考障害），③陰性症状（感情の平板化，思考の貧困，意欲の欠如，快感消失）である。この共通理解は，特定の症状次元の実証につながった[201]。またそれに応じて統合失調症の症状の寛解基準も定式化された[25]。Carpenter[131]は，症状クラスターのデータベースが構築されてきたおかげで，過去40年にわたり精神医学の世界で重視されてきた，主として精神病性の疾患であるという統合失調症の定義が狭すぎることが明らかになり，クレペリンやブロイラーにまで遡って統合失調症の概念を修正することになったと述べている。

原注3) Angus MacDonald と Minnesota Consensus グループが統合失調症に関するより完全な事実のリストをまとめている。「Schizophrenia Bulletin」2009年5月号に掲載。この節の見出しはその報告書のタイトル（Schizophrenia Research Forum のウェブサイト www.schizophreniaforum.org/whatweknow/ に2007年半ばに掲載された）から採った。

疫　学

　John McGrath[445] が言うように，この 10 年で統合失調症の疫学は小規模な革命を経験した。統合失調症は性別にかかわらず 100 人に 1 人はどうしても罹患する普遍的な病気であるという見方[114][176] は微妙に変化しつつある。統合失調症の有病率は 0.7％で，文化によって大きく異なるようだ（最大で 5 倍の差がある）。女性より男性の方が発症しやすく，また男性の方が発症年齢が低い傾向がある。統合失調症の新たな症例の発症率は 0.03％で，どうやら減少している[446]。発症率も文化により異なる。出生地または居住地が都市部であるほうが発症リスクが高い[473]。移民の発症リスクはさらに高い。とくに肌の色の濃い人が肌の色の薄い住民が多数を占める地域に移住する場合，この傾向が強い[95]。アフリカ系米国人は欧州系の米国人よりも発症率が 3 倍高い[103]。統合失調症は死亡率の高さとも関連する。患者の死亡年齢は比較的低い[112]。大きな原因は自殺であり，統合失調症と診断された人の 5.6％が自殺すると推定されている。とくにリスクが高いのは発症初期である[505]。統合失調症患者が自殺により死亡する危険性は一般集団よりも 13 倍高いが，Saha ら[555] は最近，幅広い疾病カテゴリーを通して見ても統合失調症患者が比較的高い死亡率を示すことを明らかにした。

遺伝リスク因子と環境リスク因子

遺　伝

　行動遺伝学の分野では，80 年前から双子や家系や養子の調査という形で研究が進められてきたが，その結果から，統合失調症は遺伝的な要因が大きいことが示されている。家系の研究は，統合失調症が家族歴に関連すること，患者との遺伝子の共有程度が発症率を予測することを裏づけている[484]。近年，実施状況が良好な 11 の家系研究について定量的なレビューが行われ，親子きょうだいの中に統合失調症患者がいる人の発症率は，精神病の家族歴のない対照群の 10 倍であるとの結果が示された[605]。養子の研究からは，統合失調症発症への遺伝的要因の寄与がさらに明確になる。定量的レビューから，養子縁組をした人の発症率は，養子縁組をした相手が患者であるかどうかに関係しない

ことが分かっている。しかし，養子縁組をした当人が統合失調症の場合，その人の生物学的な家族が発症するリスクは，そうでない場合よりも 5 倍高い [605]。言い換えると，これらの研究では，遺伝的な影響のエビデンスとは対照的に，養子縁組後の環境因子が統合失調症の病因となることを支持するエビデンスはほとんど見つからなかったということである。一卵性双生児の場合，片方が統合失調症だと，もう 1 人も発症する可能性は 50％近くに達する [129]。遺伝的な一致がこれほどの高率になると，統合失調症発症の原因の大部分は遺伝的なものであると多くの研究者が主張するようになったのも当然だろう [263) 542]。実際，Sullivan ら [604] は 12 の双子研究の定量的レビューから，統合失調症発症要因における遺伝的要因の寄与を 81％と見積もっている。言い換えれば，統合失調症傾向の変量の 4/5 が，累積的な遺伝的影響によるものだということになる。

　行動遺伝学的研究から，統合失調症の発症において遺伝子が重要な役割を果たしていることは間違いないと言えるが，関係する遺伝子の特定や，メカニズムの詳細の解明はいまだ行われていない。Crow[176] だけは，統合失調症が性染色体上の言語関連の 1 つの遺伝子によって引き起こされると考えているが，これを唯一の例外として，統合失調症の遺伝学的研究分野では，発症には多くの遺伝子が関与しており，個々の遺伝子は統合失調症の病因全体に対して小さな影響しか及ぼさないという考え方が一般的である [263) 605]。これまでに，数多くの遺伝子が候補に挙げられている [605]。Owen ら [502] の報告によると，ケースコントロール研究においていくつかの候補遺伝子の変異が何度か再現されており（ニューレグリン 1 ＝ NRG1 およびジストロブレビン結合蛋白質 ＝ DTNBP1），現時点ではこれらが最も可能性の高い統合失調症遺伝子と言える（第 2 章参照）。付け加えると，これら最も可能性の高い候補遺伝子でも統合失調症患者のごく一部にしか存在せず（6 ～ 15％），これらによる発症可能性の増大も最大で 2 倍である [254]。

　環　境
　一卵性双生児でも完全な一致は見られないことから，統合失調症の病因として非遺伝的な因子があることは明らかだと考えられるが，Sullivan ら [604] は，

複数の双子研究の定量的レビューの中で，患者によって異なる環境の影響も有意に認められる（関与は11％と推計される[訳注1]）という分析結果を，大きな驚きをもって示している。統合失調症の病因として環境因子が関与していることを示すエビデンスは，現在では非常に多く蓄積されている。たとえば，Mary Cannonら[121)]が実施した定量的レビューでは，3種類の産科的合併症と統合失調症が関連することが確認された。妊娠中の合併症（出血，糖尿病など），出産時の合併症（緊急帝王切開，窒息など），胎児の発育・発達異常（低出生体重など）である。産科的合併症がある場合は，ない場合に比べて統合失調症のリスクが2倍になる。つまり「特定の遺伝子」の変異に関連するリスクと同程度の小さな影響がある[254)]。妊娠中期は，神経系の発達に特に重要な時期である。この発達期の傷害（母体が感染症にかかる，過度のストレスを受ける，など）は，子どもの統合失調症のリスクをほぼ2倍にする[124)]。

　出生後，相当の時間を経てからの環境も因子となる。すでに述べたように，統合失調症は都市環境でのほうが発症率が高い[446)]。しかし，都市で暮らすことと都市で生まれることとは強く相関するため，高い発症率が都市での出生に関連する妊娠期ないし周産期の因子によるものか，あるいは誕生後の心理社会的ストレスや社会的孤立といった形でリスクがかかるのかは判然としない[95)]。この点で，最近イスラエルで30万人以上の成人を対象として行われた前向き研究は注目に値する。この研究では，人口密度と，統合失調症の遺伝的リスクに関連する因子（社会的機能と認知機能の低さ）の間の相互作用が確認された。この結果は，都市生活のストレスと遺伝的脆弱性とが結びついて統合失調症を発症させていることを示唆している[653)]。同様に，7つの研究を対象に最近行われた定量的レビューでは，青年期の大麻の使用が精神病の発病リスクを2～3倍に高めると推定されている[325)]。遺伝と環境の相互作用を支持するエビデンスもある。カテコール−O−メチルトランスフェラーゼ（COMT）遺伝子にある変異を持つ人（人口の25％）は，青年期に大麻を使用するリスク

訳注1）原文には heritability estimate of 11％とあるが，引用元論文 http://archpsyc.ama-assn.org/cgi/content/full/60/12/1187 によると，heritability 81％で，environmental effects 11％。文脈からして環境要因の話と判断。次の「大きな驚き」という表現についても，引用元論文では「環境11％」について quite surprising と書かれている。

が高い [136]。重要なのは，COMT 自体は大麻使用の多さと関連しないことである。

神経生物学的因子

すでに見たように，精神医学の分野では 19 世紀半ばから，統合失調症の行動的，情動的，認知的特徴の根本は明らかに患者の脳にあるとされていた [339]。この立場は，有効な抗精神病薬が開発されたことで，さらに強固なものとなった [309]。脳の機能不全または異常（専門用語では「病理生理」）は，基本的に 2 つのあり方のどちらかで統合失調症の原因となると考えられる。①患者の脳の構造が健常者と異なる（解剖学的病理）か，②患者の脳の機能が健常者と異なる（生理学的病理）かである。この定式化はシンプルで明瞭であるように見えるが，100 年におよぶ統合失調症研究は，いまだ統合失調症患者と発病しない人とを区別する必要十分な神経生物学的因子やプロセスの統一的な説明について，合意に至っていない [661]。要するに，統合失調症の病理生理学は，今なお解明されていないのである（第 2 章参照）

解剖学的異常

それでも，統合失調症の神経生物学的理解は大幅に進んできた。1 つのアプローチは，患者が死亡した後に脳を解剖学的に調べる方法である。この種の死後研究から，2 つの重要な結論が導かれた。①統合失調症は，クレペリン [390] やその支持者らが想定したような神経の変性による疾病ではない。②患者は，健常者と比べて異常な細胞構造のエビデンスを示す。後者の例として，David Lewis ら [405] はいくつかの研究の中で，統合失調症患者では，対照群に比べて背外側前頭前皮質内の錐体細胞の入力層の密度が減少していることを示した。

構造画像化技術も，統合失調症に関連する解剖学的相違を見いだすために実りの多い方法となった。実際，統合失調症の診断を受けた人の生きた脳を撮影した最初の画像は，脳脊髄液の空気置換に患者が耐えたというだけでなく，側脳室の拡張が視覚的に確認されたという意味でも，目覚ましいものだった [463]。脳室の拡張は，脳脊髄液の多さと脳体積の小ささに関連する。その後の画像研究でも，脳室の拡張は統合失調症の一般的特徴であることがわかってい

る [358) 630)]。Lawrie ら [398)] が 40 の研究の体系的レビューの中で示した試算によると，統合失調症患者を対照群を比較した場合，側脳室容積は中央値で 30 〜 40％大きく，脳全体の体積は中央値で 3％小さいという。Davidson ら [188)] は 155 の構造画像研究の定量的レビューを行い，統合失調症患者では健常者の対照群に比べて前頭葉と側頭葉の構造，とくに海馬が小さい傾向があると報告している。さらに，新しいレビューによると，体積の異常は統合失調症の発症時にすでに存在していることがはっきりしている。最初のエピソードを経験している患者でも，対応する対照群に比べて脳室が大きく，脳の体積が小さく，海馬の体積も小さいのである [592) 629)]。実際，発症していない家族でも，対照群と比較すると脳室が大きく，海馬が小さいようである [92)]。これは解剖学的な差異が遺伝的な統合失調症の発症脆弱性と関係する可能性を示唆する。しかし，観察された構造的差異はいずれも比較的小さく（患者群と対照群の間で標準偏差の半分，初回エピソードの患者と対照群の間で標準偏差の 1/3，発症していない家族と対照群の間で標準偏差の 1/5），健康な対照群との重なりが非常に大きい [319)]。最近の画像化研究の結果は，皮質全体にわたる小さな差異の複雑な組み合わせが統合失調症患者と対照群の健常者との違いを特徴づけるという結論を裏づけている [183)]。

機能的異常

患者の脳の一部の活動を測定しながら，何かの課題に取り組んでもらうというやり方は，統合失調症に関係する生理学的差異を確定する方法として有望である。PET を使った初期研究では，脳の多くの領域で，課題に反応する際の異常活動のパターンが見つかっている [284)]。この文献の定量的レビューから，統合失調症患者と対照群の健常者とを比較したときの最も大きな差異は，（ハイポフロンタリティと言われる）前頭葉の課題関連活動の低下であることが示唆される [188)]。12 の研究についてさらに詳細な分析をしてみると，作業記憶課題を遂行中の脳の活性化パターンは，ハイポフロンタリティ仮説から考えられるよりも複雑で，さまざまな組織の活動が過度に低下したり上昇したりする [255)]。その他，認知的，行動的，あるいは情動ベースの多様な課題について，課題関連活動の多くの差異が確認されている [67) 284)]。大半の差異は小さく，再

現できないものも多い。そのため，統合失調症の機能的差異に関しては一般的な結論が導き出せない（第 2 章参照）。

神経認知的因子

クレペリンもブロイラーも，統合失調症患者では注意，記憶，問題解決の認知プロセスに困難があることを観察しており，1940 年代には体系的検査が開発された。しかし，現在われわれが有している統合失調症の認知的障害に関する知識の多くは，1980 年代に共同研究の努力が開始されて以降に得られたものである[260]。Reichenberg ら[540] は，一般知的能力，言語的記憶，非言語的記憶，認知，実践機能，運動技能，作業記憶，言語，注意，処理速度など 12 の領域での定量的レビューに関するレビューを報告している。そこで得られた主な結論は，それまでの報告と矛盾するものではなく，患者は 12 の神経認知的領域**すべて**で健常者の対照群よりも成績が劣り，患者群と対照群の差は，平均して標準偏差の半分から 1.5 倍だった。よく引用される研究に，204 の研究を使った Heinrichs ら[320] の定量的レビューがある。これによると，統合失調症患者はすべての認知領域で成績が悪く，平均して標準偏差近くの差があるという。課題によるばらつきは大きく，対照群との差は言語記憶で最も大きい（各研究を通じた患者の平均値の平均は，対照群の平均に比べて標準偏差の 1.5 倍近く低い）。Heinrichs[319] は，神経認知的な課題における患者群と対照群の差は，構造画像化研究による測定など神経生物学的因子の差よりも大きいとする。しかし，両群の間にはかなりの重なりがあり，患者群の一部は神経心理学的に正常である可能性がある[206]。この主張には異論もある[659]。

それでも，患者群と対照群の間の大きな違いから，認知的障害を統合失調症の中心的特徴であるとする研究者もいる。彼らは，認知的障害が，統合失調症の病理を理解する大きな鍵を握ると考えている[284] [319] [368] [424] [432]。実際，認知的障害は精神病症状の最初の発症以前に生じる。その最もよいエビデンスが得られるのは，長期的研究からである。たとえば英国のサンプルでは，児童期の試験の成績の悪さが成人後の統合失調症発症の予測因子となっていた[360]。同様に，スウェーデン[186] やイスラエル[189] の徴兵兵士を対象とした調査では，知能検査の一部における青年期のスコアの低さが，後の統合失調症発症の予測

因子となっていた。イスラエルの研究からは，知的能力の低下が児童期から始まり青年期も続くこと，またそれは性別や社会経済的状態，非精神病的な精神疾患の有無とは関係しないことがわかっている[541]。

この研究を行った研究者らは，統合失調症を発症した患者 44 人にあらためて当該部分の知能検査を行った。その結果，いくつかの項目で成績の低下は見られるものの大半の項目で成績にほとんど変化がないことがわかった。ここから，知的能力の低下の大半は発症以前に起こっていることが示唆される[137]。しかも，初回エピソード時の認知的障害の程度は，慢性の統合失調症患者の障害と大差ないように見える（平均して，成績の標準偏差程度）[258] [368]。このことは，統合失調症において神経認知的障害が比較的固定した特徴であることを示唆する。加えて，複数の定量的レビューからも，認知的障害が，統合失調症患者の大多数の特徴である社会的，職業的転帰の不良をよく予測することが示唆される[276] [279]。

統合失調症の神経認知の理解を深める興味深い知見がある。統合失調症患者の血縁者の認知的障害は，患者よりも小さいが，対照群の健常者よりは大きいという知見であり，この結果は再現性もよい[540]。発症していない血縁者は対照群に比べて，すべての認知領域で平均して標準偏差の 0.2 ～ 0.5 倍異なっていた。Raquel らは複数世代にわたる家系のデータからこのパターンを再現した。このことから神経認知的領域が統合失調症の遺伝的マーカーになりうることが確かめられた[289]。

治療と転帰

前節で見たように，現代における統合失調症のイメージは，多様な遺伝要因と環境要因がそれぞれ少しずつ発症に寄与する複雑な症候群というものだ。この症候群は，3 つの基本的症状次元を持ち，浸透性のある神経認知的障害と，多くの小さな神経解剖学的，神経生理学的障害をもたらすものと考えられる。この節では現代精神医学における大革命の 1 つである抗精神病薬の出現に目を向ける。当然のことながら，それとともに，統合失調症患者の短期的，長期的転帰についても考察する。

抗精神病薬療法

　抗精神病薬の登場からまだ半世紀しか経っていないというのは，信じられないような気がする。著者の 1 人（Beck）は，精神病院のレジデント時代に統合失調症患者が水治療（溺れた患者もいた）やインシュリン療法（死亡した患者もいた）で治療されていたことを鮮明に覚えている。テネシー・ウィリアムズの姉に前頭葉ロボトミー手術が施されたことはよく知られている。この治療法は，解決するのと同じくらい多くの問題を引き起こした。1952 年，パリでピエール・デンカーとジャン・ドレイがまったくの偶然から最初の神経遮断薬クロルプロマジン（ソラジン）が幻覚と妄想を抑えることを発見した[309]。この発見がついには統合失調症の治療を変え，20 世紀初頭から行われていた効果の疑わしい身体的治療を廃れさせた。クロルプロマジンは 1954 年にアメリカに導入され，まもなく多くの姉妹薬（フェノチアジン系と呼ばれる）が合成され，利用されるようになった。ハロペリドール（ハルドール），ペルフェナジン（トリラホン）などである。非常に多くの統合失調症患者が抗精神病薬を服用している先進国の現状からすると理解しがたいことだが，当初は神経遮断薬の有効性報告に対して疑いの目が向けられた。しかし 1960 年代に入ると，2 つの事実が明らかになってきた。1 つは，抗精神病薬が急性統合失調症患者の精神病症状の軽減に有効であることで，これは米国立精神保健研究所（NIMH）が中心となって実施したランダム化比較試験の共同研究で実証された[292]。もう 1 つは神経遮断薬の作用機序で，それが神経伝達物質ドーパミンのシナプス後受容体の遮断であることが確認された[309] [461]。しかし神経遮断薬は脳内のほかの神経伝達物質のシステムにも影響を及ぼしてしまうという点で「ダーティ」であり，鎮静作用や体重増などの副作用や錐体外路の副作用を伴う（抗精神病薬の薬力学については，第 2 章と第 13 章でさらに詳しく見る）。

　1970 年代中頃から抗精神病薬が再発防止に役立つというエビデンスが蓄積されてきた。薬物療法を中断した患者では，中断しなかった患者に比べて再発率が 3 倍から 5 倍高い。プラシーボに切り替えられた患者では，抗精神病薬を服用し続けた患者よりも再発率が高い[433] [603]。1980 年代のクロザリル（クロザピン）を皮切りに，抗精神病薬の第 2 世代が出現し始めた[309]。ここには

リスペリドン（リスパダール），オランザピン（ジプレキサ）などが含まれるが，現在アメリカやヨーロッパで統合失調症に処方されている薬の大半はこれら第2世代の薬であり，統合失調症治療の主要な治療法となっている。第2世代の薬は第1世代とは異なる作用機序を持ち（ドーパミンだけでなくセロトニンも遮断する），有効性においても（効果的），副作用においても（軽い），認知的障害においても（軽減されている）革新的であると謳われた[309]。しかし，研究の結果はこの点で失望させるものだった。良好な条件で実施された研究から，第1世代と第2世代の抗精神病薬では有効性にほとんど差がないことが示されたのである[415]。神経認知的に良い影響があるということもない[367]。新薬では糖尿病など代謝上の副作用のリスクが高まることもあり，コストをかけて新薬を使用することに疑問を投げかける研究者もいる[550]。HarrowとJobe[301]が最近発表した15年にわたる前向き研究によると，統合失調症患者の中には抗精神病薬を中断しても回復期を経験するグループがいることが確認されたという。よい転帰を得るために服薬を継続する必要のない統合失調症患者群がいることを示唆する結果であると彼らは述べている。

転　帰

　統合失調症の予後に関する見解の相違は，ほかの多くの見解の相違と同じくブロイラーとクレペリンの違いにまで遡る。すでに見たようにクレペリンは統合失調症について，回復はもちろん，大きな改善にすら悲観的だった[390]。実際クレペリンは，早発痴呆の症状を示していてその後改善した患者は，最初から誤診だったのだとさえ論じている[554]。これに対してブロイラーは，大半の患者は仕事に就いて自活していけるところまで回復したと述べている[89]。Warner は，統合失調症の転帰に関してブロイラーが楽観的な見通しを持てた理由として，ブロイラーの治療モデルが優れていたこととともに，当時のスイスが経済的に比較的豊かだったことも考えられると指摘している[643]。

　Calabrese と Corrigan[120] は，統合失調症の転帰に対するクレペリンの悲観的な見方は，クレペリンの疾病分類に大きく影響しただけでなく，その後の精神医学に，とくに治療の見通しに関して長きにわたる影響を残したと述べている。すでに見たように，研究の結果は**早発痴呆**が神経の変性であるというクレ

ペリンの中心的な主張を裏づけるものではないが，治癒率に関するかぎり，エビデンスはどちらとも言えない。クレペリンの悲観論はとくにアメリカの精神医学に浸透していった。その結果，DSM-III（アメリカ精神医学会 [12]）の執筆者たちは統合失調症の転帰の考察において，クレペリンの見解にならい，「症状の寛解や発病前の程度までの機能の回復は稀であり，回復した場合，臨床家はたいてい最初の診断を疑う」という注意書きをつけている（同書 p.64）。DSM-IV-TR（アメリカ精神医学会 [13]）でも，統合失調症の転帰についてはそれほど良好とはされていない。「この疾患においては，完全寛解（すなわち発病前の機能の完全回復）はおそらく一般的ではない」（同書 p.309）。

　抗精神病薬の導入で統合失調症患者の転帰が改善したかどうかについては見解の相違がある。Hegarty ら [315] は，メタ分析の結果，薬物療法が一般化した 1950 年から 1980 年のあいだの方が，1930 年から 50 年までよりも良好な転帰の比率が向上していたと報告している。反対に，Warner[643] やその他の研究 [309] [517] などは，転帰に関する文献をレビューして，抗精神病薬の導入後も機能に関する転帰に大きな変化は見られないと論じている。いずれにせよ，長期的に良好な転帰を得られない患者がかなりいるという状況は変わっていない。Hafner と an der Heiden[297] は，初回エピソードを経験した患者のうち，症状が改善し 5 年間再発しなかった患者の割合は 21 〜 30％であると試算している。すなわち，患者の大半は再発または持続的な症状を経験しているということである。Hegarty ら [315] はメタ分析から，どの研究をとってみても転帰が「不良」または「慢性」の患者は明らかに半数以上にのぼると見積もっている。この種の研究の中でもおそらく最良のものである Robinson ら [544] の研究によると，初回エピソードを経験した患者の 50％は 5 年間の追跡調査期間中に 2 年間の寛解期（陽性症状が「軽症」まで，陰性症状が「中等症」まで）を経験し，25％が社会的職業的に適切に機能する期間を 2 年間経験し，最も重要な点として，完全回復の基準を満たす時期を 2 年以上経験したのはわずか 12％だけだった。この研究では施された治療の質が高く，またコンプライアンスも良好だったことから，この結果は，既存の薬物療法と社会的職業的機能を改善させる補助療法の有効性の実態を痛感させるものとなっている。

　Calabrese と Corrigan[120] は，公表されている統合失調症の長期研究のうち，

追跡調査期間が平均 15 年以上になる 10 の研究について報告している。これらの研究は，実施国（ドイツ，日本，スイス，アメリカなど）も統合失調症の定義（定義の広さ）も回復・改善の定義（症状によるか機能によるかなど）も追跡期間（15 年から 37 年，平均 27 年）もさまざまだが，結果は比較的一貫していた。すなわち，患者の約 50％が「回復または改善」に分類されるということである。逆に言うと，患者の約半数が「改善しないか慢性」であり，この患者たちは平均して 25 年以上障害を経験しているということになる。

WHO 国際統合失調症研究[300] もこの結論を裏づけるが，少々残念な形の報告となっている。世界中の 18 の研究センターと 1,633 人の精神病性の患者が参加したこの研究の著者らは，追跡調査の対象となった患者の 50％以上で転帰は良好だったと報告した。しかしこの結論は 4 段階尺度による臨床評価に基づくものであり，Harrison ら[300] は，良好な転帰について，明示的な機能要件を含む，より厳しい定義を用いるほうが意味があると論じている。最低限の機能で条件を強めると（全体的機能評定 GAF で 60 以上。すなわち「社会的機能における困難が軽度または軽微または存在しない」），良好な転帰の割合は 38％になる。さらに，2 年以内に治療を必要とする再発を経験しないという条件を加えると，その割合は 16％まで下がる。最後の数値は，前述の Robinson らの研究[544] に近い。

これまでのエビデンスは，統合失調症と診断された患者のかなりの部分の転帰は不良であるという結論を支持する。なかでも評価期間の長短（5 〜 10 年か 15 年以上か）にかかわらず大半の患者で機能的転帰がとくに不良であるという点は重要である。これは，追跡期間を通じて最良の精神療法と薬物療法が施されていた場合でも変わらない。こうした患者の予後を改善するには，当然のことながら，観察される社会的職業的機能不全の原因因子を特定しなければならない。それらの因子を標的とすることで，統合失調症患者の予後や QOL の改善を明確に目指す介入を設計できると考えられる。

統合失調症の認知療法

抗精神病薬による薬物療法は，有効ではあるが，重大な限界がある。多くの

患者は適切な用量の服薬にもかかわらず残存症状に苦しみ続けており，すでに見てきたように，統合失調症の特徴の中でもとくに大きな障害のいくつかの面（陰性症状，機能的障害，神経認知的成績不良）では，薬物療法の効果は比較的小さい。このような薬物療法の限界と，大半の統合失調症患者の QOL の低さから，補助療法としての認知療法が開発されてきた[142] [225] [382]。

　統合失調症への認知療法のアプローチには，アドルフ・マイヤー，ハリー・スタック・サリヴァン，シルヴァーノ・アリエティといった精神医学の開拓者たちの影響が見られるが，それよりも大きく根本的な影響を及ぼしたのがBeck のうつ病モデル[58] であり，David Clark の不安障害へのアプローチ[155] であった。この節ではまず，統合失調症への認知療法を支持するエビデンス（おもにイギリスで確認された）について考察し，次に統合失調症の主要な各症状の認知的定式化と治療を概説する。これらについては本書を通じて詳説していくことになる。

有効性の研究

メタレビュー

　統合失調症や統合失調感情障害の診断を受けた患者に認知療法が有効であることを支持するエビデンスは，過去 15 年以上にわたり蓄積されてきている[264] [520] [534]。1484 人の患者を対象とした 13 のランダム化比較試験について，最近 Zimmermann ら[677] が定量的レビューを行い，認知療法は，対照された治療法に比べると平均して，慢性の統合失調症患者で症状の軽減が標準偏差の 0.33 倍大きく，急性期の入院患者では精神病症状の改善が標準偏差の 0.5 倍大きく，治療後の追跡調査期を通じて改善が標準偏差の 0.33 倍大きかった。認知療法は陽性症状にも持続的な変化をもたらす。統合失調症の認知療法については，2007 年までに 40 ほどの転帰に関する研究が発表されている。

際立った研究

　これまでに発表されている中でおそらく最良の研究は，Sensky ら[572] が実施したものだろう。この研究は，一重盲検のランダム化比較試験で，認知療法と「ビフレンディング befriending」と呼ばれる積極的支援とを対照した。9

カ月の治療期間の終了時に，どちらの治療でも症状に有意な変化が同程度得られ，精神療法が統合失調症患者を改善することが示された。しかしこの結果は，精神療法で，持続的な変化をもたらすスキルを患者に与える必要があることを明らかにした。認知療法で治療された患者はその後の 9 カ月の追跡期間を通じてベースラインよりも改善した状態を維持するか，またはさらに改善を示すかしたが，ビフレンディングで治療された患者は全体としてもとのベースラインの症状に戻ってしまったのである。陰性症状に関しては，認知療法の患者では治療終了後 5 年間，有意に軽減したしたままだった[617]。

Sensky ら[572] の臨床試験では，陰性症状は治療標的ではなかった。しかし本書の著者の 1 人（Neil Rector）は，陰性症状を直接の標的とした認知療法によって大きな効果が得られることを実証している[538]。認知療法を受けた患者は，通常の治療を十分に受けた患者と比較して，9 カ月の追跡調査の期間を通じて陰性症状に改善が見られたのである。さらに，Andrew Gumly ら[283]は，認知療法が精神病性の再発可能性の低減にも有効であることを示した。通常の治療に認知療法を加えることで，12 カ月間の再発率が 50 ％下がった。最後に，Tony Morrison を中心とするマンチェスター大学の研究チームが，統合失調症の発症リスクが「きわめて高い」と評価された人の発症を，認知療法で遅らせたり減らしたりできることを実証した。Morrison のチームの報告によると，治療をしなかった被験者の発症率が 26 ％（25 人中 6 人）だったのに対し，認知療法を施した患者では 6 ％（35 人中 2 人）だったという[469]。加えて，認知療法は忍容性も高い。高リスク患者のうち治療を継続できなかった人は 4 分の 1 以下だった。統合失調症予防のために抗精神病薬を用いた場合の忍容性や倫理的難点，そして結果の不良を考えると，認知療法の効果はとくに注目すべきものとなる[444]。

文献の限界

これまでのレビューから明らかなように，認知療法は統合失調症治療として明らかに有望である。しかし，改善の余地が大いにあるということも指摘しておく必要があるだろう。たとえば，大半の文献や理論家の試みは，精神病性の残存症状を抱えつつ外来で薬物療法を受けている患者のみを想定している。陰

性症状が標的にされることは稀であり，思考障害を持つ患者は臨床研究から除外される傾向がある。また，抗精神病薬を拒否したり，忍容できなかったりする患者で認知療法が症状を軽減させるかどうかの評価については，さらに体系的な研究を行う必要がある。関連する問題として，既存の治療計画の柔軟性がある。大半の研究[393] [572] [610] などでは，6～9カ月の期間に平均20回のセッションを行う。統合失調症患者の症状や経過の多様性を考えると，既存の治療計画が最適となる患者は一部にすぎず，重症度が高い患者にはセッションの回数と頻度を増やしてよいのではないかとわれわれは考えている。この観点から，うつ病の治療に薬物療法と認知療法の組み合わせを1年間続けることで寛解率が有意に改善するというRobertらの報告[335] をわれわれは評価している。個別事例だが，Turkingtonも固定化した幻覚の治療として12カ月の認知療法を行い成功した例を報告している。このパターンは，われわれも数人の患者で観察している。

統合失調症への認知的アプローチ

こうした制限があるとはいえ，認知療法は統合失調症治療において有望な介入法である。この節では，本書で採用する統合失調症への認知的アプローチを簡単に紹介する。考察は，統合失調症の4つの主要な症状分類（妄想，幻覚，陰性症状，形式的思考障害）に沿って進める。各症状分類ごとに，認知的定式化を記述し，治療の輪郭を概説する。

最初にはっきりと提示できる一般原則がいくつかある。第一に，「リカバリーモデル」が最も有効であることがわかっている。患者と協同して長期目標を設定するのである。目標は一般に，人間関係の形成，就職または復学，生活の自立の3つのカテゴリーのいずれかに入る。妄想や幻覚が目標達成の妨げになるときは，それらに直接対処する。大半の患者は顕著な妄想や幻覚を経験しているが，第二の原則として，認知的技法は苦悩の軽減に向けて用いるべきである。第三に，一般的定式化を個々の患者に適用する際には，その患者の症状，既往，神経認知的機能に基づいて概念的定式化（フォーミュレーション）を行う必要がある。発症前の状態が良好で機能レベルが高い患者では，通常の認知的技法の一部を使ってアプローチできるが，神経認知的な障害が大きい患

者にはいくぶん異なる治療を行う。そのような症例では，治療者はかなり指示的になり，相当な長時間を個別面接に費やし，患者が記憶できる簡単な言葉遣いで説明をする必要がある。

妄 想

統合失調症の決定的な特徴である妄想とは，患者に大きな苦悩と行動上の機能障害をもたらす信念である。こうした障害から入院を余儀なくされることも多い。妄想と，非機能的ではない信念とを区別する因子として，一瞬一瞬の意識の流れがどの程度その信念に左右されているか（浸透性），その信念が正しいと患者がどの程度確信しているか（確信性），その信念が患者の意味体系のなかでどの程度の重みを持つか（重要性），その信念はどの程度，論理や合理性や反証に抵抗するか（硬直性，自己確信）などがある[333]。第3章で，妄想の認知モデルを，妄想の性質と発達の現象学的分析の枠内で定式化し，提示する。このモデルの核となるのは情報処理バイアス（自己中心性，外在化バイアス，貧弱な現実検証など）であり，それとともに，われわれが示す先行信念体系（自分は弱く他者は強い，など）が，パラノイアと妄想を発達させる心理学的脆弱性を高めている可能性がある。このモデルを，被支配妄想だけでなく，被害妄想や誇大妄想にも適用する。この認知的枠組みにより，認知の歪み，非機能的信念，注意バイアスといった，認知療法的介入で扱う概念の下で妄想を理解できるようになる。第9章では，以上の第3章での定式化に基づいて，統合失調症の妄想のアセスメントと治療について説明する。アセスメント段階で主要な焦点となるのは，妄想的信念の形成について理解すること，妄想を裏づける根拠を特定すること，そのときどきの苦悩の程度を判断することなどである。次に，各種技法を適切に用いて，妄想を支持するエビデンスに疑問を投げかけ，代わりの適応的説明を検討する。治療の最終段階では，再発の危険性を高める非妄想的な認知的スキーマに取り組む。

幻 覚

幻覚は，基本的には，外的刺激なしに生じる知覚経験と定義され，どの感覚モダリティでも起こりうる。覚醒状態で生じ，不随意的である。幻覚は必ず

しも病的とはかぎらず，それがどこに由来すると信じるかによって（すなわち，自分の心から生じていると考えるか，コンピューターチップから生じていると考えるか）によって「正常」と「異常」が区別される。統合失調症の診断上，最も顕著な症状は幻聴である。そのため，これまで数多くの理論が立てられ，研究が行われてきた。第4章で，幻聴に関するいくつかの難問，すなわち，幻聴を持つ人はなぜ自分の考えを自分以外の者の声として聴くのか，幻聴の内容はなぜ主に否定的なものなのか，患者が幻聴の元を外部に求めたがるのはなぜか，などを説明する認知的枠組みを提示する。この認知的定式化は，生物学的な構成概念に立脚する。この定式化では，幻聴を聞きやすい人を，孤立や疲労やストレス下に置かれたときに不随意的な聴覚的心象を経験しがちな人として特徴づける。この知覚プロセスを担う心的要素の主な候補となるのは，否定的な自動思考（「私は負け犬だ」など）のような，情動に満ちた「ホットな」認知である。さらにわれわれは，情報処理バイアス，とくに外在化傾向が，「声」経験にまつわる非機能的信念の発達につながり，それが幻聴が外部に由来するという感覚を強化するというモデルを提示する。「声は万能であり，自分では思うようにならず，外から来る」という患者の信念が，体験を苦しいものにし，また幻聴に迎合するような行動方略をとらせる。こうして，非機能的信念と拙い対処行動が組み合わさって，幻聴が維持される。第10章で，第4章の定式化に基づいて幻聴に対する認知行動方略を提示する。患者の苦悩を軽減し，幻聴による行動への影響を軽減するよう設計した方略である。患者は「声」と距離を置き，「声」の誤りに疑問を投げかけるよう促される。声に関する妄想的で非機能的な信念を取り上げ，疑問の対象とする。行動実験も利用する。患者ははっきりと，自分が声を支配していることに気づくようになる。これが，患者の情動反応や行動反応を支えている認知構造の大きな部分を覆す力となる。妄想の治療と同様に，無価値感や無力感（苦悩をもたらす「声」の内容の多くはそこから生じる）を生み出すような妄想的でない非適応的信念を取り出し，検討し，より適応的な信念に置き換えていく。

陰性症状

統合失調症の陰性症状には，言語的，非言語的表現の減少（思考の貧困，感

情の平板化）や，建設的な活動，娯楽活動，社会活動への関わりの不足（意欲の欠如，快感消失，社会性の低下）などがあるが，これらの症状は抗精神病薬への反応性が低く，その結果，生活能力の重大な障害につながる。第5章で，これまでの研究文献と臨床症例を組み合わせて陰性症状の認知モデルを構成し，説明する。われわれのアプローチは，認知的障害が指標となるような神経生物学的問題が，次の段階として非機能的信念や否定的な期待，悲観的な自己評価といった形の認知内容へと高まっていく，そのプロセスに焦点を当てる。そうした認知内容から，有意義な努力が放棄されたままになり，QOLが低下していくのである。具体的には，社会を嫌悪する信念，自分のパフォーマンスは他人より劣るという信念，楽しみと成功に関する否定的な期待，自らを病気であるとスティグマ化する信念，自己の認知能力が限られていると知覚すること，これらがすべて統合失調症の陰性症状に寄与しうるとするのが，われわれの提案するモデルである。陰性症状がさまざまな原因から生じうるとすると，治療の第1段階でまず重要になるのはアセスメントである。陰性症状のアセスメントについては，第11章で詳述する。陽性症状に付随すると考えられる陰性症状（ほかの人が「声」を聞いてしまうから外出しない，など）は，根本原因に関連する信念に対処することで解決するはずである。一般に，陰性症状に対する治療努力には2つの目標がある。①患者が，社会的，職業的な活動で，楽しめる有意義なことに関われる能力と意欲を発達させる力になることと，②患者を導いて，どのような要因のために社会に関われずにいるかを確認させ，あまり破壊的ではない対処方略を立てさせることである。陰性症状を示す患者は認知的障害を抱えていることが多いため，たとえば携帯機器を使って治療ベースのホームワーク（きちんとした時間に就寝する，社会活動に参加する，など）を思い出させるなど，各種の補助手段を活用する必要がある。陰性症状が優勢な患者では，ソクラテス式問答法を用いず，明確で具体的な言葉遣いで断定的に語ることをわれわれは推奨する。たとえば，「この1週間で腹立たしかったことは何でしょう？」と問いかけるのではなく，「この1週間で腹が立ったことを話してください」と言うのである。加えて，家族の協力を取りつけることも，ホームワークのアプローチ全体を強化するために，また衝突や誤解を軽減するためにも大切である。

形式的思考障害

統合失調症患者では，形式的思考障害が言語障害の一部をなしており，患者本人と対話者にとってコミュニケーションを大きく妨げる要因となることがある。まず，陽性形式的思考障害として，連合の弛緩（さまざまな形で会話が脱線したり見当違いの受け答えをしたりする）と特異な言葉遣い――言語新作（新しい言葉を作り出す）や語義拡張（実際にある言葉を新しい使い方で使う）――がある。一方，陰性形式的思考障害として，思考途絶（観念の流れが中断する），発話の貧困（会話が制限され，応答がぞんざいなことが多い），内容の貧困（観念の流れは正常だが意味内容が縮小する）がある。

第6章で，形式的思考障害の認知モデルを展開するが，出発点となるのは，思考障害傾向のある患者は，ストレスを感じるにつれ，会話が混乱していくという観察である。この観点からすると，形式的思考障害というのは，吃音と同じように「ホット」な話題や状況に対するストレス反応と見ることができる。患者は認知的障害を抱えているため，認知的リソース（能力資源）に限りがある。特定の状況で引き起こされる特殊な思考（「私はバカだと思われている」など）が認知的リソースを絞り取ってしまい，困難なコミュニケーションをさらに悪化させる。また，患者は対話がうまくいくはずがないという信念を発達させており，しかも一般に社会嫌悪の感情を抱いている。このような認知構造は，社会的状況の回避につながり，そのような状況に置かれた際のストレスを増加させる。第12章で，この認知モデルに基づいた思考障害の治療アプローチを概説する。思考障害につながる話題をアセスメントした後，治療的対話を利用して，患者にも他人に理解される可能性があるということを実証してみせる機会とする。そのうえで，ストレスと思考障害の関係を具体的に示し，会話がうまくいくはずがないという信念を引き出し，検討し，修正していくことができる。

統合モデル

本書では，4つの症状カテゴリーに対応する上述の各章に加えて，神経生物学（第2章），アセスメント全般の問題（第7章），治療の関係づくりと関係

の維持（第 8 章），薬物療法の併用（第 13 章）にも焦点を当てる。最後の第
14 章では，神経生物学の章と概念化の章（第 3 〜 6 章）で扱う概念を組み合
わせ，統合失調症の統合モデルを提示する。統合モデルは認知的障害を取り上
げ，この疾患に特有の障害の範囲を越えて脳の一般的統合能力を考察し，統合
失調症の起源を説明する。ストレスと認知不全が重なることで，非機能的スキー
マが過剰に活性化し，リソースが過剰に節約される。このことが，精神病症
状に先立つ初期の陰性症状と，顕症期の精神病に見られる現実検討行動の減少，
形式的思考障害に見られる意味の断片化へとつながっていく。さらに，3 つの
症状次元の発現と維持に関わる非機能的信念と仮定が，治療介入の標的とな
る（第 9 〜 12 章）。われわれが提案する認知療法は，代替的なネットワーク
と脳組織を活性化することによって，患者が自身の認知的潜在能力を引き出せ
るよう支援する。患者はそれによって，苦痛に満ちた症状を軽減させ，目標に
向かう行動や QOL の改善を妨げている要因を取り除いていくのである。

第 1 章のまとめ

　この章では，統合失調症という概念を紹介し，現在わかっている事実を簡単
に要約しながら重要な歴史的文脈を振り返ったうえで，抗精神病薬による治療
とその転帰の研究を踏まえつつ，認知療法の発展を考察した。さらに，統合失
調症への認知的アプローチを，統合失調症の主要な症状次元のそれぞれについ
て紹介し，説明した。

第2章　生物学的な要因

　統合失調症の認知療法においては，その概念化と治療における原則と技法を理解し活用するために，生物学的な側面が重要になる場合がある。それにはいくつかの理由がある。第一に，臨床家が，統合失調症に複数の病因があるという認識を持つことで，統合失調症のコントロールへの認知療法適用の限界に気づくということがある。遺伝的素因による神経接続の障害や神経化学的信号伝達の変質，脳の局所的活動の変化により，薬物療法などほかの介入なしに信念を変化させようとしても，限界が生じる可能性があるということである。第二に，統合失調症の症状に影響しているのが具体的に脳内のどのシステムなのかを理解できれば，そのシステムに基づいた革新的な認知的アプローチにつながる可能性がある。第三に，生物学分野の研究者や治療者と，心理学分野の研究者や治療者が，互いの原理と概念と情報を学ぶことで，コミュニケーションが改善し，両者の隔たりが埋まることが考えられる。第四に，心理学的，神経学的，社会的その他，この病気のすべての側面を吟味することで，この複雑な状態を総合的に理解できるようになる。統合失調症とは何か，どのように生じるのかという問いへの答えは，多くの研究領域からのデータの統合にかかっている可能性が高い。

　統合失調症を神経生物学的に裏づける研究は，数十年にわたり綿密に続けられてきたにもかかわらず，なお解明からはほど遠い。その原因の1つは，さまざまな研究領域で見られるこの病気の異種性にある。病因の面では，遺伝と環境（妊娠中，周産期，出生後を含む）の双方が発症に役割を果たす。それぞれの影響を取り出して調べてみても話は単純にならない。遺伝的要因として単一の病因遺伝子が発見されることはなかったし，環境の影響がウイルスや毒素

や外傷，その他未知の原因に還元されることもなかった。病理生理の面では，統合失調症と診断された患者の脳の多くの領域で，何らかの変化が認められる。薬物療法は，この病気に多くの神経伝達物質が関与していることを示唆してきた。脳の領域と神経伝達物質の関与に関する複数の発見に基づいて，神経生理学的プロセスが統合失調症の症状を生み出す形の病理生理学的モデルがいくつか提案されている。現象学的領域では，臨床的に観察される症状クラスターがいくつもあることから，神経生物学的基礎づけの探求が複雑化している。そのせいで一部の研究者は，この疾患が実は複数の疾患の集まりで，それぞれの疾患ごとに異なる病因と病理生理があるのではないかと考えるようになった。ただし，区別される個々の疾患がどのようなものか，明確に信頼できる記述ができた者はいない。症候学の領域に関連する神経心理学の領域でも，注意，記憶，実践機能などの認知機能の検査を利用した具体的で信頼できるマーカーはまだ見つかっていない。

　統合失調症の性質はこのように謎に満ちているが，この複雑なプロセス全体を記述する神経生物学的説明が存在するという期待はある。神経発達上の変性をもたらす多元発生的な妊娠中・周産期の病因から，臨床的，神経心理学的特徴を生み出す脳の特定のシステムにおける神経生理学的異常に至るまで，すべてのプロセスの統一的説明である。だがさしあたり，以下に紹介するのは，統合失調症の病因と神経生理に関する既存の知見である。病因については，遺伝的にわかっていることと，妊娠中の環境の影響，発達期の変性について説明する。神経生理に関しては，神経解剖学，神経化学，神経心理学／精神生理学の各領域を扱う。最後に，得られた知見の一部を統合する理論モデルを提案する。

病因論

　統合失調症がどのように発症するかという点を，臨床家がなぜ問題にしなければならないのだろうか。病気の主原因など追究しなくても，治療や薬物の効果を調べ，改善していくことはできるのではないだろうか。この問いに対する答えはいくつもある。第一に，統合失調症の発症について理解を深めれば，予防法を考えることができる。たとえば，高リスクの人に，発症前に認知療法を

開始するといったことである。第二に，遺伝的要因を取り出すことができれば，その情報は，それほど重度ではないけれども関連する症状を発症するかもしれない家族にとって役に立つ。第三に，生物学的原因がありうることを認め，それを患者や家族に知らせることで，その人たちの自責の念を軽くできる。第四に，精神病の進展をもたらす神経学的プロセスがわかれば，それだけ，精神療法の過程で生じる生理学的変化の基となる神経的プロセスについて理解が進む[173]。精神療法に伴い脳に変化が生じるという考え方は，患者本人にも，家族にも，臨床家にも，同様に希望をもたらすものとなる。最後に，統合失調症の発症に関わるプロセス（ストレスにより引き起こされるコルチゾールが細胞死に及ぼす影響など）が，特定の精神病性エピソードの発症や持続に関わっている可能性がある。

　統合失調症は青年期や成人の早い時期に顕性症状として表れてくるが，一般に考えられているのは，病気の起源は出生前から遺伝子にあり，妊娠中または出産時の外傷で悪化し，青年期に次第に生じる神経学的変性で進行し，心理的ストレスでさらに悪化して臨床的発症に至るということである。生物学的要因は心理学的要因よりも突き止めやすいように思えるかもしれないが，統合失調症を生理学的に規定する要因を確定しようという試みには多くの混乱がある[71]。統合失調症は，疾病 disease ではなく障害 disorder と呼ばれる。それは，明確で信頼できる特定の病原因子，あるいはそのような因子の集合さえも存在しないからである。生物学的原因を持つ決定的エビデンスが存在しないことが，統合失調症が神経学的障害ではなく，むしろ心理学的に規定される病気であるという考えを支持すると論じられてきた。しかし，特定の心理学的ないし社会的ストレス因子が，PTSD と同じように統合失調症の発症につながるという明確な知見も存在しない。最も広く受け入れられている考え方は，生物学的な素因と心理学的な圧力が組み合わさり，統合失調症という状態を生み出すという素因－ストレス（脆弱性－ストレス）モデルである。

遺伝的要因

　統合失調症の遺伝的要因についてはエビデンスが存在するが，家系の中での出現頻度を予測するのに役立つような単純なメンデル的遺伝形式は存在しない。

病因論から環境の寄与を取り去ってみてもなお，遺伝的側面は複雑で，いまだに明確になっていない。

　遺伝子が重要な役割を果たしているに違いないと考えられる根拠は，血縁者の中に統合失調症患者がいる人の方が発症率が高いという事実である。全人口の発症率は1％だが，一親等に患者がいると3～4％に上がる。二親等の患者を持つ人では9～13％に達する。最も注目すべきは，（同じ遺伝子を持つと考えられる）一卵性双生児が2人とも発症する一致率で，48％もある。二卵性双生児では17％である[262]。しかし，同じ遺伝子のセットを持っていても，必ずしも一致率が100％にはならないという点は留意に値する。ここから推測できるのは，環境が大きく関係しているか，あるいは浸透度（ある遺伝子の存在が外面的に表現型として現れる程度。その遺伝子を持つ人のうち，発症している人の割合で計られる）や発現度（その遺伝子がもたらす影響の程度）が100％ではないか，あるいは環境と浸透度や発現度が両方関係しているということである。環境の影響を支持する議論としては，遺伝的リスクを持つ人が統合失調症を発症せずにスキゾタイパル・パーソナリティ障害を発症する率や精神疾患を発症しない率に良好な家族関係が相関するという研究結果[119]や，遺伝的に統合失調症のリスクの高い子どもを養子にした家庭に大きな問題があると，問題が少ない家庭の養子になった遺伝的リスクの高い子どもや，問題が少ない家庭の養子になった遺伝的リスクの低い子ども，家庭に問題があっても遺伝的リスクの低い子どもに比べて，発症率が高いという研究結果[613]などがある。

　統合失調症を遺伝的疾患とするエビデンスは，養子研究からも得られる。この種の研究からは，最大のリスク要因は統合失調症の血縁者がいること（遺伝的要因）であるという結果が得られている。このリスクは，養子になったかどうか（養育，家庭要素）自体には関係しない。統合失調症の親に育てられて発症しなかった人の研究でも，発症していない親に育てられて発症した人の研究でも，結果は同じである[326][374][551]。しかし，養育の要素もやはり関連する。発症している親に育てられて発症した人の研究では，リスクの上昇が見られたのである[262][345]。

　統合失調症の発症に遺伝的要因が関係するという強力なエビデンスが存在するにもかかわらず，関連する遺伝子の特定はなかなか進んでいない。遺伝のパ

ターンは，単一遺伝子の伝達モデルでは説明できない[495]。おそらく複数の要因がからんでいるためだろう。統合失調症の表れ方が異種的であるため，複数の疾患が1つの疾患として研究対象とされ，結果を混乱させている可能性もある。それらの疾患の一部が，遺伝的要因を持たないことすら考えられる。実際，遺伝が関係することを示す研究結果があるにもかかわらず，患者の80％は親も子も患者ではないし，60％は血縁者の中に患者がいないのである[262]。血縁者の中に患者がいる場合でも，複数の遺伝子が障害のいくつかの側面に働き，それらが協働して臨床的に現れる症状を生み出しているのかしもれない[129]。浸透度と発現度のばらつきを考えると，事態はさらに複雑になる。

　統合失調症の症状を生み出す遺伝子を特定しようという遺伝学的研究は，連鎖解析に焦点を当てて行われてきた。つまり，統合失調症の家系で継承されているように見える神経生物学的特性の遺伝パターンを調べるのである。マーカーとなるこれらの特性に関連する遺伝子は，統合失調症の発症脆弱性に関連する遺伝子の近くにあると考えられる。前提となるのは，これら連鎖する遺伝子の遺伝パターンは統合失調症遺伝子の遺伝パターンに似ているはずだということ，そして，連鎖する遺伝子の表現型に対する環境要因（薬物治療，入院，社会的隔離）の影響は，統合失調症遺伝子の表現型に対する環境要因の影響より小さいということである。したがって，これらのマーカー特性の原因遺伝子のほうが見つけやすいはずで，その発見をもとに統合失調症の発症脆弱性遺伝子を探すのである。

　たとえばフリードマンら[227]は，P50抑制（ある種の脳波が刺激の繰り返しに対して反応を弱めること）が，統合失調症患者でも発症していない血縁者でも見られないことを発見した。この連鎖は，a7[訳注1]ニコチン性受容体の遺伝子，遺伝子座で言うと15q13-14にある[3]。統合失調症に関連すると考えられている遺伝子は，そのほか第1，2，4，5，6，7，8，9，10，13，15，18，22，X染色体にもある。つまり，24染色体のうち14に統合失調症遺伝子候補がある。いずれかの遺伝子座を支持する決定的なエビデンスはない。

　まとめると，統合失調症の病因に多くの遺伝子が関係しているエビデンスは十分にあるが，どの遺伝子（どの表現型）が関係しているかは特定できていな

───────────────

訳注1）原文ではa2。

い。また，（同一の遺伝子状態を持つ）一卵性双生児の 1 人が発症しても，もう 1 人が発症するケースは半分しかないことを考えると，環境も重要な役割を果たしているはずである。

妊娠中，周産期の影響

　子どもが最初に受ける環境の影響は，一般に言われるような「育ち」の要因ではなく，生まれる 9 カ月前に生じ，遺伝的素因を増幅しうる要因である。統合失調症発症の 85 ％は遺伝的に説明できるが [126] [370]，統合失調症患者では，母親の妊娠中や周産期（出産の前後）に何らかのイベントを経験していることが比較的多いことが知られている。イベントとしては，妊娠第 1 期の母親の飢餓 [606]，第 2 期のインフルエンザ [453]，母子の血液型（Rh，ABO）不適合 [334]，周産期の酸素欠乏による脳損傷 [128] などがある。最後のケースは未熟児，子癇前症，出生時の低体重と関係することが多い。遺伝的な素因を多く持つ子どもの妊娠中や周産期の合併症（とくに新生児の無酸素症）は統合失調症の発症を促すと考えられている。一卵性双生児で片方だけが発症している場合，2 人とも発症していない双生児に比べて新生児期の無酸素症のスコアが 2 〜 4 倍高い [479]。（これに対して Torrey ら [616] は，発症している双子もしていない双子も，産科的合併症の頻度は同じとしている。しかし少なくとも片方が発症している双子は，2 人とも発症していない双子よりも産科的問題を多く経験していた。）

　Heinrichs [318] は 1980 年〜 2000 年の間に報告された統合失調症関連の各種研究報告について大規模なメタ解析を行った。統計的に有意な混乱が見られるものなど重大な欠陥のある研究を除外し，平均の効果量（d：各研究の平均の結果が対照群と実験群の間にどの程度の差異を認めているか）と信頼区間（各研究結果の一貫性）を計算したのである。その結果，産科的合併症と統合失調症に関しては，効果量は $d = 0.32$（中程度），統合失調症患者とそうでない人の間の重なりは 76 ％と考えられた。言い換えれば，産科的合併症は重要な因子である可能性はあるが，必ずしも統合失調症の病因を決定する要因にはならないということである。しかし信頼区間は 0.20 〜 0.44 であり，Heinrichs は，この結果は統合失調症に関係するほかの多くの結果よりも一貫したものである

と注記している（信頼区間は小さいほど，各研究間の結果が一貫し，安定していることを示す）。

インフルエンザ・ウイルスが要因になるかもしれないということは，晩冬から初春にかけて生まれた人がわずかに統合失調症の発症リスクが高いという点から着目された。妊娠第 2 期（統合失調症患者では脳の発達に変化が生じると考えられている時期）が，インフルエンザが流行しがちな冬に当たるということだ。しかし，統合失調症の人の母親がインフルエンザ・ウイルスの陽性である割合が高いことを示す一貫した結果は出ていない [122) 571)]。統合失調症は都市部での発症頻度が高いが，都市部はウイルスが蔓延する可能性も高く，これが混乱要因になっていると Bentall[71)] は指摘する。冬に妊娠第 2 期を迎えることと（すなわち晩冬または早春生まれと）統合失調症の発症の関係の説明として，ほかに考えられる要素は，母親が冬季に栄養不足に陥ることや，冬季の子宮内の危険に対して遺伝的に働く保護が統合失調症を生み出すのに関与する遺伝子と関係している（すなわち，統合失調症の人は冬季に子宮内で合併症を経験していることが多く，その結果，冬生まれの人に統合失調症が多い）こと，産科的合併症のリスクが季節により変動することなどがある 644)。ただし，Heinrichs[318)] が，冬生まれと統合失調症の関係の平均効果量は $d = 0.05$（非常に低い）と確認している点には留意する必要がある。

生物学的なストレス要因に加え，妊娠中の心理学的ストレス要因も子どもの統合失調症に関連づけられてきた。妊娠中に子どもの父親が死亡した場合，生後 1 年以内に父親が死亡した場合よりも，子どもは統合失調症になりやすい。この結果はほかの産科的合併症と関係しない [344)]。オランダでは，ドイツの侵略を受けた 1940 年に母胎にいた子どもは，その前後の 1938 年から 43 年までの時期に母胎にいた子どもよりも統合失調症を発症することが多かった [621)]。これらの母親では妊娠中のストレスが大きく，胎児に影響を与えた可能性はある。しかし母親のストレスレベルを直接測定したわけではないので，これらの研究は示唆的なものにすぎない。

まとめると，産科的な合併症が統合失調症の病因となることを支持するエビデンスはあるが，すべての研究で言えるわけではない。産科的合併症を経験したことがわかっている成人統合失調症患者と，そのような合併症を経験しな

かったことがわかっている患者とで，有意な，一貫した相違が見つかったなら，それは有用な知見となるだろう。われわれは，そのような試みを通じて，統合失調症のタイプ分けに着手できるのではないだろうか（同じことは，遺伝的素因や脳の特定部位の障害など，それぞれの知見に応じたグループ分けによる同様の研究についても言える）。

神経発達上の変質

　さまざまな症状が複雑な現れ方をする統合失調症の発症の基盤は，遺伝的な問題と妊娠中の合併症の組み合わせで形成されるのかもしれない。しかし，遺伝子および妊娠中の損傷から，完全に発現した統合失調症の神経生理学的基盤へと至る道は，その出発点と到達点と同様に，いまだ未踏の領域である。それでも，いくつかの仮説は存在する。妊娠第 2 期と青年期という重要な 2 つの時期における神経発達上の変化に関連する仮説である。また，発症に先立つ年月の間にストレスが神経生理学的変化を引き起こしたかどうかについても研究が行われてきた。この場合は，発達上の別の時期（たとえば新生児期）に神経に異常が生じる重要な段階があるかもしれないということも念頭に置かれている。

　神経変性に関するこうしたメカニズムを探求する前に，統合失調症は，受精（遺伝的構成が決定された瞬間）から青年期後期ないし成人期初期（臨床症状が出現する時期）までの間，休眠しているわけではないという身体的，行動的エビデンスが存在するということは指摘しておかなければならない。神経が典型的なあり方で発達していないことを示唆する徴候が，いくつかある。出産時の合併症は，統合失調症の決定要因ということではなく，神経の異常な発達を示すものかもしれない。また，頭囲の小ささ，耳介低位，口蓋高の異常など，出生時の小さな身体的異常が比較的多いことは，中枢神経系の発達の異常と関連づけられてきた[450) 451) 492)]。

　幼児期の運動能力，言語能力，知的能力，社会能力の発達が，きょうだいや同年代のほかの子どもに比べて遅れたり異常だったりすることも，障害の進展の一部と見なすことができる。これらについては家庭用ビデオや学校の記録を利用して遡って詳細に分析すれば明らかになる[189) 360) 633)]。後に統合失調症を

発症する女子で，ネガティブな情動が多く見られ，ポジティブな情動が少ないこともわかっている[637]。統合失調症の発症リスクが高い人（一親等の患者がいる人）の前向き研究からは，幼少期に運動能力異常，小児期の半ばに社会適応の低さ，青年期に注意と認知の弱さが見られることがわかった（Bentall[71]のレビュー）。ある研究によると，統合失調症を発症する人は青年期に外部から支配されることが多かった[232]。長期的コホート研究からは，後に統合失調症を発症する人はそうでない人よりも歩行の開始が 1.2 カ月遅く，7 歳の時点で不器用で，7 〜 16 歳で IQ がわずかに低く，7 〜 11 歳で発話に明確に問題があった[359]。

Heinrichs[318] は，ハイリスク集団についての研究の平均効果量を計算し，知的，社会的，情緒的，行動的問題に関しては中程度（$d = 0.26 \sim 0.42$），特定の認知的障害と運動障害については高い（それぞれ $d = 0.68 \sim 3.23$，$d = 1.35$）と結論づけた。しかし，後者 2 つの効果量の高さは，注意欠陥[168]や運動障害[211] を示す特定の研究の存在によるものだ。これらの研究は非常に高い効果量を示し，これが平均効果量を押し上げている。Heinrichs は，これらの研究がハイリスク集団の障害を正しく表しているかどうかを判断するために，繰り返し研究を行なう必要があるとしている。

統合失調症患者の死後脳の調査からも，機能変容の初期の兆候に伴うと考えられる神経生物学的変化が示唆されてきた。これらの研究では，神経の配置の変化は，神経の変性の兆候であるグリオーシスの存在とは関係していなかった[311]。このことから，これら神経病理学的混乱は根本的なものであると考えられ，出生前（とくに第 2 期の可能性が高い）の発達期から始まっていると考えてもおかしくない[33] [115]。第 2 期には，ニューロンの細胞体が脳室（脳内の脳脊髄液で満たされた腔）の壁から皮質板（皮質になる場所）へと移動して，皮質との神経結合を形成する。この神経結合は，**皮質サブプレート**と呼ばれる一時的な胚性テンプレートに誘導される[10]。患者の脳では，前頭葉，側頭葉，海馬などでサブプレートの細胞に関係する神経構造の混乱が見られた[5] [6] [15]。これらの混乱が，第 2 期に皮質神経の細胞体が皮質板へと移動する際の神経結合を変質させると考えられる。

Heinrichs はまた，平均効果量が大きい結果（$d = 0.87 \sim 1.12$）は，信

頼区間も大きいことを見出した。結果の一貫性が乏しいということである。Heinrichs は，そうなった理由として，研究対象の脳領域の違いもあるとしている。Heinrichs が報告した研究の大半は，海馬（細胞の移動方向に関係する）と前頭前皮質（下層から上層への細胞移動の少なさに関係する）を対象としている。

　サブプレートの混乱に対するもう 1 つの説明は，プログラムされた細胞死の異常である [437]。通常，サブプレートの細胞は，主に第 3 期に 80％が細胞死する。細胞死の比率が変化すると（多くなっても少なくなっても）皮質サッププレートと，ひいては皮質との神経結合の異常を引き起こす。

　細胞破壊量の異常は，発達上重要なもう 1 つの時期にも生じる可能性がある。皮質ニューロン，とくに前頭前野の刈り込み（一部の神経結合の除去）が完了する青年期である。神経結合は発達の初期に大幅に増大するが，その後，シナプス密度（ニューロン同士の接続点の集中度）は，最大時の 60 〜 65％にまでしだいに減少していく [343]。この刈り込みが，統合失調症を発症する人では大きい可能性がある [117] [216] [217] [443]。統合失調症が，典型的には発達上のこの時期に臨床的に現れることが，これで説明できるかもしれない。

　細胞死は，ストレスの結果として生涯を通じて起こりうる。ストレスに満ちた状況（あるいは危険な状況にあると知覚した場合）への反応として血流中のホルモンのコルチゾール・レベルが上昇することで細胞死が起こる。海馬と，おそらくは前頭前野も，HPA 系（視床下部 − 下垂体 − 副腎皮質）の刺激によるコルチゾールの放出に敏感である [558]。統合失調症患者の中に，ストレスに対して，たとえばコルチゾール・レベルの上昇などの生理学的反応が比較的大きく起こる人がいるというエビデンスはある [195] [632]。臨床的な発症に先立ってコルチゾール・レベルの上昇が見られるとしたら，海馬や前頭前野が，青年期や青年期後だけでなく，青年期前の発達期にすでに少しずつ変性していることも考えられる。

　まとめると，統合失調症を発症しやすくする遺伝的要因や妊娠中の影響から，神経発達上の変化が生じる。その一例として，皮質サブプレートの異常な細胞死から，皮質ニューロンの移動が異常になり，結果として皮質回路の接続が異常になるという形が考えられる。そのほか，ストレスに対する過敏，とくにコ

ルチゾール放出の増大や，青年期においては刈り込みの進みすぎの結果として，海馬や前頭葉の細胞死が過剰になる可能性もある。そして，これらの神経発達の変化によって，小児期や青年期初期に，認知，運動，行動上の問題が生じてくる。繰り返すが，このようなプロセスがすべての統合失調症患者に生じているという具体的エビデンスは存在しない。大半の例に当てはまるとすら言うことができない。

神経生理学

神経解剖学的知見

　統合失調症患者の脳で乱れているとされる領域は非常に多い。前頭葉，側頭葉，頭頂葉，海馬，扁桃体，視床，側坐核，小脳，基底核，嗅球，皮質間結合などが挙げられる。ここまで関係が疑われる候補が並ぶと，疑わしくない領域などもうあまり残されていないほどである。なかでも最も注目されているのは，前頭葉と，海馬を含む側頭葉である。前頭葉（額の奥にある脳の前部の細胞体の層）は，注意や判断，作業記憶（すぐに利用する情報の貯蔵），情動反応の抑制などの実践的機能に関わるとされる。海馬（頭の側面の奥にある側頭葉の一部）は，記憶の統合（言語的な内容と，空間的な内容の両方について），文脈の更新〔作業記憶の書き換え〕，エピソード記憶（経験した出来事の記憶），気分の調整などに関わると考えられている。側頭葉には，そのほかにも情動反応や恐怖の条件づけに関係する扁桃体がある。皮質下の構造（しわの寄った脳表面より奥の部分）にも注目すべき領域がある。視床は感覚情報や運動情報を皮質に伝える中継点である。基底核（側坐核を含む）は，運動協調と認知活動に関わっていると考えられる。これらの領域の間の複数の（解剖学的，機能的）相互作用が，統合失調症がこれらの領域の一部または全部に関係しうる理由を示唆する。

　神経解剖学的知見の解釈を複雑にしている要因がいくつかある（神経生理学のほかの領域での知見の解釈についても同じことが言える）。まず，症状の異種性（患者ごとの違いも，1人の患者の時期による違いもある），そして（神

経解剖学的知見と特定の症状の存在を関連づける研究における）症状の報告の正確性，罹患期間の影響，薬物治療の影響，さらに，研究への協力に同意し，協力可能であるタイプの被験者を用いることによる選択バイアスなどの問題がある。また，ある脳領域の機能が変容したという結論を導く研究の中には，統合失調症患者と対照群との課題の成績の相違に基づくものがある。しかし，認知課題の遂行中の脳の活動の相違は，統合失調症患者とそうでない被験者が用いる課題方略の相違や，双方のグループ間で難度が異なる課題を用いる研究に内在する統計的問題により，解釈が定まらないことがある[148]。脳のある部位の活動の増大は，その部位の機能が良好に働いていることを表しているかもしれないが，その部位（またはほかの部位）で生じた能力の欠陥を補うために活動が増大した可能性もある。最後に，対照群と統合失調症患者との間で，実際に神経生理学的違いがあったとして，現在の画像化技術をもってしてもその相違を正確に，一貫して測定できないかもしれないという問題がある。もしその違いが，脳全体に広がるニューロンのシステムの広汎な発火パターンにあるとすれば，現在の測定方法では，明確な一貫した理解を得ることは難しい（現在は，脳の部分的な活動を測定するか，あるいは動物研究で個々のニューロンを測定している）。たとえて言うなら，個々のサッカー選手のキック力や走る速さを測定するだけで，2つのサッカーチームの力を比較するようなものである。個々の選手の能力は大きな違いを生み出すが，最も重要なのは**選手相互の関係性**である可能性が高い。神経科学の困難さを理解するには，非常に小さな選手が何百万人もプレーしていて，それぞれが異なる順番でほかの選手とパス交換していくところを想像してみるといいだろう。統合失調症の神経生理学的研究の1つの難点はここにある。現時点では，生きている人間の脳の個々のニューロンの活動と，多数のニューロンの相互作用の両方を，短時間内で測定する方法は存在しない。

このように，留保や制約がいくつかあり，一貫した強固な結論を主張できる研究は1つもないとはいえ，いくつかの知見は得られている[318]。脳の解剖学的情報を詳細に得られるCTなどの構造的画像化技法により，一部の統合失調症患者の脳で溝（脳表面の窪み）や側脳室の拡大が見られることは，早くから明らかになっていた（Bentall[71]，Bremner[102]を参照）。側脳室の拡張は，薬物

治療を行った患者でさえ見られることがある。また，陰性症状を示す患者[28]
や，社会的調整が不良の患者，転帰不良の患者，認知的機能不全の患者でもは
っきりすることがある。しかし，Bentall[71] が指摘するように，脳の構造上の
こうした状態は，ほかの精神疾患の患者や，精神疾患と診断されていない人に
も見られる。しかも，規模が大きく対照条件のしっかりした研究では差異は小
さく，また脳室の大きさは性別，年齢，頭の大きさ，水分貯留量など多くの
要因の影響を受けると Bentall は説明している。さらに，脳室の拡大は，海馬，
扁桃体，視床，線条体（基底核の一部），脳梁（左右脳半球を結ぶ神経繊維）
など，隣接する構造の萎縮による可能性があり，決してきわめて特異的という
わけではない。

　対象を前頭葉など個別の領域に絞った研究も行われている。機能的画像化技
法（PET＝陽電子放射断層撮影，SPECT＝単一光子放射断層撮影，fMRI＝
機能的核磁気共鳴画像法など，脳領域の活動の度合いを画像化する方法）の
利用により，統合失調症患者では，とくに課題を行っている間に前頭葉の機
能が低下することが明らかになった。課題としては，ウィスコンシンカード分
類（カードを分類するルールの変更を察知することを求められる[310]やＮバ
ック（連続する項目の中で，一定回数前の項目を思い出すことを求められる）
などが用いられた。これらは，対照群において前頭葉の活動を必要としてい
ると思われる課題である[346] [651]。一方，前頭葉の機能低下が見られないとする
研究もある[291] [438]。急性期から回復すると[585]，あるいは誘発課題に熟練する
と[510]，機能低下が消失すると思われる研究もある。前頭葉の関連性を支持す
る研究としては，死後の調査がある。ニューロン数の異常，ニューロンの大き
さの縮小，前頭前皮質の樹状突起密度の減少などが明らかになっている（Gur
ら[286] を参照）。構造的画像からも，側背前頭前皮質の灰白質の減少が確認さ
れている[287]。ただし，右半球の眼窩前頭皮質の体積の増大を報告する研究も
ある[607]。MRS（核磁気共鳴分光，ニューロンの特定の分子を測定する）を用
いた研究からは，ニューロンの完全性が減少していることを示すマーカーと，
前頭皮質でニューロンの刈り込みが起こっている兆候が見つかっている[102]。

　Heinrichs[318] はメタ解析の結果から，統合失調症患者の前頭葉に機能不全が
見られるとする画像研究に疑問を呈している。前頭葉の機能不全を報告してい

る研究の中で、画像研究の効果量は最も低かった（$d = 0.33 \sim 0.80$）。つまり、統合失調症患者とそうでない者とで分布が重ならない部分が最大でも約50%だった。このことは、「安静時」ではなく活性化課題を用いた画像研究で言える。しかし、Heinrichs のメタ解析には、最近の、特に現在では広く使われている fMRI を用いた研究が含まれていない。

統合失調症に関連する相違が示されている他の脳領域としては、側頭葉があるが、こちらも結果は一定しない（Gur ら[286]によってレビューされている）。海馬の体積の減少と形の変化が報告されている[177][440]が、これはすべての研究で報告されているわけではない。上側頭回の灰白質の減少も報告されている[102][507][678]。死後脳研究からは、海馬の中の特定の種類のニューロンで数、あるいは大きさ、あるいは方向性の減少[32][68]、神経繊維接続の変化[312]、シナプス組織の変化[203]、樹状突起密度の減少[552]、骨格細胞のタンパク質発現異常[169]が確認されている。前頭皮質と同様、海馬とそれに関連する領域でも活動の変化が見られる[364]。この場合、統合失調症患者のこの領域の活動は、特に幻覚を感じているときに活動が強まる[577]。幻覚の意味を表す言葉の回想中にはそれほど活性化しない。しかし、安静時の側頭葉の活動レベルについては、高まっているとする研究[288]も、低下しているとする研究[290]も、変わらないとする研究[631]もある。ニューロンの完全性の減少は、MRS の結果、側頭皮質でも見られる[102]。

Heinrichs[318]は、前頭葉の場合と同様に、側頭葉の神経生理学的研究文献を調査し、側頭葉の異常に基づいて統合失調症患者と対照群との差異を有意に示す一貫した強力なエビデンスは見出せないとした。画像研究では平均効果量は最大でも 0.59 で、一貫性も低かった（側頭葉の構造の量と活性化レベルの変化の方向もさまざまだった）。これに対して、死後脳研究での平均効果量は $d = 0.86 \sim 0.92$ と、画像研究よりも高かった（前頭葉では、死後脳研究の文献が少なく、こうした分析はできなかった）。0.86 というのは海馬の錐体細胞の数と密度の減少についてであり、0.92 は海馬の体積の減少についてである。患者群と対照群とで分布が重ならない部分は約50%ということになる。皮質の構造と機能のほか、皮質下も関わっているエビデンスがいくつかある。認知、情動、行動機能が働く際の皮質構造と皮質下構造との広汎な連絡を

考えれば，このことは驚くに当たらない。細胞の消失による視床（とくに背内側核）の体積の減少[311) 504)]，前腹側核のニューロンの数の減少[182)]，血流の減少[308)]が報告されている。ただしここでも結果は一貫しない[522)]。基底核の体積は，減少しているとする研究，増大しているとする研究，通常のままとする研究[313) 373)]，薬物治療に反応するとする研究[143)]がある。基底核の活動についても，増大しているとするものと減少しているとするものがある[411)]。死後脳研究では，線条体のニューロン数の増加[64)]，線条体の一部（側坐核）のニューロン数の減少[504)]，線条体（とくに尾状核）のシナプス構成の変化[394)]を示すものがある。

　患者を症状別に分類して神経解剖学的結果を説明しようとする試みも行われてきた。Liddle[409)]は，陽性症状が側頭葉の体積の減少と血流の増加に，陰性症状が前頭前皮質の血流の減少に関連するとした。しかし，Carpenterら[132)]は，広汎な陰性症状（欠損症候群）を示す患者では前頭葉の異常が多いものの，側頭葉の異常は欠損症候群の患者にもそうでない患者にも共に見られるという結果を報告している。Liddle[410)]は後に，因子分析で得られた3つの症状クラスター[409)]に関連する脳の局所的活動についての諸研究のレビューをまとめた。それによると，①現実歪曲は，内側側頭葉，左外側前頭皮質，腹側線条体の活動増大と，後帯状皮質と左外側側頭頂皮質の活動減少に，②解体は，右前帯状皮質，内側前頭前皮質，視床の活動増大と，右腹外側前頭皮質と頭頂皮質の活動減少に，③**精神運動貧困**は，基底核の活動増大と前頭皮質と左頭頂皮質の活動減少にそれぞれ関係しているという。このように，患者を症状のタイプで分類しても，全体像は容易に解明されない。

　この分野の著名な研究者が，脳の左右差に関連して語った言葉があるが[285)]，これは統合失調症全般についても言えることだろう。「1つの問題に対して集中的に得られたデータ量に圧倒される思いと，……ごく初歩的と思える疑問への確固とした回答があまりに少ないことに対する苛立ちとの間を……揺れ動くことだろう」[原注1)]。

原注1）この文章を指摘してくれた Bentall（2004）に感謝する。

神経化学的知見

　糖尿病のさまざまな症状をインシュリンの欠乏で説明できるのと同じように，統合失調症をごく簡単に説明できる生理学的発見がなされたと思われた時代があった。統合失調症の最初期の薬物治療が，神経伝達物質ドーパミンの受容体を遮断することで効果を発揮していることがわかり[130) 71に引用]，その後抗精神病薬の有効性がドーパミン受容体との親和性に関係することがわかったときのことである（とくに D2 受容体）[174) 567]。アンフェタミン（ドーパミン受容体を活性化する）が，妄想的観念や幻覚などの精神病症状を引き起こすという観察も，ドーパミンの過剰な活動が統合失調症の症状を引き起こすという仮説を支持した[29) 163) 71に引用]。パーキンソン病の治療に用いられるほかのドーパミンアゴニストでも，精神病症状が引き起こされることがある[351]。放射性のドーパミン前駆物質を使い，線条体でドーパミン合成が増えていることを明らかにした研究も，この仮説を支持する[102]。

　ドーパミンを生産するニューロンは，脳の4つの主要な経路に存在する。多くは脳幹（脳の基底部と脊髄とつなぐ軸）に発する経路である。中でも重要なのは，①黒質（脳幹の運動に関わる部分）から背側線条体に投射する黒質線条体路，②腹側被蓋野（やはり脳幹の一部）から腹側線条体（側座核を含む），内側嗅領皮質（海馬に入力する），扁桃核に投射する中脳辺縁系路，③腹側被蓋野から皮質，とくに前頭皮質に投射する中脳皮質路である。ドーパミンの作用としては，報酬メカニズムによる行動の強化[218) 419]や，刺激の S/N 比を高めて特定の刺激の重要性やサリエンスを強めること[362]などが推定されている。ドーパミン作動性の入力を受けるこれらの領域の多くは，統合失調症での変性が見られ，それ自体ですでに統合失調症への関係が考えられてきた領域である。実際，前頭葉と側頭葉の皮質では，変性したドーパミン作動性ニューロンの分布が見られる（Gur ら[286]を参照）。

　ドーパミン仮説を支持するエビデンスばかりではない。抗精神病薬のドーパミン遮断効果が確認されているにもかかわらず，その薬が奏効しない患者が多い[164]という事実をはじめ，ドーパミン仮説を支持しない議論もある。死後脳研究[619]と脳脊髄液のドーパミン代謝の研究[524]では，統合失調症患者の脳

脊髄液でドーパミンが増加しているという知見[448]の信頼性は証明されなかった。死後脳研究からはドーパミン受容体の増加が見つかっているが，これは薬物治療によるものである可能性もある（抗精神病薬の効果として受容体が遮断されたため，脳が受容体を増やす反応をした可能性がある）。ドーパミン受容体の画像化研究から，薬物治療を受けていない統合失調症患者の（線条体の中の[1]）D2受容体密度の増加が明らかになった[667]。しかし，ほかの研究ではこの現象は確認されていない[214]。Heinrichs[318]のメタ解析は，ドーパミンの異常，とくに受容体数の異常という結果には一貫性が欠けていることを確認している。それでも，薬物治療を受けた被験者のD2受容体密度については，一貫して平均効果量が大きいこと（$d = 1.37$）がわかった。注意すべきは，薬物治療が受容体密度を高めて，混乱の要因となる可能性があるという点である。Heinrichsは，薬物使用とは無関係と思われる形で対照群と完全に区別される受容体密度を持つ集団が見られる双峰性の分布を明らかにした研究が1つある[569]ことを指摘している。

　ドーパミン仮説に反することがもう1つある。それは，ドーパミン受容体は薬物の使用から数時間以内に遮断されるが，抗精神病薬が臨床的に効果を現すまでには，数週間かかるのが普通だという点である[357]。Bunney[116]は，これに反論した。ドーパミンニューロンは発火率を高めることで受容体の遮断分を埋め合わせているというのだ。ところが，このようにニューロンが過剰に興奮すると，活動電位を生み出す（ニューロンの信号伝達につながる軸索の電気的活動）のが難しくなる。この現象は**脱分極ブロック**と呼ばれ，数週間かかって進む。これは，抗精神病薬が臨床的効果を現わすのに必要な時間に相当する。

　比較的古い型の抗精神病薬を投与しても陰性症状には効果がないことから，ドーパミン作用の過剰は統合失調症全般に関係するのではなく，陽性症状にのみ関係すると考えられた。しかしWeinberger[649]はこれに反対し，統合失調症では，皮質（とくに前頭皮質）に投射するドーパミン作動性ニューロンの活動が低下している可能性があり，結果として皮質による皮質下構造の抑圧が低下し，皮質下のドーパミン作動性ニューロンの活動が増大しているという仮説を立てた。

　統合失調症の原因としては，ほかの神経伝達物質系の乱れも候補に挙げら

れてきた。興奮性の神経伝達物質としてはグルタミン酸が一般的だし，γ－ア
ミノ酪酸（GABA）は抑圧性の神経伝達物質として全般に働く。グルタミン
酸受容体の一種であるNメチルDアスパラギン酸（NMDA）受容体がフェ
ンシクリジン（CPC）で部分的に遮断されると，陽性，陰性含めた統合失調
症によく似た症状を引き起こす。統合失調症ではNMDAの活動が低下する
というモデル[257]を支持する研究も，脳の画像研究や死後脳研究などいくつか
ある[328] [608]。死後研究では，GABAの関連を指摘するものもある。帯状皮質
では結合したGABA-A受容体が増え，前頭皮質，海馬，基底核では変性した
GABA受容体が増えているというのである[102] [286]。症状の原因として1つの
神経伝達物質を確定することは難しい。神経伝達物質のシステムは相互に絡み
合っていることが多いため，原因と結果を決定することは困難なのである（た
とえばドーパミンとグルタミン酸の相互作用について[655]を参照）。

　統合失調症の発症には，セロトニン（5-ヒドロキシトリプタミン，5-HT）
とアセチルコリン（ACh）も関係している。ドーパミンと同じく，これら2
つの神経伝達物質のもとは脳の中でも限られた領域にあるが，ニューロンはそ
こから脳全体に広く投射する。セロトニンを含むニューロンは脳幹の正中面に
沿う縫線核にあり，皮質，海馬，洗浄核，視床などに投射している。比較的新
しい非定型抗精神病薬は，ドーパミンニューロンの終末にある5-HT2A受容
体を遮断することで陰性症状に奏効すると考えられる。これらの受容体を遮
断すると，ドーパミンの放出量が増え，抗精神病薬の副作用，たとえば運動
や認知の遅れなど陰性症状に似た症状が逆に抑えられると考えられる。また，
LSDの幻覚作用は，5-HT2A受容体のアゴニスト（刺激物質）としての働き
に由来すると考えられている。死後脳研究から，前頭皮質では5-HT2A/Cの
結合が減少し，前頭前皮質と側頭皮質では5-HT1Aの結合が増加していると
の結果が得られている。ただし，この結果は一貫していない。薬物摂取経験の
ない被験者を使ったPET研究からは，5-HT2A/C受容体に変化はないが，内
側頭皮質の5-HT1A受容体が増加することがわかっている（Bremner[102]参
照）。セロトニンについての研究とグルタミン酸についての研究のメタ解析で
は，ドーパミン研究以上に結果に一貫性がないことが明らかになった[318]。研
究により効果量が逆向きになることもしばしばである。

もう1つの候補となる神経伝達物質，アセチルコリンも，脳全体に，また筋肉のニューロン間にも存在する。アセチルコリンを含むニューロンは，脳底部の基底核，ブローカ対角帯，中隔に存在する。これらの細胞は皮質に投射する。統合失調症の重症度と前頭皮質と線条体のムスカリン性受容体（アセチルコリン受容体の一種）の数は有意な負の相関を示す。アセチルコリン受容体には，もう1つ，ニコチン性受容体がある。α7サブユニットを持つこのタイプの受容体を，統合失調症患者にヘビースモーカーが見られることの理由とする説がある。タバコのニコチンは，ニコチン性受容体を含む領域の機能不全を一部改善する治療薬として働くと考えられる[4]。側座核には，このタイプの受容体がとくに高密度に存在する[494]。

　統合失調症の症状を引き起こす原因の候補は，研究によって絞り込まれるどころか，数を増やしているように見える。統合失調症の経過の中で，脳の多くの領域が変化するが，それだけでなく，それぞれの領域には投射してくる複数の神経伝達物質の系が存在し，それぞれの系が統合失調症の病理に役割を果たしている可能性がある。

神経心理学的／精神生理学的知見

　認知能力を評価し，認知能力の生理学的基礎を見出す方法として，視標追跡や頭皮電位の測定といった神経心理学的検査と精神生理学的手法がある。

　神経心理学的検査は，統合失調症の症状と神経生理学的基礎との間隙の橋渡しとなる。これらの検査は，もともとは脳卒中や脳腫瘍，外傷などにより脳に局所的傷害があることがわかっている人の障害に目を向け，脳の特定の領域の機能を決定するために発展した技法である。しかし，これらの研究課題を遂行するにあたっては，脳の複数の領域を使う必要があり，個々の領域の機能を特定するには限界があった。しかも，傷害は多くの場合，主に損なわれた領域の機能とは無関係な複数の領域や神経経路にも影響を及ぼしている。それでも，検査の成績は特定の脳領域の損傷との関連性を示したため，脳の局所的損傷が知られていない人（たとえば統合失調症患者）についても，冒されている可能性のある領域を決定する手段として，これらの検査が用いられた。脳の画像技法の出現により，神経心理学的検査の必要性は減じたように思えた。しかし，

第2章 生物学的な要因 49

安静時の脳の活動が，差異を示すファクターとしては，脳の特定領域の活性化を必要とする課題を遂行している間の活動ほど有用ではないことがわかるまで，さほど時間はかからなかった。

神経心理学的検査のこのような目的とは別に，神経心理学的／精神生理学的マーカーの探求も行われた。統合失調症の症状を説明する心理学的プロセス（神経生理学的プロセスの可能性もある）への手がかりとなりうる認知（注意，記憶，判断）の障害を測定する検査が存在する。これに加えて，統合失調症患者の家族には，発症脆弱性の指標となるマーカーが存在する可能性がある（とくに，活動期の症状が現れていないが障害が続いている場合）[276]。脳の特定領域の活動の違いを引き出して発症脆弱性のマーカーとして働き，なおかつ神経認知的プロセスの心理学的側面を明らかにするという，両方の目的に役立つ検査も考えられる。また，認知課題の成績は，機能的転帰について良好な予測因子になりうる（症状自体の予測因子となる可能性はもっと高い）。

統合失調症の人は，おそらくは意欲と注意の問題に起因する（これ自体は薬物治療の副作用に関連することもしないこともありうる）広範な神経心理学的機能不全を示すかもしれないが，前頭葉と側頭葉に通常関連づけられる遂行機能（意欲と注意を含む）と学習と記憶に関しては，もっと明確な障害が見られる[166] [259] [320] [561]。

一般に前頭葉を使うと考えられている課題による検査が2つある。ウィスコンシンカード分類検査（WCST）と言語流暢性検査（VFT）である。WCSTでは，被験者はカード（模様の数と色と形がそれぞれ異なる）の分類ルールを推測することを求められる。ルールは，数か色か形に基づくもので，一定の時間が経過すると，予告なく変更される。統合失調症の人は，最初のルールではよい成績を収めるが，ルールが変更されたときに対応を変えられないことが多い。予想通り，この成績の悪さは前頭葉の血流の減少と関連する[651]。平均効果量は $d = 0.88$ で，これは両分布の重ならない部分が約50％であることに対応する[318]。VFT（あるカテゴリーに属する言葉を可能な限り多く言うことを求める）では，分布の重ならない部分は約60％である（$d = 1.09$）。この結果からすると，統合失調症で前頭葉の働きが正常の範囲内にある人が，やはり，かなりいることがわかる。繰り返しになるが，課題による検査でも，画像化技

法でも，統合失調症の人とそうでない人を十分に正確に特定できるだけのものは存在しないし，前頭葉の機能不全と関連づけられるのは，統合失調症の一部のサブタイプだけなのである。

　注意のタイプを測定する課題は何種類もある。数字スパン注意散逸検査（DSDT）では，注意を逸らすものを無視しながら標的刺激に集中することを求める。背景で読まれる数字を無視しながら，耳で聞いたいくつかの数字の並びを復唱する。統合失調症の人はこの課題の成績が悪い（とくに思考障害がある場合）[500]。持続遂行検査（CPT）[553]は，注意を途切れさせないプロセス，つまり注意力の持続を求める。被験者にはある標的や特定のパターンが現れたらボタンを押してもらう。持続的な注意力はしだいに薄れていく。統合失調症の人は，課題が難しくなるととくに，成績が悪化する[490]。後方マスキング効果（BME）は，標的刺激の直後に提示した刺激が，標的の知覚および想起を妨げる[277]。この効果が統合失調症の人では顕著である。注意に関連する課題の平均効果量は $d = 0.69 \sim 1.27$。最も大きいのは BME の効果量で，分布が重ならない部分は65％と大きい[318]。

　Nuechterlein ら[491]は，これらの課題で明らかになる注意欠陥について部分的な説明を提案した。それによると，注意の問題には2つのタイプがあるとされる。1つは，情報処理のごく早い段階の自動的な処理に関わるもので，BME と CPT（曖昧な刺激を用いた場合）の成績の悪さに表れる。この成績の悪さは症状が現れていなくても持続する。すなわち，ストレス条件下ならば臨床症状に発展するかもしれない脆弱性の存在を示唆している。第2のタイプの注意の問題は，活動的な記憶（作業記憶）を用いて情報の選別をすることができないことである。この障害は，DSDT と CPT（複雑な標的を用いた場合）の成績の悪さと関連する。このタイプの問題は，症状が活動的なときの方が顕著であるため，第一のタイプよりも発症と深く関係しているはずである。

　統合失調症をもつ人では，目の動き（やはり前頭葉の機能）を追跡（アイ・トラック）してみると障害が見られることが早くから知られていた。この検査では，被験者はゆっくりと動く標的を目で追う。統合失調症の人では，滑らかな動き（滑動性）に異常が見られやすい。この異常は発症以前に見られることもあり，また，患者の家族にも見られる（統合失調症の当人にこの異常が見

られず，家族に見られる場合もある）[336]。アイ・トラック研究のメタ解析から算出された平均効果量は $d = 0.75 \sim 1.03$ だが，効果量が大きいほど信頼区間（CI）も広かった。すなわち一貫性は低い。

　側頭葉の機能を見る神経心理学的検査には多くの種類がある。記憶には多くの検査法があるためである。言語記憶の障害では，全体の平均効果量が $d = 1.41$ で信頼区間も狭い。統合失調症の人とそうでない人との分布の重ならない部分が約70％という結果が広く一貫して得られている。しかし，言語記憶の障害が，脳のもっと一般的な活動の表れである可能性もある。側頭葉の機能に比較的直接的に関連するいくつかの言語記憶尺度，たとえば侵入率，忘却，想起，認知率など特定の特徴を検査する尺度では，平均効果量は $d = 0.90$（分布の重なりは約50％）と下がり，信頼区間は広くなる。

　神経心理学的検査のほか，認知機能の評価のために事象関連電位（ERP）を記録する技法がいくつかある。EPR は頭皮に複数の電極を付け，脳の電気的活動を脳波として記録する。その脳波に表れる「バンプ」が，刺激に対する特徴的な反応を示す。特徴的な EPR には名前が付けられ，極性の方向（陽性＝P または陰性＝N）と，刺激の開始からバンプまでの時間（ミリ秒）の組み合わせで呼ばれる。精神生理学的なこの技法により，刺激に対する反応における認知的プロセスの連続具合を判定することができる。この方法は，時間的な分析には優れているが，認知機能を脳の特定の領域に位置づけることはできない。しかし，脳の画像化技法と組み合わせれば，将来的には，脳の特定領域の活動の時間的推移を明らかにできるだろう。

　刺激後すぐに発生する ERP は，P50（つまり刺激の開始から50ミリ秒後の陽性の電位）である。刺激（たとえば音）を2回続けて与えると，P50 の反応は最初の音に対してだけ発生する。これが感覚ゲーティングと呼ばれる現象で，最初の音が後の音に対する反応を妨げる。統合失調症の人では，このゲーティングが働かず，それぞれの刺激に対して1つずつ，2回の P50 電位が生じる。Heinrichs による統合失調症研究メタ解析の中で，P50 研究のメタ解析は，とくに大きな平均効果量（$d = 1.55$）を示し，信頼区間も狭かった[318]。

　ERP を引き出すためによく使われるもう1つの課題に，オドボール課題がある。この課題では，被験者に2種類の音を繰り返し聞かせるが，片方の頻

度を少なくする。すると，P300 の反応は，頻度の少ない音に対する方が大きく出る。統合失調症の人では，この課題の遂行中に，上側頭回，視床，帯状皮質，頭頂皮質，前頭皮質の活性化が見られない。Heinrichs[318] によると，P300 研究では平均効果量は比較的小さい（$d = 0.70 \sim 0.80$）。

　Bentall[71] が指摘するように，上に挙げた知見の多くは，統合失調症の人に限った現象ではなく，ほかの疾患を持つ人にも見られる（大半は双極性障害だが，精神病性のうつ病にも見られる）。これらの障害は，幻覚，妄想などの陽性症状とあまり関連しない。そのため，陽性症状の病態生理学的情報はそれほど得られないかもしれない。しかし，上述の知見は，陰性症状の重症度と思考障害に相関することがわかっていて[277]，陰性症状のもとにある神経認知的プロセスの解明には役立つと考えられる。

　神経生理学的研究の知見と，神経心理学的（認知的）研究や精神生理学的研究の知見とを比較する際には，Heinrichs[318] のメタ解析を吟味するとよい。Heinrichs は，以下の 2 つの基準を満たす結果について，効果量と信頼区間を比較した。①複数の研究から得られた結果であること。②少なくとも 100 人以上の患者と対照群を対象とした研究であり，患者に統合失調症の診断がついていること。Heinrichs は，統合失調症の人を対照群から最もよく鑑別する課題は，認知的（神経心理学的）課題であると結論づけた。それに続くのが精神生理学的方法で，生物学的研究が最も悪かった（全体を通じて最も有効で一貫した結果を得られたのは，P50 感覚ゲーティングの障害だった）。Heinrichs は，生物学的研究の鑑別性の悪さについて，考えられる説明をいくつか挙げている。まず，統合失調症の症状の異種性が，結果の不一致を説明するかもしれない。しかし，この要因は認知的結果にも影響すると考えられる。Heinrichs が挙げるもう 1 つの可能性は，生物学的関連を測定する方法が未熟で，一貫した強固な結論を導くのに十分でないということだ。最後に，われわれは，生物学的関連についての一般的認識を改める必要があるのかもしれない。脳卒中や脳腫瘍が失語症や片側知覚麻痺を引き起こす場合と異なり，統合失調症は脳の局所的損傷により引き起こされるものではない可能性がある。その損傷に関連する特定の障害を特徴とする疾患ではないということである。そうではなく，現在の脳の画像装置では簡単には捉えられない，並列的に分散したプロセスの機能

不全に関わるのかもしれない。Heinrichs は，このようなプロセスがどのように症状に結びつくかを確認するためには，コンピューター・モデリングなどの技法[160][331] が不可欠だろうと考えている。

理論モデル

統合失調症の生物学的関連について，神経生理学的，神経心理学的，精神生理学的知見が得られ，仮にそれが明快で一貫した結果を示したとしても，理論モデルがなければ，心理学的実体（障害または個々の症状）と脳の部分との無意味な対応づけに終わるだろう。理論モデルは，——相互に作用して，心理学的プロセスやそのプロセスの機能不全を生じさせるメカニズムを作り出す——各構成要素のシステムが持つ明確な機能的役割を記述すべく構築される。理論モデルがないというのは，自動車の各部品がどこに位置するか，それぞれがどのような目的の部品かを記述して，それらが互いに**どのように**作用するかを説明しないようなものである。「ラジエーターには冷却水が収まり，回転エネルギーを生じるエンジンの前に置かれている。その横には電気を供給するバッテリーがある」という記述では，ラジエーターがどのようにエンジンを冷却し，エンジンが**どのように**タイヤを回転させ，バッテリーがエンジンシリンダー内の燃焼を**どのように**点火するか（また，ヘッドライトやラジオなどの電気系統に**どのように**電気を流しているか）を説明しない。また，機能だけを述べても，個々の部品がその機能を**どのように**生み出しているかはわからない。

統合失調症を説明するモデルは，さまざまなものが提案されている。一部の症状がどのように生じるかを一般的に説明するものもあれば，この障害の多様なあり方を，多数の要素（脳の構造，神経伝達物質のシステム，並列的分散プロセス）の間の複雑な相互作用の混乱を描くことで説明しようとする詳細な記述もある。

Meehl：スキゾタキシア・モデル

Meehl[454][455] が立てた基本前提は，統合失調症の発症脆弱性は単一のスキゾタキシア遺伝子によるものであり，完全な発症は，ほかの多くの遺伝子と社会

環境（固有の報酬と罰を持つ）に依存する，というものである。スキゾタキシア遺伝子が作るのは統合失調型（スキゾタイパル）パーソナリティであり，そこにたとえば内向，不安，消極性，受動性などの遺伝子が共存し，ありがちながらも困難な社会環境が加わったときにのみ，統合失調症へと発展するという。単一のスキゾタキシア遺伝子自身が作り出すものを，Meehl は「ハイポクリシア」と呼ぶ。刺激に対して中枢神経系全体で生じる過敏神経伝達反応である。ハイポクリシアから「認知的滑り」が生じる。これは，情報が特定の経路を伝わらずに，ごちゃ混ぜになる状態である。この現象は脳の全体に影響するが，情報の統合に関わる認知機能だけがとくに目立つ。認知的滑りでは，知性全般は実質的に損なわれず，（思考障害に見られるような）観念の無作為の結びつきにおける連合の緩みが顕著な特徴となる。この認知的障害が社会的機能を妨げるため，「嫌悪的傾向」が生じ，不利な社会経験の結果，引きこもりや陰性症状に至る。認知的滑りからは，幻覚や妄想につながる異常な感覚も生じうる。これらの説明は，一般の人びとによく見られる認知の偏りや誤りや歪み（たとえば星占いや宝くじへの期待）と大きくは違わないと考えられる。しかし，認知的滑りが無関係のことがらを結びつけることに関わるとすれば（たとえば，統合失調症の人が家を出ることを考えているときに，バスの中で知らない人が咳をしたとする。そのとき，知らない人が咳をしたことが，自分が家を出るべきと知らせていると解釈する），一部の妄想は，認知的滑りに，より直接的につながる可能性がある。

Phillips と Silverstein：認知的協調モデル

脳の一部の機能は特定の脳領域に局在している。それに加えて，それらの機能の統合する広範な連絡が，領域内または領域間に存在する。Phillips と Silverstein[519] によれば，これらの連絡が損なわれると，認知的協調が乱れ，統合失調症の思考障害に見られるような解体症状が現れる。認知的協調は，たとえば，複数のものの集合をひとまとめに見る，選択的注意を操る（まとまりの区別を維持する，など），文脈的情報を活用して情報の曖昧さを除き，それにより，刺激の持つ意味として可能な解釈の中から，過去の出来事に基づいて現在の文脈に沿うものを絞り込む，といった機能を実現するのに必要となる。

これらの認知的プロセスが適切に働かないと，解体した思考につながる。皮質領域間や領域内を結ぶ神経繊維で，認知的協調の役割を担うものが乱れるのは，NMDA 受容体におけるイオンの流れが減少するためと考えられる。このモデルは，統合失調症にドーパミン作動系が関与している可能性を示唆する多くの研究を否定するものではないが，皮質全体のグルタミン酸作動系が関わっている可能性に焦点を当てている。著者らは，グルタミン酸作動性受容体は皮質全体に遍在するが，とくに前頭皮質，海馬，基底核で密度が高いことを指摘している。

Hoffman：並列分散処理モデル

　認知機能の面で脳モデルを検証するために，コンピューターによるシミュレーションが用いられている。脳機能の一般的モデルの 1 つに，脳の各領域間で多方向的に相互作用する神経ネットワークのモデルがある。Hoffman ら [331] [332] は，このアプローチを用いて，統合失調症の症状に関連する神経学的機能不全は，青年期に（とくに前頭皮質の）軸索側枝の過剰な刈り込みにより皮質領域間の信号伝達が低下することに関係するという説を裏づけた。皮質領域間の結びつきの刈り込みに関連するコンピューター・シミュレーションを行うと，「寄生病巣 parasitic foci」が生じる。これは，ほかの皮質領域からの入力に関わりなく反復的に情報を生み出す皮質野である。この病巣の活動により，思考や心像や観念が不随意的に生み出される感覚が生じる。けいれんのときに，運動皮質野の抑制不能の活動により不随意的な運動が生じる様子に似ている。寄生病巣の活動の結果，コントロールの妄想，妄想一般，幻覚が生じる。寄生病巣が繰り返し活動して無意味な出力が生じるときに，思考途絶，思考奪取や，意欲の欠如などの陰性症状が表れるのかもしれない。

Kapur：サリエンス・モデル

　Kapur [362] は，ドーパミンの過剰な放出が，「環境中の出来事や内的な表象の〈サリエンス〉を伝えるという（ドーパミン作動系の仮説的な）中心的役割」（p.13）を過大に増幅するというモデルを提示した。統合失調症の人は，外界の刺激や内的思考の意味を，普通考えられる以上に重大に見なしてしまう

というのである。こうして，あらゆるものの意味が重さを増してしまうため，
心が有効に扱える以上に多くの興味対象ができてしまい，混乱が生じる。当人
は，この奇妙な主観的経験を理由づけるために，（妄想の形で）説明を作り上
げる。幻覚は，「内的表象の異常なサリエンスを直接経験する」（p.13）ことに
より引き起こされる可能性がある。

Walker と Diforio：ストレス反応モデル

Walker と Diforio[636] のモデルによると，統合失調症の発症脆弱性は，3つ
の要素から生じる。①ドーパミン系と（おそらく）グルタミン酸系の過活動。
②ストレスに対する HPA 反応の過剰と，それに伴うドーパミン系の過活動を
助長する糖質コルチコイドの過剰。③出産前／周産期の海馬の損傷による糖質
コルチコイド放出の抑制性フィードバックの欠如。これらの系は，それぞれの
混乱が互いを悪化させるような相互作用をする。通常の生活上のストレス要因
だけで，これらのホルモンや神経伝達物質の異常な反応が悪化する。陽性症状
は，ドーパミン作動性の活動が増すことから生じる可能性がある。陰性症状は，
ストレスを軽減する適応的反応と考えられる。コルチゾールの放出は通常青年
期に増加する。これが，青年期に統合失調症が発症する理由かもしれない。

Weinberger：神経発達モデル

Weinberger[649] は，統合失調症は出生前／周産期の（遺伝的および／または
環境的に生じた）脳の病変の結果生じると定式化した。この病変の存在は，正
常な神経学的発達と一般的ストレス要因（とくに成人期早期）により統合失調
症が発症するまでは，明らかではない。病変は，前頭前野にある（ただし，前
頭前野以外の位置が関係する可能性もある）。正常な発達過程では，背外側前
頭前皮質は成人期早期に成熟する。それに伴い，ドーパミン作動性の活動が増
加し，（内側側頭葉を含む）辺縁系で同時に増加するドーパミン作動性の活動
を抑制する。統合失調症の人では，この領域の成長段階が休眠状態の病変と相
互に作用し，中脳の構造によって，前頭皮質のドーパミン作動系の活性化に障
害を生じる。前頭皮質の活動が低下すると，内側側頭葉のドーパミン作動性の
過活動を抑制できなくなる。環境からのストレス要因も，辺縁系のこの過剰な

活動と前頭葉の不十分な活動の要因となる。前者は陽性症状に，後者は陰性症状につながる。

Grace：側坐核モデル

Grace ら [493] [494] [656] は，前脳の基底にある側坐核という構造を中心とする複雑なモデルを記述している。脳のこの小さな領域は，海馬，前頭前皮質，扁桃体，中脳辺縁系ドーパミン作動性路からの投射が交わる場所である。これらの領域は，統合失調症において病変の可能性があるとされている。

このモデルによれば，前頭前野から側坐核へのグルタミン酸作動性の入力が，ドーパミン作動性の入力を調整し，前頭皮質下の回路の活動に影響を与える。さらに，海馬と扁桃体が，——前頭皮質下の回路の活性化を可能にする——側坐核におけるゲートをコントロールする。統合失調症では，前頭葉の機能不全のために，グルタミン酸作動系が前頭皮質下の回路に影響するドーパミン作動系を調整できなくなっている。ドーパミン作動性の持続的な活動が低下するため，前頭皮質下の回路の活性化も低下する。また，海馬から側坐核への入力が少なくなるため，前頭皮質下回路に流れを伝達するゲートもあまり開かなくなる。こうした低活性の結果，行動，思考，情動が低下し，意欲の欠如や思考の貧困，感情の平板化といった陰性症状が表れる。

陽性症状（とくに現実歪曲）は，海馬の発火の変性による。側坐核で開くゲートが減り，扁桃体にコントロールされて開くゲートが優性になるか（そのため，パラノイアに見られるように恐怖に関連することがらに注意が向く），あるいはゲートの開閉を適切にコントロールできなくなるかして，文脈に合わない手がかりがその場の状況に組み込まれるようになる。

Grace らは，思考障害は側坐核の活動低下（ドーパミン作動性の持続的活動水準の低下）により生じると考えていた。これが，通常は視床網様体を抑制する淡蒼球の抑制低下につながる。そのため視床毛様体の抑制が強まり，視床への感覚入力をフィルタリングする毛様体の役割が縮小して，思考の焦点を維持したり思考を組み立てたりすることが困難になるという。

Frith：意思による意図モデル

Frith[235] は，行為は，外界からの刺激への反応として行われることもあれ
ば（刺激による意図 stimulus intentions），目的と計画に基づいて内的な判断
の結果として行われることもある（意思による意図 willed intentions）と説明
する。行為が行われたときに，中枢のモニタリングシステムが両者を区別する。
統合失調症では，このモニタリングシステムに障害があり，意思による意図の
もとで行われた行為が，外界に由来するものと間違って捉えられる。この誤り
が，コントロールの妄想（自分の行為が他者により引き起こされているという
信念）と，思考吹入（自分の思考が他者により引き起こされているという信
念。思考を一種の行為と考えることによる）を生み出す。幻覚も，自分の思考
が外的に生み出されていると知覚することから生じる。他者の意図を正しく評
価できないことは，関係妄想とパラノイド性の妄想につながる。陰性症状には，
意思による意図の産出の障害という別のメカニズムが関わる。この障害により，
行為は刺激の入力に一層大きく依存するようになる（たとえば意欲が欠如した
人は，ベッドから出て散歩をするために誰かの促しを必要とする）。

　このモデルに関わる脳領域は，行為を生み出す大脳基底核（線条体）を活性
化する前頭葉の構造（背外側前頭前皮質，補足運動野，前帯状皮質）を含む。
前頭葉の構造は，知覚を担う後頭部へも随伴発射を送る。これにより，行為は
自発的なものと見なされる。この連絡が絶たれると，意思による意図が外的な
原因により生じたという間違った知覚が生じる。その結果，妄想と幻覚が現れ
る。前頭葉と線条体の連絡が乱れると，陰性症状が出現する。

Cohen：認知コントロールモデル

Cohen ら[97][98] によれば，関係する機能が認知的に適切にコントロールされ
ていないと，情報処理が妨げられることがある。Cohen らのモデルでは，認
知コントロールとは「課題に関連する文脈情報の内的表象を適切に維持し，更
新する能力」[97] である（p.312）。認知コントロールがうまくいかないと，思
考と行動が解体し，認知課題の成績が悪くなることがある[160]。

　認知コントロールは主に前頭前皮質の機能である。注意，実行機能，作業

記憶，エピソード記憶の障害はすべて，「行動をコントロールするための文脈情報を内的に表象し，利用すること」における一般的障害に遡ることができる[97]。文脈の維持更新というこの機能の中心にあるのは前頭前皮質である。

　前頭前皮質へのドーパミン作動性入力は，文脈情報をゲーティングしてこの情報の更新を可能にし，無関係な情報の干渉を避けるという形で，前頭前皮質の活動に影響する。一般に脳のドーパミン作動系は，「報酬につながる出来事を適切に学習し，予測し，反応する生物の手段」[97]を与える（p.317）。これらの課題全体に対する寄与は，ドーパミン作動性入力の受け手（辺縁系，線条体，皮質）の種類により変わる。とくに前頭前皮質へのドーパミン作動性の入力は，文脈情報の更新と干渉からの保護に働く。統合失調症では，前頭前皮質へのドーパミン投射の活動が乱れ，（行動を導く情報更新が行われないことによる）保続，重要な情報の利用を妨げる無関係な情報の吹入，あるいは情報の維持の障害のいずれかが起こる。これらの混乱から，認知の障害と解体が生じる。

Gray と Hemsley：運動計画モデル

　Gray ら[275]は，Hemsley[322]の心理学的仮説を説明し，同時にこの仮説をFrith[234]と Weinberger[649]のモデルと統合するために，複雑な神経生理学的モデルを提案した。Hemsley は，「最終的な一般経路」は，「文脈上適切な保存物を，現在の感覚入力と進行中の運動計画に統合することの失敗」だろうと定式化する[324]。Gray はこの概念を利用して，統合失調症の陽性症状を，計画された「運動」計画（身体的行為だけでなく，思考，焦点化された注意，発話も含む）の滑らかな実施の混乱として説明するモデルを発展させた。

　運動計画は，①ある段階が完了するまで，その段階を維持し（皮質・視床・線条体ループ），②その段階の実際の結果が意図した結果と合っているかどうかをモニターし（中隔・海馬系），③段階を終了し（側坐核へのドーパミン作動性入力），④計画の次の段階に切り替える（側坐核）。さらに，各段階の具体的内容を，強化随伴性（扁桃核）に基づいて決定する（尾状核）必要がある。無関係な連合は抑制する必要があり（線条体），予期しない重要な侵入には注意を向ける必要がある（中隔・海馬系）。最後に，計画を適切に実施するには，

これらの活動の協調が必要である（前頭前皮質）。

　統合失調症では，海馬から鉤状回を経由して側坐核に至る経路の機能不全のために，無関係な刺激が運動計画に侵入してくる。あるいは，または同時に，計画された運動計画を終了させる過剰なドーパミンのために，運動計画が新しい，あるいは無関係な刺激の侵入を許してしまう。思考障害と注意の問題は，現在の運動計画に無関係な刺激に過剰な注意を向けるときに起こることがある。これらの刺激は，（脱線やクランギングなど）発話計画を意図した目標から逸脱させる思考を含む。妄想は，意識への侵入のために不当に重要に思える出来事を説明する方法として生じる。幻覚は，長期記憶に含まれる何かが外的に作り出されたものと誤って解釈され，それが侵入してくることに関係する[323]。

理論モデルの要約と注釈

　最初の4つのモデルは，認知処理の変容を，統合失調症の症状の基礎として説明する。認知的滑り，認知的協調の欠如，寄生病巣，ハイパーサリエンスといったものが，解体した思考と異常な感覚／経験（これらは妄想的なあり方で合理化され，幻覚を形成することもある）につながり，機能的な出力（発話，感情，活動）を直接制限するか，引きこもりや受動性などの順応反応を生み出す。これらのモデルは，統合失調症を解剖学的な局在的部位の混乱で説明しようとせず，（基本的にあらゆる皮質領域で同じである）脳の基礎的回路の問題から機能不全が生じるという形で定式化する。基礎的回路の問題とは，たとえば，ニューロンの密度，ニューロンの組織，興奮性や抑制性の神経伝達物質の活動変化による細胞間の信号伝達の異常などである。すなわち，脳の複数の領域における情報処理（そして，感覚の統合やさらに高次の統合のプロセス）に影響する1つまたは複数の基礎的認知アルゴリズムや脳の働きに問題があるかもしれないということである。これらのモデルは，その認知的異常がどのように幻覚や妄想につながるかという明確な説明を与えてはいない。基本的に，認知プロセスの基礎的な解体に注目している。一部のモデルでは，幻覚と妄想と陰性症状を，ネットワークの異常への反応として生じる補償的な現象と見なしている。

　Walker と Diforio のモデルは，統合失調症の症状がどのように生じるかの

説明を試みず，ストレス要因とコルチゾール系の機能不全からどのようにドーパミン作動性の活動が増大するかを説明する。しかし，彼らのモデルを支持するエビデンスは，統合失調症の一部の人からしか得られない。この説明は，包括的ではない可能性がある（ただし本書第 14 章参照）。

　残りのモデルは，より詳細な解剖学的説明を持ち込む。Weinberger のモデルと Grace のモデルは，生理学的機能不全から心理学的機能不全への道筋を十分に推察していないが，その他のモデルはそれを試みている。Weinberger と Grace の各モデルの難点は，互いに補足し合わないことにある。Grace のモデルは，前頭皮質下の系が陽性症状と陰性症状の両方に関係しているとするが，Weinberger のモデルは，前頭葉の系を陰性症状に，皮質下の系を陽性症状に対応させる。それでも両者のモデルには重なる部分もある。いずれ両方の側面を統合したモデルが作られることだろう。

　残りの 3 つ，Frith，Cohen，Gray と Hemsley のモデルは，心理学的課題を脳のさまざまな領域に割り当て，脳がそれぞれの機能を果たす際にこれらの構造が相互に作用する様子を記述する。とくに Cohen のモデルと Gray と Hemsley のモデルは，無関係な刺激が貯蔵された情報の処理に侵入し，それにより意思による活動に影響を与えるという類似した心理学的モデルを提示する。この 2 つのモデルは，関係する脳の構造部分も似ているが，それぞれの構造の機能と，それらの間の具体的相互作用に関しては異なっている。これら 3 つのモデルで重要なのは，仮説的な心理学的プロセスを生理学的プロセスに関連づける試みを行っている点である。

　われわれも，第 14 章で提示するように，本書のモデルにこれと同じアプローチを用いる。しかしわれわれは，統合失調症の原因として，局在的な機能不全の相互作用ではなく，脳の全体的，統合的能力の障害を定式化する。本書のモデルでは，統合失調症は認知不全とストレス過敏から生じるとする。この障害が非機能的スキーマの過剰な活性化（陽性症状の原因）と，リソースの節約（陰性症状の部分的原因）につながる。

　これらすべてのモデルを，相互の相違を実証的に確認あるいは反証して解決しつつ検証し，修正し，改訂していくことで，統合失調症というこの謎の全体像が明確になっていくのである。

第2章のまとめ

　統合失調症は，一型糖尿病やハンチントン病や心的外傷後ストレス障害（PTSD）と異なり，単一の身体的機能不全や遺伝子の変異や環境要因が主因となって発症するものではない。どちらかと言えば過敏性腸症候群や結合組織炎やうつ病に近く，症状の集合であり，結局，単独の疾患であっても，複数の関連する疾患の集合であってもおかしくない。発症に不可欠の因子を持つ人びとのみが罹患する明確なカテゴリーを持つ存在なのかもしれないし，誰もがその上に位置づけられうるスペクトラムの一方の端なのかもしれない。

　われわれにわかっているのは，どうやら以下のことだけである。統合失調症の病因には多元的な要素があること。産科的合併症と環境のストレス要因が発症の可能性を高めること。脳の一部——とくに前頭皮質，側頭葉（海馬と扁桃体を含む），皮質下領域（側坐核など），神経伝達物質系（ドーパミン作動系やグルタミン酸作動系など）——に障害があり，その障害はおそらく神経系の発達初期に生じているが，青年期にさらに成熟するまでは目に付くような問題をさほど引き起こさないこと。これらの脳領域間の非定型的な相互作用が，一連の症状と認知の変容により，当人と社会との間の非定型的な相互作用を引き起こすこと，である。

　神経生物学者が今後取り組むべき課題は主に2つある。①統合失調症が単一の疾患であれ複数の疾患であれ，その病因として真に関係する因子は何かを突き止める。②これらの因子がどのように相互に作用して統合失調症の外的な症状が生じるかを確定する。認知療法の治療者が今後取り組むべき課題は，神経生物学的知見を，統合失調症の精神療法に適用していくことである。それによって，以下の多くの点で有用な成果が期待できる。①神経生理学的知見に基づいた新しい認知療法技法の開発，②現在の具体的認知療法技法の活用の支援，③多様な認知的アプローチの選択の補助，④認知療法的介入に生じうる限界の理解，⑤統合失調症の複雑性についてのより包括的な理解，である。

第3章　妄想の認知的概念化

　20歳の男性が大学を退学した。ほかの学生たちが共謀して自分を貶め，自分についてひどい噂を流していると信じていることが原因だった。どこへ行っても自分を軽蔑する会話の断片が耳に入ってくるし，みんなに見つめられているように感じられた。しだいにいたたまれなくなり，ついには大学を辞めざるをえなくなった。男性は入院して，抗精神病薬による治療を受けた。妄想は，以前ほど切迫したものではなくなったが，完全に消えたわけではなかった。退院後も相変わらず，他人が自分の噂をしているような気がした。テレビを見ても，番組に出ている人が自分に直接話しかけていると信じていた。ときには，ほかの人が自分の考えを奪い去ったり，自分の頭の中に奇妙な考えを吹き込んだりしていると思えることもあった。とくに性的な思考が送り込まれていることが気になった。夜になると，テレビ番組に出ている女性が部屋に入ってきて性的関係を持つこともあった。その密会は夢の中のような状態に感じられたが，それでも真実であると男性は信じていた。外出すれば，噂をされるだけでなく，攻撃されるかもしれないという恐怖があり，ますます家の中に引きこもるようになった。

　この患者の経験は，妄想の中心的特徴である**自己中心性**と**外的コントロール**をよく表している。患者は，無関係な出来事（他人の会話や視線，テレビ出演者のコメント）を自分に結びつけ，同時に内的経験（思考や性的感覚）を，外的存在の侵入のせいにしている。統合失調症の古典的特徴（「思考奪取」や「思考侵入」など）は，患者が自分の心を透過可能なものとして経験していることを示している。また，性的感覚や幻想を外界に由来するものと解釈しているため，性的な白日夢と実際の出来事を区別できなくなっている。この症例は，

患者が基本的信念として，自分が脆弱で無能で無力だと信じており，他者については力を持ち支配的で侵入的というイメージを持っていることをよく表している。治療は，患者を力づけ，自信を育み，妄想的観念を現実検討にかける方略を教えることを通じて，この基本的信念に取り組むものとなる（詳細は第9章）。

妄想は，統合失調症と妄想性障害（パラノイア）の典型的な特徴である。ほかの精神疾患，たとえばうつ病，強迫性障害，身体醜形障害など多くの障害との関連でも妄想が観察されるが，これらの障害では，統合失調症ほど典型的な特徴とはならない [13]。ほかの障害における妄想が，統合失調症に関連して見られる妄想と同じように形成されるかどうかは，まだ不明である。それでも，妄想を伴う各障害とは無関係に，妄想そのものに共通する特徴は数多くある。この章では，主として統合失調症における妄想に焦点を当てる。DSM-IV [13] による妄想の定義はこのようになっている。

> 外的現実に関する不正確な推論に基づく誤った信念であり，ほかのほとんどの人が信じていることとはかかわりなく，また，その信念に反することに異論の余地のない明らかな証明や証拠となるものがあるにもかかわらず，強固に維持される。この信念は，当人と同じ文化やサブカルチャーに属するほかのメンバーにとって，通常は受け入れられない（たとえば宗教的な信仰箇条はこれに当たらない）（p.821）。

DSM-IV の定義は，ほかの多くの定義と同様，多くの問題を未解決のまま残している。ある観念が誤っているかどうか，どのように確信できるというのだろうか。われわれは歴史上，その時代のほかの人びとには誤っていると見なされていた観念が結局は正しかったという事例を数多く知っている。また現代では，テレパシーや送念やエイリアンの憑依などは，誤っていると知識人は考えているが，多くの人びとに受け入れられている信念も数多くある [397]。超常現象に関するこれらの信念は，妄想の中心となることも多いが，（DSM-IV の定義とは反対に）患者の属するサブカルチャー内で一般的なものかもしれないのである。

「信念はどのような場合に妄想的となるか」という問題の解明のためには，妄想の性質を，精神病性ではない病気に見られる具体的信念の役割についてわ

かっていることに照らしつつ吟味するところから始めるのがいいだろう。精神病性でない障害に見られる信念には，妄想と共通する次元が存在する[248) 333)]。**浸透性**（患者の意識がその信念にどの程度支配されているか），**確信性**（患者はどの程度強くその信念を信じているか），**有意義性**（患者の意味体系においてその信念がどの程度重要か），**強度**（その信念がより現実的な信念をどの程度押しのけるか），**硬直性**と**自己確信性**（その信念が矛盾する証拠や論理や理由の影響をどの程度受けないか），先入観，行動と情動に対する影響などの次元である。たとえば，誰もがFBIの捜査官である（浸透性）と完全に信じている（確信性）患者は，その信念が間違っているかもしれないという可能性を受け入れられず（硬直性と自己確信性），その結果，部屋に閉じこもる（行動への影響）。これらの次元が当てはまる程度が高いことが，統合失調症患者を，そのリスクが低い人と区別する。

妄想に基づく仮定的な矛盾に対する反応を見ることで，患者の硬直性を調べることができる[341)]。妄想と矛盾する情報について進んで考えようとする患者のほうが予後が良好であることがわかっている[244)]。妄想の妥当性に対する患者の確信の程度と出来事の妄想的解釈が，時とともに変動することを認識しておくことは大切である。多くの患者は，妄想を完全に信じ切っているわけではないことを認める[598)]。それでも，妄想的解釈が患者の感情と行動を支配しがちなのである。

統合失調症の妄想の内容が，患者の属する集団の健常なメンバーの信念と矛盾しないこともありうる。ほかのメンバーが，それぞれの信念と「矛盾しない」信念のどんな特徴をもってそれを妄想と考えるのかを解明することは，この考察の役に立つだろう。妄想的信念が強く，「奇妙な」行動につながれば，ほかのメンバーはその人の心の状態に疑問を抱き始めるかもしれない。独り言をつぶやいていたり，理由もなく知らない人を殴ったりといった普通でない行動が，神の啓示を受けたという，社会的に容認される信念——このような信念を正常なものと見なす宗派は多い——によって引き起こされることもあるかもしれない。しかし，行動が異常であれば，その行動の基にある信念にも疑いの目が向けられる。神からメッセージを送られたという確固とした信念を抱く人が，悪魔の息子と見なす特定の個人を攻撃している場合，ほかの人びとはおそらく，

この人が妄想を抱いていると考える方に傾くだろう。特定の宗教集団が唱える個々の超自然的信念についても，精神科医がその信念と宗教的信仰との結びつきに気づいていない場合には，妄想的あるいは危険な信念であると考えるかもしれないという点は注意する必要がある。患者の家族が妄想を強化することもある。自分の行動が霊にコントロールされていると信じていた女性の母親が，それが真実であると信じるようになり，娘が信じなくなってからも，その信念を持ち続けていたという例もある。信念の内容が，自分が遠い惑星のエイリアンに操られているといった非常に極端な，あるいは奇妙なものであるため，ほかの人たちが妄想と判断するのに何の問題もないケースもある。

　普通でない，奇妙でさえある信念を妄想と判断する基準は，その内容だけで単純に決めるわけにはいかない。妄想を最もよく理解するには，具体的な中身というよりも，思考過程の異常さを見なければならない（非合理的な考えは必ずしも妄想とは限らない）。第一に，病原的な信念は，情報処理の過程を支配するため，**出来事の解釈が体系的なバイアスを示す**。このようなバイアスは，証拠や論理に左右されない。第二に，バイアスのかかった解釈は個別的である。明らかに当人に無関係な出来事に対して，非常に個人的な意味を付与するのである。これらバイアスのかかった不条理な解釈は，患者本人には合理的に思えるが，同じ集団のほかのメンバーにはそうは見えない。このような認知は「自我親和的」である。これに対して，強迫神経症に見られる強迫的認知は「自我違和的」である。しかし，妄想を持つ患者と強迫を持つ患者は，苦悩と無力性が侵入的思考により悪化するという点で共通している[466]。妄想的解釈は非常に突出している（サリエント）ため，患者はその妄想を，現実の解釈や信念ではなく，現実そのものと見なしている。この点は重要である。

　最後に，圧倒的な反証の存在にもかかわらず信念を固持し続けているなら，それは妄想の診断につながると言えよう。患者が奇妙な体験の妥当性をどれほど自己確信しているかは，ベック認知的洞察尺度（BCIS）を使った数多くの研究[62]で実証されている（第14章も参照）。まとめると，ある信念を妄想とする基準は，奇異な内容や，奇妙な行動や，否定的な証拠への抵抗など，いくつかの因子から構成される[668]。

自己中心的な注意の集中が優先する，因果性が外部に置かれる，意図を何

かに帰属させるという 3 つの極端なバイアスをまとめたものが，パラノイア的妄想思考と妄想でない思考を区別する 1 つのマーカーとなる。この章では，これらの認知的側面の性質と，それがさまざまな妄想の形成に果たす具体的な役割を考察する。Kimhy ら[375]は，83 人の患者について，陽性症状評価尺度（SAPS）の点数の因子分析を行い，そこから 3 つの因子を抽出した。「被支配妄想」（この章で説明する「特異な」妄想を含む），「自己重要性因子」（誇大妄想，宗教的妄想，罪悪妄想），「被害妄想」の 3 つである。右記の研究やその他の研究から，この中で被害妄想が最も一般的であることがわかっている。これらの妄想の内容形成に関わる心理学的メカニズムを定式化するにあたり，パラノイア的妄想に特有だが，誇大妄想にもある程度見られるタイプのバイアスと推論の異常を説明する。種類が異なる妄想でも，その内容には重なる部分があるため，それらの心理学的決定要因にも重複が生じる。

妄想の認知モデルの概観

　まず最初に，妄想の心理学的側面を，統合失調症の現象学的分析という文脈で考察する。これらの現象に特有のバイアスは，明らかに，あらゆる形の妄想的信念に見て取れる。このようなバイアスは，体験の解釈（実際には誤解釈）の中に映し出される。患者は，これらの誤解釈を，現実の実際の表象ではなく推測により導き出されたものであると評価することがなかなかできない。その困難さは，この現実検討障害の 1 つの側面である。さらに，確認のバイアスと補償的行動は妄想的信念を強化する傾向がある。本節では，妄想の展開を，複数のストレス要因が生来の脆弱性に及ぼす作用という観点から定式化する。さらに，このバイアスのモジュールと誤謬的思考とストレス脆弱性を，被害妄想，誇大妄想，被支配妄想にそれぞれ当てはめて考察する。

思考のバイアス

　臨床現場における多くの現象学的観察と，蓄積された経験的データが，妄想の概念的分析の基礎となる。われわれは，この大量の知識を基に，妄想の認知モデルを開発した。このモデルはパラノイア的妄想，干渉妄想，誇大妄想に適

用できる。われわれはまず，情報処理の歪みが妄想的思考の中心的役割を果たしているというモデルを提案する。また，この歪みは，さまざまなバイアスと行動により維持される非機能的信念の体系によって作られると考える。次に，**根深い自己中心的志向**を説明する。この志向は正常な情報処理に優先し，無関係な出来事を自分に関係しているものと見なす。この自己関連づけバイアスは，自分が社会環境という渦の中心にいるという患者の基本的な見方を反映している。患者は，この自己中心的志向の内容により，非現実的に，自分を他者（ほかの人間であれ超自然的存在であれ）の注意の中心にいて，憎悪，侵入，または善意の対象になっているものとして知覚する。それに付随して，自分を傷つきやすく，あるいは優越的に感じたり，自分を弱々しく，あるいは全能に感じたりする。患者は，一般的な，自分とは関係のない出来事に個人的な意味を付与し，無作為の出来事や偶然の出来事を取り上げて，そこに外的存在の意図が働いたしるしを見出す。

自己関連づけバイアスに密接に関連し，とくに強力なバイアスとして，主観的経験に**外的な因果性を帰属させる**バイアスがある。妄想的信念の性質しだいだが，患者は，正常な身体的，心的，情緒的経験を，ほかの生き物や非生物的存在による操作や侵入のせいにする。不快な身体感覚や不安や不快気分，あるいは侵入思考を，ほかの主体の行為に起因するものとして説明するのである。バイアスのかかったこの考えの基本的特徴は，**否定的な意図も肯定的な意図も**おしなべて他者に帰する点にある。これら自己関連づけバイアス，外的因果性バイアス，意図バイアスが組み合わさり，「彼ら対自分」という内的表象を含む患者の世界観が構成される。

誤 謬

妄想的情報処理の各レベルで働く認知機能にはバイアスがかかっており，それが誤謬につながる。この誤謬が積み重なり，患者は自分の経験に対して，歪んだ，非現実的で自滅的な評価を下す。現実に敵対的存在の脅威があるときなど，ある種の状況下では，バイアスのかかった評価が適応的な反応になることもあるかもしれない。だが，妄想が本質的に偽の脅威を作り出すときには，その評価は明らかに機能しない。状況に対するこれらの解釈は，非現実的である

ばかりでなく，過剰な苦悩と非適応的行動を生み出す。

　この病因的志向に起因する認知的バイアスは，妄想的推測や妄想的結論の内容を用意し，必然的に情報処理におけるさまざまな誤りを生み出す。妄想的思考で特に顕著な認知的誤謬は，**選択的抽象化**，**極端な判断**，**過度の一般化**である。

　データの取り込みのバイアス（選択的抽象化）は，患者が特定の内的，外的刺激に過剰に注意を向ける，とくに顕著である。妄想的思考に典型的な**文脈喪失**は，部分的には，この排他的で選択的な注意の向け方によるものかもしれない。選択されたデータの処理は**関連づけバイアス**（無関係な出来事とのつながりの知覚など），「**破滅視**」，**絶対的判断**によりさらに歪められる。妄想的解釈の形成に関係する心的メカニズムとしては，ほかに**不適切なデータ収集**——手に入る証拠を十分に精査しない——と，複雑で正しい判断よりも（妄想に適合する）安易な解釈にあまりに流れやすい傾向がある。患者は，容易で自動的な（しかし正しくない）反応を**抑制することが困難**で，その結果深く反省することがなくその反応を受け入れやすくなる。

現実検討障害

　患者は前駆期に，「推論の混乱」を経験する。それは，自分の奇妙な経験が現実なのか誤解なのか確信が持てないという形で現れる。しかし，妄想的信念が強まるにつれ，患者は経験の妥当性を問うことを止める。患者の非現実的な，あるいは奇異な解釈に対しては，ほかの人から疑問が向けられることが多く，対人関係が難しくなっていく。それを考えると，次のような疑問が生じる——患者はなぜ，矯正的なフィードバックに反応しないのか。ほかの人たちは，自分の認知的誤謬に妥当性がなく否定的な結果につながることが明らかな場合には，フィードバックに反応する。妄想を持つ患者は，他人の推論の欠陥や歪みを理解することはできるが，自分自身の妄想的思考の欠陥や歪みは認識しない。自身の非論理的，非合理的な思考が基本的な妄想的信念と関係しているときにはとくに，患者は自分の思考を気にとめないのである。

　妄想を持続させる要因の1つが，現実検討の減衰である。自分の信念や解釈を距離を置いて見て，それが間違っている可能性を考え，誤りを修正すると

いう能力が損なわれている。妄想を持つ人は，自分の解釈を，心の中で構成されたものとは考えず，現実そのものであると見なしている。自分の解釈の現実性を検討することはリソースを要する課題であり，統合失調症患者の認知的余力は，誤解釈を振り返り，評価するという要求を満たすには，限られすぎているのかもしれない。妄想がひとたび完全に形成されてしまうと，患者は他者からの修正のフィードバックを屈折して受け取るようになる。そこには多くの認知的，動機的，行動的因子が働く。いくつかの認知的バイアスに，妄想的解釈に矛盾する証拠を評価する際の障害が反映している。**確証バイアス**は，自分の結論を支持する証拠だけを選別する。**反確認バイアス**は，整合しない証拠を一切検討しない。患者は，このメカニズムやその他の因子により，自身の結論の正しさを過度に確信する。

　動機的因子も妄想的思考が比較的強固であることの一因となる。たとえば被害妄想を持つ患者は，否定的な動機を他人に帰する性向をなかなか捨てようとしないが，それは，否定的な動機を他人に帰する方略によって，他人に騙されたり，操られたり，攻撃されたりしないよう安全性を確保できると考えるためである。他人の動機への疑いと高度な警戒を捨てると，自分の脆弱性が増すと信じている。誇大妄想患者が自己肥大的観念の吟味に後ろ向きなのも，そうした観念が自分の快楽の源泉であり自尊心の支えであると見なしているからである。誇大な観念が間違いだとすると，残る説明は自分が「狂っている」ということになりかねないため，それが間違いだと示唆するものはすべて振り払おうとする。妄想的思考を引き起こす状況を避けるなどの**安全志向行動**も，患者の恐れを，恐れている状況の現実と比べて検討することを妨げる。

　臨床的観察と実験データから，妄想経験に向かう仮説的な道筋の各段階をこのようにまとめることができる（**図 3.1**）。

ストレス脆弱性モデル

　ストレス脆弱性モデルでは，相互に作用するさまざまな遺伝的要因と経験的因子から，統合失調症の**身体的**，**認知的脆弱性**を構成するいくつかの歪んだ内的表象が生じるとされる。これらの表象は，患者の根本的志向（「彼ら対自分」など）を反映している。同時に，身体的脆弱性に作用するストレス要因が，

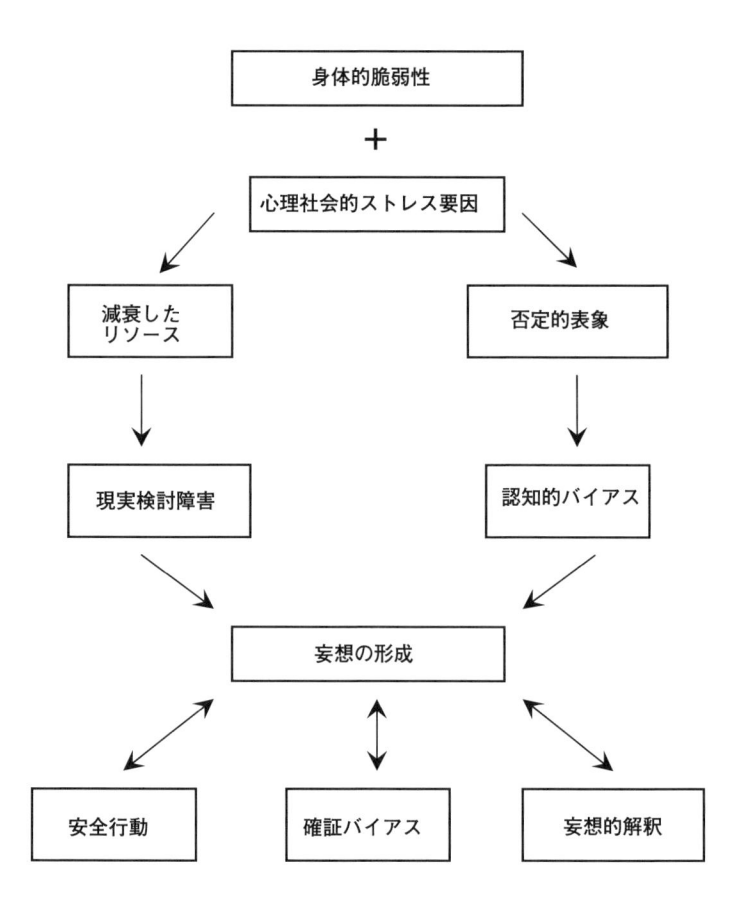

図 3.1　素因（脆弱性）から妄想の形成に至る仮説的道筋

現実検討に不可欠の要素である適切な自己反省とフィードバックへの反応性に
必要なリソースを減弱させる。これらの要素は，次のような病理的プロセスに
つながっていく。

1. この表象により，患者は，疑り深さやうつや不安など非精神病性の反
   応を経験しやすくなる。また，これらの表象は，妄想形成の基盤となる。
2. 非機能的思考を活性化する引き金として，生活上の状況（敗北，拒絶，

孤立など）が患者の特定の認知的脆弱性（否定的な内的表象）にある種の作用を及ぼすことがある。

3. これら歪んだ表象が，急性のストレスや慢性化したストレスのもとでハイパーサリエント（過剰な突出）となり，情報処理系に影響して，経験について歪んだ解釈をさせる。患者はこれらの誤解釈を現実検討せず，その誤解釈が歪んだ表象を強化する。

　結果として，妄想的構成が情報処理系に影響し，経験の解釈を形成する。妄想は，完全に活性化すると，正常な情報処理を無力化し，それに置き換わってしまう。いったん形成された妄想は，確証バイアスと反確認バイアス，安全行動，繰り返される非現実的認知からのフィードバックにより持続する。妄想的信念は，より現実的，あいるは適応的な信念と共存する。妄想が活性化していないときは，患者は正常な活動をし，正確な判断をし，現実検討をして自身の誤った観念の一部（妄想に結びついていない観念）を正すことさえある。回復期には，妄想的信念は潜在化しているが，生活環境により再活性化する危険性は残る。

自己中心的視点

対象としての自己：自己関連づけバイアス

　妄想エピソードにある患者は，**自己中心的視点**に囚われている。自分をドラマの舞台の中心にいるものと見なしている。その舞台では，出来事のすべてが自分に関係している。音を立てて回転するモーター，声を潜めた会話，看板の広告，テレビのコマーシャル，すべてが特別な意味を持つ。それらは，患者当人に向け，あからさまな，あるいは隠れたメッセージを伝えているのだ。あらゆる場所に脅威を感じる患者もいる。ポケットを膨らませた背の高い男は，患者を殺す武器を持ったスパイに見える。コーヒーの苦さは毒入りのしるしだ。普通の人なら，このような観念を容易に捨て去るが，統合失調症患者にとって，その観念は現実性の力をまとっている。しかも，患者は，自分に無関係なごく

日常的な出来事に個人的な意味づけをする場合がある。ある患者は，バスに描かれた記号を神からのメッセージと解釈した。別の患者は黄色い車を見て，自分が「臆病者」だというマフィアからのメッセージだと受け取った。無関係な刺激に，肯定的で自己高揚的な意味を与えることもある（広告の中で微笑む顔は，その患者にとっては，そのモデルが自分に好意を持っていることを示している）。

　多くの患者にとって，自己関連づけ思考は非常に限定的な状況でのみ活性化する。われわれが診察した女性患者Gさんは，9年間，職場でだけ迫害される妄想を抱いていた。Gさんは，職場で起こる実質的にすべての出来事が自分に関係していると知覚していた。微笑まずに話しかけてくる人は，その顔つきから，彼女が「無能」で「どうしようもない」と伝えているのだと確信していた。同僚ににこやかに「おはよう」と挨拶されると，それは嘲笑の表れで，「自分の（その職場での）命運が尽きかけている」ことを示していると解釈した。自己中心的なバイアスは，遠くから聞こえる音にまで及んだ。廊下の向こう端のドアを誰かがバタンと閉めると，彼女はそれを，「おまえは無能だ」，「出て行け」と密かに伝えているものと受け取った。

　他の多くの患者では，特定の場所でだけ個人的な脅威を予期し，被害妄想的信念が喚起される（たとえば職場では起こるがレストランでは起こらない）。閉所恐怖や広場恐怖など，特定の状況を恐れる恐怖症患者と同じように，こうした妄想の場合も，**活性化の状況**は非常に具体的である。妄想が活性化する状況がもっと一般的な患者もいる。公共の環境にいるときはいつでも妄想的反応を経験する場合もある。たとえば，野球の観戦中にエラーをした選手が「クソッ」とつぶやいたのを聞いた患者はただちに，その選手が自分を呪っているとの結論に達した。自己関連づけはもっと奇異な様相を帯びることもある。ニュース番組のキャスターが自分に話しかけていると主張する患者は何人もいる。新聞や本やインターネットに書かれていることの中に，自分宛の暗号メッセージが含まれていると言う患者もいる。これらの事例のすべてに共通する要素は，患者が自分を他者の影響力（貶めるものであれ鼓舞するものであれ）の受動的対象と見なしているということである。

　妄想的思考に顕著な特徴として，患者に関係していると「感じられる」状況

の中の特定の一面や細部に注意を集中し，全体の状況の**文脈からそれだけを取り出す**ということがある。その結果，患者は状況の意味を歪めてしまう。あるロマンス小説にのめり込んだ若い女性が，一部のエロティックな文章が，自分に対する著者の愛情表現であると考えた。これは，一部の素材を文脈を無視して取り出し，空想的解釈と混ぜ合わせた事例である。

安全行動

被害妄想を抱く患者は，危険を避けたり中和したりするために数々の「安全行動」をとることが多い。マフィアに命を狙われていると信じていたある患者は，家の前を知らない人間がうつろいているのを見ると自室に飛び込んで鍵をかけ，ベッドの下に潜り込んだ。この患者にとって，見慣れない者は全員マフィアの仲間だった。さまざまな敵が外で待ち構えていると信じているため，単純に家から出ないという患者もいる。自分を狙っていると信じているテレビカメラを避けるために頭を低くしている患者もいる。「悪霊」の力を払い退けるためにさまざまな儀式的行動を取る（手を動かす，祈るなど）患者もいる。これらの安全行動は，妄想の持続に重要な役割を果たしており，妄想的確信を軽減するための治療では，必ず治療標的にする必要がある（第9章参照）。

人は一般に，事実に関する自分の解釈を合理的なものと認める傾向を持つが，妄想を持つ患者は，「事実の」解釈から距離を置いて見て，矛盾する証拠に応じて解釈を修正するという普通の能力を欠いているように見える。①無関係の出来事に常に自己関連づけを行うこと，②文脈を見失うこと，③修正が比較的困難であること，である。これらの組み合わせが，どこまでが妄想的思考かという主な境界を定義する。

内的状態の因果的説明：外在化バイアス

患者は，無関係な外的出来事に個人的意味を付与する傾向を強く持っているのと同じように，心理学的あるいは身体的に内的な出来事を外的な原因に帰する傾向がある。妄想型の統合失調症患者はとくに，自分の通常の身体的，心的，感情的経験について異常な説明を抱きがちである。このような患者は，強力な**外在化バイアス**のために，可能性の低い，あるいはありえない外的原因帰属を

優先して，現実性のある説明を捨ててしまう。こうして，作業がうまくできないことをエイリアンの干渉のせいにし，頭痛の責任を衛星からのビームに負わせ，命令的な幻覚を神からの指令と誤解する。たとえば，心気症の人はたいてい正常な身体感覚を病気のせいだと考えるが，妄想を持つ患者はそれとは異なり，痛みや疲労などの主観的経験を外的存在による操作のせいにする。

　患者の中には，異常な感覚または思考は，快いものでも不快なものでも，外的主体（命を持つ存在か否かを問わず）の操作の産物であると信じる傾向を持つ者がいる。たとえばある患者は，気持ちのよい感覚が，自然に，あるいはよい出来事の後に感じられたとき，それは神の情け深い介入によるものだと考えていた。別の患者は，腹痛は磁場が入り込んだためであり，不安な汗はレーダーの侵入のためであり，喉のしこりは想像上の手術で埋め込まれたコンピューターチップだと考えていた。これらの患者は，自分の苦痛の説明として科学的と思える話を作り上げられるにもかかわらず，一般に，これらの経験を最終的に生み出しているのは人間か，超自然的な存在か，あるいは漠然としているけれども強力な力であると信じている。何かの作用を受けているという心配が非常に強いため，自分の感覚が純粋に自分の身体に起因するという常識的な説明が押しつぶされしまう。極端な原因に執着する患者は，迫害者（場合によっては恩恵を与える者）がどのように患者の感覚をコントロールしているかを説明するために，最新技術の知識を援用する。自分をコントロールする外的原因に対するこの信念が極端になると，いわゆる**受動性妄想**になる。このような患者は，自分の行動が外的な力に操られていると考える。幻聴や侵入思考など各種の「異常」経験も，同様に外的原因によるものとされる。

　よく見られる外的帰属の例として，公共の場所で，人に見られているという想像ないし感覚がある。じっと見詰められていると感じることさえある。この体験には身体的感覚が伴うことが多い。皮膚がちくちくしたり，身体が重くなったり，視野がぼやけたりする。患者はこれらの感覚を，他人が自分を観察している兆候と「読み取る」。**身体に基づく推論**の一例である。このような患者は，公共の場所に足を踏み入れるとき，自分一人が監視の対象になると予期する。人目を気にする自意識を感じ，その感覚を，人が自分を注視している証拠と解釈する。人目を気にする自意識の感覚の強さは，自分が注目の中心にいる

と信じる度合いに比例する。自分を他人の注意の対象として意識するこの鋭い自覚は，社交恐怖患者が社会的状況に置かれたときに抱く自己注目に近い。しかし妄想を持つ患者は，人の集団の周辺にいるときでさえ，注視されていると感じる。細かく観察されているという強力な信念が進展すると，人に尾けられている，あるいはレーダーで追跡されているという観念に至る。その結果，このような患者は，安全方略として引きこもりを選ぶかもしれない。

　社交状況は，思考や行動が他人にコントロールされていることに関するさまざまな信念を活性化することがある。ある患者は，集団の中にいるときに社交不安を経験しやすかった。この患者は，不安の感覚（心拍上昇や発汗）を，自分が集団のメンバーに精神的に攻撃されていることを示すしるしだと解釈した。このような患者は，自分の情動反応を，自分が危険にさらされていることの直接的証拠とみなす。その**情動に基づく推論**は，次のような形をとる。「私が不安を感じているのだから，それは彼らが私を襲おうと準備していることを意味する」。多くの患者にとって，自身の感覚状態は，論理規則や証拠に優先する。「私が何かを感じているのなら，それは，その何かが真実であることを意味する」ということである。妄想を持つ患者が「ホットな」状況で経験する思考や心像は，社交不安問題を抱える患者が報告する経験に似ているが，妄想を持つ患者では恐怖が極端になる。人が集まった状態で不安を経験する社交不安患者は，その不安を，他人が自分について話しているしるしであると解釈する。別の患者は，集団の中で不安になるとき，次のように考え始めると報告している。「ここにとどまっていたら，自制が効かなくなる……自制が効かなくなったら，みんなは私を騙す……私が狂ったと考えて，入院させようとする」。患者は，この恐怖を絶対的現実とみなして，部屋から逃げ出すかもしれない（安全行動）。こうした患者が極端な思考に走りがちな傾向を持つことは，研究によって実証されている [247) 591)]。

　患者は，他人がどのように自分の幸福に影響を及ぼすかという手段をまるで考えることなく，ただ，他人がそうしているとだけ非難することもある。たとえばある患者は，一番の娯楽だった音楽を楽しむ力を他人に奪われてしまったと信じていた。自宅でも公共の場所でも，不安が強まると，音楽を聴く楽しみが弱まった。その不安の原因が社会的懸念にあることは明らかだったが，患者

は，他人が，この大切な楽しみから満足を得る力を奪うために，意図的に自分を不安にしていると結論づけた。あるときこの患者は，ラジオを聞きながら交番の前を通り過ぎたあと，逮捕されるという不安に襲われた。このとき不安な感覚は，警官が患者の音楽の楽しみを「盗もう」としていることのしるしと解釈された。このように，外在化バイアスの力は，不安の本当の理由が逮捕される心配であるという，別のレベルの自覚をも覆い隠してしまうのである。

　患者に絵を描いてもらうと，多くの者が目を含む絵を描く。この点は興味深い。この絵は，見られているという自己中心的信念に合致すると言えよう。また，他人に敵意の兆候を見出さねばならないという，患者にとっての必要性に沿ったものとも言える。目への執着を示す好例として，ある患者は，集団の中で誰かを見るときに，その人の目から自分の目に伸びてくる鋼鉄の帯を知覚できると報告する。われわれの研究から，この経験は，その相手と目が合う直前に患者が目に感じる緊張に基づいていることがわかった。患者は，その緊張を感じた後，自分と相手の目を結ぶ鋼鉄の帯という視覚的心像を得る。この心像は幻視と呼べる強度を持っており，目にさらに苦しい緊張を与える。その結果，患者はたいてい，相手に見つめられないよう，また相手を見つめないよう，視線を逸らす。そして当然，明らかに目を逸らされた相手は，逆に患者を注視することが多い。まさに患者が避けようとした結果に至るのである。

　どのような感覚でも，ほとんどは外的存在に帰することができる。実際，多くの患者が性的感覚を外的主体に帰したうえでのさまざまな想像上の経験を報告している。ある女性は，ベッドで（ひとりで）横になっているときに経験した性的感覚は，大統領との性交渉によって生じたと信じていた。ある男性は，勃起したのは映画女優が遠くから操作したためだと信じていた。これらの事例では，経験や原因帰属の基に鮮明な幻想があり，それらは1つの物語の中に織り込まれている。

　正常な身体的，心理的感覚を外的主体の操作に帰するという傾向は，ほかの精神疾患で見られる偏った原因帰属と対照的である。たとえばパニック障害では，胸の痛みは心臓発作など現実的な命に関わる病気に帰されるが，統合失調症患者は，敵が原子炉から自分に向けて致死的な光線を当てているといった説明をする。精神病性症状の発症以前に，あるいは発症後に強制入院させられた

結果として PTSD 症状を経験した患者の多くは，離人感，フラッシュバック，斑状健忘などの症状を外敵や悪魔などの外的主体の仕業にしがちである。

　精神病性以外の精神疾患をもつ患者は，自分の苦悩は自分自身の中で生まれていると認識している。問題の大部分は，状況に対する，あるいは主観的経験に対する自分自身の反応によるものだと考えている。それに対して統合失調症患者は，症状の元は外部にあり，自分の苦悩は特定の外的主体の働きに起因すると考えがちである。統合失調症患者は，症状の原因を推測するにあたり，情動や信念といった「自然」ではあるけれどもあまり限定的ではない構成要素よりも，具体的なカテゴリーに分類可能な限定的存在を念頭に置くのである。

　外的主体がどのような性質を持つか，それらに帰される作用や害がどのような種類のものかは，患者によって大きく異なる。外的主体が超自然的あるいは神秘的存在（神，悪魔，霊）であることもあれば，見知らぬ人だったり，隣人だったり，家族だったりすることもある。さらに，マフィアや FBI，あるいは民族団体や政治団体などの組織であることもある。ときには死者や動物，あるいは漠然としたはっきりしない力とされたりもする。作用が良いものであったり，善意と悪意の間を揺れ動いたりすることもある。患者にとって有害な行為の種類は，単に見られている（ビデオカメラで，あるいはスパイにより）というものから，積極的な迫害，あるいは命を狙った攻撃まで，幅がある。これらの患者の心の中では，普通の人が一般に抱えている恐れが，実際の出来事に変形しているのである。悪意の作用も，支配や侵入から，心身の操作までさまざまである。想定される作用の及ぼし方は，最新技術とされることが多い。レーダー，マイクロ波，コンピューターチップ，衛星からの光線などである。外的主体がその意図を実現する方法は一般に兆候がはっきり表れるものでないため，作用のメカニズムは，ほぼ必然的に，目に見えないものとされる。一部の例では，雑音や，壁をたたく音や，声として，作用が耳に聞こえることもある。

　外的主体のイメージは，超自然的存在（神，悪魔，霊）から，力のある機関や組織（FBI，マフィア，ギャング），一般人（隣人，見知らぬ人，同僚）までさまざまである。外的主体に想定される力は，支配，操作，干渉，侵入，迷惑行為，軽蔑，積極的迫害，ときには命に関わる攻撃などの，どのような組み合わせでも表れうる。外的主体の力の強さも，全知全能（神）から，誰でも持

っている程度の力まで，幅がある。ただし，患者の多くは超常現象を信じているため，誰もが他人の心を読む能力を持っていると信じているということもありうる。

意図バイアス

患者が自分の経験を説明する際の重要な要素の1つに**意図バイアス**がある。想像上の主体に，否定的あるいは肯定的な意図を想定し，それに注意を向けるということである。患者は強い自己中心的志向を持つため，無関係な出来事に個人的意味を付与するだけでなく，その出来事は，他者が自分に向けた姿勢や感情に動機づけられていると信じるのである。患者は，単純なスタイルで推論を進めるため，ある出来事や経験の説明として，無関係，無作為，偶然といった要素を除外してしまう。患者にとって偶然の出来事は偶然ではないのである。見知らぬ他人の横を通り過ぎようとしたときにつまづいた患者は，その人がわざと自分をつまづかせたと説明する。われわれが複数の患者に，どのようにも取れる状況をいくつか提示したところ，患者は必ず，問題のある出来事を陰謀として説明した。たとえば，「部屋の前に1日中，1台の車が停まっているのに気がつきました」，「電話が鳴りましたが，出ると無言でした」，「口に入れた食べ物が変な味でした」などに対して，原因はいろいろと考えられるにもかかわらず，患者はパラノイア的な解釈に流れるのである。

被害妄想的な恐怖は，他人が悪意を持っているという想定に基づく。そのため，統合失調症患者は，他人の動機を疑う。患者は常に敵意の兆候を見逃すまいとしている。無害な出来事や無関係の出来事の隠れた意味を読み取る。興味深いことに，これほどの過剰な警戒にもかかわらず，自分を迫害しそうな相手についての知覚は，実際，曖昧なことが多い。患者が知覚しているのは，迫害者についての自分の心的イメージを他者に投影したものと思われる。たとえば，ある女性患者は，同じ精神病棟にいる人びとは大半がフィラデルフィア警察の警官だと信じていた。彼らは全員，屈強で攻撃的な人物であると（彼女には）見えた（認知療法が奏効した後，彼女は人びとを，警察の1人としてではなく，個人として見るようになった）。この女性患者は，否定的なステレオタイプ化と同じように，人びとの特性をある意味で「均質化」したのである。

80

　意図の知覚と表現は，人間関係の本質的な部分であることが証明されている [157)]。他人が語る言葉や行動に人が付与する意味は，その言葉や行為の見かけ上の目的を取り込んでいる [282)]。自分に対する他人の意図は，それが自分の幸福や生存に関係するときにとくに重要になる。統合失調症患者はとりわけ他者に懐疑的であるため，大きな文脈を無視しても，人の言葉や行動の中に埋め込まれているかもしれない否定的な動機に注意を向ける傾向がある。こうして患者は，否定的な意味を過大に解釈し，誤って判断してしまう。しかも，結論に飛びつこうとする性向があるために，否定的な解釈を適正に評価して，修正するということをしないのである。

　ここに挙げたさまざまなバイアスは，それぞれ別々に研究されているが，同じ心的構成の異なる側面を表すものである。妄想モードの内容は，内的表象の3要素を構成する物語へと組織されている。行為者である**主体**，主体が抱く善意または悪意の**動機**，患者すなわち**対象**の3要素である（基本的なシナリオとその構成要素は，外的環境によって異なった現れ方をするだろう）。たとえば，主体は変化するかもしれない。動機は良くなったり悪くなったりするだろう。交通，会話，テレビ番組等の外部刺激は，何らかの存在から患者への信号として解釈され（内在化バイアス[訳注1)]），また，これらの存在は悪意（または善意）を持つものと表象される（意図バイアス）。幻覚，強迫志向，身体感覚などの内的経験は，外的主体に帰される（外在化バイアス）。妄想モードが活性化しているかぎり，妄想的なシナリオが演じられ，それに関連する感情的結果（怒りや不安）と行動的結果（攻撃や逃避）に結びつく。

　うつ病患者は過度の一般化バイアスを持ち，ライフイベントに続く悪循環を経験する。不安患者は破局バイアスを持ち，恐怖や覚醒をエスカレートさせる。これと同じように，妄想を抱く患者では，自己中心的で外在化を行う意図バイアスが，自分が脅かされている脆弱性の感覚の維持に働く。また，このバイアスは，患者が自分自身や他人や世界について抱いている非機能的な基本的信念を強化統合し，それらの信念が患者の個々の妄想の形や内容を形成する。

　思考の異常がある患者では，経験したことについての比喩的な表現が具体的

訳注1) 原文 internalizing。ただしこの内容は，これまでの説明では self reference 自己関連づけバイアスとされている。

になっていく。広汎な非現実感を含む多様な離人症状を示すある患者は，最初「脳のしびれ」といった比喩表現を使っていたが，後に精神病性に移行したときには，文字通りの意味で脳が死んだと信じていた。食べ物の味が以前と違うと考える患者の多くは，その味を毒と捉える。精神病性の患者が知覚経験に適用する物質主義的モデルは，非精神病性の患者や健常者が一般に医学的状況に適用するモデルと好対照をなす。たとえば心気症の患者は，身体的感覚（痛み，こわばり，疲労）を精神疾患の兆候と見る。不安，うつ，強迫性障害の患者は，心理学的な表現で症状を描写する。このような人びとは，心的モデルを適用していると言うことができるだろう。比較的正常なモデルであれば，問題を明確化し，解決に向かいやすくなる。多くの統合失調症患者が用いる物質主義的モデルは，すでに存在している問題を悪化させるだけである。

実証的探究

妄想を持つ患者が曖昧で悩ましい出来事に対して意図バイアスを働かせるという臨床的観察は，多くの実証研究によって裏づけられている。うつ傾向を持つなど，原因を自分の障害に帰そうとする人もいるだろうし，その出来事を（外的−状況的）環境に帰そうとする人もいる。しかし妄想を持つ患者は，他人の（外的−個人的）意図に原因があると考える極端な傾向がある[377] [378]。妄想を持つ患者と，精神病性でないうつ病患者とを比較した実験的研究から，妄想を持つ患者は，否定的な出来事を，外的−状況的な原因にではなく，外的−個人的な原因に帰属させるバイアスが強いことがわかった[246]。このような人は，状況への原因帰属に困難を感じる。つまり，嫌悪的な出来事は，偶然の環境要因による（意図的でない）と認めることができないのである。興味深いことに，内的な説明の方が明瞭である場合でさえ外的要因にからめた説明を考え出す傾向は，健常者にもほとんど同じくらい見られる。これは**基本的な帰属の誤り**である[253] [316]。

妄想に関する認知心理学文献のレビューを行った Miller と Karoni[458] は，外在化バイアスの役割を裏づける十分な根拠を見出した。被害妄想を持つ患者は，否定的な出来事に対して過剰に個人的な帰属をする[75]。パラノイア的妄想を持つ患者は，検査の意図がわかる質問項目において，否定的な結果を説明

するのに外的な帰属を提示しがちである[423]。被害妄想を持つ被験者では，パラノイア的な内容を伴う言葉は，そうでない言葉よりも，情緒的なストループ課題（言葉が書かれているインクの色を答える）に大きく干渉する[73]。被験者を脅かすような内容とニュートラルな内容の短いドラマの一場面を思い出させる課題では，妄想を持つ患者は，うつ病の対照群よりも，脅迫的な主題を思い出すことが多かった[361]。記憶課題のバイアスは，Bentallら[74]により確認されている。Bentallらは被験者に，脅迫に関連する言葉，抑うつに関連する言葉，ニュートラルな言葉を思い出してもらった。妄想を持つ被験者は，健常者の対照群に比べて，脅迫に関連する言葉と抑うつに関連する言葉を多く思い出す傾向があったが，うつ病の被験者は，抑うつに関連する言葉だけにバイアスを示した。PhillipsとDavid[518]は，パラノイア患者はそうでない患者と比べて，脅迫的なポーズの写真を見る時間が短いことを見出した。この逃避パターンは，妄想を持つ患者が苦痛（実際の，または予期される苦痛）を軽減するために採用する典型的な安全行動である。逃避行動はデータの有効な処理を阻害し，患者の妄想的信念は修正されないままとなる。

極端な自意識など非精神病性の経験から，自分が見られている，つけられているといった妄想的な信念への移行を橋渡しするメカニズム，あるいは障害がどのようなものかを見極めるというのは，非常に興味深い理論的課題である。患者が精神病エピソード期に他人の考えを理解できなくなるという問題を扱う研究は数多く行われてきた。一般に**心の理論**の障害と呼ばれているこの問題が，統合失調症の症状，とくに外的な原因帰属スタイルを説明するために用いられてきた[236] [611]。おそらく他人の動機の理解における問題が，否定的なバイアスと結びついて，悪意にかかわる信念に流れ込むのであろう。しかし，McCabeら[439]は研究室で行われた実験結果に反論し，統合失調症患者も現実の人間関係の中では他人の信念や感情に同調し，それを理解することができるというデータを示している。

現実検討障害

統合失調症患者はなぜ，（痛みに対する医学的説明や不安に対する心理学的説明など）自分の経験や感覚についてもっと明らかで常識的な説明があるのに，

それを軽視するように見えるのだろうか。考えられる理由の1つは，妄想が，合理的説明を回避する力を持っているということである。妄想的信念がハイパーサリエントである結果，神秘的，魔術的説明のほうが生き生きとしたものになり，現実的な説明よりもリアルに「感じられる」のである。このような人は，不合理な前提に基づいているにもかかわらず，その上に推論を形成したり，判断を下したりする仕方は，完全に論理的なことがある。しかし，その推論を客観的に眺め，振り返る能力には欠けている。

　統合失調症の妄想は，非精神病性の障害における非機能的信念に比べ，現実検討に容易に屈しない。統合失調症患者は，ほかの障害の患者に比べ，自分の妄想的思考や信念から距離を置くことや，自分が間違っているかしもれないと考えたりすることさえ，なかなかできない。精神医学的に表現するなら「病識の障害」である。これに対して，うつ病患者は一般に，自分の否定的解釈を素直に吟味し，うまく問いかければ，自分の否定的思考が間違っている，あるいは行きすぎているかもしれないと認めることができる[58]。認知の歪みを認識したり，評価，検討したりして，出来事についてより現実的な解釈を考える能力は，「認知的洞察」と呼ばれる[62]。この構成を測定するために開発されたベック認知的洞察尺度（BCIS）は，①自己内省と修正フィードバックに対する受容性，②確信の過剰，の2つの下位尺度からなる。この尺度のスコアにより，統合失調症をはじめとする精神病性障害と非精神病性障害とを識別できる[51]。確信の過剰（自信）の下位尺度はとくに，「結論に飛びつくこと」と相関する[508][642]。認知療法を受けている統合失調症患者では，通常の治療を受けている患者よりも，この尺度のスコアが改善する[266]。

　BCISの「自信」下位尺度に相当する質問として，①「自分の経験についての私の解釈は絶対に正しい」（第2問），②「正しい感じがしたら，それは正しいということだ」（第7問），③「私に反対する人は，だいたい間違っている」（第10問）などがある。「自己内省」下位尺度に相当する質問には，①私の信念が間違っていると誰かに指摘されたら，進んでそのことを考える」（第12問），②「普通でない経験をしたのは，私が極端に怒っていたり，ストレスがかかっていたりしたせいかもしれない」（第15問）などがある（BCISの全体とスコアの付け方を付録AとBに付した）。

すでに指摘したように，妄想という現象を理解するに際して主要な問題は，なぜ患者は，妄想的な信念が奇異なもので（少なくともありそうになく），多くの人に認められていないにもかかわらずその信念に固着しつづけるのか，という点にある。なぜ精神病患者は，自分の体験を生かして因果関係という考え方を受け入れ，そしておそらくは他人からの修正フィードバックを受け入れて自分をたびたび苦しめる不合理な考えに疑問を呈さないのか。さらに，なぜ精神病患者は，ほかの患者の妄想的信念を批判するときに使っている重要な認知スキルを，自分自身の信念を問い直すために活用しないのか。

この問題を解く1つのアプローチは，（信念の現実検討ではなく）信念の形成と持続が2つの別々の心理学的領域を表しているということを考察することである。情報処理は，基礎的なレベルで自動的，反射的で，最低限の機能を有するのに対して，自己を問うモードは，内省的，意図的で，あまり自動的には働かず，努力を要する[50]。妄想のような強い感情を伴う信念に基づく解釈は，基礎的な情報処理系で生み出される。信念を問い直す——これは二次的修正系の重要な機能である——ためには，自動的解釈と距離を置き（それを，現実のものというよりも心的産物と認識する），解釈を評価し，証拠を調べ，代わりとなりうる説明を考察する必要がある。これらはすべて，個人のリソースを活用すべき課題である。基礎的信念が強い感情に満ちている（したがって確信のレベルも高い）とき，情報処理はその信念に埋もれてしまいがちである。修正的な情報が利用しにくくなる一因は，認知的リソースの減少にある。リソースに負荷がかかったり弱まったりしているときには，自己に問いかけをして現実検討を始めるのが難しくなるのである。薬物療法でも精神療法でも，治療的介入は信念に伴う感情の強度を弱め，認知療法の場合で言えば，妄想的思考を現実検討の対象とするのに必要な認知的リソースを動員できるようにすると考えられる。

統合失調症における認知の歪み

思考の異常は，Beck がうつ病におけるこの異常を[47]，次いでほかの一般的精神疾患におけるこの異常を[49]記述して以降，ずっと観察されてきた。この

用語が指し示しているのは，経験の形式的認知処理における誤り（歪み）であり，精神病における**思考障害**として記述される，奇異で解体した思考とは異なる。統合失調症患者も，ほかの患者と同じタイプの認知の歪みを示す。

統合失調症患者は，個人的な出来事について非常に遠回りした解釈をすることで知られている。このような解釈は，自己関連づけした内容や被害的内容に関係しており，一般に不安を生み出すが，比較的稀に，悲しみやうつにつながる。これまでの不安研究から，不安その他の苦悩につながる認知的誤りや認知の歪みはさまざまであることが示唆されているが[52]，そこから，過重な，あるいは不適切な不安を抱える妄想患者も，同じような認知的誤りを示すのではないかと予想される。実際われわれは，これらの患者の不安経験に先行して認知の歪みが多く見られることを確認した。

破局視

不安は，妄想の形成と持続のあらゆる段階で観察されてきた[591]。前向き研究でも後ろ向き研究でも，妄想と幻覚の発症の 2 〜 4 週間前に，不安，うつ，焦燥の症状が見られる[85]。破局視（現在の懸念について，非現実的なほど悪い結果を予期または想像する）は，急性または慢性の不安を持つ患者に特徴的な思考上の問題である[47) 52) 207]。多くの統合失調症患者が強い不安を示す[593]ことから，Startup ら[591]は，統合失調症患者もこの認知的誤りを示すと予測した。Startup らは，統合失調症患者と健常者の対照群とを比較し，患者が高い割合（68％）で強い不安を抱いていることを確認した。「矢印法」に似た破局視検査で，妄想を持つ患者は対照群よりも，検査内での「最悪の結果」に至る頻度が高かった。また，患者群では「各段階の間の飛躍が大きく」，「多くの異常な可能性を具体化」していた（p.533）。さらに，患者群は，破局的な出来事が起こる可能性を対照群よりも高く見ていた。患者の苦悩や妄想の持続性の程度と破局視との間には，相関関係が見られた。

臨床事例から，破局視ばかりでなく，**肥大化した恐怖の加工**も，妄想的思考と非妄想的思考の識別因子になることが明らかになっている。社交不安を持つ人は，群衆の中で人目を気にし，自意識が過剰になることもある。たとえば自分の見かけにどこか奇妙なところがあると考えて，人の注目を浴びていると思

う。他人の目に映る否定的な自分のイメージを持っている[156]。しかし被害妄想を持つ患者にとり，このような環境はもっと破局的なものとなる。他人が自分に対して悪意を抱いていると信じているからである。他人に悪意を帰属させるだけでなく，自分が選び出されている，つまり他人が自分に対して最初から偏見を持っていると信じている。実際，他人は意図的に自分を見つめ，暗号サインを送り，自分を痛めつけようとしていると信じている（**個人化バイアス，意図バイアス**）。時間を追って言うと，破局視は「彼らは私を見ている**かもしれない**」から「彼らは私を見て**いる**」へと進む。当人がこの解釈に付与する確信度は，その可能性が「かもしれない」から「おそらく」そして「間違いなく」へと進むにつれ，高まっていく。患者は，自分の行動が監視され，操作されているといった恐れに対しても，考えられる限り最悪の結果を予期する。その確信度は，情動ベースの推論，確証バイアス，反確認バイアス，選択的抽象化，過度の一般化などさまざまなバイアスにより高まっていく。妄想的破局視は，全般性不安障害においては，自己中心的バイアスと，否定的意図の帰属により，さらにつらいものになる。

文脈を無視する思考

選択的抽象化，過度の一般化，二分法的（極端な，または全か無か）思考など，さまざまな認知的誤りの要素として，文脈を無視する思考がある。この思考の問題は，早くから臨床的に観察され認識されていて，さらに Chapman と Chapman[147] の実験により詳しく報告された。選択的抽象化と過度の一般化における結論は，（患者から見て）突出した細かい側面や出来事に基づいて導かれる。状況の全体的性格――それに基づけば結論は違ってくる――は，判断材料から除外される。たとえば，統合失調症患者が上司から批判的なコメントを受けたとする。上司のコメントは，ほかの部分は好意的で，批判的な箇所も明らかに患者の力になろうとしているものであるにもかかわらず，患者は文脈を無視してコメントを受け取り，「上司は私をクビにしたいのだ」と結論づける。

文脈を無視する思考は，刹那的な視点からも生じる。目の前の出来事に基づいて全般的な結論を下し，それに矛盾するかもしれない**過去**の出来事を考慮しないといった場合である。**絶対に**や**いつも**といった言葉が，この誤りの徴候と

なる（これらは二分法的思考の表れでもある）。たとえば，統合失調症患者は，あるとき電話で話している最中に雑音を聞き，「私の電話は**いつも**盗聴されている」と結論づけた。自己関連づけ思考でも，文脈から外れた異常な推論が明瞭に見て取れる。ある精神病患者が，車で混み合う路上で大きなクラクションの音を聞き，誰かが自分にメッセージを送っていると考えた。患者は，環境の中に脅威や，何らかの自分に関連するしるしを見出そうとするため，限定的な細部に注意を向け，それを自分に関連づけ，状況を無視したのである。文脈を無視して考えることは，ときには生存のためのメカニズムとして働くことがあるかもしれない。真の脅威となりうる出来事が起こったときは，それに集中するほうがよい。当面は緊急対応として，あとになって全体状況を見直す時間ができたときに誤った印象を正すのである。しかし，被害妄想の患者が抱く危機感は大きく一般化されているため，安全な状況を脅威と誤解し，**そのうえ**誤解を見直さず，必要な修正も行われない。

　結論に飛びつくという，統合失調症患者の全般的傾向も，文脈を無視する思考に関係する。臨床観察や実験から示唆されていることだが，患者は単純に，合理的結論に至るだけの十分なデータを考慮に入れない。そしてそれはおそらく，努力を続ける意欲を欠いているせいである。患者は「力が尽きて」いて，それ以上のデータを探し求めるよりも，あきらめてしまう。逆に，これらの患者には強い自信があるため，ほかの人たちよりも早い段階で自分の結論を過信してしまう。もう1つの認知的誤りは，二分法的（全か無か）思考である。とくに強い情動を伴う状況ではこれが起こりやすい。状況の軽減や緩和を慎重に検討するよりも，極端な方向で考える方が楽なのかもしれない。

　Chapman と Chapman[147] によると，統合失調症患者が検査の指示に対して適切な反応を示さないのは，あまり突出してはいないけれども正しい反応よりも，馴染みがあるけれども誤っている反応を選ぶことによる。たとえば，刺激語に近い言葉を選ぶ課題では，近い語ではなく，強く関連する語を誤って選ぶ傾向がある。「金」という刺激語に対して，関連は弱いけれども正解の「鉄」ではなく，一般的（有力）な関連語ではあるが間違っている「魚」を選びがちなのである。統合失調症患者は，いくつかの選択肢を与えられたとき，強い（一般的な）関連を持つが不適切な語に「注意を向けずにいる」ことがなか

なかできないようである。Chapman らは，統合失調症患者では，普通のバイアスが強められているとの結論に至った。健常者も（とくに認知的に負荷がかかったときには）同じ種類の誤りを犯すが，その程度はずっと小さい。患者がこれらの実験において示す反応は，結論に飛びつくことにも関係しうる。患者は最初に心に浮かんだ反応を選び，残りのデータを考慮しなかった。患者は明らかに自分の反応の妥当性を顧みないため，結果として修正することもない。健常者なら，最初に心に浮かんだとしても，回答する前にすぐに修正すると思われる安易な反応を，患者は容易に抑制できなかった。結論に飛びつくことは，注意のスパンの小ささに関連するかもしれない。つまり，指示を「オンライン」に保ち，そのほかの（正しい）語を探すことが難しいのかもしれないのである[108]。

　臨床による知見と実験による知見をまとめると，患者の不十分な判断に関わる因子が特定できる。実験で，統合失調症患者は誤って突出した関連を選ぶなど「通常のバイアス」を示すが，健常者と異なり，最初に浮かんだ反応を抑制することが困難である。実験と臨床双方から，患者の反応が「リソースの不足」に起因する可能性があると言える。患者は，全体の文脈を考慮に入れて最初の印象を抑制し，吟味するという努力をしないことが実験からわかる。しかし患者も，指導をすれば，より適切な反応を探し求める能力を示す。

不適切な認知的処理

　統合失調症患者が情報処理を適切に行わず，誤った解釈を修正しないことは，文献から明らかである。Gilbert and Gill[252] が指摘しているように，一般には，自分の評価や修正をよほど強く意識している人でなければ，現実には解釈というのはその場で即座に生まれ，後になってから評価し，間違っているようなら修正するというのが，普遍的な傾向である。しかし，このような普通の反証プロセス（Gilbert はこれを「スピノザ効果」と呼ぶ）は，認知的な負荷が重い中では働かない。つまり，間違った解釈が（正しいものであるかのように）受け入れられたままとなる。妄想を持つ患者は，日常的な状況に対して，ほかの患者が認知的な負荷を負ったときと同じように反応する。そのような人は，状況の中で関連する情報を余すことなく統合することができない。しかも，最初

の誤った反応を見直し，文脈に関係する追加情報を処理して代替の説明を考えるだけの認知的リソースを持ち合わせていない。さらに，ハイパーサリエントな妄想的信念は，患者の注意を，最初の妄想的解釈の上に固定化する傾向がある。この現象は，パニック障害患者が経験する状況と似ているかもしれない。パニック障害患者は，治療者の診療所という安全な環境の中で比較的安心している状態では，自分の破局視的誤解釈に代わる説明を考えることができるが，不安を呼び覚ます状況の中では，注意が危険に固定され（心臓発作に襲われる，自分が制御できなくなる，気を失う，など），その症状について別の説明を考える力が大幅に減退してしまう。

　間違った結論の受け入れにつながるもう1つの因子として，「セルフ・モニタリング」の障害がある[234) 235)]。患者は自分の解釈や行為にあまり気づいていない。この可能性を指示する実験研究がある[238)]。この実験で，統合失調症患者は，追跡課題の誤りを修正することが少なかった。この結果は，自分の判断をモニターして修正する能力に障害があることを示唆する。

カテゴリー的思考

　「敵」という一様なイメージは，カテゴリー的にものを考えるという，もっと一般的な素因を反映している。患者は，自分を迫害する者を定義する想像上のカテゴリーを作り，「怪しい」人をどんどんそのカテゴリーに当てはめていく。このパラノイア的カテゴリーは，範囲が曖昧な広い分類（フィラデルフィア警察など）のこともあれば，範囲がはっきりとした限定的な分類（同僚，家族）であることもある。しかし，カテゴリーがいったん作られると，特定の迫害者の個々の性質は，カテゴリーへと混ぜ合わされていく。カテゴリー的な思考は，悪魔や霊や死んだ家族など，目に見えない存在にまで拡大される。その存在が定義され，イメージが形成されると，患者はその目に見えない影響を「見」たり感じたりする。

信念の体系

　ここまで示してきたように，パラノイア性の妄想を持つ患者は，「彼ら対自

分」という志向を持ち，その志向が，妄想の内容や，特定の基本的に無害な出来事についての偏った説明や，敵意を持つと想定されている外的存在への注意の選択的集中や，過剰な警戒や，疑念に表れてくる。人は普通，状況が「自分にとってよい」あるいは「自分にとって悪い」と告げるマスタープランに従って，その状況に自分を合わせる[154]。しかしパラノイアの状態では，この志向は，外的な影響を悪いものと誤認する方向に固定される（躁病患者が報酬を志向し，うつ病患者が喪失を志向するのと同じである）。自己や他者の内的表象は「誰もが私に反対している」や「私は外部の力でコントロールされている」といった信念からなる。この信念が活性化されると，その内容に従って刺激が解釈される。こうして，黄色い車を見た患者の解釈は，「マフィアが私を尾けている」というようなものになる。

　患者が持つ自己の内的表象は，脆弱で無力な自己から，（誇大妄想の患者のように）権力を持つ自己まで，さまざまなものがありうる。しかし，自分の心に他人が入り込めると信じている患者は，相手に力があろうとなかろうと，自分をその相手に対して弱く感じることだろう。患者のパラノイア性の妄想に共通するのは，外的主体に否定的意図があり，**かつ**，自分は脆弱であるという信念である。外的刺激はどのようなものでも脅威のしるしとなりうるため，監視の必要がある。脅威があるのにないと見なす偽陰性は危険である。細部に過剰な注意を払い，過剰に解釈することで偽陽性を最大化すれば，偽陰性を最小化できる。妄想的信念が情報処理を左右する限り，その信念が注意の方向を決め，否定的な経験の説明を患者に与える。その結果患者は，注意を外部に向け，特別な妄想的スキーマと一致する徴候を探し，そして「発見」するのである（**確証バイアス**）。たとえば，他人が自分に対して敵意を抱いているという信念があると，患者の注意は人の会話など漠然とした刺激に向かい，そこで自分を非難する言葉を「聞く」のである（自己関連づけバイアス）。

　関連づけという考え方は，明らかに幻聴の延長線上にある（第4章参照）。強い感情を伴う信念は，仮にそれと相容れない決定的な証拠があったとしても，変化に抵抗する（反確認バイアス）[668]。ハイパーサリエントな信念は，身体的，情緒的，心的に望ましくない，あるいは予期しない，あるいは意図しないさまざまな経験に対して説明（実際には誤った解釈）をつける。この説明がど

のような性質のものかは，外的主体にどのような力が帰属されるかによって，ある程度変わってくる。その悪意を含む説明は，患者が自分の心的，身体的感覚に注意を向けることで維持される。こうして，悪循環が生じる。患者が喉のしこりに注意を向ければ向けるほど，患者は，そのしこりを電磁力で生み出している外的主体のことを考え，当然，それがまたしこりの感覚への注意を高めることになる。

被害妄想の発達と形成

妄想を生み出すメカニズムはいくつもあると考えられる。第一に，被害妄想は，観察されている，あるいは何らかの形で傷つけられるという恐怖が徐々に作り上げられていることの表れだろう。大半の被害妄想は，このようにして始まる。第二に，妄想は，精神病が顕在化する以前に発達する自己像の変容を表しているだろう。たとえば，以前は自分を欠陥のある弱い人間だとみなしていた患者は，自分は人間以下の存在だという妄想を作り上げた。第三に，誇大妄想は，根底にある孤独感や無価値観，罪悪感，無能感，無力感を埋め合わせるものとして形成されるのかもしれない。

被害妄想の形成に先立ち，行動上の多くの徴候が臨床的に現れてくることがある。他人との接触を断ったり，特定の状況を避けたりといった行動上の変化は，患者が他人の動機に対して疑いを強め，その人たちが何らかの仕方で自分を傷つけようとしていると考えていることの表れであることが多い。

疑念を抱くこと

他人が自分に害意を持っているとき，その徴候に早い段階で気づくことは，生存のために非常に重要な方略である。疑り深い人では，この方略が肥大化している。そのような人は，他人の表情や行動をせっせと観察し，悪意の徴候を見て取ろうとする。そして，温和な，あるいは親切な表情の中に，悪意や疑問の徴候を読み取るかもしれない。ときには，人の顔つきや人柄に，出来合いの悪者のイメージを投影することさえあるだろう。こうした疑り深さをさらに押し進めるのは，自分が貶められたり，操られたり，身体を傷つけられたりする

のではないかという強い懸念である。この否定的な予想には，他人の行動の中に敵意の証拠を積極的に見出そうとする警戒感が伴う。

　このような人びとは，確証バイアスも持ち合わせている。他人の否定的な意図についての信念を裏づける証拠を探して取り込み，それに矛盾する証拠は無視したり軽視したりするバイアスである。DudleyとOver[199]が指摘しているように，確証的な手がかりを探し，反証となる手がかりを探さないという方略は，**実際の**危険に直面したときには，一般に最も安全な（かつ望ましい）方法となる。しかし，想像上の危険でも同じバイアスが喚起される。慢性的に疑り深かったり，最終的に偏執的思考へと進展したりすることは，知覚された悪意に対するこの対処方略の肥大化の表れである。

　疑り深い人を，社交不安を抱える人と比べてみるといいだろう。社交不安を抱える人は，自分の性格が不適格で社会に受け入れられないと思い込んでいて，そのことが明らかになることをいちばん恐れている。つまり，この人の注意は主に，（仮定的な）不適格な自己が表れることに向いている。目的は，社交不安から逃れることである。他人を見るときに目指すのは，親しげな表情を見つけること，自分が何らかの形で貶められる危険性があるということに対する**反証**を得ることである。

　同様に，強迫的な（強迫性障害を持つ）人は，オーブンを点けっぱなしにするというような重大な過ちを自分が犯していない確証を得るために，繰り返し確認をする。これに対して疑り深い志向を持つ人は，他人が自分に敵意を抱いているという信念の**確証**となる徴候を探す。悪意の徴候を見逃すと危険にさらされるため，警戒を強める必要があると信じている。疑り深い人も社交不安を持つ人も，他人に見られ，軽視され，嘲笑される**可能性**に非常に敏感である点では同じだが，疑り深い人はその不安を身体的に傷つけられるところまで拡張すると思われる。その結果，疑り深い人は想定される危険に対処するために，自分を守り，反撃できるように準備を整える。一方，社交不安を持つ人は，想定される自身の社会的不適格性を埋め合わせようとするか，あるいはごまかそうとする（**表3.1**）。

　疑り深さが拡大すると，パラノイア的妄想にまで進行することもある。患者はもはや，他人が悪意を持っている**かもしれない**と考えるのではなく，他人が

表3.1　疑り深さと不安の比較

	疑り深さ	社交不安
注意の焦点	他人の意図	自己の表れ
内的表象	他人の敵意	不適格な自己
警戒対象	悪意の徴候	受容の徴候
バイアス	敵意の確証	敵意の反確認

悪意を持っていることを**知っている**と考える。悪意を持つ他者の原型は，数人の人間（同僚など）だけであることもあれば，集団全体（外国人，エイリアンなど）に広がることもある。観察されている，操られている，傷つけられているという疑いは，具体的な形をとり，尾けられている，支配されている，迫害されているという妄想に至ることもある。

被害妄想の形成

被害妄想に大きく先行する前駆徴候を確定するのは困難かもしれないが，時間的に近い因子を特定できることは多い。それは通常，恐れや心配から始まる。恐れの内容は，他人を責める何かをしてしまったために仕返しを受けるのではないかと予想するのが一般的である。たとえば，ある患者は，違法賭博が繰り返し行われているのを見たと当局に通報した後，「通報者が自分だとマフィアにばれたら」と考えた。そして，マフィアに襲われる場面を想像するようになった。患者は，この想像を裏づける証拠を探し始めた（そして見つけた）。ほかの車にクラクションを鳴らされたり，部屋の外に怪しげな人影が見えたり，部屋の中で変な音が聞こえたりするのは，すべてマフィアに見張られているしるしだと判断した。黄色い車を見ると，マフィアが自分を「卑怯者（イエロー）」だと見なしていることを意味すると考えた。患者の考えは，「そうなる**かもしれない**」から「そうなっ**ている**」へと変化した。

麻薬の売人を警察に通報した患者の例では，同じような流れが，より明確に形成された。この患者はその後，数人の警察官が麻薬取引グループに属していたという記事を読み，こう考えた。「悪徳警官は（私について）ほかの警官に話しているかもしれない」。それから患者は，警察全体が麻薬組織とグルでは

ないかと考えるようになった。患者はしだいにその疑いを強め，街の中を走るパトカーが自分を尾行していないかどうか注意して見始めた。パトカーに乗っている警官をじっと見つめると，相手も明らかに見つめ返してくる。別々の場所で同じ人物を見かけると，それは自分を見張っている私服警官に違いないと判断した。最終的にこの患者は，陰謀説を十分形成できる（と本人が考える）だけの確証を手にした。この段階では，患者は，普通に見える車の多くが覆面パトカーであると信じていた。

　この妄想の形成段階は，おおよそ以下のようにまとめることができる。

1. **恐れ**：麻薬の売人を通報したことに対して警察が報復をするかもしれない。
2. **意図バイアス**：警察が麻薬取引に関与しているという報道に接して陰謀説を組み立てる。警察全体に敵意を投影。
3. **注意バイアス**：パトカーや周囲の人びとを選択的に注視。
4. **自己関連づけ（個人化）バイアス**：無関係な出来事を警察の悪意のしるしと解釈。
5. **確証バイアス**：警察が自分を尾行していると思われる事例を自説に組み込む。文脈を無視する。代わりの説明に気づかない（反確認バイアス）。
6. **偶然の利用**：患者は，最初は食料品店で買い物をしているときに，そしてその後，教会の受付で同じ人物を見かけた。この偶然は患者にとって，この人物が自分を監視している警官であることを示していた。
7. **「迫害者たち」の共通性を強化**：患者が「陰謀者」たちのイメージを形成していくにつれ，このイメージに当てはまる人は増えていく。
8. **「点と点をつなぎあわせる」**：患者はこうした証拠をすべて組み合わせ，自分は警察に囲まれていて，警察は自分を困らせ，おそらくは傷つける意図をもっていると確信する。妄想は強固になる。

　患者が不安を軽減するために採る方略はさまざまである。たとえば，恐れを掻き立てる可能性のある「ホットな状況」を避けたりする。そうした方略のせ

いで，逆に患者は，修正フィードバックを受け取る機会を失う。実際に治療を通じてこれらの回避（安全行動）を無効にすると，妄想的思考は大幅に減退することがある。この事実は，被害妄想を持つ患者がある程度の現実検討能力を持つことを示している。

誇大妄想

　被害妄想を持つ患者と対照的に，誇大妄想を抱く患者は**自己充足**に注意を向ける。基本的に他人の言うことを聞かない。他人は存在しないかのように振る舞うこともある。しかし，他人に非難されたり，自分が特別であるという主張を認められなかったりすると，虐げられていると感じることもある。パラノイア性の妄想（「彼ら対自分」）を持つ患者が防衛的志向を示すのとは異なり，誇大妄想を抱く患者は自尊心を膨らませる志向を持つ[582]。これらの患者の自己中心的信念の内容は，非現実的に肥大化した自己からなる。「私は宇宙の王である」，「私は世界一の金持ちである」，「私は偉大な科学者である」，「私はどこでも通じる権力を持っている」などである。これらの患者の多くは，自分の誇大な観念に没入しているため，それを否定するフィードバックを気に留めないか，そのフィードバックを自分の妄想を裏づけるものとして受け取る[582]。

　誇大妄想を抱く患者は，通常は，自分が考える自分の立場にそぐわない手がかりが周囲にあっても，それを問題にしない[465]。そのような食い違いに直面すると，患者はもっともらしい合理化を行うことがある。たとえばある患者は，自分がニューヨークで一番の金持ちだと信じていた。それならば精神病院で何をしているのかと問われた患者は，「当然です。この病院のオーナーですから」と答えた。こうした患者は，外界の出来事のうち，自分の誇大妄想的信念を裏づけることのみに注意を向ける。他人も自分と同じものの見方をしていると信じていることも多い。パラノイアの患者は一般に病前のアイデンティティを維持するが，誇大妄想を持つ患者は，現実の自己とは反対の，壮大なアイデンティティを身にまとうことがよくある。本当は弱いのに万能だと思い，貧しいのに金持ちだと，孤独なのに人気者だと信じている。あるホームレスの女性は，自分が王女だと信じていた。恥ずかしがり屋で引っ込み思案な簿記係は，

自分が有名なロックスターだと信じていた。ある知的障害の患者は，自分を偉大な数学者として思い描いていた。新しいアイデンティティは奇異なものであることも多い。あるアフリカ系アメリカ人の男性は，自分がカーター大統領であると考えていた。自分はイエスであると信じている女性もいる。

　多くの場合，新しいアイデンティティは，それまでの願いを実現する空想の表出であるように思われる。発病以前に夢想していたことが拡張され，洗練されるのである。貧しい人は金持ちになることを想像する。そうした夢想やイメージは，患者がその現実性を強く信じていくにつれて，しだいに妄想へと変化していく。患者が安心できたり満足できたりする**思考**が，安心感のレベルを保ったまま急速に**信念**へと進展して誇大妄想となることもある。ある患者は「私はずいぶん苦しんできた」（苦痛），「それゆえ私はイエス**である**」（満足）と考えた。「我そう思う故に我そうである」というこの思考の展開は自動的で，反省を経ない。患者はこの考えが現実にありえないことに気づかないままである。妄想の内容は，妄想発症以前の患者の信念を反映していることが多い。たとえば超常現象を信じていると，読心，テレパシー，エイリアンの憑依などの妄想につながる。同様に，確固とした宗教的信念は，神や悪魔に関する妄想の基となる。サイモンという患者は最初，過去の「罪」への罪悪感を軽くする手段として，また，無力感を埋め合わせる手段として，自分が「善き主」であるという願望充足的な空想をめぐらせていた。その後この患者は空想を具体化し始め，それを現実として受け入れるようになった。こうして，最初の空想ないし白日夢は妄想となる。

　誇大妄想の発達段階は，患者が過去を振り返ったときの説明に主に基づいて定式化される。妄想の先触れとなるのは，通常，患者の否定的な自己イメージの形成である。患者は自分を，社会的に好ましくなく，名誉を傷つけられた無力な存在として捉える。当然のことだが，患者が属する社会集団が，患者の異常な引きこもりや奇妙な行動に否定的な反応を返すことで，こうした自己イメージの形成は促されるだろう。次に患者は，自分は，知覚している自己とは正反対であるという，願望充足的な空想を抱くようになる。その空想で最も大切にされるのは，力があり，賞賛され，完全無欠であることである。こうして，自分を欠点だらけで社会に拒絶され，無力であると見なしていた人が，自分が

完全で，世界に敬われ，万能であると，つまり神かイエスのような存在である
と夢見るようになる。夢や空想を具体化するこうした傾向によって，理想化さ
れた自己イメージは，当人にとっての現実となっていく。

　多くの妄想は非常に壮大であるため，患者は社会集団の中で目立っていると
思えるかもしれない。しかし興味深いことに，神やイエスや王女や米国大統領
であるという誇大な自己イメージには，一般に，これらの立場が生み出すであ
ろう興奮や権力の感覚を伴わない。実際，ていねいに質問してみると，孤独感
や苦悩が明らかになることが多い。

　以下はサイモンとの面接の要約である。

　　　治療者：お名前を教えてください。
　　　患　者：私は主です。万物の王です。
　　　治療者：それはどのような感じですか？　神であることは。
　　　患　者：非常に力があるのだと思います。
　　　治療者：神であることの短所はありますか？
　　　患　者：立場が高すぎるように思います。それで，話し相手がいません。
　　　治療者：では，どういう気持ちになりますか？
　　　患　者：孤独に近い感じ，ですか。
　　　治療者：どのくらい前から孤独を感じていますか？
　　　患　者：たぶん……人生ずっとです。

　患者の妄想は，患者が属する文化に即した信念から生じたものではあるが，
社会集団のほかの成員は一般に，患者の考えが極端に自己中心的で特異なもの
であることや，患者の行動全体から，それに妄想のレッテルを貼る。患者が属
する集団の成員は，神や悪魔を強く信じているにもかかわらず，患者の，自分
は神であるという主張を，患者が「狂っている」ことの徴候と見なすのである。

　当然のことだが，誇大妄想により自分が権力者で重要な人物であるという感
覚を強めた一部の患者は，他人が自分の地位（と患者が信じているもの）に
ふさわしい敬意を払わなかったり，ときにはその影響力に抵抗したりすること
に気づくことになる。患者は，自分が偉大な詩作をしたり，優れた芸術作品を
生み出したり，重要な革新的技術を案出したり，高い地位についたりといっ

た空想を抱くことが多いが，こうしたことに対して期待通りの肯定的な反応が得られないと，他人が嫉妬して悪意のある噂をまき散らしているという考えにしがみついたり，特定の個人や集団が自分のアイデアを盗んだという結論に飛びついたりする。そして当然，患者が他人を陰謀を巡らしていると非難すればするほど，周囲の人びとは患者を「変人」，「気狂い」扱いする。このような否定的な反応は，言うまでもなく，他人が陰謀を企んでいるという患者の信念を強めるだけである。説明が奇妙にねじれていくこともある。Kingdon と Turkington[382] が報告した患者は，昇進を逃したのは，ほかの社員が共謀して衛星から光線を患者に当て，それを通じて患者に影響を及ぼしたせいだと結論づけた。

異常経験と被支配妄想

　思考吹入，思考奪取，思考伝播などの精神病性の異常症状は，統合失調症の特有症状と考えられることが多い[13]。心身を外部から支配されているとするその他の信念（受動妄想または被支配妄想）も，この一群の症状に関係する[13]。シュナイダーの一級症状[562] に含まれる幻覚も，異常症状と共通する多くの特徴を持つが，これついては第4章で詳細に扱う。幻覚は，とくに思考吹入との連続性があるものと思われる。Linney と Peters[418] は異常症状に共通の特徴を認め，それらを**干渉症状**と名付けた。想像上，超常現象が心の働きに及ぼすとされる影響である。ここには，シュナイダーの一級症状に含まれない読心も含まれる。外部からの影響のせいで発話や行動が抑制されるという信念も，干渉症状である。

　Maher[427] は，これらの症状は患者が，たとえば思考制止のような異常な心的経験を説明しようとして生じたものであると考えた。これらの症状は，**異常な体験の正常な説明**の結果であると Maher は説明する。これらの症状は，**正常な経験の異常な解釈**の結果であるという主張に基づく別の定式化もある。患者は，希望も予想もしておらず，困惑させられるような心的，情緒的，身体的経験に理屈をつけるために，超常的な説明をするというのである。

　干渉症状の中でも比較的一般的な思考吹入の場合，この思考の質と内容は，

患者の通常の意識の流れとは違うように思え，そのためエイリアンの思考として知覚される。これらの患者は，きわめて多くの侵入的思考を経験していることがわかっている[418]。その侵入の元は，自分の外のどこかにあると信じられる。このような思考は，強迫性障害の強迫観念に似ていることが多い。しかし強迫性障害では，侵入は内部的に生じるものと認識される。統合失調症では，その思考は侵入的である――つまり，患者の心に**力ずく**で押し入ってくるように思え，内容的にも異常で嫌悪的（「そんな考えは持てるはずもなかった」）であることが多い――ため，外的な説明が与えられる（侵入元が外界にある）。同様に，観念の流れに干渉される思考制止も奇妙に感じられ，ほかの人間や，得体の知れない力による「思考奪取」のせいとされることがある。また，患者が考えていた内容に似たこと（言葉やテーマ）をほかの人間が話しているのが聞こえるときには，読心，あるいは思考投影となるだろう。これらの患者はおそらく，ランダムな出来事の間につながりをつける傾向を持っているため，偶然の一致を特別な意味のあることと解釈する。この場合は，他人が自分の考えを読んでいるせいだと解釈する。あるいは，自分の頭に他人が考えを投入している，または自分が考えを他人の頭の中に投影していると結論づける。

　各種異常症状に共通すると思われる経験がある。それは，患者が自意識過剰になり社交不安を感じているときに，自分を脆弱と感じるだけでなく，自分の考えが他人の目にさらされている，つまり他人に見分けられ内容が放送されているように感じてしまうことである。少数ながら，どんな状況でも心が読まれていると信じている患者もいる。たとえば，ある患者は医者に質問されると決まってくすくす笑い出した。医師は「明らかに」質問する前から患者の考えていることがわかっているのだから，これは医師が自分を相手にゲームをしているだけなのだと信じていたのである。しかし，症状は，自分が脅かされていると考える状況で経験されることが多い。ある患者は，地下鉄のような人混みの中にいて，人に細かく観察されているように感じているときにだけ，他人が自分の心を読めると信じていた。睡眠が十分でなかったり，ストレスや不安を抱えていたりすると，そのせいで患者のリソースが減り，とくに妄想を抱きやすくなる。自分ではどうにもならない困難が続いたときも，同じことになるだろう。つまり，これらの症状は，ストレス要因が重なったり，とくに過敏な脆弱

性に作用する状況に陥ったりするだけで十分発現しうるのである。

　大半の異常症状の形成においては，患者が主観的状態（「内的シグナル」）を頼りに，感覚や思考や行為の意味と起源を判断することが，重要なメカニズムとなる。感覚（離人感や，うつあるいは不安の感覚など）や思考が，奇妙に，あるいは珍しく，あるいは望ましくなく思えたなら，それは「自身の」感覚や思考として認識されず，ほかの場所で生じたものと認識される。いわば，ある経験を「私ではない」あるいは「私のものではない」と認定する閾値が非常に低くなるのである。

　これらの患者の多くは，一般に「外部からのコントロール」を経験している。患者は，不随意的な運動や，一見意図されない運動を，外的支配についての信念（「念動」）で説明しがちである。たとえばある患者は，ドアがバタンと閉められると飛び上がるほど驚いた。患者は自分の身体の突然のこわばりを，隠れた人間の力によるものと考えていた。また別の患者は，着替えに手間取り大切な約束に遅れてしまったことに腹を立て，「父親が私に催眠術をかけた」と考えた。同様に，気分の良さが失われたり，不安が高まったりすることを他人の意図的操作のせいにしたり，性器の自発的興奮を遠くにいる人物による性的な挑発のせいにしたりすることもある。

　被支配妄想は，一般に異常症状を含むとされることがある。異常症状は，特定の望ましくなく馴染みもない主観的身体的経験の原因を他人または他の存在の操作に帰するという，患者に共通する傾向である。支配の元とされるのは，集団であったり，何らかの判然としない存在であったりする。たとえばある患者は，自分が何も食べず，集団の活動に参加しないのは，ある「超越世界」の働きであるとしていた。この患者が再び食べるようになり活動的になったときに，本人はそれが超越世界の介入の結果だと信じていた。この支配／干渉現象の底には，メカニズムとして，患者の予期と主観的経験との不整合が存在する可能性がある。この主張に従えば，患者は**起こらない**出来事（侵入，「不随意的」運動または正常に働かない運動，幻覚，心的途絶）について厳密な予期をしていると想定される。患者がこの「起こらない予期」と主観的フィードバックとの不整合（おそらくは驚きや困惑の感覚）を経験するとき，その矛盾する経験を外来のものとして経験する[86]。

超常的予期で生じるバイアスの一部は，ほかの妄想的思考で生じるものと本質的に同じである。

1. **自己中心的バイアス**：患者は他人の注意が自分に向けられていると信じている。
2. **外在化バイアス，原因帰属バイアス**：患者はある種の内的経験が外部の力により引き起こされたと信じている。したがって，侵入思考や思考途絶の原因は，外部の存在の影響とされる。メカニズムとして，思考吹入と思考奪取が想定される。
3. **意図バイアス**：被支配妄想に伴うが，読心には必ずしも伴わない。この場合，外的に説明しようとするバイアスは非常に強力で，もっと普通の（内的な）説明を凌駕し（押しのけ）てしまう。さらに，ハイパーサリエントな観念に対する現実検討は不十分である。

異常妄想の起源

これらの患者は，思考の流れの喪失，心的途絶，偶然といった経験を，明らかに通常の説明ではなく超常的なプロセスによって説明しようとする傾向がある。超常的説明（読心，念動など）の中には，社会の多くの人びとが抱いている信念に基づくものもある[397]。個々の統合失調症患者に特有の説明もある（思考奪取など）。異常症状は，単純に，患者が発症前に抱いていた超常的信念や迷信の引き写しであることが多い。比較的多くの人が信じている超常的信念は，「魔術的」信念のリスト[205]や「妄想」のリスト[515][594]に含まれている。

「陽性統合失調型」（統合失調症の陽性症状の軽い症状が数多く見られる）という診断を受けた人は，これらの魔術的または超常的信念のかなり多くを是認する。陽性統合失調型の一部は精神病へと移行するため[395]，これらの人びとは，超常的観念と妄想との関係について洞察を与えてくれる。魔術的で超常的な信念は統合失調型の人に広く見られ，精神病を発病した際には，これらの信念を自分の心的あるいは身体的異常と思えるものの説明として利用する。その

表 3.2 異常な被支配妄想における説明の例

出来事	説明
思考：「おまえはニセモノだ」	「誰かがそう言っている」
心が真っ白になる。	「彼らが私の心をひっかき回している」
言葉を思い浮かべると，誰かがそれを言う。	「彼が私の心を読んでいる」
重い物が持ち上げられない。	「霊が私の力を抜き取った」
突然，不快になる。	「彼らが私の快感を取り去った」
不安を感じる。	「彼らが私の感情を支配している」

利用の仕方は，ほかの人が心理学的説明や医学的説明として考えつくであろうものと同じ論理性を持っている。統合失調型の人びとは，異常症状や被支配妄想症状を持つ精神病患者と共通する数多くの特徴を示す。ランダムな出来事や偶然の出来事同士の間に因果関係を見出そうとし，各種検査で精神病と同様の連合弛緩を示し，ランダムな出来事に隠れた意味を見出すことを好む。決定的に共通する特徴は，これらの意味を自分自身に関連づけることである。自己関連づけ思考，脆弱性，外在化的説明は，超常的な説明への固着の表れである。

　重度の統合失調型パーソナリティ障害を持つ人と，統合失調症へと移行した人の超常的思考をはっきりと区別することは，おそらくできない。統合失調症患者は，これらの説明に合理性がないという認識がないか，そのことに気づいておらず，したがって，その経験の通常の説明と矛盾するものであっても超常的説明に固執する。こうした超常的説明は，患者の行動や情動に悪影響を及ぼす。統合失調症患者では，統合失調型の人よりも，このような解釈がはるかに頻繁に行われ，苦悩の原因となることも多く，また，被害妄想に織り込まれることも多い。彼らは，刺激的な状況を避けたり，超常的，神秘的力の影響をかわすための儀式的行動を行ったりといった安全行動を取る。干渉的信念の例を**表 3.2**に示す。

　患者が心の底に持つ自己表象は，他人または外的な力による侵入，支配，干渉に対して脆弱な存在というイメージである。これらの外的な存在は一般に，患者の生体機能を**意図的**に侵略してくるものとして知覚される。しかし，読心のように，患者の考えていることが素通しだと想定するだけで，周囲の全員に対して脆弱性を抱える場合もある。地下鉄の中で自分の考えが近くにいる人に

知られていると信じている患者のような事例である。

Linney と Peters[418] は，このような干渉症状を 1 つまたは複数抱える統合失調症患者は，干渉を経験したことのない精神病患者よりも，多くの症状を示し，認知的な侵入も多く経験し，認知的な侵入を否定的に解釈することも多く，認知的コントロールも弱いことを明らかにした。さらに，カードトリックを使った実験では，思考干渉を経験していることと，心の透過可能性と陰謀に関する評価との間に，有意な相関が見られた。また，思考干渉の症状のある患者は，思考干渉が見られない精神病患者に比べて，自分が言った言葉を外界から来た言葉とすることが多い。

Freeman ら[230] は，決断におけるバイアスの観点から超常的信念を調査した。彼らは大学生を使ったアナログ研究において，数学的問題の解に到達する際に反証スタイルよりも確証スタイルを示す被験者は，データ収集を急ぎ（すなわち結論に飛びつき），ほかの解をあまり考慮せず，**超常的信念を是認することが多い**という結果を得た。Broome ら[108] による最近の研究でも，結論に飛びつくスタイルは，注意の持続の不十分さと関連した。Brugger[113] は，神経生理学的機能不全を含む広い枠組みで，超常的思考を調べた。Brugger はまず，実際には秩序が存在しない（ランダムな）ところに秩序を見出してしまう人間の傾向を，知覚 - 認知系のバイアスに起因するものとした。その上で，パターンがないところにパターンを見出し，超常的信念を受け入れる傾向が，Brugger が「ビリーバー」と名づけた人びとでは特徴的に肥大していることを証明した。ビリーバーはまた，対照群の人びとよりも，偶然の出来事に超常的因果関係を見る傾向が強かった。Brugger は最終的に，意味のあるパターンを見出すのは，大脳，とくに右半球の機能の不均衡のせいであるとした。超常現象を信じる人と統合失調症の急性期の患者で，右半球の偏りに特徴的な連合弛緩的思考が非常に多く見られた。

Brugger は自説を裏付ける臨床事例として，スウェーデンの小説家・劇作家のアウグスト・ストリンドベリの精神病性の経験を挙げている。以前から被害妄想に苦しんでいたストリンドベリは，ホテルの部屋の家具の配置や，地面に落ちた木の枝や，聖書の一節で雷という言葉を見たときに**雷鳴**を聞いたことなどに，意味のある関連性を見て取った。このような関連性あるいは偶然の一致を，

患者は何か神秘的，超現実的，超自然的な力の反映として知覚することがある。Brugger は最後に，思考障害における連合弛緩の原因を右半球の機能亢進にあるとした。右半球は，創造的思考とともに大づかみな情報処理を行う（これに対して左半球は，言語処理に特化した機能を持つ）。Brugger の推論に従えば，超常的信念や超常的原因帰属，無理な関連づけ，連合弛緩と連合の脱抑制，自我の境界の喪失は，機能不全と相関するものとしてぴったりとつながり合う。

異常経験を報告するのは精神病患者だけではない。精神科にかかったことのない人も，そうした経験を報告している。Brett ら [104) は，統合失調症患者と，5 年以上の異常経験を持ちながら治療を受けようとしない，あるいは治療を必要としない人びとについて，面接者側からの報告を分析した。治療を受けていないグループは，治療を受けたグループと同じ種類の異常経験をしているが，頻度と強度が弱かった。鍵となる 1 つの識別因子は，臨床患者がその経験を外的主体の干渉のせいにしているのに対し，治療を受けていない人びとは，その経験を有意義な霊的体系の一部として理解していた。

第 3 章のまとめ

この章では，妄想の認知モデルを，統合失調症的な妄想の特徴と，妄想の発達の現象学的分析に基づいて提示した。さらに，情報処理のバイアスと，それに先立つ信念システムの内容を描写しようと試みた。バイアスと信念の内容は呼応して，補償的性質を持つパラノイアや妄想を心理的に発達させやすくする傾向を助長する。妄想を認知的枠組みの中で解釈することによって，非機能的信念，認知の歪み，注意のバイアスなど，馴染みのある概念との関連で妄想を理解できるようになる。このような概念化から得られる理解は，精神療法的介入に役立つ。また，その理解を拡張して，思考放送や思考吹入などほかの妄想や，カプグラ症候群やコタール症候群の妄想に見られるような，より奇異な信念まで説明できる。

本章で提示した認知的定式化を拡張（および実証）するためには，妄想の現象学に関するさらなる体系的な研究と実験的アプローチが必要である。たとえば，各種のバイアス（自己中心的，外在化，意図化）がどの程度の頻度で生じ

るのだろうか，妄想の形成の自然な経過はどのようなものだろうか，誇大妄想は常に自己充足的な空想から始まるのだろうか。各種のバイアスと，心理学的に有意義な素材についての現実検討の欠陥を評価するための検査が必要である。

※この章の一部は Beck and Rector（2002）から転載した。Copyright 2002 by Springer Publishing.
　許可を得て転載。

第4章　幻聴の認知的概念化

　2度の入院歴のある28歳の白人男性が，治療を求めてクリニックにやって来た。初診時，男性はややうつ状態にあり，診察室の換気口から声が聴こえると訴えた。男性は，精神病症状を発症する前に，重度のうつ病エピソードを2度経験していた。そのとき自殺企図があり，入院が必要とされた。一方のうつ病エピソード期に，父親の声が自分を非難していると考えた。その声は男性をホモ，オカマ，と呼んだ。その後，声はどこへ行っても聞こえるようになった。声は次第に12歳の声に，そして6歳の声へと変化していった。声はときおり，男性がいかに弱虫かを語った。そして相変わらず男性を，ホモ，オカマ，オネエと呼び続けた。声の内容の由来については，男性の過去の経歴に明らかな手がかりがあった。男性の父親は身体が大きく運動好きで，息子が運動が不得手であることに失望していた。男性自身も自分が臆病で不器用なことに自己批判的だった。6歳のとき，いとこが男性のベビーシッターとしてやってきて，このいとこに誘惑されるということがあった。この経験がどうやら少年時代の男性の心に，自分がホモセクシュアルであるという観念をすり込んだ。実際には，男性はホモセクシュアル的感覚も衝動も経験したことはなかった。幻聴の中で12歳の声と6歳の声は「一緒になって」患者の男性をけなした。男性は，この正体不明の者が自分の心を支配し，自分の考えを読むことができ，自分の行動も支配していると信じていた。また，この声に強く抗おうとすればするほど，声も強くなると感じていた。

　この症例は，幼少期のトラウマ的出来事がどのように統合されて幻聴の形で現れるかをよく示している。患者は，父親の批判に基づいて，自分が劣弱で無能であるという否定的自己イメージを発達させた。ベビーシッターとのトラウ

マ的出来事がこの考え（と無力感）を固定化した。否定的自己観は，「ホモ」，「オカマ」という自己卑下的観念に表れ，これらの考えが知覚化された——つまり，聴覚的閾値を超えたのである（これについては本章で説明する）。治療者は，さまざまな方略を利用して，患者が声に対処する手助けをした（これについては第10章で説明する）。技法の1つとして，声が万能でなくコントロール可能であることを示してみせた。また，声の内容が患者自身の考えの反映であり，うつ病における「自動思考」と同様に対処可能であることも実証してみせた。

　幻聴が精神病の徴候とみなされるようになったのは，ほんの200年ほど前からである。それ以前は，神のメッセージ（神的介入）や悪魔のメッセージ（悪霊の憑依）と考えられていた。興味深いことに，今日の統合失調症患者でも，幻聴をこの2つの超自然的存在のどちらかから伝えられたものと考える者が多い。一般的定義として言えば，幻覚とは外的刺激が存在しない中で知覚される経験である。幻覚は完全な覚醒状態で生じる（夢とは異なる）。意図的にコントロールできない（夢想とは異なる）。精神刺激薬の使用や，各種の精神疾患と関連づけられることが多い。統合失調症に関連づけられる幻聴は，患者がその起源に関して妄想的な信念を抱いている（外的主体から聞こえる，あるいは脳に埋め込まれた装置から聞こえる，など）点で，「正常な」幻聴と区別される。

　幻覚という現象を完全に理解するには，その性質と原因に関する多様な見解と向き合う必要がある。幻覚は，聴覚，視覚，触覚，嗅覚，味覚のいずれの感覚でも，正常，あるいは異常な文脈で生じうる。統合失調症の文脈で生じる幻聴は，文化的，遺伝的，解剖学的，神経化学的，心理学的と，さまざまな観点から詳細に研究されてきた。幻覚の生物学的性質については，神経化学と脳の画像化技術の長足の進歩により，新たな知見が得られている（第2章参照）。統合失調症への生物学的アプローチにおける革新で，この疾患の基礎的神経化学の理解が深まった。しかし，これらの進歩に加えて，統合失調症という現象への認知的アプローチにおいて**静かな革新**があった。実際，認知的介入の成功は，幻覚を生み出す認知メカニズムの理解に大きな刺激を与えたのである。

　この章では，現在の神経心理学的文献と，精神療法で患者から聞かれる現象

学的説明に基づいて，幻聴の認知モデルを定式化する。最初に幻聴の現象学的側面を考察し，その後，幻聴の形成に寄与する前駆因子を解明する。最後に，幻聴の持続に寄与する認知的因子を概説する。

幻覚の連続性：正常から異常へ

生涯のいずれかの時点で幻聴を経験する割合は4～25％とされる[354) 579) 612) 657)]。統計数値に差があるのは，質問票の言葉遣いと定義の厳密性に起因する側面があることが，研究から明らかになっている。幻聴を経験する人の大半は，自分でも，周囲も，精神病とは考えない。Romme と Escher[547)] によると，定期的に幻聴を経験する人のかなりの部分（39％）は，治療を受けていない。幻覚の有病率は民族により異なる証拠がある。Johns ら[354)] の報告によると，イングランドとウェールズでは，「他の人が見たり聞いたりできないものごとを見たり聞いたりする」という人は，調査対象者の4％だったが（p.176），カリブ海ではその割合は欧州系アメリカ人より2.5倍高く，南アジアでは半分しかなかった。幻覚を経験したと話す人のうち，精神病の基準を満たす人は25％にすぎない。イギリスの数字は，アメリカの数字と大きく異なる。米国立精神保健研究所（HIMH）の地域疫学研究計画（ECA）が地域住民を対象に行った調査のデータによると[612)]，幻覚の生涯有病率は，男性で10％，女性で15％である。英米の違いは，声が聞こえる頻度についての質問票の言葉遣いに関係している可能性がある。

大学生を対象とした調査では，30～71％が幻覚を経験したことがあると回答している[44) 523)]。複数の報告が，かなりの割合の学生が自分の考えを声が語るのを聞いた経験を報告するとしているのは興味深い[78) 673)]。声の原因を超常的な存在や超自然的存在に帰属させる点も，青年期や若年成人層では読心，思考伝播，魔術を信じる割合が比較的高いという調査結果と一致する[623)]。学生は誇大な観念も抱きがちだが，神との個人的な関係という観念は，ほかの年齢層より多くは見られない。

声を聴くという症状は，統合失調症では最も一般的なもので，統合失調症の診断を受けた患者の約73％がこの症状を有する[669)]。有名な幻聴の分類法とし

て，クルト・シュナイダーによる統合失調症の「一級症状」がある[562]。シュナイダーは幻聴を3種類に区別した。①患者が今している行動について，ほかの人が話しかけてくるのを聞く，②患者について，第三者が話している声を聞く，③自分の考えが声に出して語られているのを聞く。一般に信じられているのと異なり，幻覚は統合失調症に特有の症状ではない。そうした経験は，精神病性のうつ病，双極性障害，PTSDなど，幅広い疾患に現れる。幻聴もさまざまな器質的疾患で報告されてきた。神経学的疾患，難聴，聴覚消失，耳鳴りなどである。耳鳴りを持つ患者は一般に，幻聴は過去の記憶のリプレイだと話す[353]。

　さまざまな国の臨床家の報告から，幻覚体験には，2つの面で，文化による大きな違いがあることがはっきりしている。1つは，自分が正常だと思っている人が幻覚体験を報告する頻度。もう1つは幻覚のモダリティ（聴覚か視覚か）である[560]。また，幻覚は精神病とは無関係な多様な状況で生じることが記録されている。配偶者を失った人の調査からは，配偶者の死後間もない時期に，死んだ連れ合いの姿の幻視またはその声の幻聴を聞くことは，通常よりかなり多い[539]。この調査では，半数近くの対象者が幻視か幻聴のいずれかまたは両方を経験したと回答した。10％は，死んだ配偶者と会話をしたと報告している。この調査を行ったリースによると，対象者がうつ病など精神疾患を患っている徴候は見られなかったという。Ensink[209]は，近親者に犯されて精神的に傷を負った女性100人近くの調査を行った。患者の28％は幻聴を，25％は幻視を経験していた。幻視には，幻聴を伴う場合と伴わない場合がある。

　精神病性の患者とそうでない人の幻聴を比べてみると，声の物理的な特徴に顕著な共通性が見られる。このことは，幻覚が正常な経験との連続線上にある可能性を示唆している。両者を区別する主な特徴として，精神病性の幻覚の場合，否定的な傾向があり，断固として外部に元があると考えられ，内容と矛盾している証拠があっても額面通りに受け取られる（「おまえは邪悪だ」など）。Escherら[212]によると，青年期に幻聴を聞く人は多いが，その中でも常に原因を外的存在に帰する人だけが，後に精神病を発症する可能性が高いという。

声の質と内容

　幻聴は，さまざまな特徴を持つ。典型的な患者は，話される言葉を聴くが，言葉ではない音の形で幻聴を経験する患者もいる。ブンブンとうなる音や，金属音，何かを叩く音，ときには音楽を聞くこともある。言葉の内容も，評論，批判，命令，回想，心配，疑問など，さまざまである。1語のつぶやきを聞く患者も多い。多くは「馬鹿」，「負け犬」，「役立たず」など，侮蔑的な言葉である。短い表現で，命令的な調子も多い。「それをやれ」，「死ね，馬鹿野郎」，「おまえなんか価値はない」。一日中続き，思考を代弁するような幻聴もある。ある患者は「その本を取れ」，「私に曲を書け」といった命令を休むことなく受け続けていた。命令の内容は，「散歩に行け」というような無害な指示から，法を犯したり，自分や他人を傷つけたりすることを命じるものまである。自分の行動について同時に解説する幻聴を聴いている患者もいる。

　声が質問することもある。ある患者は毎朝「あなたは確かに自分で思っているあなたですか？」という質問を受け，鏡を見る習慣があった。医師が安心させるような口調で，「あなたは大丈夫。私は大丈夫」と言うのを聴く患者もいる。二人称（「あなたは素晴らしい」）で語りかける声もあれば，三人称（「彼は自分のしていることがわかっていない」）で語る声もあるが，一人称で語ることはない。複数の違う声が患者について「会話」をすることもある。

　三人称の声は，幻覚へと移行するような強力な関係念慮を持つ患者に起こりやすい。また，考え込みやすい患者や，強迫的思考を持つ患者にも，三人称の声が観察される。気分が良くないときにだけ声が聴こえると言う患者は多い。声の大きさと高さはさまざまである。ほとんど聴き取れないほどのこともあれば，患者の注意がそこに集中してしまうほどの大声のこともある。「あまりに大声だったので，耳元で叫ばれているようでした。隣室の人にも聞こえたに違いありません」と話した患者もいる。声の高さも，男性のような低い声から女性のような高い声までさまざまである。

　声を聴く頻度も患者により，あるいは1人の患者でさえ，ときにより大きく異なる。1日中聴こえている日があると思えば，ほかに日にはほとんど，あるいはまったく聴こえなかったりもする。（実際にはそのような音はないの

に）壁越しにずっと音が聴こえるという患者や，薄い壁を通して普通に聞こえてくる音を増幅して（そして意味も増大させて）聴く患者もいる。その音は多くの場合，隣人の嫌がらせのせいにされる。ある患者は，両手をこすり合わせると隣室から音が聞こえると訴えた。この患者はその「邪魔」を，両手をこすり合わせたときに患者が期待する快感を楽しむ能力に対する意図的な攻撃であると解釈していた。自分を苦しめる者が操作していると考えられる機械が発する音を報告する患者もいる。他人が立てる音を意味のある合図と解釈することもある。ときには，その音が声に変化する。たとえばある女性患者は，他人の笑い声を，自分を貶めるメッセージと解釈した。この患者は，言葉ではないこの種の音声を，「このあばずれ」という言葉として受け取った。

　実際に患者が日々繰り返し聞かされているコメントや批判を声が語ることもある。ある患者は，治療セッションの前に，複数の医師が「仕事を辞めなさい」と言う声を聴いた。実際にはこの患者には，複数の医師が，パートタイムの仕事が患者の生活に与えるストレスを理由に仕事を離れるよう勧めていた。声の主が，実際にそのようなコメントをする人とは違う人であることもある。たとえばある患者は，耳慣れない声が「この尻軽女」と繰り返すのを聴いた。誰の声かはわからなかった。しかし患者はその文脈から，ボーイフレンドがこの言葉で自分を責めたことに気づいていた。中国の将軍が「役立たず」，「弱虫」と言う声を聴く患者もいた。患者が父親にずっと言われてきた批判的な言葉だった。つまり声は，遠い記憶や，現在の自分についての自動思考の内容を反映することがある。また，声の内容は，うつ病や躁病や社交恐怖などの精神疾患で観察されるような自動思考に似たものであることも多い。強迫性障害における侵入思考に近いこともある[41]。声の内容が，過去の関心事から現在の関心事に至るまでさまざまであるのと同じように，声の起源も，遠い過去から直近の経験までさまざまである。われわれは，声と，外的主体に帰される侵入思考とが，1つの連続体の上にあるように見えることに気づいた。これら「思考吹入」の内容は幻聴に似ていることが多く，患者の感情や行動に同じような影響を与えうる。

幻聴の発症と再発

Romme と Escher[547] は，幻聴を経験した多様な人びとの調査を行った。その結果，幻聴は突然始まり，経験者はその瞬間のことをよく憶えていることがわかった。最初に幻聴を聴いたとき，人はたいてい驚き，不安を掻き立てられる。ある人は次のように話している。

> ある日曜日の午前10時，私は突然，頭にまるで予期しない激しい一撃をくらったように感じました。私は1人で，そこには1つのメッセージがありました。耐え難いほどひどいメッセージです。私はたちまちパニックに陥り，その恐ろしい出来事を止めることはできませんでした。最初の反応は，いったい何が起きたんだ？　というものでした。次に，たぶん夢を見ているだけなんだ，と思いました。そして，いや，これは夢ではない，まじめに受け止めなければ，と考えました（p.210）

別の人は，「彼らはあらゆる奇妙なことを言い，私にとって大切なことを，馬鹿げた様子に変えてしまいました。それはもうどこから見ても内戦で，私はそれになんとしても勝つつもりで，すべてを無視し続けました」と話している（p.212）。この調査によると，声を無視できたのは，回答者の33％にすぎなかった。

幻聴は，その他の精神医学的症状と同じように，急性のストレスの後に起こることがある。トラウマ的な体験の後に声を聴くようになったと話す患者は多い。幻聴の直接的影響はさまざまである。声が助けになると思っている人もいる。「みじめな期間の後」の安らぎの時期に聴こえてくるというのである（p.211）。トラウマ的なものが，最初から攻撃的で敵意のある声を引き起こすという人もいる。このような人は，声が心をかき乱され，それにかなりの注意を向けなければならないため，「外の世界とコミュニケーションをとることはもはやほとんどできなくなる」と話す（p.211）。声が子ども時代から聴こえ始め，大人になっても続く人もいる。ある患者は，幼い頃に祖父の声の幻聴を初めて聴き，祖父の死後もずっと聴き続けた。幻聴が子ども時代のトラウマへの反応で始まることも珍しくない。ある患者は，9歳のときに校庭でほかの生徒に襲われている最中に初めて幻聴を経験した。校庭でのびているときに，守

護天使の姿が見え，こう言うのを聴いた。「きみは大丈夫。永遠に守られている」。子ども時代にずっときょうだいから「まぬけ」呼ばわりされてきた患者は，そのきょうだいがいないときに，きょうだいの声が「おまえはまぬけだ」と言うのを聴いた。別の男性患者は6歳のときに12歳のベビーシッターから性的虐待を受け，それから15年後に，2つの声が自分について蔑むように話すのを聴いた。

　幻聴は，患者のグループでも患者でないグループでも，ストレスのかかった時期に再発することが多い。実際，不快気分や不安を生じさせたり，非精神病性の現行症状を悪化させたりするような否定的な種類の経験はすべて，精神病性の患者が幻聴を経験する可能性を高めうる。統合失調症患者では，幻聴を活性化しやすい，ある特定の状況がある。最初の幻聴経験の後，不定の期間，声は表に現れてこない。その後，困難な時期に再活性化する。患者それぞれの脆弱性により，家族や隣人との不和の深まりや，金銭的問題，住居の問題，学校，職場での問題など，さまざまな出来事が引き金となる。Delespaul, deVries, and van Os[191] は，**経験サンプリング法**（ESM）を用いて，幻聴を引き起こしやすい一般的環境を突き止めた。そこには，多くの人（一般に2，3人以上）がその場にいる環境，あるいは逆に1人だけの環境も含まれる。たとえば1人で座ってテレビを見ているという状況は，内的経験，とくに思考の流れへの注意が強まる。内的刺激から注意を逸らすものが外界からほとんどやってこないため，患者の注意は自分の思考に集中し，それが声として聴こえるところまでいく。

　集団の中で人に見られている状況も，拒絶され，辱められ，攻撃されることへの脆弱性の感覚を生み出しやすい。引き金となる出来事への脆弱性と，生活経験との間の特殊な相互作用は，不安，パニック，うつ，強迫性障害の患者に見られる流れに似たところがある。人に見られる可能性のある状況に足を踏み入れることを予想したときに，軽蔑されるのではないかという不安が声を活性化させることがある。患者は，その状況を避けることで，批判的な声を聴かずにすむこともある。以前に声を経験した状況に出会うことを考えたときに，その回想が幻聴を呼び覚ますこともある。ある患者は，以前，あるショッピングモールで「万引きをせよ」と言う声を聴いたことがあり，その場所を訪れると

不安になった。ショッピングモールの中を歩いていると，目に入ってくる店の
様子が以前の症状を蘇らせ，棚から服を盗めと命じる声が再び聴こえてきた。
別の患者は地下鉄に乗っているときにパニック発作を起こし，その最中に脅す
ような声が「おまえは死ぬのだ」と言うのを聴いた。その後，その地下鉄駅に
入ろうとすると，同じ声が聴こえるようになった。

声の主

　声は何かを伝えるものとみなされるため，患者は通常（常にではないが），
そこに意図——善意であれ悪意であれ——を推定する[142]。その幻聴の元は，
さまざまに想定される。患者が知っている人，知らない人，死んだ人から，神，
悪魔，守護天使など超自然的な存在，ラジオや衛星などの機械，あるいは頭
の中に埋め込まれたチップや，指の上のできものなど奇妙なものまで，非常に
幅が広い。少数派だが，声の主を特定しようとしない患者もいる。声は，患者
が知っている人の声に似ていることが多い。家族（死んだ人を含む），敵，昔
の恋人，まったくの他人などである。先祖の声だと言う患者もいれば，職場で
陰謀を企む人の声だと言う患者もいる。神秘的，あるいは超自然的な存在が声
を伝えてくるとする患者もいる。知っている人の声だと患者が認識するときは，
メッセージの内容も，患者が以前その人から聞いたこととして思い出す内容と
一致することが多い。ある患者は「子どもは黙って聞きなさい」，「訊かれたこ
とだけ答えなさい」と自分を叱る声を聴いた。その声は，子どもの頃に自分を
しつけた死んだおばの声だった。最初は声の主がわからなくても，治療者と共
に探究する中で由来に気づくこともある。声が過去の何に由来するかわかって
も，実際の話し手が特定できないこともある。
　声の内容が，いじめやレイプや虐待など，幼少期のトラウマ的なエピソード
に遡ることもある。ある患者は学校で，ほかの子どもたちに「モンゴロイド」
と呼ばれていた。精神病を発病してから，同級生の声で「馬鹿」，「負け犬」，
「モンゴロイド」と呼ばれたり，「死ね」と命令されたりした。
　想定されている人の声の内容と，実際にその人が話したこととは，必ずしも
一致しない。たとえばある患者は，父親の声が「おまえはろくでなしだ」と言
うのを聴いた。しかしこの患者は父親にそのようなことを言われたことがなく，

困惑していた。声の主が誰だかわからないという患者もいる。大半の患者は声の主を特定しようと努力し，それについて精巧な妄想を形成することもあるが，「誰が私にこんなひどいことを言うのだろう」と声の主に疑問を抱く患者もいる。幻聴経験は時と共に複雑さの度合いを増していく。ほかの声も聴くようになり，患者はそれらの声と個人的な関係を築き，会話を交わすようになっていく[480]。

幻聴についての心理学的理論

幻聴の形成については，3つの主要な心理学的理論がある。それぞれ①聴覚的心像，②ソース・モニタリング，③音声学的ループを巡る理論である。

MintzとAlpert[460]とYoungら[673]は，幻聴を聴く人は聴覚的事象についての示唆に異常に反応すると報告している。しかし，幻聴を聴く人が異常に鮮明な心像を抱くというこの結果は，ほかの研究者による裏づけが得られなかった。

FrithとDone[239]は，幻聴は発話のモニタリングに関係する神経心理学的メカニズムの機能不全の結果であるという説を提案した。しかし，この種の障害を支持する証拠は，精神病患者全般に見られ，幻聴を聴く患者に特有ではなかった。Bentall[70]は，幻聴は言語的素材のソース・モニタリング（情報源の認識）の問題に関連するという説を提案した。ソース・モニタリングという概念は，心理学的文献に由来する[356]もので，外的（公的）な出来事と内的（私的）な出来事の現実性の識別に適用できる。この理論は幻聴に適用できることが実験で確かめられているようだが，ほかの理論的解釈の方が無駄がないように思われる。

「内的発話」のメカニズムを対象とする研究も多く行われている。Baddeley[38]は，内的発話は作業記憶系の2つの部分からなるという説を提案した。1つは音声入力を貯蔵する部分で，短時間，発話を描写することができる。もう1つは構音ループで，これにより音声的に貯蔵された情報が消え去る前にリフレッシュされる。しかし，Haddockら[294]がこの仮説を幻聴に理論的に適用して検証した結果，裏づけを得ることはできなかった。

幻聴の認知モデル

　右記の心理学的理論は一元的で，幻聴という現象を適切に説明できなかった。われわれはこれに代わり，幻聴の最初の形成および持続を包括的に説明する認知モデルを提案したい。このモデルの内容を**表4.1**にまとめる。

- **聴覚的心象化への素因**：幻聴を聴く患者は，心像化の閾値が低い。これは，意図しない聴覚的（および視覚的）心像が現実ないしほとんど現実と思えたという過去の経験により示唆される。
- **信念と認知の過剰な活性化**：（ライフイベントに対して，常にではないが，頻繁に形成される）スキーマが「ホットな認知」を生み出し，その一部が変形して聴覚的心像となる。
- **知覚化**：これらハイパーバレントな認知のうちのあるものは，意図しない心像化の閾値を超え，外部から来る音と同じものとして経験される。
- **脱抑制**：不随意的な心像化の正常な抑制が弱く，その結果，知覚化のプロセスを促す。
- **外在化バイアス**：異常な心理的経験を外的主体に帰する傾向は，声が外から来るという信念を強化する。
- **不十分な現実検討**：誤りを見出し，それを修正する能力が弱く，判断を過信し，評価のやり直しをしないため，声が外部から来るという最初の信念が修正されない（判断されない）。
- **合理化バイアス**：循環論法的推論と，感情と身体に基づく推論から導かれる結論が，声が外から来るという信念を

表4.1　幻聴：前駆症状，形成，持続

- **前駆症状**
  - ・聴覚的心象への素因
  - ・認知的スキーマの過剰な活性化
  - ・知覚化
- **形成**
  - ・早すぎる結論づけ
  - ・過信
  - ・外在化バイアス
  - ・不十分な現実検討
- **持続**
  - ・声の主についての妄想的信念
  - ・声についての信念
  - ・予期
  - ・声との関係
  - ・安全行動
  - ・外的ストレス因子
  - ・合理化バイアス

支える。

- **ホットな認知から声への進行**：うつ病で活性化する否定的な自動思考や，強迫性障害における侵入思考と同類のホットな認知が，容易に幻聴へと変化する。

聴覚的心像化への素因

幻聴を経験する人が，とくに**不随意的**な，たいていは経験したくない聴覚的心像化への傾向を持つことは当然である。しかし，**随意的**な聴覚的心象に関する文献は，結論が一貫していない。一部の研究（以下で考察する）は，幻聴を経験する人では，そのように促されると鮮明な聴覚的心像を持つ傾向が健常者よりも強いことを示唆するが，この結果に矛盾する研究もある。いずれにせよ，定義上，幻聴を経験する人は，不随意的な聴覚的心像を持つ。意図的に聴覚的心象を描くことにとくに優れていないとしても，である。また，聴覚的，視覚的な幻覚を経験する人が，意図せずに心象を描く傾向を異常に強く持つことを示した研究もある（以下で考察する）。

Barber と Calverly[42] は，意図的聴覚的心像化の実験を行った。この研究は，精神病理学的集団に関する以後の研究の原型となった。2 人は秘書養成学校の学生に「ホワイトクリスマス」のレコードがかかっているところを想像するよう指示した。すると，被験者の 5 ％が，実際にプレーヤーから音楽が流れてきたと信じていた。Mintz と Alpert[460] は，統合失調症患者（幻聴のある患者とない患者を含む）を対象に，この実験を追試した。幻聴のある患者では，95 ％がレコードから音楽が流れてくるという，少なくとも「漠然とした印象」を受けたのに対し，幻聴のない患者では，50 ％だった。とくに興味深いのは，幻聴を経験する患者の 10 ％が，レコードが実際に回っていると信じていたことである（非幻聴患者では 0 ％）。

Young ら[673] は，臨床患者でない被験者を対象に，「ジングルベル」を使って Mintz と Alpert[460] の研究を追試した。いくつかの研究では，幻覚素因を測定するために Launay Slade 幻覚尺度（LSHS）が用いられている。この質問票には，「ときどき自分の考えが実際の出来事と同じくらい現実的に思える」，「自分の考えが声として語られているのを聞くことがよくある」などの項目が

含まれる。

Young らは被験者に，実際にテープレコーダーにつながったヘッドホンをつけてもらい，その上で，録音された音楽がそこから聞こえてくると想像してもらった。実際には実験中，テープレコーダーはオフになっていた。最初の実験で，LSHS のスコアがとくに高かった 5％の被験者が，音楽が聴こえたと報告した。スコアの低い被験者では 0％だった。LSHS のスコアが高い人は，暗示の受けやすさを調べるいくつかの検査でもスコアが高かった。Young らは，統合失調症患者（幻聴のある患者とない患者を含む）を対象に，同じ実験を繰り返した。幻聴のある患者は心像化率が有意に高かった（30％。幻聴のない患者では 0％）が，Mintz と Alpert の「ホワイトクリスマス」の実験ほど極端な結果ではなかった。幻聴のある患者は，暗示の受けやすさの検査でもスコアが有意に高かった。

これらの印象的な研究結果にもかかわらず，その後のいくつかの研究では，幻聴を聴きやすい人や幻聴のある患者のほうが，鮮明な聴覚的心象を（意図的に）持ちやすいという説を裏づける証拠は得られていない。たとえば，Slade[578] は，精神病性の患者は対照群より鮮明な心象を報告しているとはいえ，幻聴のある患者とない患者の間に違いはないとしている。Brett と Starker[105] も，意図的な心象をさまざまな尺度で測定し，幻聴のある統合失調症患者と，幻聴のない統合失調症患者と，対照群との間に有意な差異がないことを確認した。興味深いことに，幻聴のある患者は，ほかの 2 つのグループに比べて，情緒的・対人関係的な対象に関する鮮明さのスコアが有意に低く，制御可能性のスコアも有意に低かった。Starker と Jolin[589] は，幻聴のある統合失調症患者で意図的な聴覚的心象の鮮明さが高まる証拠を見出さなかったが，同じグループで，中立的な心像内容をもつ項目で，鮮明な心象が**減少する**ことを確認した。ほかにも，Böcker ら[91] や，Aleman ら[8] が否定的な証拠を報告している。要するに，**意図的**に生み出される幻聴の鮮明さが高まるという初期の研究は，追試により裏づけられなかったということである。

しかし，精神病性の幻聴は意図しないものであり，随意的ではなく不随意的な幻聴を研究するほうが適切である。患者が経験する現象に最も近いのは不随意的な幻聴であると考えられるため，たとえば実験室の環境で，幻聴を聴きや

すい人や聴いている人を対象に，**意図しない**幻聴を引き起こすことができるかといった問題に取り組むほうが実りが多いだろう。幻覚を経験しやすい人や幻覚を経験している患者は，視覚的，聴覚的に意図せずに**不随意的に心像化をする**非常に強い傾向があるという仮説は，いくつかの研究で裏づけられている。Bentall と Slade[78] は，LSHS のスコアの高い被験者と低い被験者に，ときおり声の混じるホワイトノイズを聴かせ，信号を検出させるという実験を行った。スコアの高い被験者は，声が入っていないところで声を知覚することが多かった（偽警報）。同じ実験を，幻聴のある統合失調症患者と幻聴のない統合失調症患者で行ったところ，幻聴のある患者は，ない患者よりも，声の知覚を間違えることが有意に多かった。Rankin と O'Carroll[529] も同様の結果を報告している。幻覚の体験しやすさのスコア（LSHS で測定）が高い被験者は，言語的信号の存在を過大に評価した。Margo ら[436] の研究は，幻覚を経験しやすい人は，対照群に比べて，ホワイトノイズの中に自発的な幻聴を経験することが多いことを示唆している。これとは少々異なるが，Feelgood と Rantzen[215] は，幻覚を体験しやすい人は，対照群に比べて，実際の言葉を歪めて聞き取ることが多いという結果を得た。

　まとめると，これらの研究から，幻覚の素因を持つ患者は，幻覚を経験しない人に比べて不明瞭な聴覚刺激に対して幻聴を聴きやすいということが示唆される。幻覚を経験する人は，聴覚刺激に過剰に注意を向けやすいため，その過覚醒が反映して声が聴こえることを予期するのかもしれない。この予期が，音を声と誤解することにつながる可能性がある。また，声か音か不明瞭な聴覚刺激に注意を向けることで，聴覚的心象を刺激し，声を知覚する閾値を超えるということも考えられる。逆に，「ホワイトノイズ」に曝されることで，隔離実験と同じように，注意を逸らすほかの刺激が除外され，聴覚的心像化の閾値が下がる可能性もある。患者は，声を聴くと予想される状態に入る前に，「傾聴モード」に入るように見える。たとえばある患者は，散歩から帰ってくると隣人が自分について話し始めることを予期する。このとき患者は，まず声に耳を傾け始め，それから声を聴き始める。この事例は，過覚醒と予期が結びついて声を活性化させる様子をよく表している（Arieti[30] 参照）。

　幻覚を経験する人は，外からの聴覚的入力を遮断されると，とくに幻聴を聴

きやすくなる。Starker と Jolin[590] は，患者に対して 15 分間，外的刺激を制限し（静かな部屋で何もない壁に向かわせる），空想をするに任せ，一定間隔で思考のサンプルを得た。その結果，幻覚のある統合失調症患者では（幻覚のない人に比べて）聴覚的心象が頻繁に生じていることがわかったが，幻覚のない人よりも心象が鮮明であるという証拠は見つからなかった。この実験は，競合する刺激がないと，内的刺激による聴覚的知覚の閾値が下がるという説を支持する結果となった。

内的発話と幻聴との関係を示す研究が複数報告されている。Gould[265] と，Inouye と Shimizu[347] は，幻聴と，内的発話を発する際の器官の活性化との関係を証明した。McGuigan[447] は，普通の思考の際に同じ結果を示している。言語的課題が内的発話と幻聴の両方を制止することは，Margo ら[436] と，後に Gallagher, Dinan, and Baker[242] によって証明された。

Aleman[7] は，幻覚を経験しやすい被験者では心象と知覚が密接に関係していて，両者を区別することが比較的困難であることを示唆した。また，現実の知覚よりも意図的な心像化のほうが突出している場合，患者は積極的に幻覚を知覚しやすいという証拠を提示した。つまり，幻覚の形成に寄与するのは，心象と知覚の相対的バランスなのである。聴覚的心象が側頭葉の聴覚野に依存すること，また，幻聴の神経画像研究から聴覚野の活動が示されることは，心象プロセスが幻聴の形成に寄与しているという説と整合する。Kosslyn[387] も，心象と知覚が脳内の基本的に同じ処理構造を利用すると述べている。心象と知覚が機能的に重なっているということは，ある条件のもとで，心像が誤って知覚と捉えられる可能性を高める。

意図的な心象と意図されない幻覚の間に生理学的な関係があることも証明されている。Shergill ら[576] は，fMRI で幻覚を経験している患者を調べ，幻聴は皮質と皮質下の分散したネットワークで媒介されている可能性があるとの結論を得た。また，幻聴を聴いている間に観察された活性化パターンは，ボランティアの健常な被験者が他人に話しかけられていることを想像しているとき（聴覚的言語的心象）に見られるパターンに非常に近いことも指摘している。この結果は，幻聴は「内的発話」の表現であるという仮説を支持する。Shergill らは，幻聴のときには補助的な運動野の活性化が欠如している点も指

摘する。この欠如は，内的発話が生み出されていることに気づいていないことと関係するのかもしれないと，Shergill らは推測している。

認知的スキーマの過剰な活性化

幻覚の形成に関わるメカニズムを理解するには，この現象の基盤を用意する認知組織（オーガニゼーション）の役割を考察する必要がある。一般に，認知組織を構成する下部組織は，外界や自己との関係に関する認知的スキーマに埋め込まれている表象である[50]。このスキーマの内容は，具体的表象（人間など）から抽象的表象（正義など）までさまざまで，エピソード記憶や手続き記憶，信条や規則の体系も含む。外向きの表象は，個人の人間関係に関するデータを抽出し，それを意味のある情報へと統合する。これに対して内向きの表象は，患者の自己への関係に関わる本質的データを用意する。あるスキーマ（表象）が活性化すると，それは記憶，規則，期待などの派生的な認知を引き起こす。外向きの認知は，恐怖，予測，他者により投影された評価として現れる。内向きの認知は，自己評価，自己制御，自己命名，抑制，自己批判，自己賞賛といった形をとる。これらの認知は健常者でも生じるが，精神病患者では極端になりやすい。これらの認知が幻覚の内容を用意することも多い。

スキーマは活性化されると，経験に意味を与える。スキーマが過剰に活性化すると，中枢の情報処理を占有し，外界の現実とではなく，スキーマ自身の内容と一致する解釈（認知）を生み出す。精神病理が存在すると，特異なスキーマが支配的になり，その疾患に典型的な認知が動き出す。うつ病に伴う自己卑下的認知，躁病に伴う自己高揚的認知，不安に伴う危険関連の認知，恐怖症に伴う特定の危険に関する認知，パラノイアに伴う被害認知，強迫性障害に伴う警告と疑念，PTSD に伴うフラッシュバックなどである。これらの特別な認知は，精神病性の障害でも非精神病性の障害でも顕著であることが多い。正常なスキーマも異常なスキーマも，記憶あるいは記憶の断片を含むことがある。絶えず語りかけてくる声は，遠い記憶を含むスキーマから取り出されたものかもしれないし，現在の何かに由来するものかもしれない。

患者が自身に課す特別なルールが，声の特別な内容に影響することもある。「完璧でなければ失敗である」という厳格なルールに従っている患者がいた。

この患者は，自分のミスに気づくと必ず「おまえは何ひとつちゃんとできない」，「完全な落ちこぼれだ」と話す批判的な幻聴を聴いた。「両親を失望させることは認められない」というルールを守っている患者は，学校をさぼったりクスリに手を出したりした過去の記憶を呼び起こすと必ず，死んだ家族が自分を責める幻聴を聴いた。

　特別な出来事は，特定の障害に典型的なスキーマを呼び覚まし，上述のような認知を導く。しかし，引き金がない場合でも，ある種のスキーマは過剰な活性化状態を保ち，意識の流れの内容を導く。こうして，うつ病患者の多くは自分の失敗について思い巡らし続け，不安患者は恐怖と心配に固執する。活性化されたスキーマからは，これほど劇的ではない認知，たとえば命令や評価や反省なども導かれる。これらの認知の中にも，言語的幻聴という形で知覚されるものがある。多くはないが，活性化して，通常は内的会話として現れるスキーマが，一面では思考として，他面では声として知覚されることもある。患者が自己観察を，自分について論評する声として経験することがある。このような幻覚的認知の重要な特徴は，自己が，声の主ではなく，その対象（声の相手）として知覚されるという点である。メッセージは患者に向けられているため，それは二人称（あなた）または三人称（彼／彼女）の形を取る。

ホットな認知から幻聴への進行

　非常に多くの臨床的観察，また実験の結果から，幻聴が「内的な声」の表象であることが示唆されている。すなわち，意識の流れの中で生じる思考や，自発的に「飛び出して」くる思考，刺激状況への反応としての思考が，声として聴こえてくるということである。幻聴を聴きやすい患者は，ほかの人と同じ思考の流れを持っているのかもしれないが，最終的に，思考や結論が外部からの声へと変形すると考えられる。ある女性は，手作業をしていて，難しい箇所にぶつかると挫折した。「何もきちんとできない。私は馬鹿だ」と彼女は考えた。この，非常に感情的な思考に続いて，声がこう言うのが聴こえた。「おまえは何もきちんとできない」。このような思考は，感情的な反応の引き金となるため，ホットな認知と呼ばれることが多い。

　一人称の思考（「私は負け犬だ」など）が二人称の声（「おまえは負け犬だ」

など）へと変形することはあるかもしれないが，批判的な自動思考は，二人称で定式化されることが多い。多くの自動思考は，たとえば「おまえは愚か者だ」のように，対象としての患者に向けられるのである。三人称の声は，自己関連づけの観念から発展することが多い。人びとに見られていることに気づいた患者は，「彼らは私について話している」と考え，ついで「あいつは，だらしのない奴だ」という声が聴こえる。その人たちが考えていると患者が考えることを，その人たちに投影するのである。幻覚が恐怖から形成されることもある。ほかの人たちにゲイだと見られているのではないかと恐れていた患者は，「あいつはおかまだ」という声を聴いた。三人称の幻聴が，患者の日常の観察からできあがっていることもある。「今，彼は服を着て……顔を洗って……歯を磨いている」。この種の幻聴は，強迫的に思いを巡らす人に起こりがちで，自動的な自己観察を反映している。

　特定の認知が，ときに自動思考として経験され，ときに幻聴として経験されることもある。その認知がたまたま，とくに突出したものであるか，知覚化の閾値が低くなっているときに，幻聴が形成される。幻聴としてのみ生じるような観念もあるという点は注意を要する。そのような観念は患者にとって馴染みがなく，理解不能と思われる。たとえば，幻聴を経験するある男性は，小さな女の子の泣き声を聴くときと，青年期の人の声が自分を「変態」，「おかま」と呼ぶのを聴くときがあった。どちらの幻聴も，過去のいくつかのトラウマ的経験を含む記憶スキーマに由来している（小さな女の子がいじめられているのを目撃して，何もできなかった。クラスのガキ大将に罵倒された）。多くの場合，声の内容と自動思考とは，一人称から二人称または三人称への変形を除けば，よく似ている。しかし，認知の内容と声の内容が似ている，または完全に同一であるにもかかわらず，自動思考の経験と幻聴経験とはまったく異なる。音の質が違うだけでなく，声の方は，実際に自己の外側で発声されているものとして経験されるのである。

　患者が自分の内面で討論や対話を交わしているときには，目立つ側が幻聴に変化する。命令や批判，あるいは評価の形を取る「権威の声」が優勢になり，声として聴こえることが多いタイプの内的会話もある。ある患者は自動販売機に近づいて「コーラにしようか，ミネラルウォーターにしようか」と考えた。

そのとき「ミネラルウォーターにしろ」という命令を聴いた。自制的でない反応の方が声になる場合もある。ときには甘やかすような認知が優勢になる。上述の患者は，ほかの人たちと部屋に座っていて，「お菓子をもう1つ食べてはいけないな」と考えたとき，優しい声が「食べていいよ」と言うのを聴いた。

患者が直面する日々の困難が，批判的な反応を引き起こすことも珍しくない。ある患者は，学校へ行く用意を大急ぎでしているとき，「きっと遅刻して友達に失望される」と考えると，ますます苦しくなった。そのとき患者は，「考えすぎ。あなたは固すぎる」と声が言うのを聴いた。患者はやる気をなくし，あきらめて，オーディオをつけてベッドに寝転がった。これと対照的に，自分の能力や社会的人望を映し出す問題に直面したときに，誇大な幻聴を経験する患者もいる。ある学生が数学の問題を解こうとして挫折し，「私には解けない」と考えた。そのとき「でもきみは天才だよ」という声が聴こえた。この肯定的な心像は，明らかに自身の挫折感の補償だった。精神病の患者がうつ状態にあると，思考の流れはうつ病的になることがある[49]。たとえば「おまえはカスだ」，「おまえを愛する者などいない」，「完全な落ちこぼれだ」などである。これに関係する Waters ら[645]の研究は，うつ型の幻聴とうつ病の存在との間に高い相関があることを示唆している。

これらの声の内容は，主題において他の人のコメントと連続していることが多い。コメントの結果として生じる自動思考が，その主題に連続しているのと同じである。たとえばある女性患者は，父親に，「おまえは病気じゃない。ただひ弱なだけだ」と言われ，一緒に散歩に連れ出された。彼女の自動思考は，「私は何ひとつちゃんとできない」，「私はダメだ」というものだった。患者は悲しくなり，希望を失った。家に戻り，自室で1人きりになったとき声を（父親の声だと思われた）聴いた。声はこう言っていた。「おまえはいつでも体調が悪い」，「おまえは恩知らずだ」，「おまえは本当に重荷だ」。この例では，1人になった結果として知覚化の閾値が下がったこと（次節で考察する）と，ハイパープライミングで非常に思い出しやすくなっている父親の批判が組み合わさり，幻聴が形成された。1人になって思いを巡らせているときに幻聴を経験する患者は多い。とくにうつ気分の場合は経験しやすい。父親を喪ったばかりのある若い男性が，ベッドで横になり，父親のことを思って悲しんでい

るとき，「パパにはたくさんのことをしてもらったのに，僕は病気で，何も恩返しできなかった」と考えた。「僕は本当に役立たずだ」と思ったとき，「おまえには失望させられた」という父親の声を聴いた。この場合も，1人になって閾値が下がったことで，感情に満ちた認知が幻聴となったものである。

　声の内容が，ほかの精神疾患で見られる思考に似たものになることもある。強迫性障害に見られるような，ひどくばちあたりな自我非親和的思考が，統合失調症患者で幻聴の形をとることもある。「母ちゃんと寝とけ」，「神様くだらねえ」，「トイレ掃除してろ」といったものである。もっとパラノイア的な患者では，報復への恐れを表す幻聴が聴こえる。道路の自転車用の部分を歩いていた患者は，近寄ってくる自転車を見て，自転車に乗っている人の「そこを動かないと頭をひっぱたいていくぞ」という考えが頭に浮かんだ。そして，「頭を叩かれたいのか？」という男性の大声を聴いた。社交恐怖の特性を持つ統合失調症患者は，社会恐怖を持つ非精神病性の患者に近い自動思考を持つことがある。その幻聴は，患者についての誰かの好ましくない思考，たとえば「おまえはおかしい」，「おまえの話はばかげている」，「おまえはみんなは不愉快にしているのに気がついていないのか」といった思考を放送しているように感じられる。いじめやレイプなど過去のトラウマを抱える患者は，加害者の言葉を音声記憶として保持していることがある。たとえばある患者は，加害者が自分を「変態」と呼んだ声の幻聴を聴いた。この患者は，薬物治療で幻聴が消えた後も，同じ内容の思考を持ち続けた。

知覚化

　聴覚的，視覚的知覚化とは，一般に，感覚器官が受け取る外界からの音や光の波を心像に変換する，複雑なプロセスと理解されている。しかし，知覚というものは，外界の現実を忠実に映す鏡ではない。現実と知覚しているものが，外界の刺激の実際のパターンから大きく歪められているということもありうる。ある種の心的プロセスは，感覚を処理する器官に通常通りに送られてくる信号の形を模倣することができる。幻覚は実際，外界からの感覚刺激により生じているかのように経験される。知覚の形成が，感覚器官への刺激だけに依存しているわけではないことは明らかである。

では，内的に生じた現象は，どのようにして外界に由来する現象と同じものとして経験されるのだろうか。その答えが指し示すのは，感覚からの信号だけでなく，純粋に内因的な信号も受け取るような種類の中枢処理系の存在である。たとえば，外界の物体の認知には，その物体からの刺激だけでなく，認知組織における対応する表象（スキーマ）との対照が必要になる。特定のスキーマが過剰に活動していると，それが処理系に侵入して，誤った対照をすることがある。たとえば電話を予期しているときには，電話が鳴っていないのに着信音を聴いたりする。この知覚は，外的刺激との対照ではなく，予期との対照を表している。

臨床例では，散発的な偽対照から深刻な歪みへの進行が観察される。自己関連づけの観念を持つ患者は，他人の会話（あるいは咳やくしゃみのような音）を自分に関係するものと誤解することがある。「他人が自分をどう見ているか」という内的言語的表象が，実際の外界からの刺激を上回り，聴覚的心像（「あいつは負け犬だ」など）を生み出す。この心像は，実際に伝達された音と同じ現実感を伴う。内的表象が認知処理系を乗っ取ると，光や音の外的世界を誤って再現する。すなわち視覚的，聴覚的幻覚が生じるのである。

患者の幻聴で最も不可解な特徴は，その内容———一般に記憶か意識の流れから抽出される———ではなく，その声の性質であり，誰の声かということである。声が患者自身の声に似ていることはまれである。患者はこれを，知っている人の声とすることもあれば知らない人の声とすることもある。男性とすることも女性とすることも（あるいは両方とすることも）ある。1人かもしれないし複数かもしれない。若いことも年寄りのこともある。超自然的な存在（霊，悪魔，神）のこともある。幻聴の形成においては，夢の場合とある程度同じ創造性が発揮される。患者が考える声の主は，大半の場合，現在生きている人か，過去にいた人だが，声の主がまったく不明なこともある。声の主の不定性は，夢に選ばれる人物や行為の珍しさに近いものがある。

SeikmeierとHoffman[570]は，統合失調症の場合，発症素因のある人の青年期に神経のプルーニングが過剰になるせいで，神経接続が減少するという，説得力のある証拠を提示した。彼らは，幻覚につながる神経的なハイパーサリエンスは，神経接続の減少の結果であるという定式化を行った。Hoffmanと

Cavus[330] と R. E. Hoffman（2002，私信）は，以下のような予備的な証拠を報告している（Hampson ら[298]も参照）

> 幻聴を聴く人では，ブローカ野とウェルニッケ野が過剰に結びついている（すなわち，活性化の時間的経過の相関が通常よりも高い）。まるでこの脳の両領域が互いに情報を送り合い，脳のほかの部分からの入力にあまり頼らないようである。——本質的に，両領域は（半）自律回路を構成している。……ブローカ野は（言語野として），言語の表象を，発話知覚（聴覚）野としてのウェルニッケ野に「放り投げ」，それにより話された言葉の幻覚的知覚表象を生み出す（とわれわれは推測する）。(R. E. Hoffman。2002 年 8 月 26 日に直接聞いた話)

　Hoffman らが提案したハイパープライミングは，ドーパミン（およびその他の神経伝達物質）伝達の過剰により媒介されている可能性が考えられる。Kapur[362] は，「知覚と記憶の内的表象が異常に突出しているのは」（p.16）ドーパミン伝達の過剰の結果であるという証拠を示した。この裏づけとして，Kapur は抗精神病薬が効果を現す機序の 1 つに，ドーパミン生産の抑制があることを指摘する。Kapur が記述する異常なサリエンスというのは，この章で記述するハイパーサリエントな（ホットな）認知に非常に近い。

　幻覚経験の可変性は，それに対応する知覚化の**閾値**の可変性を示唆する。患者の説明によれば，思考が一段ずつ強くなって幻覚に至るのではない。声は明らかにオン・オフのどちらかという性質を持っている。このことは，内的因子と外的因子によって大きく変化する知覚の閾値が働いていることを示唆する。たとえば，疲労やストレス，外的刺激の減少，不安や怒りやうつなどの情緒的因子により，閾値は下がる（Slade と Bentall[579]も参照）。認知の知覚化に関与するもう 1 つの大きな因子は，ハイパーサリエントな認知からの圧力である。こうして，知覚化に対する閾値の低下と，基礎的信念の活性化の組み合わせが，ハイパーサリエントな認知の「音の壁を突破」させると考えられる。

脱抑制

Behrendt[66] が指摘しているように，外的刺激は通常，このような偽の知覚に制約を掛ける。しかし，眠っているときにはこうした制約がなく，内的表象

が知覚系を乗っ取る。夢の形成には，目覚めているときの幻覚の創出に似たところがある。夢は，内因性の出来事がどのようにして現実の世界で起こっているかのように経験されるかということを実証してみせている。また，夢は，聴覚的，視覚的に新しい心像を生み出す知覚過程の不定性を示す。しかし，夢が心像や物語の創造的な活用において際限がないのに対し，幻覚は，その範囲が狭く，反復する。

　統合失調症患者は，多くの心的過程を適切に抑制する能力が不足している。この点は臨床的にも観察されるが，実験でも立証されている。統合失調症患者は，意識的抑制も自動的抑制も，どちらにも明らかに障害がある[37)][646)]。Frith[233)]は，認知抑制の障害が，幻覚や妄想で現れる「過覚醒」につながるという説を提出し，注目を集めた。この論文と，統合失調症全般に関するほかの研究結果を合わせると，幻覚を経験しやすい人には脱抑制の過程に特別な脆弱性が存在していることが示唆される。Gray ら[275)]は，さらに複雑なモデルを提案した。そのモデルは，「長期記憶からの素材の侵入の抑制の失敗」を含んでいる（p.3）。彼らは，この過程でのドーパミン伝達の異常との関係を示唆している。Weinberger[650)]は，神経学的発達の異常が，報酬と罰に関係する中脳辺縁系のドーパミン系の抑制障害につながり，その結果，ハイパーサリエントという症状が生じるとしている。この説は，幻覚の内容が一般に報酬的であるか嫌悪的であるかという点で重要である。

　Badcock ら[37)]と Waters ら[646)]は，幻聴のある統合失調症患者では，意図的抑制の欠如が有意に見られることを証明した。この障害は，2つの課題により評価される。1つは文の穴埋め課題における対立する選択肢の語の抑制に関わるもので，もう1つは記憶課題における適切な記憶の抑制に関わるものである。患者の成績は，対照群の健常者に比べて有意に悪かった。また，幻聴の重症度指標と2つの課題の誤答率は，有意に正の相関を示した。幻聴の重症度が高くなるほど，抑制の障害も大きかった。これらの結果は，統合失調症全般の性質を表しているかもしれないが（論文の著者らは幻覚のない統合失調症患者を対象に含めていないため，その可能性はある），自動的でない（つまり二次的な）処理に関連する，努力を要する特定の課題を遂行することが一般に困難であることを示唆しているとも考えられる。

Braff[94] は，感覚情報を「ゲーティング」できないことが，感覚の過負荷につながり，入力情報のフィルタリングの失敗を招くという説を提案した。統合失調症患者に見られる感覚ゲーティングの異常は，抑制不能の1つの特別な形，すなわちプレパルス抑制の不能である。人には，強い感覚刺激（大きな音など）に先行して弱いプレパルス刺激を与えられると，強い刺激に対する驚愕反応を抑制する能力がある。Peters ら[516] は，ネガティブ・プライミングの障害を証明した。統合失調症患者は，事前にプライミングされた刺激に対して，その後に刺激を受けても，正常な自動抑制を示さないのである。これらの患者は，語彙判断課題における文脈に合わない意味プライミング抑制にも障害がある[400]。

まとめると，幻覚の形成には，**興奮**と**脱抑制**という2つの過程が確認できると言えよう。まず，自動思考，記憶，視覚的心像といった形で表現される何らかの内的表象（信念）がハイパープライミングされる。次に，内因性の知覚化の形成に通常かかっている制約が弱まる（脱抑制）。これらの因子の組み合わせが内的処理系の正常な機能を覆し，幻覚を生み出す。

外在化バイアス

幻覚は前青年期には比較的よく見られるが，それは一般に，統合失調症に見られる典型的な幻覚へと進行しない。Escher ら[212] が指摘したように，後の統合失調症を予測する重要な因子は，幻聴を外的主体に帰属させることである。この種の原因帰属はパラノイア性妄想の形成の初期段階を示唆する。そのような段階は，後に完全な妄想へと明確化していく。何らかの内的な経験を，外的な原因に帰属させることは，パラノイア性の統合失調症の特徴であり，思考吹入，思考奪取，作為思考などの現象にも見られる。すなわち，自分の思考が外的主体によって吹き込まれたり，奪われたり，制御されたりしているという信念である（これらは一般に，幻覚と共に，シュナイダーが1959年に定式化した一級症状に含まれる）。異常な，あるいは不快な心的経験を外的主体のせいにする傾向は，外在化バイアスの1つの表れである。同様に，パラノイア性妄想と自己関係づけ観念の基にも，注意を外に集中する傾向がある。これと同じ偏った情報処理システムがパラノイア的思考でも働き，声が外から来るとい

う患者の動かしがたい結論を強化する。

　この外在化バイアスは，パラノイア性妄想患者において詳しく報告されている [55) 70) 673)]。幻覚の原因帰属にこのバイアスが見られることは，Johns ら [355)] によって裏づけられた。幻覚を経験する人は，自分の声を聞かされたときに他人の声と考える傾向があったのである。Rankin と O'Carroll[529)] や Morrison ら [41) 470)] による研究は，幻覚を経験する統合失調症患者は，幻覚を経験しない統合失調症患者に比べて，内因性の発話の元を誤って外的な存在に帰属させる率が有意に高いことを示した。さらに，恒常的に幻覚を経験していると，患者は特定のハイパーサリエントな思考を制御しているのが，自分ではなく外界の存在であると考えようになりうることも示した。

　この特定のバイアスは，**根本的な帰属の誤謬** [316)] の 1 つの表れである可能性もある。Gilbert と Malone[253)] が**対応づけバイアス**として詳しく説明しているこのメカニズムは，不快な経験の原因を自動的に外部に帰属することで成立する。この考え方に従えば，内的な刺激を最初から外界に起因するものと解釈することもあるかもしれない。通常は，誤った外的帰属は検出され，修正される。しかし，ストレス下では，健常者でさえ修正できないことがある。初めからストレス下にある統合失調症患者などは，とくにこのバイアスに陥りやすいだけでなく，現実検討の弱さから，バイアスを維持し続ける。その結果，修正メカニズムが働かないと，心理学的処理は最初の条件にはまり込んだまま変わらない。つまり，外在化の原因帰属を行うのである。

　幻覚を経験する人は，自分が口にした言葉の一部を，誤って実験者の言葉であるとしてしまう傾向があることは，多くの研究で裏づけられている [99) 226) 470)]。患者には，実際には黙読した文章を，読んで聞かされたと誤る傾向もある [226)]。言葉で提示された何らかのカテゴリー（果物など）を，絵の形で提示されたものとして思い出す傾向もある [99)]。Johnson ら [356)] によると，さまざまな研究論文の著者が，こうした誤りの原因として，ソース・モニタリングの欠陥を示唆しているという。

　幻覚の原因帰属の誤りを説明する第一の要因としてソース・モニタリングの欠陥を挙げることには，いくつかの理由から問題がある。第一に，この説を基礎づけている証拠の大半が，**内的**な出来事を**外的**な原因に誤って帰属させると

いう一方向だけを示している。被験者が，外的な刺激を内的な原因に帰属させるという証拠は存在しない。理論的に言って，ソース・モニタリングといった特定の心的メカニズムに欠陥があるなら，患者は自分の原因帰属に確信を持てないか，少なくとも一貫しない結果を示すのでなければおかしい。第二に，これらの研究で説明されている実験状況は，研究が説明しようとしている臨床的現象からかけ離れている。たとえば意図して単語を読むことは，不随意的な幻覚の出現とは異なる。第三に，刺激となる言葉の内容が，幻聴の激しい内容（「死ね，クソ野郎」など）と大きく異なる。第四に，想起の方法を利用していることが，幻覚の直接体験と整合しない。第五に，そしてこれが最も重要な理由だが，これらの実験は聴覚刺激を用いるが，幻覚の必要条件は，実際の感覚刺激が存在しないことなのである。最後に，Versmissen ら[628]の研究が，それまでの研究結果の追試に失敗している。Versmissen らは，これにの研究が実証しているのは，セルフ・モニタリングの欠陥というよりも，トップダウン処理のバイアスであるとする説を述べている。

　実験上の問題と逸脱を無視すれば，これらの結果についてはもっと単純な説明をつけることができる。すなわち，患者には内的に生じたある種の出来事を外的原因に帰属させる**バイアス**があるという説明である。たとえば，自分自身の言葉を実験者の言葉と取り違えるというのは，自分の想起を外的帰属へと傾ける認知処理の反映であるということになる。また，読んだ言葉を聞いた言葉と取り違えるのは，おそらく，読んだ言葉から聴覚的心像を形成する傾向と，その結果生じる，言葉よりもその心像を想起する傾向のせいだと言うことができよう。同様に，言語的に提示された言葉を（想起に際して）誤って絵画的心像に変換することは，代表例（リンゴなど）の視覚的心像を生み出す傾向と，その結果生じる，言語的に提示されたカテゴリーではなく，心像を想起する傾向のせいだと言える。この説明は，視覚的（聴覚的）心像に関心を向けやすい患者独特の偏りと一致する。この種の知覚化は外的原因を含意するため，提示されている刺激を想像する患者の性向は，外在化の傾向と融合する。原因帰属の誤りを正せないと，患者が幻覚経験の由来に関して判断する基準の緩さのために，歪みが助長される（Johnson ら[356]のソース・モニタリングの乱れを参照）。

内的，外的な刺激の想起に依存するという実験方法による技術的な問題は，Johns らの研究[355] により解決された。統合失調症患者に，自身の声を歪めたフィードバックを与えたところ，患者には，それを外部に由来するものと誤認する傾向が見られたのだ。この結果は，幻覚や妄想を持つ患者の外在化バイアスという概念とも一致する。しかも，幻覚を経験する人はとくに，否定的な言葉を歪めたものに対する反応の際に誤りやすかった。この研究は，否定的な言葉を使ったことで，臨床での観察に近い結果を得られた。これらの患者では，臨床的に，否定的な認知が支配的であることが観察されている。Bentall ら[72] は，幻覚を経験する人は，精神病性の患者や健常者の対照群に比べて，自分が発した認知的負荷の高い言葉を実験者の言葉としやすいことを確認した。この結果は，患者は，認知的リソースに負荷がかかっているときに，ある種の知覚を外部に帰属させるバイアスを生じるという説と一致する。

現実検討の障害

出来事の意味を評価するときには，さまざまな可能性が目の前に生じる。相手のほほえみは，機嫌の良さを表しているかもしれないし，皮肉や不信を表しているのかもしれない。われわれは，1 つの意味を判断してから，それと矛盾した情報を入手したときに即座に解釈をやり直すということを，よく行っている。たとえば，ある感覚を経験したときに，頭痛＝脳腫瘍，胸の痛み＝心臓発作，気が遠くなる＝脳卒中など，誤った意味をその経験に与えるかもしれない。過剰に活性化しているある種の信念や信条が，われわれの解釈を歪める。ストレス下では，最初の解釈を再考することが難しくなる。あるいは，信念がとくに顕著な場合には，正常な感覚に注意が集中しすぎて，生理学的な分泌が増え，だるく感じ，気が遠くなり，汗をかくが，これら全てが，疑わしい病気（心臓発作や脳卒中など）を裏づけるように思われてくる。精神病患者は，経験に誤った意味を与えるだけでなく，現実検討機能の弱さという別の障害も抱える（おそらく過少神経接続による[330]）。さらに悪いことに，現実検討機能を弱めているのと同じリソースの障害が，情報処理の「安易な」（しかし誤った）方法を促すのである。Chapman と Chapman[147] が明らかにしたように，これらの患者は，文脈から明らかに別の困難な答えが要請されるとしても，安易な

答えを選ぶ。その結果，次節に示すような，労力をかけない推論（感情に基づく推論など）に引き寄せられる。「安易な解決」のバイアスを克服するには，相応の努力ばかりでなく，高度な自己修正方略が必要になる。統合失調症患者では，この方略の発達が不十分なことが多い。代替の説明を考えたり，判断を停止して情報が集まるのを待ったり，幻覚や妄想に注意を向けないようにしたり，推論のバイアスを客観的に眺めたりといった，ほかの現実検討機能の能力も，やはり弱い。

　これらの現実検討機能は，完全に欠落しているわけではないが，精神病性エピソードが悪化しているとき，とくに患者がストレスの多い状況下にあるときには，活動が低下する。精神病性エピソードが和らぐと，患者はしばしば，それまでの自分の幻覚が内的に生じたものであること，実際には自分の思考であることを認識する。しかし，完全な寛解期であっても，現実検討機能は，ぎりぎりのところにある。ストレスがかかった状況は，症状を悪化させるだけでなく，有効な現実検討に必要なリソースを食い尽くしてしまいかねない（第14章）。幸いなことに，認知的治療法は現実検討の強化に効果的であることがわかっている。実際，これまで認知的に役に立つスキル（すべてのデータを集め，判断を保留し，代替となる説明を考える，など）を発達させてこなかった比較的無垢な患者では，認知的治療法がとくに有効なようである。

　音源が見当たらないのに音楽や声が聴こえるというような異常な感覚経験は，一般に人を驚かせる。音源や声の主が外界にいる証拠を発見できないと，人はそれを自分の想像のせいと考えるか，何らかの医学的問題に起因すると考える。遠くにいる家族や，すでに亡くなった家族の声を聴くと，気のせいだと結論づけて，その経験を放っておく。Johns ら [353] が指摘するように，音を聴いて耳鳴りだと思い，音楽や声を聴いて年齢のせいだと思う人は，ラジオやテレビを聞いてみたり，人にも聞こえているか確かめたりするだろう。彼らの研究では，耳鳴りの患者が音楽の幻聴に外的な原因を見つけられないと，どこに由来するかを考え，たいていは既成の医学的説明にたどりつくことができた。自分たちに医学的障害があることをすでに知っているからである。これに対して統合失調症患者は，声についての信念に関して現実検討を行わず，声が外部に由来するという確信を維持する。思考吹入や思考奪取といった「異常な」症状を経験

する患者の認知的バイアスも重要である。これらの患者は，自分の不可解な心的経験を外的主体に帰属させるバイアスを持つ。自身の認知的バイアスの結果，経験についての既成の説明をすでに持っているのである（第3章）。しかも，精神病性の患者は，幻聴などの異常経験が現実であることを，疑問を呈することなく受け入れる傾向があり，一般に，自分の解釈の妥当性をチェックしたり他人の意見を求めたりしない。声が現実であると（すなわち外的主体によるものであると）**思える**なら，それは現実なので**ある**（すなわち内的に起因するものではない）。これらの患者は，こうした経験の現実性に疑問を呈するという通常の性向を欠いているように見える。実際彼らは，たとえ仮定の話としても，声の現実性に疑問を向けることが困難なのである。患者は声の主についてほかの説明を考えないようにすることが多い。もし声が現実でないとなれば，それは患者にとって非常に悪い意味を持つからである。「声が現実でないなら，私が狂っているということになる」という患者のコメントは，疑問を問うことへの抵抗性をよく表しているだろう（精神医学的見地からは皮肉なことだが）。こうした考えは，自分が制御不能で，人類から疎外されている等々の意味を内包するため，患者にとって耐え難いものなのである。

　声の内容が，その声に似た声の人が言いそうなことで，その人がすでに死んでいる場合，患者はその声を故人の声であると考え，どうやって黄泉からの声を自分が聴き取れるようになるかを考えようとはしない。死んだ母親が「だから言ったでしょう。あの女と結婚なんかしちゃいけないって」と話す声を聴いたと信じているある患者は，こう説明した。「母はいつもそう言っていました。それに，私には母の声がわかります」。この患者は死後の世界を信じていなかったが，自分の説明との矛盾を問題にすることはなかった。別の患者は，祖父，おじ，おばなど，数多くの亡くなっている家族の声を聴いていた。どうしてそれが現実だとわかるのかと尋ねると，患者はこう説明した。「彼らの声は**現実**です。死んだ家族の声と同じですから」。家族が生きている間に声を聞いていて，その声が死後も変わっていなかったのだから，声は時を超えて一定していて，現実に違いない，というのが患者の推論だった。また，患者がこの声を聴いたのは，故人たちと一緒に通っていた教会の礼拝中だったのだから声は現実のはずだとも，患者は説明した。どちらの例でも，声が同じということが，説

明の無理さを抑え込んでいるのである。

推論のバイアス

　統合失調症患者は，声の由来について結論を求める際に，さまざまな非論理的過程を示し，その結論を動かしがたい事実として受け入れる。声の現実性への自分の信念を説明したり正当化したりする際に，**循環論法**を用いることも珍しくない。たとえば，ある患者は「神は愚か者だ」という声を聴き，その声を隣人の声と認識したため，隣人はそのようなことを言う罪人であるという結論を下した。罪人であるから，隣人がその不敬な言葉の主に違いないというのは論理的だと言うのである。別の患者ハンクは，声を聴き，その声を，「アーサー王の円卓の騎士」によるものとした。その声は過去からの声であるから，自分は過去に生きていたに違いないとハンクは推論した。その結果，過去に生きていたのだから，その声が過去の人間の声であり，現実であると自分は確信できる，という結論を得た。

　患者は，声についての信念に証拠を加えるために，状況に関して循環論法を用いることがある。たとえば，われわれの患者で家に引きこもりがちなある男性は，隣人たちが常に自分を嘲笑し，アパートから自分を追い出そうと共謀していると信じていた。この患者は，隣人たちが仕事から帰宅する直前になると「傾聴モード」に入った。彼らがアパートの建物に入るとすぐに，階段のきしむ音が聴こえ，自分を非難する声が聴こえ始める。この患者とのセッションのとき，ひどいことばかり言うその言葉がどうして隣人たちの声だとわかるのかと尋ねると，声は隣人たちが家に帰ってくるときにしか聴こえないから，現実に違いないという答えだった。また，声が異常なほど大きいのも，それが外から来る声である証拠と考えられた。実際には患者が暮らす部屋は，いくつものしっかりとした壁で隣人たちの部屋と隔てられていた。

　声が患者に及ぼす情緒的，行動的に特別な**影響**は，声に関する信念の妥当性の証明に働くだけでなく，患者と声との関係も形成していく。声の現実性を確認するために，患者は一種の**情動に基づく推論**を用いる。ある情動反応と声とが同時に生じることが，声が現実であるしるしとされるのである。ハンクは古代の王たちや自分の祖先たちの「好意的な声」に対して気安さと安らぎを覚え

た。声にこれほど良い気分を覚えたという事実が，これが現実であることを証拠づけており，同時に，ハンクが過去には現在よりも良い生活をしていたことの証明となるのだった。声により引き起こされた情動は，声が過去から来たものだというハンクの信念を強化する働きもした。声はハンクが孤独なときに話しかけてくることが多く，慰めと友情を示してくれた。そのため，声が引き起こす良い感情は，自分にとって過去の方が良い場所であり，声に注意を払い続け，声を歓迎しなければならないという信念をさらに裏づけるものとなった。ジャックは，子ども時代の友達が自分をひどいあだ名で呼ぶのを「聴く」と怒りが湧いたが，そのメッセージが現実でなければ，こんなに怒るはずがないと信じていた。別の患者は，慰めるような声を聴くと暖かい気持ちになったが，「もし声が現実でなければこんな風に感じないでしょう」と説明した。これらの情動に基づく推論は，**帰結主義的推論**の例である。その推論の真の価値は，経験の結果に（患者により）基づけられる。Arntz ら[34]は，この種の推論への性向を実験的に証明した。

　聴覚的心像はとくに鮮明で，実際の声と同じであるように思えるため，患者はそれを現実とみなしやすい。つまり，外から来た声だと考える。しかも，声は何度も繰り返され，その命令や批判やコメントは，いかにも他人に言われそうな言葉である。トムは，声が話すのを聴くときに「心で感じる」ことができるからこそ，それが実際に死んだ家族の声であることを確信していた。声の文脈も，強力な裏づけの証拠となった。トムがその人たちとよく過ごした「教会で声を聴いた」のだから，その声は現実に違いないのだった。

　患者たちは，自分の解釈や期待を正当化するために，情動反応だけでなく，身体感覚も根拠にする。ある患者は，守護天使の声を聴いたと信じていた。患者はその声を聴いたときに，胸に暖かく快い感じを覚えた。その感覚が今度は，その声が守護天使の声に違いないことの証拠と解された。天使でなければ，身体感覚に影響を及ぼすことなどできないからである。もっと劇的な例として，ある女性患者は，性的な空想をしたことへの罰の形で神の声を聴いたという。この患者は，声が聴こえるとき，場合によっては「頰やおしりを叩かれたり，蹴られたり」した経験も報告している。これらの身体感覚は，声が聴こえたときにだけ経験される。また，患者の心の中は神だけが知っている。それゆ

え患者は，その身体感覚が，神が自分に語りかけている直接的証拠だと結論づけた。

　心的機能不全さえ，声が現実である証拠と見なされることがある。ほかの惑星からの声が「われわれがあなたの記憶を忘れさせる」と言うのを聴いたという患者は，実際に集中や記憶に困難を覚えていることが，声が真実であり，声の主が存在することの直接的証拠であると判断した。別の患者は，触覚と嗅覚による苦痛を伴う幻覚があり，これを，幻聴の命令に従うべきしるしと解釈していた。この患者は，声が自分に苦痛を与えようとしていて，自分が働く店のある商品を盗めという声の命令に従わなければ，殺されると考えていた。身体感覚は，その証拠であると解釈したのである。患者は，自分の命を守るために声の命令に従った。それは違法行為であるが，代償の明らかな大きさゆえに，正当化されると患者は判断した。

　これらの患者は，判断に際して**早すぎる結論づけ**をしがちな結果として，声が「現実」である（すなわち，声が外部から来る）との信念に囚われる。彼らは，現実性を再考し，場合によってはその現実性を割り引いて考えるという厄介な課題に取り組むよりも，現実と思える知覚を幻覚ではないとして受け入れるという安易な道を取る。しかし，仮に声の主を特定できないときでさえ，声が「どこか」から来るということは信じているのである。声が外部に由来するというこの信念は，そのことを支持する証拠が集まるにつれ（帰結主義的推論などより）強まっていく。たとえばある患者は，お使いに行かなければ後悔するという命令的な幻聴を聴いた。命令に従わないと，声に叱られ，気分が悪くなって，本当に従わなかったことに後悔するはめになった。命令に従えば，声に褒められた。そのため，声が現実に違いないという考えは強化された。また，こうした経験が単に繰り返されるだけでも，患者はそれが現実に違いなく，真剣に向き合う必要があると考えざるをえなくなる。しかも，ある経験が「現実」であるならば，それに疑問を向ける動機づけはなくなる。それは無駄な努力だからである。

　声の現実性を，他者が同じ声を聴いているかのように振る舞うという根拠をもとに正当化する患者もいる。ジムは，劇場の前で列に並んでいるときに「弱虫」と呼びかける声を聴いた。そして，ほかの人たちが自分を振り向いたのに

気づいた。ジムにとってはこの事態は，ほかの人たちが声を聴いて，それがジムに向けられた声だとわかったということを示していた。ジムは，ほかの機会に，他人の批判的な考えが声の形を取って聴こえると信じることもあった。

声の内容が患者自身の考えを映しているにもかかわらず，患者にとっては自分の声に聞こえないというのは，不思議に思われるかもしれない。過去に接触を持った他人の声の記憶が聴こえてくる経験をする幻覚患者は多いようである。その記憶の中の声が，その場でその人から語りかけられている声と認識されることもある。その内容が，それらの人が実際に語った内容と異なっている場合でさえ，その声が正確に再現されていると知覚されるために，患者にとっては声が現実であると思える。

Close と Garety[158] は，否定的な内容の幻覚は，自己評価を低下させ，それが自尊心の低さとなって表れるという仮説を立てた。われわれは，別の仮説を提案したい。すなわち，患者は自分についての否定的な信念をすでにもっており，その信念が否定的な幻覚に反映されるという仮説である。否定的な幻覚の内容（懲罰的なものや迫害的なもの）は，全知の権威者により明示されているかのようにまともに受け取られるため，さらに当人の自尊心を下げがちである（悪循環が生じる）。

幻覚の**形成**に関わる重要な問題として，「通常は内的に生じていると受け取られるもの（肯定的，否定的自動思考，侵入的思考など）であるのに，耳に聴こえるようになり，異論の余地なく外界に由来するものと知覚される思考を特徴づけるものは何か」ということがある。この問題に取り組まなければならない。たとえば，うつ病患者や強迫性障害患者との面接では，われわれは，突出した（サリエント），つまりホットな認知を導き出そうとする。そのような認知は，患者独自の脆弱性に影響を与える外界の何らかの出来事が引き金となって表れてくる。これらの認知は一般に，状況についての極端な，または歪んだ解釈であり，それが患者の感情や行動に影響している。同様に，統合失調症患者でも，通常，極端な，または歪んだ内容に至るごく一貫した思考の連続を確認することができる。たとえば，自己に対する評価や批判，満足や，命令（しなければならない），不安，フラッシュバック，その他重要な記憶などが，顕著な思考の例である。これらの認知は一般に，自動的で，感情に満ち，患者の

目には現実的でありそうなことに映るといった性質を持つ。ある種の環境下では，幻覚を経験しやすい人がこの種の認知を持つと，その認知が，知覚化のメカニズムを誤らせるほど強力に（感情を帯びたものに）なる。

聴覚的心像への変形の過程は，神経生理学的メカニズムにより説明可能だが，現象学的レベルの分析からも有用な洞察を得ることができる。ホットな認知のうち幻聴に変形するものは一部にすぎないが，思考の音声化は，激しい感情を帯びた認知や，認知内容の質的な変化が引き金になり生じることがある。つまり，否定的な自動思考（「私がこの食事をだめにした」など）から突出した自己非難（「おまえは間抜けだ」）への**飛躍**や，否定的な評価（「私は負け犬だ」）からその反対（「おまえは天才だ」）への**スイッチ**が，それぞれ後者の思考を声として経験させるような知覚化を活性化させうる。その幻覚が，ときには，嫌悪的な侵入思考（「神は愚か者だ」）や不安を伴う予期（「彼らは『あいつは弱虫だ』と考えようとしている」）に変形することもある。実際，ある種の状況下では，どのようなホットな認知でも，メカニズムを誤らせ，聴覚的に心像化されうるのである。

患者が，声の出現可能性に固着することも，同様の効果を生む。ある種の状況は，突出した認知（大勢の人びとに見られている，など）を生み出したり強めたりしがちで，その結果，その認知は知覚の閾値を超える。さまざまな非言語的な音が幻聴では声として知覚されることには注目する必要がある。患者は，車のエンジン音やその他の道路の音，換気扇の回転音，階段を上がり下りする足音まで，声として聴いていることを報告する。われわれのある患者は，家の前を通るさまざまな車の音がそれぞれ異なる声に聴こえ，車が通り過ぎるときに自分に話しかけてくるのを聴き取れると信じていた。たとえば，ある車のエンジン音は，男性の不機嫌な声として聴こえていた。

自動思考の内容と幻覚の内容との対応については，臨床的なデータに加え，実証的な証拠が積み重なっている。CsipkeとKinderman[178]は，うつ的自動思考，自己意識的自動思考，敵対的自動思考を扱う項目からなる自己報告形式の質問票（自動思考質問票＝ATQ）を，質問形式を一人称から二人称に変えることで，幻覚の内容に関する質問票に無理なく作り変えられることを示した（ATQ-V）。つまり，標準的なATQの質問項目である「私は負け犬だ」

は，ATQ-V では「あなたは負け犬だ」と表される。彼らは，ATQ のスコアと ATQ-V のスコアの間に有意な相関関係があり，さらに臨床的な幻覚の診断との間にも有意な相関関係があることを確認した。この研究の欠点は，肯定的な自動思考と肯定的な幻覚に関わる質問項目を欠いていたことである。これとは別に，肯定的な声と誇大妄想の間に，また否定的な声とうつ病の間に，有意な相関関係が見出されていることは興味深い。

Close と Garety[158] は，幻覚の内容と患者の自尊心との関係を明らかにした。否定的な幻覚は，自己についての否定的な信念と関連する割合が有意に高かった。つまり，信念と幻覚の内容との連続性が確認できたということである。否定的な言葉遣いの幻聴（「おまえは役立たずだ」，「おまえはデブの間抜け野郎だ」）が聴かれる場合，その幻聴に対応する自己についてのコアビリーフが存在することは明らかである。

幼少期に自己について抱くコアビリーフや仮定は，声の内容にも声に対する評価にも影響する。たとえば自己を無価値と見なす基礎的信念があれば，学校や仕事で及第点を取れなかったときに，落ちこぼれであるという自動思考が生じ，自分を貶める幻覚を経験する可能性がある。批判的で自分を非難し貶めるような幻聴を報告する患者は，それ以前から無価値感に関連する同様の自動思考を持っていることが多い。たとえば，自分を無能だと思っているある患者は，「自分は何もきちんとできない」という自動思考があり，これを反映した「おまえは何もきちんとできない」と非難する声を聴いた。過保護の両親に育てられ，自分を「他人頼り」の「弱虫」だと思っていた別の患者は，自分が仕事に恐れを感じたり，仕事に失敗すると自分で見なしたときに，声が聴こえてきた。その内容は，自分を弱虫で傷つきやすいと見る見方を反映して，「おまえは何でも怖がる」，「おまえは自分のことさえ始末がつけられないのだから，ましてや厄介事などどうにもできない」というものだった。

自分は人間関係をうまく築けないという知覚を反映する声を報告する患者は，自分が人に愛されず，価値がないと思っていることが多い。たとえば，ある患者は，街でカップルとすれ違うと，「おまえはいつもひとりぼっち」と歌うような声を聴いた。自分に魅力がないと信じている別の男性患者は，魅力的な女性を見ると，「どうして彼女がおまえに興味を持つんだ？　おまえはただのぐ

うたらじゃないか」という批判的な声を聴いた。否定的な自己観が発達しすぎて，その埋め合わせに肯定的な内容の声を聴くと思われることもある。たとえば，自分を魅力がなく，社会的にダメな人間だと見ていたある女性患者は，寄り添うカップルを見ると，「あなたはあの人たちの手の届かないところにいる」，「いつか，わからせてやればいい」と断言する声を聴いた。

幻聴の持続

幻聴と，それが外的原因に由来するという信念は，**表 4.1** に概要を示した多くの因子に支えられ，持続する。外的主体とされるものについての妄想的信念の形成は，幻聴体験を妄想的信念の体系の中に編み込む。さらに，基礎的な**非機能的信念**と外的ストレス因子との相互作用が，ハイパーサリエントな認知を準備し，それが声へと変形する。全知全能だと主張する**声についての非適応的信念**が，声の信頼性を強め，その結果，声の持続性も高める。**非機能的対処**や，その他の「安全行動」は，（患者にとって）幻覚の現実性を確認するものとなる。声との関係と，声についての予期から，声が生じる徴候への注意が強まる。声が友好的と知覚されれば，患者は声と関わろうとする。これらの過程は，幻聴の予兆への注意を固着させる傾向がある。

声に関する信念

患者は声の性質について，想定される声の主について，また声と自分との関係の性質について，様々な信念を抱いている。これらの信念の重要性ついては，Escher ら [212] の研究が報告している。すでに述べたように，Escher らは，一般に幻覚経験だけでは精神病にはつながらず，幻覚についての**妄想**を発達させること（幻覚の原因を外界に帰属させ，幻覚に対して特別な個人的意味づけをする，など）が，精神病の発症の予測因子となることを確認した。これらの信念は，声の持続にも関わる。Chadwick ら [142] は，これらの信念の内容は，一般に妄想的な性質を持ち，幻覚の内容以上に感情と行動に大きく影響すると考えられるとした。声が聴こえると，それが引き金となり，これらの信念が浮かび上がる。今度はそれが，声の重要性を高める。声により活性化する信

念は，必ずしも声の内容から明らかなものではない。たとえば声の内容が否定的（「おまえはいつだってへまをする」）だとしても，患者が声について善意の信念を持っているために，「声は私を助けてくれようとしている」と，肯定的にひねりを加えるかもしれない。声の内容と，声についての信念の**両方**が感情と行動に影響を与えることは明らかである。

Vaughan と Fouler[624] は，Birchwood と Chadwick[84] の先行研究を洗練させ，声の支配的なスタイルと，声の悪意と力強さについての患者の知覚との関係を具体的に探究した。この研究によると，患者が経験する苦悩のレベルは，声の悪意についての信念よりも，患者が声の支配力をどう知覚するかに強く関連していた。具体的に言うと，声が支配的だと知覚されればされるほど，患者は苦悩を感じていた。さらに，先行研究で明らかにされた，知覚された声の力強さと苦悩との関係は，新たな研究ではさらに深められ，声がその力を**振る**うと知覚されるそのあり方が，最も重要であることが確かめられた。最後に，Vaughan と Fouler は，幻聴に対する患者の従順さと患者の苦悩との間に，予想に反して，負の相関を見出した。具体的には，幻聴経験が苦痛であればあるほど，患者は声に対して従順ではなかったのである。

とくに侵入的な声や不快な声が頻繁に聴こえるとき，患者はそれがあたかも疼痛や息切れのような持続的またはいらだたしい症状であるかのように反応することがある。「対処できない」，「耐えられない」，「生活がめちゃくちゃにされる」などの信念が活性化し，不安や怒りやうつが生じることがある。これらの患者はまた，声の主がパラノイア的だったり（「やつらは私を尾けている」など），脅威だったり（「医者たちが私に毒を盛ろうとしている」など），うつ的だったり（「神様は私に満足していない」など）する信念を抱いている。これらの信念は，幻覚のほかの側面と同じように，患者がそれを阻止したり捨て去ったりしようとする努力の中で，いっそう声に注意を集中させることになる。しかし，こうして声への集中が強まると，そのことがまた，声の強度と頻度を高め，声が耐え難いという信念の妥当性を裏づける結果となる。

声を聴くという経験は，苦悩をもたらすほかの信念を掻き立てる。患者は，声が制御不能であると信じているため，自分の人生も制御できないと思い込んでいる。その信念により引き起こされる苦悩に加え，声に含まれる脅しや批判

が不安や怒りや悲しみを引き起こすことがある。声を聴くことで引き起こされるもう1つの問題は，「私は気が違いかけている」という思考である。その心配の中には，気違いと見られた結果想定されるすべてのことが含まれる。入院，苦しい副作用を伴う服薬，家族からの隔離，着せられる汚名，のけ者にされる可能性などである。

　患者が，声の出現を危険や邪魔者や干渉の徴候としてどの程度差し迫ったものと評価するかは，患者が声を聴いた後にどの程度の苦悩を経験するかと直接関連する。MorrisonとBaker[41] [468]は，声を持つ患者が，持たない患者よりも，自分の認知的産物を望ましくなく受け入れ難いものとして経験する傾向が強いかどうかを調査した。その結果，声を聴く患者は，幻聴を経験しない統合失調症患者や，非精神病性の対照群に比べて，侵入的思考を多く報告し，また，対照群の被験者よりも，その侵入的思考を苦痛で，制御できず，受け入れ難いものとして経験していることがわかった。声を聴く患者はその声を，強迫性の患者が侵入的思考を評価するのと同じように，危険と将来の害悪の徴候として評価する傾向があった。この評価過程は，声に対する情動反応や行動反応に影響する。また，声の活動の持続にも影響する。これは，強迫性の患者の同様の評価が，侵入的思考に関連する苦悩の持続に影響を及ぼすのと同じである。

　BakerとMorrison[41]は，幻覚を経験する人と幻覚を経験しない精神病性の患者の対照群とを，自動思考に対する信念に基づいて識別できることを見出した。具体的には，幻覚を経験する人は，自動思考を制御不能で危険なものと知覚している程度が高かった。MorrisonとBaker[468]は，この研究のフォローアップ研究において，幻覚を経験する人は，健常者と幻覚を経験しない精神病性の対照群に比べて，より多くの侵入的思考について，苦痛で，制御不能で，受け入れ難いものと知覚すると報告している。Lowensら[421]は，強迫信念尺度（IBRO）[231]を用いて調査を実施した。この尺度は，自動思考に関するさまざまな信念（自動思考の侵入性の程度など）や，患者が自動思考に対して有する責任の程度，それらの侵入的思考に対抗するさまざまな手段などを測定するものである。その結果，幻覚を経験する患者のスコアは，強迫性障害患者と同じくらい高く，健常者の対照群よりも有意に高かった。

　超常現象に対する強力な信念を抱いている患者は，この信念の枠内で声を

解釈し，その信念が妄想的体系を形成する。たとえばわれわれのある患者は，テレパシーを扱ったテレビ番組を見た後に初めて声を聴き，それから6週間，家に引きこもり，自分の日々の行動についてその場でコメントをする男女の声を聴くようになった。この患者は，聴こえ始めた声を，テレビ番組に出ていた「テレパシー能力者」の声だと解釈した。やはり超常現象に強い興味を抱き，毎週のように霊能者のもとに通っていたある教師は，生徒の声の幻を聴くようになり，その声を，生徒が自分とテレパシーで話せる力によるものだと解釈した。声についてのこうした妄想的信念は，声の重要性を強めるだけでなく，患者にとっては声の正当性を裏づける一層の証拠となる。

　Chadwick と Birchwood による研究[84] [140] は，声の権力と権威について，また声の要求や命令に従わないとどうなるかという結果についてのそれぞれの特異的な信念が，とくに重要であることを示している。たとえば，Chadwickと Birchwood[140] によると，患者が簡単な命令に従うかどうかは，声に関するそれぞれの信念の性質に左右されるが，過酷な命令（危険を伴う行動を強要するなど）には，全般に抵抗するという。患者は，自分を傷つけたり，服薬を拒んだりせよと命令する声には，他人を傷つけろという声よりも従う可能性が高い。Beck-Sander ら[65] は，幻聴の命令のタイプを分類した。短い命令（「黙れ！」など），日常的な指示（「お茶を1杯入れろ」など），反社会的命令（「フレディーを怒鳴りつけろ」など），軽い犯罪を犯す命令，重い犯罪を犯す命令，自傷の命令である。その結果，患者は，本人が善意と信じる声には従いやすく，悪意と見なす声には抵抗しがちであることがわかったことは重要である。自分が声を支配していると信じている患者は，声の命令に従わない傾向があった。

　ほかの命令に従わなかったことについて声を「なだめる」ために，一部の命令に従うという患者もいる[65]。たとえば，ある調査対象者は，「神様」に，ほかの患者を殴れと命じられたと信じており，「機嫌を取るために，神様を賛美する歌を歌い，謝罪の言葉を次々と並べ，次は従うと約束した」と話した。料理をするなと声に命じられたと信じている別の患者は，料理を途中でやめて，まずいまま食べることで，声をなだめようとした。

　患者は，他人を傷つけろという命令よりも，自分を傷つけろという命令に，

進んで従う。声への機嫌取りの行為は，しばしば自傷を含む。ある患者は，ある医療スタッフを襲えという悪魔の声を満足させようと，自分の手首を切った。別の女性患者は，意思に反してある女性患者にオーラルセックスをせよと命じる声をなだめようと，ニスと釣り用のおもりを飲み込んだ[65]。

声との「関係」

　患者は，他人との人間関係と同じように，声と関係を結ぶことがある。肯定的な関係も，否定的な関係も，どちらともつかない関係もある（Benjamin[69]を参照）。声にはそれ自体の生命があるように見える。完全に自律的で，患者から独立しているかのようである。その結果患者は，声が自分に，したくないことをさせると不満を言うことがある。しかし，声を楽しんでいる患者もいる（「友達は彼らしかいないんです」）。そうした患者は，声を，気晴らしになる面白いものと思っている。声が「良いアドバイスを与えてくれる」ように思っていることもある。ある患者は，「声のおかげで正気を保っていられる」と言う。ほかの人間との関係と同じように，声と親密な関係を築いたり，いつでも会話をしているかのように声と話し合ったりする患者もいる。暮らしの隙間を埋めるために，声を呼び出す方法を使う場合もある。しかし，声との関係は常に満足のいくものとは限らない。

　患者が，声の内容に基づいて肯定的な予想を立て，あとで幻滅するということもよくある。たとえば，声が何かの約束をしてそれを守らず，患者はもう声を信用できないと感じるというようなことである。しかし，患者が守られなかった「約束」について合理化をすることもある。ある患者は，特定の期日までにもっと良い住宅地に引っ越すことになると声に告げられていた。それが実現しなかったとき，患者は，何か重大な支障が生じたのだろうと判断した[142]。

非適応的対処と安全行動

　幻聴を聴く患者は，声の活性化を抑えようとする行動や，声を聴くことの不快な結果を中和する行動や，声の主と思われる者の機嫌を取るための行動も取る。パニック障害患者が，パニック感覚に似た自動的な覚醒症状を生み出すことを恐れて激しい運動を避けたり，社交恐怖患者が人の注意を引くことを避け

るために客席の最後列に座ったりするのと同じように，苦痛をもたらす声を聴く患者は，声の管理に役立ったり，声に伴う苦悩を軽減したりすると信じている行動を取る（あからさまに行うこともあれば，密かに行うこともある）。これらの行動は，予測される危険や不安を避ける目的を持つため，Morrison[466]はこれを「安全行動」と名づけた。「社交不安患者」の場合も同じだが，幻覚を経験する人が安全方略に依存すると，そのことで幻覚が持続しやすくなる。

幻聴を経験する人によると，公共の場所を避け，家事に専念していると，声は最低限に抑えられるという[547]。ある患者は，毎日夕方になると声が悪化すると予想できたため，その時間に仮眠を取るようにした。ある音楽家の患者は，声を聴かないようギターを弾いた。自分を苛む声から逃れるために橋から飛び降りた患者もいた。これは自殺企図ではなく，声自体が脅迫的に存在することから逃れようとする行動だった。Romme と Escher[547] は，声を聴いた人の約3分の2は，声から逃れようとしたり，声を無視しようとしたりするが，うまくいかないと報告している。残念ながら，声を避けたり無力化したりしようと努力することで，患者は活動範囲が狭くなり，それが社会的な隔離につながり，逆説的だが，声をますます活発にする結果に終わる。

幻覚を経験する患者は，強迫性の患者が自身の強迫に対処するのと同じ種類の方略を用いることがある。たとえば，冒瀆的な声を聴くある患者は，代わりによいことを考えようとしたり，神を怒らせる結果を恐れ，それを無効化，無力化するために祈りを捧げたりした。別の患者も同様に，自分の「無礼な」声に対して，「みんないい人だし，何も問題はない」と自分に言い聞かせ，「肯定的な確認」をすることで対応した。初めて幻聴を聴いたある患者は，電話の交換手に電話をした。電話の交換手なら声を消せると考えたのである。われわれの別の患者は，帰宅するときになると声を聴くと予想できた。そこで，声に先手を打って，「私に対してそんなことはできないぞ」と口に出して言っていた。声を意識しないよう抑圧の努力をすると，普通の考えを抑圧しようとしたときに見られる反動と同じことが起こる場合がある[648]。声に関する信念に応じた安全行動を取る例として，われわれのある患者は，声が聴こえるとヘッドバンドを着けた。ヘッドバンドが声を消すだけでなく，自分に「心の強さ」を与えると信じていたからである。声は，命令に従わないと心を奪い去ると脅迫して

いた。

　患者はまた，声への対応として，選択的に注意を払い，過覚醒になる。われ
われのある患者は，活性化した声への対応として，「声が何をしようとしてい
るかを理解する」ために1人きりになって声に集中した。ほかの患者たちも，
一般の人びとが危険性のある刺激やメッセージに出会ったときと同じように，
声に注意を集中する。悪意があり苦痛を伴う声から注意を逸らすために，良い
内容の声に注意を集中する患者もいる[547]。このような対処行動を取ることで，
声を聴いたことの結果についての否定的な評価（「命令に従わなかったら，神
は私を殺していただろう」など）を反証しにくくなることが確認されたのは重
要である。また，安全行動を取る患者は，声の由来についての自分の信念が正
しいかどうかを確認する機会を失う。対処行動は，このように現実検討の過程
を妨げることで，幻聴経験を悪化させることがある。これら各種の安全行動は，
パニック障害や強迫性障害，恐怖症の患者が一般に採用する安全行動と同じで，
一時的な救いにはなるが，障害を持続させることにもなる。

　これらの患者の幻聴に寄与する生物学的因子の1つは，青年期のニューロ
ンの刈り込み過剰による脳の**過少神経接続**である。この刈り込みのせいで，患
者は高度な認知機能に用いられるリソースを減らし，妄想的解釈を現実検討に
かける能力を失う。患者は代わりに，非機能的な低レベルの推論方略に頼る。
もう1つの生物学的因子として，ドーパミンなどの神経伝達物質が大脳に溢
れていることがある（ニューロンの喪失に対する反応の可能性がある）。これ
が，突出した認知（侵入的または強迫的な自己評価）を「ハイパープライミン
グ」し，それがついには知覚化の閾値を超えて幻覚に至るのである。

第4章のまとめ

　統合失調症患者の幻聴は，関連する生物学的構成要素を統合した認知的枠組
みの中で理解することができる。幻聴の形成，固定化，持続は，複数の要因に
より決まる。

1. 患者は知覚化の閾値が低い。ストレス，孤立化，疲労により閾値はさ

らに下がる。

2. 十分なエネルギーを持つハイパーバレントな（ホットな）認知は，知覚化の閾値を超え，その結果，幻聴へと変形する。

3. 声が外部に由来するとする考えが，外在化バイアスにより強化される。

4. このバイアスを，リソースを節約する方略と，脆弱化した現実検討（誤りを検出し，それを修正し，判断を留保し，より多くのデータを集め，評価をやり直し，代替の説明を用意する）が支える。

　次に，幻聴の持続は，外的主体に関する妄想，基礎となるコアビリーフ，知覚される声との「関係」など，さまざまな信念によって決まる。特定の対処反応や安全行動も，誤った信念を持続させる傾向がある。

※この章の一部は Beck and Rector（2003）から転載した。Copyright 2002 by Springer Publishing. 許可を得て転載。

第5章　陰性症状の認知的概念化

　マイクという患者は，以前から衛生状態がけっして良くなかったが，ある日とりわけ汚れた風体で治療者のところにやってきた。どうしたのかと問われてマイクがすぐに説明したところによると，母親が手に怪我をして家事ができなくなり，何より大変なことに，マイクの洗濯ができなくなったという。マイクは，主治医の精神科医との最近の面接で，母親がしていた洗濯を自分で少しやってみたらどうかと言われたという話をした。それに対して，マイクは，健康と知性を（どうにかして）取り戻して，洗濯をしてもらえる彼女を作らなければと説明したという。精神科医は，薬はまだ飲んでいるかとマイクに確認した。マイクは後に治療者に，実は良くなったら彼女を2人作る計画なのだということは，精神科医にはあえて話さなかったのだと打ち明けた。

　マイクはアイルランド系アメリカ人で40代半ば，高校時代に統合失調症を発症した。専門家による薬物療法をきちんと続けており，精神科医を尊重している。注意，記憶，実行機能課題では，健常者の平均よりも少なくとも標準偏差の2倍スコアが低かった。ここから，認知的障害がかなり明らかである。これは，マイクが洗濯を実施する認知的リソースを集めることができないため，自分の洗濯ができないということなのだろうか。この点を尋ねてみると，マイクは「洗濯は嫌いだ」と答える。さらにいくつか質問を重ねると（「自分で洗濯をしたことがありますか？」，「やってみたことがないのに，それが好きかどうかどうしてわかるのです？」など）「洗濯機の操作ができない」という答えにたどり着く。しかし，自分で洗濯をしてみたことがなく，洗濯機と同程度に難しい機械（ビデオ，ステレオ，ストーブなど）の操作はしていることから，認知的障害に代わる説明が見えてくる。すなわち，マイクは，一方で，慣

れない課題をこなす能力に関して敗北主義的な期待を持ち，他方では，課題の遂行に関して完全主義的な基準を抱いているという説明である。マイクは，これらの信念のおかげで，挫折や，失敗と見られることから守られている。同時に，これらの信念が，日常的な課題全体が，自分にできる努力以上のものを必要とするという誤った印象を生み出している。

　マイクのような顕著な陰性症状を見せる患者は，健常者に典型的な行動反応や内的経験が，まったく欠けているとまでは言わなくとも，きわめて弱いことをはっきりと示している。病理の中心には，言語的，非言語的表現の低下と，建設的で快適な社会的活動の遂行の制限がある[385]。臨床家は，幻覚と妄想を評価する際には自己報告と推測に頼らざるをえないが，陰性症状に関しては，患者の行動の範囲で直接的に観察することができる。つまり，**感情の平板化**は「無表情な外見」と気分の欠如で，**思考の貧困**は自発的な発話がほとんどないことで，**意欲の欠如**は活動せずに受動的に日々を過ごすことで，**快感消失** Anhedonia は楽しみに関わらないことで，**社会性の低下**は人間関係において孤立していることから見て取れる[442]。しかし，これらの患者の行動上，表現上の減退に伴う心理学的状態は観察できない。こうした無口で反応の鈍い人びとは，何を考え，何を感じているのだろうか。McGlashan らは，患者が外面的な表現に欠けているのは，内面においても，動機や情動や思考の経験が同様に減弱していることの反映であると推測した。彼らによると，患者は「動機や目的を経験せず」，「創造性や独創性」を欠き，単純化された現実を抱えているという。彼らは陰性症状を最終的に，持続的な欠陥または障害のある状態として特徴づけ，それが基盤を形成し，その上に統合失調症の「急性で断片化した顕症期の」（すなわち精神病性で解体した）症状が上書きされる，とした。

　患者の陰性症状は，150 年以上前から観察されてきた[81]。これは，統合失調症概念の初期の定義においては中核的な症状だった（第 1 章参照）。クレペリン[390]は，**早発痴呆**の基となる 2 つの基本的過程として，「意欲の原動力の低下」と「パーソナリティの破壊」（p.74）を挙げた。Ｕブロイラー[89]はこれに同意し，「臨床像の前面には情緒的劣化がある。……多くの者は，閉鎖病棟で，無表情に背中を丸め，何事にも無関心な様子でぼんやり座っている」（p.40）と書いている。しかし陰性症状は，100 年近くこの疾患の中心的

に位置を占めてきたにもかかわらず，20世紀半ばには，数十年にわたり無視された時期があった。効果的な抗精神病薬の登場と，シュナイダーによる一級症状という定式化が広く認められたことにより，統合失調症の概念が再定義され，情緒的，行動的な一貫した劣化よりも，エピソード的な現実性の崩壊の方が強調されてきたのである[131]。

　1980年代に入ると，Tim Crow, Nancy Andreasenらの主導により，統合失調症における陰性症状概念が復活した[111]。第1章で見たように，CrowのII型統合失調症（陰性症状，治療反応性の悪さ，先行性の発症，長期的転帰の悪さ，脳の構造的異常を特徴とする）は，陰性症状を前面に置き，「陰性症状における持続した行動上の障害は，脳の持続的な病理を内包する」というヒューリングズ・ジャクソン[339]らの中心的な定式化をあらためて主張するものだった。これに対応してAndreasenは実用可能な尺度として，観察可能な陰性症状に特化した陰性症状評価尺度（SANS）[18]を開発した。SANSや，後に開発された陽性・陰性症状評価尺度（PANSS）[365]によって，陰性症状について時間と場所を越えた信頼できる評価が可能になり，陰性症状の測定が改善した[17) 18]。

経験的知見

妥当性，転帰，経過

　それから20年の間に，陰性症状の理解は大きく進んだ。第一に，陰性症状は，陽性症状以上に症候学的とは言えないまでも[111]，統合失調症の構成要素として，たしかに妥当性を持つ[201]。複数の文化圏で実施された因子分析には，精神病因子と解体因子のほかに，明確にまとまった陰性症状の因子が含まれる[24) 25) 43) 352]。統合失調症の陰性症状の次元は，さらに分解可能かもしれない[376]。しかし，これは単一の因子として矛盾なく成り立っており，経過と転帰の変数に対して，また神経生物学的，認知的な機能不全に対して，精神病因子や解体因子とは異なる関係を有している。統合失調症の陰性症状の妥当性は確認されている。

転帰に関して言えば，長期的研究から，陰性症状の程度が，社会的，職業的機能の弱さと相対的な QOL の悪さの予測因子となることがわかっている [241]。たとえば Andreasen らは，初回面接時の陰性症状の重症度——陽性症状や解体の重症度ではない——が，2 年後の QOL の悪化 [329] と，7 年後の社会的機能の低下 [457] を予測することを報告している。陰性衝動と転帰との関係については，ほかの研究チームも同様の結果を得ている [101] [658]。長期的な（10 年以上の）転帰研究も，陰性症状が機能の悪化の予測因子として有意であることを確認している [107]。

陰性症状が転帰に対して精神病性の次元や解体の次元とは異なる関係を持つことは，その経過も異なることを示唆する。実際，疫学的研究から，陰性症状が経過の各段階においてこれらの次元とは異なることがわかっている。初期の理論家たちが考えたように，陰性症状はどちらかというと特性に近いことが，研究で確かめられている。陰性症状は，前向き研究，たとえば 2 年間の追跡を通じて持続的であることが報告されている [31]。ドイツで初回エピソードを対象に実施された大規模な研究でも，陰性症状は 5 年間にわたり持続的であった [297]。精神病性の因子や解体因子は，これほど持続的でなく，したがって，どちらの研究でも転帰の予測因子とはならなかった。慢性的に入院している患者を対象に最近実施された研究からは，陽性症状が減退するのに対して，陰性症状は生涯を通じて持続的または増悪する傾向にあることが示唆されている。重度の陰性症状の最良の予測因子は，25 歳未満での発病だった [430]。これらの結果から，大半の患者において統合失調症の特徴とは，間欠的な精神病症状の増悪に彩られた比較的持続的な陰性症状であるという結論に至った研究者もいる [13] [24]。

Carpenter らは，統合失調症患者の一部（15 ～ 20％）は，中核的な陰性症状の布置が驚くほどの持続性を示すことを確認した [133]。患者が「欠損症候群」と分類されるには，12 カ月にわたり陰性症状（以下のうちの最低 2 つ：感情鈍麻，情動範囲の縮小，会話の貧困，興味の抑制，目的感の縮小，社会的意欲の縮小）が見られなければならず，それは陽性症状，薬物治療，認知的障害，不安，うつなど疾患に関連する因子に対して二次的なものであってはならない [385]。初回エピソードの患者を対象とした研究は，欠損症候群の持続性を

明確に示した。欠損のある患者は，欠損のない患者に比べて，2年間にわたり一貫して重度の陰性症状を示していた[627]。

　陰性症状は，持続性を示すことに加えて，時間的にほかの症状次元よりも先行することが明らかになっている。後ろ向き研究から，陰性症状は，精神病症状の最初の発症以前に現れる傾向があることが裏づけられる[125] [511]。イスラエルの徴用兵を対象とした大規模な前向き研究において，陰性的な症状（友人がいないなど）が後の統合失調症発症の最良の予測因子となった[189]。同様に，統合失調症の発症リスクが高いとされる人は，陰性的な徴候が有意に高く，陽性的な徴候が相対的に低いという特徴を持つ傾向がある[401]。

　陰性症状は，ほかの次元の症状より先に現れることから，統合失調症の二次的側面というよりも主要な側面であると，一部の研究者は結論づけてきた[297]。ブロイラー[89] やクレペリン[390] と同じ方向の考え方である。さらに，出現が早いことに加えて相対的に持続的であることは，陰性症状の基盤として脳内に安定した過程が存在することを反映していると解釈されてきた。実際，最初期の脳の画像化研究からは，側脳室の拡張が認められた[463]。これは，脳体積の減少を示唆する。後の研究から，脳体積の減少と陰性症状が相関することがわかっている[358]。しかも，機能的画像化から，統合失調症患者の前頭皮質の活動が低下していることも明らかになっているが[407] [596]，この活動低下も陰性症状と相関する[666]。まとめると，疫学的研究と画像化研究の流れから，われわれはヒューリングズ・ジャクソンと Crow へと引き戻されるということである。そのメカニズムが脳の特定の領域の体積減であれ，特定の領域の過少活動であれ，行動において観察される劣化と，想定される脳の機能不全とが，同じ形を取っていると研究者は主張している。

神経認知的障害

　すでに見たように（第1章，第2章），統合失調症患者にとって，日常的な情報処理は，困難な課題となる。患者は環境から情報を収集する能力や，集中を維持する能力が低下している。内的，外的刺激により，簡単に注意が逸らされてしまう。計画を立て，じっとすることが難しい。解決策がすぐにわからない問題は，なかなか解決できない[260]。Heinrichs[319] のメタ分析によると，注

意，記憶，実行機能の課題における患者の成績は，健常者の対照群と比較して標準偏差分だけ低い。認知的障害は，精神病症状や解体症状の次元よりも陰性症状との相関が強い傾向にあるという点は重要である[368)622)]。たとえば，O'Leary ら[497)]の横断研究によると，精神病症状は認知的尺度と関連せず，解体症状は認知的尺度の1つと関連するが，陰性症状は，記憶，注意，運動スキルを含む複数の課題の成績と関連する。同様の結果は，いくつかの国際研究で報告されている[281)474)626)]。

　神経認知的課題の成績は，陰性症状と相関するだけでなく，当然のことながら，転帰とも相関する。実際，認知的尺度を転帰の悪さの最良の予測因子であると考える研究者[276)305)626)]もいる（ただし，これを裏づける結果が得られなかったとする研究[2)]も報告されている）。たとえば，神経認知的課題に対する患者のベースラインの成績は，5年後[544)]，7年後[457)]の転帰を予測する。Green ら[279)]は，広く引用されているメタ分析において，機能的転帰の尺度と，実行機能，二次的言語記憶（単語のリストを後で想起するものなど），即座の言語的想起，注意の持続の各検査とを関連づけた際の効果量は小さい，ないし中程度であると報告している。

陰性症状の素因ストレスモデル

　構築が進む研究コーパスは，統合失調症の素因ストレスモデルによる定式化を支持するものとなっている[601)]。これまでに見てきた研究と同じく，陰性症状に対する遺伝的素因の寄与は，陽性症状に対するものよりも大きく，また，産科的合併症も，それ以上に陰性症状に関連するように思われる[127)]。つまり，ある種の人びとは，遺伝的リスク因子と環境的リスク因子の複雑な絡み合いにより，青年期に陰性症状を発症しやすくなっているということである。遺伝的，産科的因子は，脳室拡張など構造的異常につながるようである[630)]。Walker ら[640)]は，脳の形態，構造と，子どもの運動異常とを関連づけた。脳室拡張は，精神病の発病に先立つ可能性が高い[220)]。脳室の異常の基には，神経細胞の移動の異常，妊娠中のプログラムされた細胞死[117)]，青年期の異常な刈り込み[216)]などの神経病理があるのかもしれない。これらの神経の傷害のために，脳の各領野間の接続が妨げられ，脳の統合的機能が低下しているとも考えられ

る[443]。その機能低下が，神経認知的働きや情報処理のリソースに限界を設けている。実際，社会的な失敗や学業の不振など，発達上のストレス因子[401]は，認知的障害と処理リソースの不足に関連しており，陰性症状への基本的脆弱性を構成しているのかもしれない（この考え方は第14章でさらに詳しく考察する）。

このような神経生物学的，神経認知的障害が陰性症状の病因に関連していることは明らかだと思われる。しかし，陰性症状の生物認知的基盤に関する研究成果が豊富であるにもかかわらず，陰性症状の心理学的側面については，それほど研究されていない[471]。心理学的側面の理論化が進まない理由の1つは，行動の欠如と思考の欠如の間に同型性が想定されているからかもしれない。Nancy Andreasen[17]が陰性症状を示す患者を「空っぽの貝殻」で「考えることができず」，その結果，苦しんだり希望を持ったりする能力を失っていると説明したことはよく知られている。この見方に従えば，根本的な神経病理こそが，患者の建設的な活動の足かせになるとともに，自分を表現し，コミュニケーションを図る反応を制限しているということになる。

陰性症状の心理学

一人称的説明[原注1]

陰性症状の心理学を説明するためには，症状を持つ人びと自身による説明が出発点となる。彼らの説明は，「空っぽの貝殻」という主張とはかなり明確に異なる。以下の記述は，発症から1年後の男性（25歳）によるものである[144]。

> 自分の考えがコントロールできません。考えずにいることができないのです。考えが自然に湧いてきます。……会話をしていると自制が効かなくなって，汗が出て全身が震えます。……相手が言うことはちゃんと聞き取れます。でも，相手が言ったことを次の瞬間に覚えているのが難しい——心から出て行ってしまうのです。……何か気の利いた適切なことを言おうとするのですが，それが重荷です。……そのような攻撃を受けない

原注1）これら統合失調症の個人的説明は，Davidson と Stayner（1997）により初めて収集された。

よう，話すのを最低限に抑えています（p.237）。

　この患者は，記憶と言葉をコントロールできないという感覚を持っている。そのため，他人との会話が非常に困難なものになる。認知的障害や思考障害は，明らかに患者の思考の貧困と社会的引きこもりに関連する。しかし，その影響の仕方は直接的なものではない。会話の相手が抱く社会的な期待に添いたいという欲求があり，そこに拒絶されることへの鋭い感受性と，コミュニケーションの困難さを過度に一般化することが相まって，患者は社交嫌悪を抱き，最終的には社交性が低下する。仕事や金銭的な心配から来る問題を通じて，間接的に生じる社会的困難もある[566]。

　　　私たちの中には，貧困に，ときにはまったくの無一文の状態に対処する術を学ばなければならないものが数多くいます。そうしたことは常に，私たちの人間関係に影響を及ぼします。仕事を失えば……自尊心を維持することや，愛する人との関係を――それがどんな関係であれ――継続することが難しくなるのです（p.20）。

　この患者の場合，仕事を続けられなくなることや，経済的な自立を維持できなくなることが，家族や，友人になりうる人，恋愛の相手との関係に重大な悪影響を及ぼしている。この患者は，他人からの批判を予期して，その苦悩を低減するために他人を避けることを選ぶかもしれない。しかし，仕事上の困難な状況と，社会的引きこもりとの間をつなぐのは，患者自身の自尊心の低さという心理学的因子である。Warner[643]は，大量のデータを整理して，失業が統合失調症患者の回復とQOLに及ぼす影響をまとめている。それによると，上記の患者の経験はごく一般的なものということになる。

　患者が社会状況の中で自分が機能する力を持つと考えるかどうかは，患者が社会活動に実際に参加しているかどうかに大きく関係することがある[306]。

　　　私が直面している最大の問題――それは基本的な問題だと私は考えていますが――それは，自分の感情の激しさと変化の大きさ，そして他人の激しい感情，とくに否定的な感情を扱う際の閾値の低さです。……私は人を，家族や友人を，怖がるようになりまし

た。それは、彼らの言うことが怖かったのではなく、自分に他人との普通の接触に対処する力がないことが怖かったのです（p.55）。

　この患者の説明で目につくのは、自分の社会的能力について絶対的な言葉で語っていることである。端的に、自分には日常生活における社会的関係を扱う能力が欠けていると考えている。患者の無価値感は理解できるが、しかしこの患者は、他人への対応を学ぶ自分の能力を過小評価しているように思える。社会活動からの引きこもりが両面的な結果をもたらすことから考えて、この点は注意に値する。患者は嫌な社会経験から自分を守っているが、それと引き換えに孤立し、厳しい孤独を味わう。別の患者はこのように書いている[93]。「言葉が自分に及ぼす影響をコントロールできません。私の生理機能が泣いています。私は自分が憎いです。弱すぎて、世界を傷つけていることを謝ることができません。愛したいです。互いに関係を築ける人たちがうらやましいです」（p.205）。社会的不適格感に加えて、社会的スティグマと、のしかかってくる拒絶の脅威も、他者と安心して関係できないことに、また最終的には、自身が深く孤立することに、影響する可能性がある[652]。

　　　状況をさらに悪化させるのは、自分がこうしたことについて誰にも話せないという辛
　　　い知識です。こうしたことは、話題にしづらいだけでなく、この種の問題を1つでも
　　　持っていることを認めると、相手はたいてい表情をこわばらせますし、即座に、そして
　　　しばしば最終的に、離れていってしまうのです（p.374）。

　陰性症状が顕著な患者は、根本的なレベルで、他人から「壁を作られている」ように感じることがある。社会的な隔離が回復しがたいものであると見る見方が強いほど、自殺行動を取るリスクは高まるだろう。

　このような患者の自己報告を出発点とし、以下の節では、関連する研究結果を統合して、陰性症状において非機能的な否定的信念が建設的で快い活動の回避へとつながっていく心理を解明する。動機の喪失と回避につながる関連因子としては、快への期待の低さ（「きっと楽しめない」など）、社会的、非社会的課題における成功への期待の低さ（「合格ラインには達しないだろう」など）、

社会的受容に対する期待の低さ（「何を期待しているのか？　私は精神を病んでいるのに」など），パフォーマンスに関する敗北主義的信念（「課題の成功を確信しているのでなければ，試みる意味はない」など）がある。否定的で過度に一般化された信念が，行動を起こすこと（発話や感情表出を含む）を妨げる。そうした信念自体が，統合失調症における認知的障害と陰性症状と機能不全の因果関係を媒介するものになるのである。

陽性症状によって活性化する否定的信念

陽性症状と陰性症状は，かなりの程度まで重なり合い，相互に影響し合う。たとえば人混みの中で侮蔑的な声を聴く患者は，他人がその侮蔑を聴くことを恐れ，人と関わらないことを選ぶ。同様に，身体的影響についての妄想を経験しているある患者は，虐待者の行為が自分の身体に引き起こす苦痛を最小限に抑えるために，あえて1日中横になっていた。こうした効果は二次的陰性症状と呼ばれる。Ventura ら [627] は，事例報告に基づいて，陰性症状の悪化と幻覚や妄想の悪化が，偶然により予測される以上に同時に起こることを示した。

これら「二次的」行動反応は，否定的な信念や態度によって媒介されることが多い。たとえば，患者が声に積極的に関わるか，あるいは逆に声に関係せず引きこもるかは，声の全能性，コントロール不能性，無謬性に関するそれぞれの特異的な妄想的信念によって決まる [56]。さらに，脅迫的な妄想や幻覚に直面した患者にとって，陰性症状が補助的な保護機能を果たすこともある。たとえば，ある患者は，家の外で政府職員に監視されているという恐怖を和らげようとして，1日中ベッドの中で過ごしていた。別の患者は，声に「おまえは役立たずだ」と言わせるきっかけとなるような失敗をすることを恐れて，家族や友人と関わろうとしなかった。特異的な妄想的信念が陰性症状につながることもある。ある患者は，人に話をするときに勃起することを恐れ，ほとんど話をしなかった（思考の貧困につながる）。この患者は，性的興奮を抑制しようとして，あらゆる活動を最低限に抑え，大半の時間を思考制御の努力に費やしていた（アネルギーや引きこもりにつながる）。

社会嫌悪

統合失調症において否定的態度が社会的活動に及ぼす役割の証拠は，社会的快感消失尺度（SAS）[150) 152)] およびその改訂版である改訂社会的快感消失尺度（RSAS）[206)] に見て取ることができる。この尺度の各設問に詳述される価値観や選好は，社会的引きこもりに関連するように見える。たとえば「親しい友人を持つことはほとんど重要ではないと思う」，「自分はただ放っておいてほしいだけなのに，シャイだと思われることがある」，「人と関わらずにすむ趣味やレジャーのほうが好きだ」などの項目である。社会的関係に対するこれらの否定的な態度は，統合失調症の診断を受けた人の生物学的親族に顕著に見られるようである [371)]。したがって，これらは精神病を発病しやすい人の特徴でもある [149) 459)]。また，Jack Blanchard らは，統合失調症患者が，精神病でない対照群や [88)]，大うつ病性障害の診断を受けた人 [87)] よりも，社会的関係に対して一貫して否定的態度を取るという結論を得ている。

われわれは，社会嫌悪を最もよく表す RSAS の 15 の項目を集めた。たとえば「人と出かけるよりテレビを見ているほうがよい」，「私は人と密接に関わるには独立心が強すぎる」，「森や山の中の小屋にひとりきりで暮らせたら幸せだろう」などである。これらの設問への肯定的回答は，実行機能および言語記憶課題の成績にも，陽性症状，陰性症状，解体症状にも関連する。実際，社会嫌悪の態度は，①陽性症状と陰性症状の関係および②認知的障害と陰性症状の関係における媒介変数となっているように見える [270)]。社会嫌悪の態度は，社会的引きこもりを軽減する際に直接の標的となりうるため，これらの結果は，陰性症状を示す患者から社会嫌悪の態度を引き出すことが治療に利用できることを示唆している。

パフォーマンスに関する敗北主義的信念

Rector[532)] は，陰性症状を示す患者が，多くの場合，非機能的な信念や態度を支持していることを明らかにした。自身の課題のパフォーマンスについて，過度に一般化して否定的結論を示すのである。それはたとえば「少しでも失敗すれば，完全な失敗と変わらないくらい悪い」，「うまくできないのなら，最初

からそれをする意味はない」,「仕事で失敗するような私は,人間として負け犬だ」といった設問に対する肯定的回答に示される。これらの設問の内容はすべて敗北主義的な構えを示すもので,まとめて「パフォーマンスに関する敗北主義的態度」と呼ばれる[273]。Rector は,このような信念が回避や感情鈍麻,受動性につながる証拠を見出した。敗北主義的態度を肯定する割合が,陽性症状やうつ症状のレベルとは関連せず,陰性症状のレベルと相関したのである。Grant と Beck[273] は,Rector の研究を追試し,発展させた。敗北主義的信念に肯定的に回答する患者は,抽象,記憶,注意の課題で比較的大きな認知的障害を示すとともに,陰性症状が重く,社会的,職業的機能も劣ることを報告している。とくに,パフォーマンスに関する敗北主義的信念は,認知的障害と,陰性症状および機能の悪さの両方との関係を媒介していた。このことは,陰性症状を示す患者に見られる建設的活動への消極性の原因として,敗北主義的信念が働いていることを示唆する。

　Barrowclough ら[45] は,患者が自身の貢献や役割の機能を肯定的に評価する程度と,陰性症状の程度との間に有意な負の相関があることを明らかにした。患者による自己の価値の評価は,患者が障害と見なしていることがらによって決まるように思われる。たとえば患者は,自分に魅力も知性も社会的スキルもないと思っていたり,(社会,人間関係,仕事など)さまざまな方面で自分の役割に足りないところがあると思っていたりする。非機能的態度と,自分自身や対人関係に不足があると見なしていることとが合わさって,患者は社会から離れられる「安全圏」へと向かうのかもしれない。

　発達面で言うなら,社会と距離を取っていることに加え,社会的関係に否定的な態度と,パフォーマンスに関する敗北主義的態度が重なって,陰性症状が強まり,疾患の発病に至るとも考えられる。この考え方を裏づけるものとして,精神病性疾患を発病するリスクが「非常に高い」人において,敗北主義的信念と陰性症状が関連しているという予備的な証拠が見つかっている[514]。もっと一般的に言うなら,特定の態度や信念が媒介となり,認知的障害の影響を,陰性症状や社会的,職業的機能に及ぼすのである。そして,建設的活動への消極性を悪化させ,維持する。陰性症状における失敗の信念と予期を強調することは,動機づけられた行動を概念化する場合と同じ面がある[204]。とくに,有効

性の信念は，健常者において，課題のリソースと課題の積極的遂行との間を媒介する重要な因子であることが明らかにされている[420]。

期待を低く評価する

社会やパフォーマンスに関する敗北主義的信念に加え，陽性症状からは独立した形で，陰性症状に関与するもう1つの認知的因子セットがある。具体的に言うと，患者は将来の経験に関して，快や成功，他人からの支持について，あまり期待できないと評価する。それに加えて，患者は，自分が日常生活の課題に必要な認知的リソースを欠いていると思っている[536]。以下，それぞれの否定的予期の形式と内容を考察する。

快への期待の低さ

快い活動に積極的に加わることについて悲観的になって，期待しなくなることも，患者の認知の特徴である。毎日何時間もベッドの中で過ごすことの多い患者の例を考えてみればわかりやすい。あるとき患者はギターを手に取り，いくつかのコードを弾いてみようとした。しかしすぐに，チューニングしなければいけないことに気づいた。そして，「なぜわざわざしなければいけないんだ。そんな作業をするだけの価値はない」と考え直した。患者は代わりにテレビをつけた。このように，患者は，自分にできるかもしれない努力の見返りとして得られる楽しみが，ほとんどないと予期するように見える。そればかりか，患者の注意は，大きく予想される不愉快なことに強く向いている。DeVries と Delespaul[193] は，被験者の1日を通じた経験を集めるという方法で，統合失調症患者が対照群の健常者に比べて，日々の生活の中で否定的な情動を経験することが多く，肯定的な情動をあまり経験していないことを明らかにした。この結果は，質問票を用いた研究結果とも一致する[79] [118]。これは，患者が快い活動に携わる機会が少ないことの反映とも考えられる。

統合失調症における感情表出と情動経験に関する実験の文献から，興味深い違いが明らかになってきた。情動を喚起する刺激を提示されたとき，患者は常に，対照群の非患者に比べて，肯定的な表情を示すことも否定的な表情を示すことも有意に少なかった[392]。その少なさは，持続的な陰性症状を示す患者で

とくに顕著であった[202]。これとは反対に，患者自身が報告する情動は，強さの面（情動喚起のレベル）でも誘意性の面（肯定的，否定的ともに）でも，非患者の対照群と同じだけの広がりを持っていた[79][392]。患者が慢性の重篤な陰性症状を呈している場合でさえ同じであった。快感消失は，典型的には快を経験する能力の減少と定義されるが[13][18]，患者も健常者と同程度まで快を経験できるし，実際にしていると示唆する研究論文も現れてきている。

　統合失調症における快感消失は，情動経験の欠落を反映するものでなく，快い活動に関して患者が持つ不正確な期待を反映しているのかもしれない[250]。このように定式化すれば，快い経験をあまりしていないと患者が報告することと，快を経験する能力に変わりがないことを同時に説明できる。詳しく言うと，患者が，快い活動をしても快く感じることはないだろうと考えていれば，その活動をしなくなるだろうし，その結果日常生活で快い経験をすることが減ってくる。Gardら[243]はこの定式化を支持するものとして，統合失調症患者は快への**予測**を表す尺度で健常者の対照群よりも点数が低く，実際の快い経験を表す尺度では点数が変わらないという研究結果を報告している。

　患者は，快への期待が低いにもかかわらず，ひとたび課題に取り組めばある程度の楽しみを経験する。たとえば，日々の活動が眠ること，食べること，予約した医師のところに通うことだけになっていたある患者が，かつては楽しめていたが今は楽しいだろうと予想しない活動のリストを作成した。それは家族を訪ねること，家に掃除機をかけること，風呂に入ること，テレビを見ること，祈ることなどである。最初，**期待する**楽しみの点数はゼロに近かったが，その後，掃除をすると軽い満足が得られ，風呂とテレビでは中程度の楽しみが，母親と電話で話すととても気持ちよくなると報告するようになった。こうした評価は，その場で点数をつけることが大切である。後になって思い出そうとすると，患者は楽しみの程度を過小に見積もる傾向がある。当然。想起の際の否定的なバイアスは，状況についての否定的な見方を強化し，得られた楽しさを矮小化するように働く。

成功への期待の低さ
　患者は，提示された課題をこなす際，成功への期待度も低く報告するバイア

スを示し，目標を達成できないと予想することが多い。実際に目標を達成できた場合でも，期待に比べて悪い出来だったと見なす傾向がある。このように患者は否定的な見通しを持つため，とくにストレスがかかっている場合に，目標志向の行動を始めて継続していくモチベーションに影響が及んでくる。統合失調症患者では，とくに複雑な課題の場合，目標志向の思考を維持する際の実行機能の役割が障害されていると説明されることがある[80)][597)]。しかし，この考え方では，患者がときには単純な課題も終えられないことや，あるときは特定の目標に向けて努力できるが次の日になるとできなくなることがあるといったことの理由について適切に説明できない。しかも，こうした患者は，十分な動機づけさえ持てば，能力を超えるように見える複雑な課題を実行することもできるのである。

　動機や行動を妨げるような否定的な予測をする患者は多い。たとえば社会的に孤立したある患者は，受話器を取り上げて電話をかけ始めても，すぐに受話器を置いてしまっていた。「まともに話しているように聞こえないだろう。何も話すことはないだろう」と考えたからである。この患者はその後，通院集団治療（「自分は言いたいことを何でも長々と話しすぎてしまう」から），フィットネスクラブ（「自分にはウェイトトレーニングをやり遂げられない」から），サッカー（「自分には十分なプレーができない」から）など，治療の最初，自分が「やる気を欠く」としてリストアップした場面で同じようにパフォーマンスに関連した心配を抱くことに気づくことができた。その心配が行動の妨げになっていることに気づいて，この患者は，目標に向かっていく気持ちを持つようになった。

　患者の中には，実際に，集中したり，細かい動きをしたり，ものごとを最後まで努力して見続けたりすることがかなり困難だと訴える者もいる。そこから，「成功の可能性に対するこの否定的な見方は正しいのではないか」という疑問が生じる。パフォーマンスについての否定的な予想を成り立たせる中心的な問題点は，患者が簡単にくじけてしまい，結果として自分の出来に失望しやすいことである。陰性症状が顕著な患者は，自分が立てた目標を達成できなかったことによる挫折感に加え，人に掛けられている期待に添えなかったと知覚し，強い罪悪感を経験する。自分自身の期待と他人による期待の両方に応えられな

かったという認識を常に抱える二重の重荷によって，自分が「負け犬」，「役立たず」，「無価値」，「無能」であるという主題を巡るコアビリーフが強化される。患者は過覚醒状態になり，批判の知覚に対して非常に敏感になる。ある患者は，母親に起こされ，予約してある医者の診察を受けるために服を着るよう言われたとき，嫌な感じがして，「いつでもうるさく言われている」，「疲れすぎている」，「期待されすぎだ」と考えたと話した。この患者はそれに反応して，ベッドに戻った。

Barrowclough ら [45] は，家族にどの程度の批判をされたかという知覚が，陰性症状の存在と重症度を予測するが，陽性症状は予測しないことを明らかにした。反対に，家族が温かく支持的だと知覚しているとき，患者は自分の役割のパフォーマンスを比較的肯定的に評価する。

スティグマによる期待の低さ

陰性症状が顕著な患者は，敗北感に覆われていることがある。そのような患者は，こんな風に言うかもしれない。「私には家がない。妻もいない。車もない。友達もいない」。こうした患者は，働くこと，生涯のパートナーを見つけること，余暇を楽しむことなど，文化により幅広く目指される目標を自分が達成していないことを痛いほど認識しているが，こうした目標を達成したいという欲求を捨てているわけではない。しかし，統合失調症の症状のせいで，現実的な限界が設けられることがある。統合失調症と**診断されること**自体が，気力を奪うものである。患者はその診断を，自分について抱いている否定的信念を裏づけるものと解釈するかもしれない。「私は統合失調症だ。それこそが，私が無能で無価値で負け犬である理由なのだ」と。患者にしてみれば，統合失調症の診断は「死刑宣告」に等しいと考えることは，ごく自然かもしれないのである。病気に関連してスティグマ化を行う信念は，患者の自己解釈の中に組み込まれており，患者の能力をさらに抑える。患者が困難に直面したときに，この自己解釈が，患者自身の自己効力の知覚に有害な影響を及ぼすことがある。このような信念は，「私は精神を病んでいるのに，何を期待しているのですか」，「私が何をしようと関係ないでしょう。それで私が統合失調症患者にすぎないという事実が変わるわけではないですから」，「私にはもう希望はありません——

一統合失調症になってしまったのです」といった表現の中に見て取れる。

たとえばある患者は，バスケットボールをしているときに，「自分が狂っているせいで人から悪く見られている」という感覚を膨らませた。プレー中に胃のあたりに「奇妙な感覚」があり，それで，自分が批判されていることがはっきりわかったと患者は説明した。そのため，以前はとても楽しんでいたバスケットボールのプレーを，その後しなくなってしまった。別の患者は，ボランティアの機会を提供されたとき，「なぜわざわざ。今でも人より遅れているのに。私は背中に臆病の印を入れているようなものです。泡の中で生きている紙切れのようなものです」と語った。また別の患者は，自分の病気のせいで人から「壁で隔てられている」と考え，自殺を図った。

リソースが限られているという知覚

努力をするときに傾けるエネルギーの代償として知覚されるものに関連する信念も，受動性と回避のパターンに寄与する。陰性症状が顕著な患者は，以前は楽しめていた活動に参加する機会ができたとき，「私はその努力に値しない」と考える[268]。たとえば治療のために紹介されてきたある患者は「やる気があまり起きず，エネルギーが低い」と訴えた。枕から頭を持ち上げるのにも「あまりにも大きな努力が必要」とのことだった。

リソースが限られているという知覚は，患者にとっては一片の真実以上のものと思われる。大量の研究文献が，統合失調症に見られる処理能力の消耗について，報告を重ねている[368]。処理プロセスに影響が及ぶ例としては，持続的な注意の減弱，課題への構えの維持の困難，処理の準備レベルが最善ではないことなどがある[489]。さらに，認知的リソース全般のプールが減少するため，感情の平板化，思考の貧困，感情鈍麻，社会的引きこもりなどが生じる可能性があるとも言われている[490]。しかし，自分の認知的限界を誇張するような敗北主義的な認知的構えを持つことは，陰性症状が顕著な患者の特徴でもある。

努力の傾注を回避することは，将来，危害を被ることを意識的に避けるためのリソース節約方略と見ることもできよう。患者は難しい問題に直面したとき，自分には「まだ準備ができていない」，それは「あまりに不快だろう」，自分は「エネルギーが低い」などと説明する。これらの信念は，他人が自分に向け

る期待値を上げないようにするものだが，代償は大きい。患者は，対人関係を心地よいものにするために目標や野心を投げ捨てることになるのである。実際，認知的障害を持つ患者は，「問題を避ければ，問題は消えてなくなるものだ」という言葉を，まず間違いなく肯定する [269] [271]。

第5章のまとめ

　過去25年間の研究から，陰性症状は，難治性で多くの障害に関連づけられる統合失調症において，比較的持続的な症状であることがはっきりした。われわれは，患者本人による報告と，既存の研究文献を基に陰性症状の認知モデルを描き出した。このモデルは，神経認知的障害と情動的，行動的障害の間のつながりを説明するものである。具体的には，われわれは陰性症状に関係するいくつかの認知的因子を特定した。すなわち，社会嫌悪の態度，パフォーマンスに関する敗北主義的信念，快と成功に対する否定的予想，認知的リソースが限られているという知覚である。これらの認知的因子はそれぞれ，認知行動的技法によりアセスメントと修正が可能（第11章参照）であるため，陰性症状についてのこの概念化は，（建設的で快い活動を増やすことを目指す）陰性症状の認知療法の基盤を提供する。陰性症状のこのモデルについては，第14章でさらに詳細に考察する。

第6章　形式的思考障害の認知的概念化

　ビルは 23 歳で独身，大卒で失業中である。自分は小説家で，本を出版したが報酬をもらっていないという妄想を抱いている。発話は解体し，発言の 3 つに 1 つは，どのように意図を考えても理解できないようなものになった。その発言は，文法的には成立しているが，言葉遣いが独特だった。たとえば，以下のような会話である。この会話は，少なくとも部分的には理解可能である。

　　治療者：では，人生に何を求めているかという点はどうですか？
　　ビ　ル：構造的に言えば，地に足を付けていたいです。

　前回のセッションについて何を考えたかを問われたときは，このように答えた。

　　ビ　ル：私は茶色い髪の男に話をしました。

　家族に話を遮られたときは，たとえばこのように言った。

　　ビ　ル：あなたは私の足の上を歩いています。

　最後の発言は，話を遮った家族に対するビルの怒りを意味していると治療者は解釈し，その解釈が合っているかどうかをビルに尋ねた。ビルは，自分は怒っていたと答え，家族はビルに話を続けさせるようにした。
　治療者は，ビルの解体した発話が，何かに怒っているときに悪化することに

気づいた。そこで治療者は，解体が悪化したときには，そのとき話していた話題を続けるのはやめ，後の機会を待つことにした。治療者は，会話の中で理解できたことがらについては，理解できたことを示すために，それを自分の口で繰り返した。理解が部分的なことがらについては，その意味を問い返し，確認した。たとえば以下のような会話である。

> 治療者：セッションにご両親に同席してもらっても構いませんか。
> ビ　ル：ここで箱の中に入っていたいです。
> 治療者：私たちが箱の中にいるように，セッションは私たちだけにしておきたいという意味ですか。それとも何かほかの意味なのでしょうか。
> ビ　ル：はい。
> 治療者：このセッションは私たちだけにしておきたいという意味ですね。
> ビ　ル：はい。
> 治療者：何かほかの意味だったのですか。
> ビ　ル：いいえ。

問いかけ，確認，そして特定の話題の打ち切りを繰り返すことで，最終的に，治療者と患者の間の理解は進んだ。その後，ビルが特定の状況に対して示す怒りの背後にある自動思考の吟味に進んだ。ビルは怒りを以前よりうまくコントロールできるようになり，形式的思考障害の事例は減少した。セッション外でも同様だった。

形式的思考障害は，**解体**という用語でまとめられることの多い，大きな症状群の1つである。解体には，不適切な感情と，奇異な行動も含まれる。解体は，統合失調症の症状の因子分析から得られる3つのカテゴリーの1つである[408]。ほかの2つは，現実歪曲（幻覚と妄想）と精神運動貧困（陰性症状）である。ブロイラー[89]は，解体した思考がこの病気の全過程を通じて見られ，ここから派生するほかの症状においても主症状であるという点で，これが統合失調症の基本症状であると考えていた。この症状群の性質と改善の可能性を探ることは，実践上も重要である。そのことは，この症状群が患者の現在および将来の仕事上，学業上，社会的機能上のパフォーマンスの悪さと相関することから明らかである[303] [408] [487]。

第6章 形式的思考障害の認知的概念化 **169**

　統合失調症に対する認知療法の仕事の大半は，妄想，幻覚，そして最近では
陰性症状に焦点化してきた。われわれはここで形式的思考障害のモデルを，こ
の症状群を認知的因子の理解を通じて概念化する方法として，また同時に，統
合失調症への認知療法の適用を強化する方法として提示する。後者については，
陰性症状やほかの陽性症状に対するものに加えてこれらの症状をマネジメント
する治療アプローチを含める。まず，形式的思考障害の多様なタイプを説明し，
それから認知モデルを提示する。その後，思考障害の情報処理モデルが認知モ
デルとどのように適合するかを説明する。最後に，これらの考え方を形式的思
考障害治療のための認知療法にどのように適用するかを提示する。

形式的思考障害の現象学

　形式的思考障害は言語的障害として現れる。患者の言語（発話）には，解体
した思考が反映していると考えられるが，それは思考の**内容**にではなく，思考
の**形式**に関してのことである。
　形式的思考障害を構成する症状にはさまざまなものがある。陽性的な形は，
連合弛緩と特異な言葉遣いという2つのグループに分けられる[26] [512]。発話の
貧困と思考途絶という陰性的な形もある。
　連合弛緩は，会話の流れの筋を踏み外すようなさまざまな形式からなる。そ
のためAndeasen[16]は，**脱線**という言葉を好んでいる。このカテゴリーには，
以下のような例がある[16]。

- 脱線（連合弛緩）：「観念が1つの線路から滑って離れ，ほかの線路に
  移る。その線路はもとの線路と間接的にしかつながっていないか，まっ
  たくつながっていない」（p.1319）
- 逸脱：「ある質問に対して，間接的，部分的，あるいはまったく無関係
  な仕方で答える」（p.1318）
- 目標喪失（漂流）：「思考の鎖を自然な結論へとたどることができない」
  （p.1320）
- 滅裂（言葉のサラダ）：「一連の言葉や語句が恣意的で無作為につなぎ合

わされているように見える」（p.1319）
- 非論理性：「論理的に導けない結論に至る」（p.1320）

特異な言葉遣いの例として，以下のものがある。

- 言語新作：「新しい言葉の形成」（p.1320）
- 語義拡張：「既存の言葉を新しい方法で使う。あるいは既存の単語形成規則を使って新しい語を作る」（p.1320）

陰性的な思考障害症状。これらは必ずしも精神運動貧困症候群（陰性症状）の一部であるとは限らない。以下のものがある。

- 思考途絶：「思考や観念が完結する前に発話の流れが途切れる」（p.1321）
- 発話内容の貧困：「話にほとんど情報がない。言葉は曖昧な傾向があり，過度に抽象的だったり過度に具象的だったりすることが多い。反復的だったり，紋切り型だったりする」（p.1318）。ここには，さらに以下のものが含まれる[435]。
    - 具象性：「直接的な刺激から一般化されない」（p.29）
    - 保続：「単語や観念や話題を延々と繰り返す」（p.29）
    - クランギング：「言葉が，意味のつながりよりも音のつながりで選ばれているように見える」（p.29）
    - 反響言語：「患者が面接者の言葉や語句をそのまま繰り返す」（p.29）

まとめると，形式的思考障害は，連合弛緩，特異な言葉遣い，思考途絶，発話内容の貧困に分類される。

形式的思考障害の認知モデル

認知モデルの基本は以下のようなものである。出来事（状況）が自動思考を刺激し（出来事に心理学的意味を付け加える），それが情動反応や行動反応を

呼びおこす[58]。自動思考はたいてい，信念と基礎的仮定を含んでいたり，それらに誘導されたりする。情動は，多くの場合，心理的反応と，意識的な情動体験（情動の認知的要素）とを併せ持っている。これらの情動や行動は，それ自体が自動思考への（そしてさらなる情動反応，行動反応への）刺激となりうる。たとえば統合失調症患者が何か失敗をして看護人に注意されたとする。この経験によって，患者は詐欺師が看護人に入れ替わっていると信じるようになる（自動思考）。患者は自分が知覚した出来事のなりゆきに怒り（情動），叫び始める（行動）。しかし，怒っている理由を尋ねられると，詐欺師が自分に催眠術をかけて叫ばせていると答える（自動思考）。

　幻覚は出来事であり，場合によってはそこに自動思考が含まれる。妄想は信念である。奇異な行動と陰性症状は行動反応（陰性症状の場合は不活動）である。これらに対して，形式的思考障害は，ここではさまざまな出来事に触発された自動思考に対するストレス反応の一部であると見なされる。このプロセスは，吃音のプロセスに似ているところがある。形式的思考障害も吃音も，ストレスの多い状況で悪化し[90]，特定のトラウマ的条件下ではほとんど誰にでも起こりうる。しかしながら，それぞれの障害を持つ人は，一般の人に比べて，症状が起こる閾値が非常に低い。

　統合失調症患者の形式的思考障害の症状は，話題が情動的に突出しているとき[196]や家族に批判されたとき[549]のようにストレスが高まったとき，に悪化することが確かめられている。面接者や治療者と面識がないとき，セッション中に話をする時間が長くなったとき，話題が「ホット」なときも，症状が悪化しやすい。

　たとえば，脱線（連合弛緩）や逸脱による形式的思考障害が目立っていた患者の例を見てみよう。この患者は焦点の定まった会話ができなかったため，治療に専念できないと思われた。何年も薬物療法の調整のためにさまざまな精神科医にかかっていて，新しい治療者のところへ母親が連れてこようとしたときに乗り気ではなかった。しかし，次のセッション時には，この患者の形式的思考障害は消え，それから4年以上の治療の間，ずっと表面には現れてきていない。治療は，患者の幻覚と妄想に焦点化したものであった。最初の面接時には，初回というストレスから形式的思考障害が悪化していたようである。

別の患者の形式的思考障害は，薬物療法調整のための15分間のセッションで最後まで症状が現れなかった。しかし，普通の会話から始まるセッションでは，その都度，10分たった頃から発話が明らかに解体的になっていった。この患者では，1回にまとまった思考を維持できる時間に限りがあったものと思われる。

しかしまた別の患者では，主に母親がセッションに同席し，母親が言ったことに対して患者が煩わしそうな様子を見せたときに，形式的思考障害が短時間現れた。

これらの事例が示唆するように，ストレス反応を生み出す過程には心理的な意味かある。その意味は，思考障害の症状が現れたり悪化したりする前に現れる自動思考を探究することで突き止められる。形式的思考障害が現れたり悪化したりすることは，現在話している（あるいは治療者が持ち出した）ことがらが重要であり，おそらく患者にとって苦しい話であるということを示唆している。脱線というのは，患者が特定の不快な話題を避ける無意識の手段であるとさえ考えられる。

うつ病や不安障害と同じように，特定のタイプの自動思考や歪んだ信念が，思考障害の症状を導くことがありうる。発話が解体する直前に現れ，当人を動揺させる思考を追求することで，その人に向けた認知療法の方略を開発できる。その方略はほかの患者にも適用できる。

もっと理解しやすい患者の発話に基づいた仮定が，分かりにくい患者の治療に役立つ。そうするうちに形式的思考障害が軽症化し，正式な認知療法を開始でき，特異的な自動思考を評価できるようになる。現時点では，形式的思考障害の存在と重症度にとくに関連づけられるような自動思考の内容を探究する研究は行われていない。形式的思考障害に先立って現れる可能性がとくに高い自動思考としては，以下のものがある。

「今起こっていることは，私には対応できない」
「何を言うべきかわからない」
「私が言うことは，おそらく間違っている」

面接と質問票を用いれば，このような自動思考が形式的思考障害に関わる状況に特徴的なものなのかどうかを確かめることができる。

　形式的思考障害を最初に引き起こしたものを特定することに加えて，形式的思考障害を持つ患者に対する他人の反応への認知的反応（このような反応は形式的思考障害を悪化させたり，少なくとも持続させたりする）を探究することも有用である。とくに，多くの人は，形式的思考障害を持つ人が何を言おうとしているのか理解できないため，患者は「自分は理解されない」と考え，ストレスを溜め，形式的思考障害がさらに悪化する。一方，人が，形式的思考障害を持つ人を理解しているかのように装うこともよくある。この場合は「自分は理解されている（したがって，これまでと同じように話し続けてよい）」という自動思考が生じる。形式的思考障害患者は通常，自分の解体した発話に気づいていないが，それとは関係なく，これらのシナリオが生じてくる。患者が目を向けているのは，自分の話を他人が理解しているように見えるかどうかだけなのである。

　ここでは，思考障害はストレス反応の一部であると考えているが，つぶやかれる言葉の内容は，心理学的意味を持つことが多い。言葉の理解が困難なため，その意味は通常は見逃されてしまう。「私はここにいて満足です。仕事から離れているし，現場から離れているし，薬からも離れています」と話す患者は，服薬へのコンプライアンスが悪いことを自ら認めているのかもしれないが，この発言の重要な意味は，無関係な言葉の羅列の中で失われてしまっている。患者にとって本当の問題は，実は失業なのかもしれないのである。

　この事例が示しているように，思考障害の具体的内容は，ハイパーサリエントな認知の存在の影響を受けることがある。ハイパーサリエントな認知とは，患者にとって特別で時機を得た意義を持つ自動思考で，情動的な誘意性を持つ傾向がある。たいていの人は，内容が抑制を必要とするものなら，これらの認知の表出を抑制することができる。思考障害を持つ人では，ハイパーサリエントな認知がそのときの話に密かに侵入していることが多い。ただしそれは，はっきりとわかる形ではなく，弛緩した連合や特異な言葉遣いを通じて紛れ込む。

形式的思考障害の情報処理モデル

意味論的ネットワークにおける活性化拡散

　思考障害は発話のモダリティに現れる[557]ため，まず，通常の発話形成のモデルを概観しておくのがいいだろう。そのモデルを基に，思考障害を説明できる乱れを吟味するのである。Levelt[402]の発話形成モデルは，出発点に概念があり，到達点に言葉があるようなシステムを仮定する。このモデルの仮説は，本質的には，まず意図されたメッセージの概念形成があり，それに語の選択と文法的，統語的計画が続き，それから音声学的符号化があり，運動出力の結果に至るというものである。単語は，概念的，統語的，音声学的レベルで，類似度（脚韻，頭韻，分類など）と，個人的に身に付けた連合とに基づいて結びつけられる。この直線的なモデルは，Dell[192]の考え方を統合して修正され，フィードバック・ループと，もとのモデルの各段階の間の相互作用と時間的重複を含むものとなった。

　これらのモデルの実例として，その日にあったことを誰かに話そうとしているところを想像してみよう。まず概念レベルで，時系列で並べたその日の出来事を語るか，一番重要な出来事を概説するかを決める。前者の場合，時間的に関連づけられた一連の出来事に関する記憶を探る。午前中のある出来事の記憶は，次の出来事に結びついているだろう。習慣的な行動の枠組みが，この思考過程を導くはずである。後者の場合，その日の重要な出来事を思い出すためには，種類分けによる検索，おそらくは情緒的な内容を持つものを探ることになるだろう。1つの出来事を選び出せば，一般的概念（おそらくは心象の形）が準備できる。次に，その内容を表現する手段を，言葉の選択や文法に関連して選ぶ必要がある。しかし，こうして選んでいる間にも，出来事についての一般的概念の一部に修正を加えることができる（たとえば，話の中のある部分が相手を傷つけるかもしれないと思った場合など）。ときには，情報をどのような順番で提示するかを決めなければならないかもしれない。結末をオチとして残しておくのか，先に結末を話してから，どうしてそうなったかを説明するか，

といったことである。

こうしたモデルで見ると，表現上のミスが起こりうる箇所はたくさんある。思考障害に関して言うなら，多くの誤りは，話が直線的に進行しないことに関連している。Levelt[402] や Collins と Quillian[162] などは，1つの要素の活性化がほかの関連する要素の活性化（想起）につながるような心のネットワークのあり方を記述している。これらのネットワークは，概念，語選択，発音など，さまざまなレベルで働く。Collins と Loftus[161] は，各要素（ノード）が互いにさまざまな意味論的距離に位置していて，1つののノードが活性化したときに関連するノードに活性化が広がっていく様子を示した。関連するノードが活性化する可能性は，最初に活性化したノードからの意味論的距離によっても変わってくる。

1つの言葉が複数の関連を持ちうる一例として，ローズ（薔薇）という単語を考えてみよう。この語は，薔薇の花，その色，ローズという名前の人，ローズという題名の歌，この言葉の音，言葉のほかの意味（「起きた」など），同じ韻を踏む言葉（詩を作るとき）などと関連しうる。思考障害では，語や文の選択に関して統制された選び方がなく，関連はしているけれども不適切な経路が取られる。そのような経路では，何らかの意味で関連はしているけれども直接的に関係していない話題に脱線したり（連合弛緩），韻を踏む言葉を使ったり（クランギング），言葉を繰り返したり（保続），人に言われたことを繰り返したり（反響言語），抽象的概念を文字通りの意味で使ったり（具象性），概念的に関連しているけれども通常はそのようには用いられない言葉を使ったり（言語新作）する。言い換えると，形式的思考障害の大半の症状は，Leveltが記述したネットワークの中のある連合経路を言語化したものということができる。「非連合」ではなく「連合弛緩」という用語が選ばれているのも，そのときの主題の要素と逸脱した要素との間に，聞き手に明らかではなくとも，おそらく何らかのつながりがあるからなのである。

1日の出来事を話す事例に話を戻そう。その日について話している間に，関連する要素が頭に浮かんでくる。たとえば，車を運転して職場に向かったことを話すと，車の調子が悪いこと，興味のあるイベントの開催を宣伝する看板のこと，体重を落とすために自転車通勤をしたいことなどの考えが浮かんでくる。

これらの関連する思考は，活性化の度合いがそれぞれ異なり，したがって，それぞれを意識する度合いも異なる。ある関連思考を強く意識して，会話をその方向に向けたくなることもあるだろうし，作業記憶に残しておいて，1日の出来事の話が終わってから言及することになるかもしれない。その思考を意識したときの別の選択肢として，表現をしないということもありうる。形式的思考障害では，このような派生的思考の抑制が欠けており，いきなり話題が切り替わり，その話題の関連性が薄かったり，その当人に特異な形で関連していたりするために，聞き手にはつながりがわからないということが起こりうる。

統合失調症で入院しているある患者が，呼吸器の病気で吸入器をつける必要があると言われた。患者はこれに答えて「モデル」と言った。最初は訳がわからなかったが，治療チームの1人が，しばらく前に，あるモデルが死亡して，そのとき吸入器をつけていたことを思い出した。患者は，それを言いたかったのだと認めた。この情報がなければ，患者の逸脱した言葉は，その場の話題とまるで関係ないものと思われていたかもしれない。

通常の発話では，語や文の選択のレベルや発音のレベルで，同様の関連づけの過程と選択が行われている。語や語句や文を選択すると，それに関連する選択がさまざまな程度に活性化する。選んだ言葉に代わりうる別の言葉をはっきりと意識していることがあるかもしれない。職場への「運転」という言葉は，職場への「道」でもまったく構わなかっただろうが，「運転」が選ばれた。形式的思考障害では，語の選択に故障がある。たとえば言語新作では，関連する語が，その目的には習慣的には使わないような意味で使われたり（オーブン用ミトンを指して「ホット・グローブ」とするなど），適切な選択語の代わりに関連する具象的な言葉が用いられたりする（「鏡に映った私の姿」の代わりに「私の前の私自身」とするなど）。正常な会話でも，関連のある発音はある程度活性化する。その証拠に，言いたい言葉に発音や意味内容の似た言葉で言い間違いをすることは珍しくない。形式的思考障害では，関連する発音は，脚韻の形（「私はストア（店），フロア（床），ショア（岸）に行く」など）や頭韻の形（「私はストア（店），ステイ（とどまる），ステア（見つめる），スター（星）に行く」など）を取ることがある。

意味論的ネットワークのノードに沿って活性化が拡散していくことの証拠は，

これらの用語が使われるようになる前から存在していた。Payne（McKenna と Oh[449] に引用）は、**過包含**のテストに関する文献を2度にわたりレビューした。過包含というのは Cameron（Chapman と Chapman[147] に引用）が作った用語だが、その後あまり使われなくなり、代わりに**活性化拡散の増大**という用語が使われるようになった。この種のテストには、以下の2つがある。① カードを2つのカテゴリーに分類する。統合失調症患者は、野菜をフルーツのカテゴリーに入れるような過包含の誤りを犯す[153]。②目的の言葉を説明する際に中心となる言葉に下線を引く。統合失調症患者は、関係しているけれども本質的でない言葉を含めてしまう。たとえば「飛行機」を定義する言葉として（正解の「翼」と「コックピット」のほかに）「キャビンアテンダント」と「手荷物」を含めてしまう[464]。Hawks と Payne[307] は、当時としては珍しく、過包含が形式的思考障害に限定的な特徴であることを示して見せた。3つのテストの平均で、思考障害を持つ人と、形式的思考障害を持たない統合失調症患者とを識別できることを明らかにしたのである（後者は対照群と有意な差がなかった）。

　その後の理論家は**過包含**という用語を使わなくなったが、Maher[427] は、過包含の原理に近い説を唱えた。McKenna と Oh[449] は、Maher の理論を現代的な言葉遣いで以下のように述べ直した。「認知プロセスが意味記憶のノードを活性化するとき、そのノードにリンクするノードの一部も活性化する可能性が増大する。通常、これらの連合の大半は意識の中に入ってこない」（p.156）。形式的思考障害では、この活性化拡散が抑制されず、そのときの話題と無関係な連合が発話の中に侵入する。McKenna と Oh[449] がさらに説明しているように、「問題は異常な連合ではなく、正常な連合が不適切な発話の中に侵入することである」（p.157、ただし、われわれは、これらの連合の一部は患者にとって実際に心理学的意味を持つことを主張している）。しかし Maher は、一部の無関係な連合が継続的に繰り返されると、強固になり、特異な連合が生じることを追加した（ここでも、われわれは、患者の過去の経験がもっと迅速に特異な連合につながることを付け加えておく。たとえば、形式的思考障害を持つ人が、子どもの頃に電車で歯医者に通っていた場合、大人になってから駅で列車を探すときに「歯を抜くのに正しい列車を見つけたいのです」と人に尋ねるか

もしれない)。

　Maher はこのモデルを，語彙判断課題を用いてテストした。被験者は，標的の文字列が実際にある語かどうかを判断しなければならない[431]。標的文字列を見せる前に，プライム語を見せる。対照群では，プライム語が標的の語と意味的に関連していると，標的文字列が実際にある語かどうかを判断する反応時間が短くなる。この効果は意味プライミングと呼ばれる。これは，ノードから関連する語への活性化拡散の証拠にもある。考え方としては，プライム語が，関連する語への活性化拡散を生み出すということである。標的が関連する語であれば，プライミングによってすでに活性化している。そのため，画面上にその語が現れたときに，語としての判断を行う反応時間が短くなる。これに対して，形式的思考障害を持つ人では，ハイパープライミングが起こる。つまり，プライミング効果が強められているため，反応時間がさらに短くなるのである。この研究結果は，ほかの研究者によっても確かめられている[586]。しかし，これとは反対の結果を示す研究もある。その理由の一部は，プライミングと標的語との時間間隔を短くしなかったことにある（これは，活性化拡散の増大の重要性が最も顕著になる時間間隔に関係する）。この因子を統制したメタ分析（Pomarol-Clotet らによる，McKenna と Oh[449] に引用）から，形式的思考障害がある患者では，意味プライミング効果が有意に増大することがわかっている（効果量 = 0.55。信頼区間 = 0.36/0.73）。

　形式的思考障害がある人の発話で誤って使われる関連語は，文脈的制約がない場合には，統合失調症患者ではない人も関連語として一番に選びそうな言葉である[147]。たとえば「父と子と……」と来たら，対照群の大半の人も，統合失調症患者も，「聖霊」と続けることが最も多い。しかし，家族の成員を挙げていくときに「父と子と……」と始めたとしても，「聖霊」とは言わないだろう。ブロイラーの患者の 1 人は，この場合でも「聖霊」と言った（Chapman と Chapman[147] に引用）。患者でない人は，家族の成員を挙げるという課題の文脈が，語の選択に制約をかけるのである。Chapman ら[147] が実施した一連の研究から，統合失調症患者が使う関連語は，特異なものではなく，「通常の反応バイアスに過剰に影響されてしまうこと」(p.119) の産物であることが明らかになっている。通常のバイアスとは，親近性，親近効果，類似性などの因

子に基づいてかかるものと思われる。統合失調症患者は，文脈が，通常の反応バイアスを弱めて語の選択を行うことを要求しているときでも，通常の反応バイアスに基づいて語を選ぶ傾向がある。たとえば，「ベア bear」という言葉は，通常は動物の一種という反応バイアスを生むかもしれないが，文脈によっては「担う」という語義が適切になる。患者でない対照群ならば「担う」を選ぶような文脈的制約があっても，統合失調症患者は動物を選ぶ傾向がある。

Chapman と Chapman[147] が引用した研究は，主に，標的語を 3 つの選択肢のどれかと結びつける課題に基づいて行われたものである。3 つのうちの 1 つは（文脈や課題の要求から）正しい選択肢，もう 1 つは関連する選択肢，最後は無関係な選択肢である。対照群が犯す誤答は，無関係な語よりも，関連する語を選ぶものが多い。誤答率は課題の難度に比例して上昇する。統合失調症患者では，この反応バイアスがいっそうはっきりする[145]。同じ研究グループによるその後の研究から，統合失調症患者が選ぶ語義は，患者でない対照群が選びがちな語義と同じであることが実証された[146] [151]。これもまた，カギとなる違いが，活性化を拡散させる特定のノードの違いではなく，活性化拡散の程度の違いであるという考え方を支持する証拠となる。しかし，この一般的研究結果とは少々異なる結果もある。患者でない被験者が選ぶ語義の一致度が高くない場合である。言い換えると，統合失調症患者は，選択のばらつきが大きいときに，あまり選択されない語義を選ぶということである。この結果はまだ検証されていないが，特別な場合，先に説明したように，形式的思考障害を持つ人は，比較的個人的な連合に基づいてノードへの活性化拡散の増大を経験するのだろうと，われわれは予測している。それでも，平均すれば，関連づけられた語は，一般的な人びとに見られる関連づけに基づいたものになっている。

注意のリソース

通常の会話では，注意のプロセスが会話の目的に向かう一般的な直線的流れを生み出す（多少の逸脱は許されるが，たいてい意図された話の筋に戻される）。形式的思考障害で，（概念的または音声学的に）関連する語が抑制されないとき，会話の流れが直線的でなくなり，注意障害と見なされることがある（形式的思考障害に見られるこの問題は，ADHD の関連する問題とは異な

る。前者は，言葉など内的な認知素材に向かう注意に関わるものであり，後者の問題は，外的刺激に関連して生じる）。Chapman と Chapman[147] は，形式的思考障害を持つ人が，文脈的手がかりに注意を向けないことや，「強い刺激から注意を逸らすこと」ができないなど，通常の反応バイアスを一層強く示すことについて，考えられる理由を挙げている（Cromwell と Dokecki，p.134 に引用）。Chapman 自身の研究の1つが，文脈に注意を向けないことよりも，刺激から注意を逸らせないことを裏づけている[151]。この研究で，統合失調症患者は，選好する語義が選択肢から外されたときには，選好しなかった語義を正しく選んだ。強い（選好される）刺激の存在が，その選択への注意の抑制を困難にしていたのである。このような状況での抑制のプロセスが，文脈的手がかりを適切に使うことに関係しているということはありうる。文脈的手がかりを適切に使うことにより，注意は，通常の反応バイアスから，典型的ではないけれども正しい反応へと向け直されるのである。

　活性化した記憶や作業記憶の中から注意の焦点となるものを選択することに関して，多くのモデルが，監督的注意システム[485) 574] や中央実行系[38 ~ 40) 171]を想定している。このようなモデルには，神経心理学的画像研究の裏づけがある。選択的注意を必要とする課題では，背外側前頭前皮質の関与が明らかになっている[581]。監督的注意システムは，ネットワーク中の関連する思考が，会話の方向からあまり大きく，あるいはあまり頻繁に逸れないようにしている。思考障害では，この監督的注意システムが提供する焦点が働かなくなり，概念，語彙，音声の各レベルで，関連する要素が会話を逸らしていくと考えられる。

　中央実行系は，困難な課題や新しい課題に取り組むときや，計画を必要とする課題のとき，または自動的，習慣的反応では課題を完遂できないときに働く。会話という課題は，これらの条件の多くにあてはまる。単純な会話でも，語句や文や話題についていくつもの選択を，いくつもの順序で迅速に行わなければならない。話している間に，口に出す内容を決め，実際に言ったことをモニターし，聞き手の非言語的フィードバックを観察し，聞き手がこれまでに言ったことを記憶にとどめておく——これらをほぼ同時に行わなければならないということはよくある。この複雑な課題に，社会的状況にいるという情緒的ストレスが加わる。しかも，社会的会話は，情緒的な話題に触れることが多い。これ

らの要素を考え合わせると，中央実行系が過負荷になれば，話題を逸らす関連思考を抑制して話の筋を維持する能力が低下して，会話が簡単に混乱してもおかしくない。形式的思考障害は，解体という症状カテゴリーの内で最も目立つ症状であるが，その理由として，これらの特徴のために会話が非常に厄介になるということ，そして会話というものが日常機能のなかで重要な役割を担っていることが挙げられよう。

　形式的思考障害について認知的な病因論のひとつに，注意のリソースが限られているという考え方に基づくものがある。この理論に従えば，中央実行系が注意を維持することが困難になるのは，注意のリソースが限られているか，利用できるリソースの割り当てがうまくいっていないからである[489]。外的刺激のフィルタリングの問題（感覚ゲーティング[96]）や意味論的，音声学的連合の拡大の抑制不能[587]が情報を氾濫させ，注意のリソースの消耗を招く。これは中央実行系では調整できない。思考障害では，中央実行系が，膨大な選択肢の中から次に口に出すべき語句を選択することが困難になっている。通常の会話では，無関係な選択肢（韻を踏む語など）は，中央実行系の処理が必要になる以前に下位のレベルで抑制されているため，選択肢の数は限られている。そこで何が関係しているかは，文脈が決定する。文脈とは，会話の中で他人が何を言っているか，そして話者がこれまでに何を言い，何を言おうとしているかということである。文脈を利用して次に口に出す語句を決めるためには，文脈（今言われたばかりのことだけでなく，会話全体）を作業記憶の中に保持しつつ，選択可能なさまざまな語句の中から選択をしなければならない。文脈を無視すると，無関係な情報がフィルタリングされなくなる（以下に説明するように，統合失調症ではそうなっている）。

　一方，リソースの消耗を招く過負荷につながる一次抑制の欠如ではなく，監督的注意システムが主として機能不全に陥り，関連する枝分かれの抑制が弱まることもある。関連する経路が活性化することによって，すでに弱まっている監督的注意システムに一層の負荷が加わることがあるため，両方のプロセスが協働することもある。ストレス因子に反応してひとたびこのプロセスが動き始めると，悪循環が発生するのである。

　リソースが限られてくると，会話の中でできるだけ簡単な道筋を選んでリソ

ースを節約しようとする。たとえば，抽象的な話より具象的な話を選び，つなぎの言葉や参照の案内（人称代名詞が誰を指しているか，など）を省略し，それらの要素を社会的な話に関連づけることをせずに自分の意識の流れだけを口に出し，相手や自分の言ったことをただそのまま繰り返し，単純な韻を踏む単語を語る。そのときにはアクセスしにくい通常の言葉ではなく，心の浮かんだ言葉の組み合わせをそのまま使うことになる。

　この情報処理モデルを要約すると，以下のようになる。

1) 監督的注意システム（または中央実行系）が機能不全に陥っている。そのため無関係な刺激が十分に抑制されず，適切な語や文や話題がうまく選択できない。

2) 注意のリソースが限られていることが，外的，内的双方の刺激のフィルタリングを弱め（あるいはフィルタリングの弱さのせいでリソースが限られたり，あるいはその両方が働いたりして），すでに過負荷状態の監督的注意システムに一層の負荷をかける。

3) 会話の道筋として最も抵抗の小さいものを選ぶことでリソースの節約を図る。その結果，形式的思考障害の症状が顕在化する。

　統合失調症患者を対象に神経心理学的検査を実施すると，上記のモデルを支持する結果が得られる。思考障害と現実歪曲と陰性症状の3つの因子で比べると，一般に思考障害は，現実歪曲や陰性症状よりも，神経心理学的機能の障害と強く相関することが明らかになっている[82]。この相関は，とくに言語機能と記憶機能で強く見られた。2つの因子（陽性症状と陰性症状）だけを対象とした研究では，思考障害は陽性症状の中で最も強く神経心理学的検査の成績と関連する[638]。これらの研究結果は，形式的思考障害がとりわけリソースの制約と関連するという考え方を支持している（ただし，陰性症状も神経心理学的機能の弱さと関連する）。

　形式的思考障害に関連する具体的なパフォーマンスの障害は，以下の2つの基本的困難に要約できる。①相反する反応の選択の困難。②不適切な反応の抑制の困難[410]である。これは，上述のモデルと一致する。このモデルに基づ

けば，思考障害が犯す誤りは，中央実行系が次に言うべき語句の選択に際して
——とくに不適切な可能性がフィルタリングされずに選択肢が絞り込まれてい
ない場合に——抱える問題ということになる。

　思考障害に関連する特定の神経心理学的な障害としては，以下の課題の成
績の悪さが挙げられる。それは，数字列の想起[499)] [638)]（とくに妨害刺激を用い
た場合[304)]），注意を逸らす課題[412)] [483)]，トレイル B[412)]，選択反応時間課題[483)]，
持続的作業検査コミッションエラー[240)]，言語的流暢性[412)]（カテゴリーから外
れる言葉を多く含む結果など[9)] [240)]）である。

　Cohen らは，2 種類の研究を行い，多くの選択肢の中から関連するものを選
ぶ際に文脈的情報を作業記憶に保持しているという因子が，統合失調症患者に
見られる困難に関係する側面であることを明らかにした。ひとつの研究は，統
合失調症の認知的障害のコンピューターモデルを用いたもので[160)]，成績に最
も影響する課題設定は，拮抗反応の相対的強度に関するものと，手がかり刺激
から反応の誘出までの遅延に関するものであることが示された。言い換えると，
統合失調症患者では，拮抗する反応選択肢が密接に関連しているほど，また，
反応の前に提示されたものを記憶していなければならない時間が長いほど，成
績が悪くなるのである。

　Cohen ら[159)] は，これら 2 つの次元の基礎に 1 つの機能が存在すると推測
した。それは課題に関係する情報を作業記憶に保持し，同時に無関係な情報を
無視する機能である。Cohen らは，持続的作業検査とストループ検査の次元
をこれら 2 つの因子に沿って操作すると，反応抑制の困難と文脈情報の保持
の困難とが強い相関を示すことを明らかにした。これら 2 つの因子を組み合
わせた成績指標は，思考障害の重症度と強く相関した。神経心理学的データ
は，形式的思考障害のある人は注意のリソースが限られていて，課題に関連す
る情報（文脈など）を作業記憶に保持しつつ無関係な情報を抑制することが困
難だという仮説を支持している。上述したように，これらはすべて監督的注意
システムの機能である。この一連の事象が正確にどのように連続するか，そし
て，これらの困難の主な神経心理学的原因が何であるかは，いまだ解明されて
いない。

第6章のまとめ

　形式的思考障害は，統合失調症を構成する3種類の症状群の1つである。連合弛緩，特異な言葉遣い，思考途絶（言葉の中断），貧困な発言内容など，さまざまな形の奇妙な言語使用を含む。形式的思考障害は，自動思考に対する情緒的，行動的反応の一部として，認知モデルに合致する。形式的思考障害の発症に対応する特定の自動思考に関する正式な研究は行われていないが，形式的思考障害の発症や悪化に寄与する一般的自動思考は数多く存在している可能性が高い。形式的思考障害の内容は，自動思考のような心理学的に意味のある語句からなる可能性があるが，それを検出するためには，患者の言葉に慎重に耳を傾け，誘導的な質問をし，創造的に考える必要がある。患者にとってそのときに関係があり，情動的に重要な，ハイパーサリエントな認知が，形式的思考障害の発症に寄与している可能性が高い。そのような認知は，解体した会話の中に埋め込まれていることがある。

　われわれは，形式的思考障害は，意味論的ネットワークの中で，関連はするが文脈的に合わないノードに沿って活性化が拡散することを適切に抑制できない結果生じるという仮説を立てている。適切な抑制が利かない理由は，中央実行系の機能が不十分なことにある。中央実行系には，フィルタリングされない活性化が過剰になることから，さらに負荷がかかる。注意のリソースは，絶対量でも，活性化した情報量に対して相対的にも，限られている。結果として，具象化，クランギング，反響言語，発言内容の貧困，参照の案内や統語的案内となる語の欠如などが生じる。

第7章 アセスメント

　探偵，科学者，政治家，エンジニア，建築家，その他どんな職業であれ，一つの仕事を成し遂げるには，たいていの場合まず情報を集める必要がある。取り組んでいる問題についての事実を知らなければ，問題の解決も修正も適切には行えない。認知療法でも，「データの収集が，治療者が患者からデータを得るという側面と，患者が外界からデータを得るという側面の両方で強調される。ソクラテス式問答法，協働的経験主義，誘導的発見は，この種の精神療法の特徴である。自動思考の当否を確かめるためには，その前に自動思考を突き止めておかなければならない。本来の治療を開始する前に，アセスメントのプロセスが必要なのである。このプロセスを通じて，治療に関わる人についての情報が，協働的，感覚的なあり方で得られる。

　アセスメントでは，さまざまな情報源からの情報をさまざまな方法で収集する。臨床家は，臨床面接のほか，臨床的な評価尺度，病院の記録，それまでの治療過程の記録，生化学的検査結果，学業記録を用いる。ソーシャルワーカーや精神科医，家庭医，神経学者にも問い合わせる。親きょうだいや子ども，配偶者とも面接する。神経心理学的検査も利用する。この章では，統合失調症の認知療法における患者のアセスメントの際の「臨床面接」と「臨床的な評価尺度に焦点」を当てる。

　アセスメントは通常，治療開始前に行われるプロセスと考えられているが，治療全体を通じて，あるいは治療終了後にも継続的に用いられるプロセスと捉える方がよい。その理由の1つとして，後の段階になって，最初の面接では現れていなかった重要な情報が患者から（あるいは家族などから）得られることがあるという点が挙げられる。それは，治療者が適切な質問をしなかったか

らかもしれないし，患者が質問を誤解したり，何かを忘れていたり，まだよく知らない治療者に情報を与えることに消極的だったりしたからかもしれない。最初の面接では，精神病症状や薬物療法の副作用のせいで，うまく答えられなかったということもありうる。精神病の研究では，患者による症状の報告が正確であると考え，それに頼ることは危険である。この種の研究では，面接の質問に対する反応が歪んでいる可能性があるという前提で諸因子を考察する必要がある。一方，治療においては，患者との関係が長期にわたって築かれるという利点がある。治療が進行するにつれ，情報は率直なものになると考えられる。

　アセスメントを治療中，治療後を通じた継続的プロセスと考えるべきもう1つの理由は，治療中や治療後の改善をアセスメントすることに価値があるからである（この点は認知療法でも強調される）。アセスメントでは，①治療が機能しているかをモニターし，②治療を継続することの価値を患者に示し（ただし，変化が目に見える形で現れない「潜在的改善」による時間差が大きく出ることもある），③治療の道筋を導き，④治療の過程で生じうる外的な出来事の影響を判定する。

　次に，アセスメントに関して，最初のアセスメント面接と，セッションごとのアセスメントとに分けて考察する。

初回面接におけるアセスメント

　最初のアセスメント面接は，インテーク面接（施設による）や，配偶者や親など家族，スクールカウンセラーや教師，以前の治療者や精神科医，病院，学校，警察の記録，マスコミ等々，ほかの情報源の検討に先だって行ってもよいし，その後に行ってもよい。患者との面接以前にほかの情報を検討することの是非については，さまざまな意見がある。患者の話を直接聞く前には，いかなるバイアスも持たないことが最も望ましいという意見もある。患者が，しばらく前に，場合によっては当日にインテーク担当者に話をしたばかりだというのに，また一から話すよう求めるのは，患者に不快を与えるという意見もある。尋ねられなければ患者が話さない重要な情報が，事前の記録に含まれている可能性もある。われわれは，必要なときにはほかの情報源を調べることを推奨す

る。ただし，先入観を排して，ほかの情報源からのデータは，面接を利用してはっきりさせるようにする。それまでの診断が間違っている可能性があることや，新たな症状が現れれば診断に修正が必要になることも忘れてはならない。また，以前の面接には，意図が伝わっていない内容が含まれていることもある。現在の面接と過去の面接の間にずれがあるときには，非難にならないよう注意しながら，患者と直接話しあうことができる。

　通常，初回面接が最初の治療となる。したがって，ラポールと信頼関係はここから築き始める。共感，聞き返し，支持的発言など，基本的な治療的技法の使用を，その後開始する「実際の治療」まで遅らせてはならない。治療環境では，患者は安心感を覚え，耳を傾けられていると感じるようでなければならず，批評されていると感じるようではいけない。

　治療者は初回面接で多くの有用な情報を得ることができるが，いちどに多くの質問をしすぎてしまう危険性もある。質問が多すぎると，以下のような悪影響が起こりうる。患者が圧迫を感じ，あるいはおびえて（これらは面接者には見えないことがある）情報の提供に後ろ向きになる。患者が（身体的，精神的に）疲労し，ことがらをよく思い出せなくなる。患者が，治療を「行う」治療者に受動的に依存する習慣を形成し，その後の治療でもそうした態度を取り続ける。これらの悪影響を避けるために，いくつかの対応策がある。①言語的，非言語的フィードバックから，患者がどの程度面接に耐えられているかを判断する，②必要ならば，面接を何回かのセッションに分ける（Fowler ら [225] は 3 回を推奨している），③最初から患者と協働的にその回の面接の目的，時間，内容について決める（質問に答えないことを患者に認めることを含む。ラポールが形成されるまでは起こりうることである），④休憩が必要かどうか，あるいは個人的情報を提供することをどう感じるか，患者に直接フィードバックを求める，⑤患者が次の話題に移りたがっているか，この話題を続けたがっているかのフィードバックに注意する，⑥患者に定期的にフィードバックを与える，⑦できるだけ回答を限定しないオープンエンドの質問を用い，必要ならばその後で直接的な質問をする。

　オープンエンドの質問で始める例は，以下のようなものである。患者が一時的な抑うつに襲われたと報告する。最初は，睡眠や食欲や意欲などについて

「はい／いいえ」で答える質問を矢継ぎ早にするのではなく，「うつはどんな様子ですか？」，「どのようにして，うつだとわかったのですか？」などと訊くようにする。このアプローチには 2 つの目的がある。①短い答えではなく，詳しい説明をする習慣を患者につけさせる，②患者の中でどの症状が一番顕著かを明らかにする。患者がどういった症状を，どのような順番で語るかを見る。オープンエンドの質問のあと，患者が自発的に語らなかった症状について尋ね，語られた症状について詳しく聞くようにするのがよい。

　面接の最初の段階で，守秘の決まりを話し合っておくようにする。後に他者と共有しなければならない情報を患者が明かす前に，インフォームド・コンセントを得ておくためである。以下のような内容の情報が問題となる。①患者自身や他者に対する重大な危害を直接防止できる可能性のある内容，②児童虐待に関わる内容，③裁判所命令により開示すべき内容，④患者自身が開示を許可した内容，⑤患者が治療者を訴えた場合に弁護のために必要となるであろう内容，である。

　患者との初回面接は，治療を受けようと思った理由を尋ねる機会でもある。この質問で，目標とアジェンダの設定という協働的プロセスを開始することになる。統合失調症患者は，治療に訪れた理由を説明できないことがよくある。親や専門家の手で，あるいは法的措置により，無理やり治療セッションに連れてこられたのかもしれない。このように強制されたことを患者が問題にすることもある（これは David Fowler から 2004 年 4 月 23 日に個人的に聞いた話である）。「両親は私に治療に行けと言うのですが，私にはなぜ来る必要があるかわかりません」。表にあらわれた患者の気分を，最初の質問にすることもできる。患者が苛立っているように見えたときには，治療者は「気持ちが同様されているようにみえますが，今，何か気にかかっていることがありますか？」と問いかけることができる。このアプローチによって，中心的な心配事が明らかになってくると同時に，共感を示すこともできる。しかし，必ず患者が訴えている問題から始めなければならないということはない。最初はあまり感情にからまない話題を望む患者もいるからである。一方，緊急の問題（自殺の恐れ，暴力，深刻な精神病症状の発現）が最初から存在するときは，アセスメントを完了するより前に，それらの問題に取り組む必要があるかもしれない。

治療を求める理由が複数存在することもある。問題のリストを作成し，それぞれに優先順位を付けるとよい。優先順位の基準となるのは①患者にとっての重要度，②治療で解決が付く可能性，③ある問題の解決がそれに先立つほかの問題の解明に依存するかどうか，である[471]。

次に，治療を求める（あるいは治療を余儀なくされる）ことにつながった現在の状況の背景について調べる。Fowler ら[225] は，5 分から 15 分の構造化しない会話から始めることを薦めている。患者には目下の懸念内容を話してもらい，治療者は共感的な言葉を使い，要約をしながらも，主に聞き役に回る。実際に患者によっては，人間としての自分を知ろうとしないまま治療を押しつけられるよりも，背景となる話に耳を傾けてもらうことを喜ぶことがある。

その後で，面接は，患者が提示した問題を引き起こしたことがらの詳細な検討へと進む。主要な懸念が生じた直前に起こった出来事，情動，思考，行動と，患者から見て，目下の問題につながったと思われる過去の出来事についてである。治療者と患者は，この時点で過去の出来事についてどこまで詳細に追求するか，また，後の標準的面接の一部としてどの程度その出来事に再び触れるかについて，協働的に決めておく必要がある。たとえば，ある患者は，自分と同じ教会に来ている男性たちが，自分のことを疑っているという妄想を抱いていた。患者が男性たちの妻と関係を持とうとしていると，彼らが考えているというのである。この時点で治療者は，この信念の元となりうるものを解明するために，患者の過去の人間関係（親密な人間関係の欠如，実際の以前の女性関係，など）について尋ねるか，あるいは，そのような質問は面接で個人的な過去を問題にする段階まで待つかを選ぶことができる。Kingdon とTurkington[382] [383] は，現在の状況につながった可能性のあるあらゆる出来事について詳細に話をしておくことの 1 つの利点は，そうすれば患者が，目下の問題がどのように発展したか，また，過去の出来事やストレス因子がどのように現在の信念や症状の形成に影響を与えられるかを理解できることにあると述べている。

本書の付録 C に，初期評価のための包括的な項目リストを用意した。精神科医，看護師，心理士，ソーシャルワーカー，カウンセラー，ケースワーカーの役に立つはずである。一部の項目は，ほかのアセスメントレビューを基に

した[225) 382) 383) 471)]。繰り返すが，初回セッションですべての項目を調査する必要はない。ラポールが形成されてからアプローチするほうがよい問題もある。しかし，よく知らない治療者による事務的な臨床面接のほうが，微妙な事柄について情報を提供しやすいというケースもある。時間が経つと，感情が伴うようになり，好ましい治療者を失望させたくないという思いから抑制が働くかもしれない。個人の情報を打ち明けた直後に，一部の症状が悪化する可能性があるが，これについては，目下の問題を解決することが長期的には有益であるという点を強調して話し合い，対処することができる。面接でどこまで踏み込むか決めるには，経験から言って，患者との協働を取り入れた個別化のアプローチを用いることである。

初回セッションを終える際に，認知療法の目的と理論と仕組みを説明するのは有用である。このアプローチについて形式的な説明は好まず，治療の進行中に文脈に即して情報を与える治療者もいる。初回セッションの最後に，必ず現在の自殺念慮や暴力性について尋ね，患者の安全を評価することも重要である。また，対処方略と社会的サポートが働いているかどうか，もしくは初回セッション中に簡単な対処方略を与えておく必要があるかどうかについても判断する[471)]。

診断面接と評価尺度

この章や本書のほかの箇所で紹介する診断面接と評価尺度は，おもに研究環境で利用するものではあるが，臨床環境でもそのままの形で，あるいは修正した形で役立てることができる。時間を使った診断面接を正式な治療の開始前に行う一方，各セッションごとに簡単な評価尺度を用いて症状の改善や後退をモニターすることもできる[556)]。KingdonとTurkington[382) 383)]は，評価尺度を用いると，ラポールを妨げ，雰囲気が機械的になりすぎると主張する。したがって彼らは，治療関係が形成された後でのみ評価尺度を利用することを奨めている。ベースラインの症状を確定するために，最初から評価尺度を用いる者もいる。しかし，上述したように，初期段階では，信頼感が育っていなかったり，羞恥や，質問の誤解などが存在したりするせいで，患者から完全に率直な回答

が得られない可能性がある。

診断面接

○ PSE-9（現在症診察表，第9版）

Wing ら[664]が世界保健機関（WHO）の国際統合失調症パイロット研究のために開発した140項目の半構造化面接。実施に要する時間は90 ～ 120分。訓練を受けた面接者による実施を想定している。評価者間信頼性に優れ，妥当性も良好である。アセスメントには患者の回答のみを用いる（家族などほかの情報源を用いない）。面接前1カ月の症状について評価する。このアセスメントの長所として，精神病理学的情報が大量に得られる。それは健康不安，緊張，自動的不安，思考，抑うつ気分，社会性，食欲，性的衝動，睡眠，遅滞，易怒性，誇大気分，発話，強迫，離人感，知覚障害，思考察知，幻覚，妄想，識覚，記憶，病識，薬物乱用，感情，気分などについての情報である。

○ SADS（感情障害および統合失調症のための調査票）

Endicott と Spitzer[208]が統合失調症と気分障害を識別する手段として開発した半構造化面接。実施に要する時間は約60分。訓練を受けた面接者による実施を想定している。評価者間信頼性は高い。オープンエンドの質問で構成される。パート1は，面接前1週間と，過去1年でそれより悪かった週を問題にする。パート2では，既往と治療歴を扱う。

○ SCAN（精神神経科臨床評価調査票）

Wing ら[663]が，世界保健機関（WHO）と米国立精神保健研究所（NIMH）の「精神疾患，アルコールおよび関連問題の診断と分類に関する合同プロジェクト」の一環として開発した半構造化面接。PSE の一種ではあるが，患者以外の情報源の利用も可能で，現在の状態，現在のエピソード，または生涯を通じた症状の存在も評価する，より包括的なアセスメントである。実施に要する時間は60 ～ 120分。臨床家による実施を想定している。級内相関係数 0.67，生涯診断の総合的信頼性は 0.60。

○ SCID（DSM-IV 第 I 軸障害のための構造化臨床面接）

この構造化面接[219]は，実施に60 ～ 90分かかる。訓練を受けた面接者による実施を想定している。再検査信頼性は 0.60 以上。スクリーニング部分を含

み，その後に各診断クラスに適したモジュールに進む。

評価尺度

○ BPRS（簡易精神症状評価尺度）

18 項目について 7 段階で評価する尺度。Overall と Gorham[501] が開発した。面接に要する時間は 15 〜 30 分。信頼性相関係数は 0.56 〜 0.87（版により異なる）。このアセスメントの長所としては，簡易で，実施が容易であり，広く利用され，十分に研究されている点が挙げられる[422]。欠点は，各重症度の基準がやや曖昧なことと，項目の一部が重複している可能性があることである。主な精神病症状から非精神病性の症状まで含む。面接者の観察に基づく症状と，患者の主観的報告による症状がある。18 項目の症状は，情緒的引きこもり，概念の統合障害（解体），緊張，衒奇症と不自然な姿勢，運動減退，非協調性，感情の平板化，興奮，見当識障害，心気的訴え，不安，罪責感，誇大性，抑うつ気分，敵意，猜疑心，幻覚による行動，思考内容の異常である。

○ CPRS（包括的精神病理評価尺度）

65 項目（全体評価と想定信頼性評価を除いて）について 4 点（ただし 0.5点刻み）で評価する。学際的専門部会[35] が，長期にわたる精神病理の変化の測定に用いるために開発した。実施に要する時間は 45 〜 60 分。臨床の面接での使用が想定されている。評価者間信頼性は 0.48。このアセスメントの長所として，項目の変化に敏感なことと，項目の記述が明確なことが挙げられる。短所としては，1 つの評価尺度としては実施に比較的時間がかかることがある。言葉で回答する項目が 40（うち 11 が精神病に直接関係する），観察項目が 25（うち 5 つが精神病に直接関係する）ある。

○マンチェスター尺度

Krawiecka ら[391] が開発した 8 項目の 5 段階評価尺度。実施に要する時間は10 〜 15 分。標準化された臨床面接で，患者をよく知る面接者による実施を想定している。精神病患者の臨床状態の変化をモニターする。評価者間信頼性は 0.65 〜 0.87 である。このアセスメントの長所として，簡潔であること，ガイドラインが明確であること，実施が容易なことが挙げられる。短所としては，一部の重症度評価に甘さがあることと，躁病を含めていないことがある。項目

としては，抑うつ，不安，感情の平板化または不調和，精神運動遅滞，一貫して表れる妄想，幻覚，支離滅裂または無関係な発話，発話の貧困または無言症がある。

○ PANSS（陽性・陰性症状評価尺度）

BPRS を修正した 30 項目，7 段階の評価尺度である [365] [366]。実施に要する時間は 30 ～ 40 分。熟練した面接者が半構造化臨床面接において実施することが想定されている（SCI-PANSS：PANSS のための構造化臨床面接）。通常，前の週の症状を評価する。内的信頼性は高く，項目間の同質性があり（尺度ごとに 0.78 ～ 0.83），全般精神病理尺度との折半法による信頼性が高く（0.80），ほかの（臨床的，精神測定学的など）手法に関して次元間アセスメントの判別，収斂の妥当性がある。この尺度には，陽性，陰性，全般精神病理の 3 つの下位尺度がある。

- 陽性：妄想，概念的解体，妄想行動，興奮，誇大性，猜疑心，敵意。
- 陰性：感情鈍麻，情緒的引きこもり，ラポールの貧困，受動的・感情鈍麻的社会的引きこもり，抽象的思考の困難，自発性と会話の流れの欠如，ステレオタイプ的思考。
- 全般精神病理：心気的訴え，不安，罪責感，緊張，衒奇症と不自然な姿勢，抑うつ，運動減退，非協調性，思考内容の異常，見当識障害，注意の貧困，判断と洞察の欠如，意欲の障害，衝動抑制の弱さ，先入観，積極的な社会的回避。

○ SANS（陰性症状評価尺度）

Andreasen [17] [20] が開発した 25 項目からなる 6 段階評価の尺度。実施に要する時間は 15 ～ 20 分。訓練を受けた評価者または臨床家により標準化臨床面接で実施することを想定している。ベースラインと変化の両方を測定する。内的一貫性がある（5 つの下位尺度についてクロンバックの α 係数は 0.67-0.90）。PANSS および BPRS の陰性症状項目と強く相関する。症状クラスとして，思考の貧困，感情の平板化，意欲の欠如・感情鈍麻，快感消失・社会性の低下，注意が含まれる。注意以外の項目と不適切な感情が，「陰性症状」と呼ばれる

下位尺度に用いられる。この尺度の長所として，比較的実施しやすいことと，信頼性が十分に研究されていることが挙げられる。

○ SAPS（陽性症状評価尺度）

34項目からなる6段階評価の尺度[19]。実施に要する時間は15〜20分。訓練を受けた評価者または臨床家により標準化臨床面接で実施することを想定している。ベースラインと変化の両方を測定する。SANSよりも信頼性データが少ない。一般に評価者間信頼性は高く，大半の項目について加重κ係数は0.7〜1.00である。症状クラスとして，幻覚，妄想，奇異な行動，形式的思考障害が含まれる。幻覚と妄想はサイコティシズム（精神病質傾向）のスコアを，奇異な行動，形式的思考障害とSANSの不適切な感情とで解体下位尺度を形成する。

○ PSYRATS（精神病症状評価尺度）

11項目からなる5段階評価の尺度[293]。幻覚（AH下位尺度，5項目）と妄想（DS下位尺度，6項目）のさまざまな次元を測定する。どちらの下位尺度でも評価者間信頼性は優れており，AH下位尺度の分裂項目とコントロール項目以外では，不偏推定値は0.9以上ある。

○ BAVQ-R（改訂版幻聴信念質問票）

35項目からなる4段階評価の尺度[141]。幻聴に関する信念と，幻聴に対する情動的，行動的反応を測定する。5つの下位尺度がある。信念に関係する下位尺度が3つ（悪意-6項目，善意-6項目，全能-6項目）と，抵抗を測定する下位尺度が1つ（情動5項目，行動4項目）と，没頭を測定する下位尺度が1つ（情動4項目，行動4項目）ある。5つの下位尺度のクロンバックα係数の平均は0.86（幅は0.74-0.81）。

○ Peters妄想質問紙

21項目の尺度[515]で，妄想の多くの次元を測定する。クロンバックα係数は0.82，項目-全体相関は0.36〜0.60，各種下位尺度の再検査信頼性係数は0.78〜0.81である。先入観と確信と苦悩の次元での判別力は，この質問紙が最も優れる。

○幻聴解釈質問紙

26項目からなる4段階評価の自己報告尺度[472]。幻聴に関する信念を測定す

る。信念は，悪意，肯定的側面，コントロール喪失の3つのカテゴリーに分類される。

その他の尺度

病識，気分，全般的機能，スキーマ／態度，神経認知的機能などの側面を測定する評価尺度や構造化面接，検査法はほかにも多数ある。臨床家は，これらの尺度を利用して，認知療法を受ける人のベースラインの機能と改善程度を測定できる。これらの測定法の一部を以下に挙げる。

・病　識
　Insight and Treatment Attitude Questionnaire[441]
　David Insight Scale（デビッド病識尺度）[184] [185]
　Personal Beliefs about Illness Questionnaire[83]
・認知的洞察
　Beck Cognitive Insight Scale（BCIS：ベック認知的洞察尺度）[62]
・気　分
　Beck Depression Inventory（BDI：ベック抑うつ質問票）[60] [61]
　Beck Anxiety Inventory（BAI：ベック不安質問票）[59]
　Novaco Anger Scale（NAS：ナバコ怒り評価尺度）[488]
　State-Trait Anxiety Inventory（STAI：状態 - 特性不安検査）[584]
・全般的機能
　Strauss-Carpenter Level of Functioning Scale[600]
　Quality of Life Scale[317]
・スキーマ／態度
　Dysfunctional Attitudes Scale（DAS：非機能的態度尺度）[654]
　Young Schema Questionnaire（ヤングのスキーマ質問票）[674]
　Personal Style Inventory[543]
　Meta-Cognitions Questionnaire（MCQ）[135]
・認知検査
　Cognitive Estimations Test（CET）[575]

Probabilistic Reasoning Task[340]

Schizophrenia Cognition Rating Scale（SCoRS：統合失調症認知評価尺度）[369]

セッションごとのアセスメント

　アセスメントはすべての治療セッション中に行われる。表情，言葉遣い，反応または反応の欠如など，患者がセッション中にすること，しないことがすべて，その週の様子の報告と同じく，患者の状態と治療の前進（または停滞）の様子を示す有効なサインとなりうる。どのような評価尺度や診断面接法も，セッション中に患者との相互作用に気づく技術や，その相互作用が臨床的に，また患者個人にとってどのような意味を持つかに気づく技術の代わりとはならない。

仮定するのでなく，詳細を尋ねる

　治療中に患者の生活に新たな状況が生じた場合は，それぞれの状況に対する反応をアセスメントする必要がある。患者の反応にはパターンが現れる可能性が高いが，バイアスを避けるために，以前のアセスメントとは別にあらためてその都度新しい状況をアセスメントしなければならない。治療者がバイアスを持っていると，微妙な改善や変化のしるしを含む反応の差異を見逃す可能性がある。人間には，自分でも気づかないうちに，他人が語っている話に自分の考えを（期待やバイアスや仮定に基づいて）加えて聞く傾向がある。雨の日に友人にショッピングモールに行こうと誘われたら，屋内のショッピングモールだと思い込んで傘を用意しないだろう。**ショッピングモール**という言葉が，空調の効いたビル内の施設というイメージを呼び覚ますのである。同じように，患者が，隣人が自分を襲う計画を話しているのを「壁ごし」に聞いたと話したなら，患者がマンション住まいなのか一戸建てに住んでいるのか，また，一戸建てなら隣家からどのくらい離れているのかを（仮定するのでなく）知っておくことが有用だろう。この情報は，実際に人が話している音を誤解しているのか，妄想的解釈を伴う幻聴なのかを判別する助けなる。言い換えると，目の前

の問題や状況のアセスメントは，仮定したことではなく**語られたこと**に基づいて，出来事と患者の反応についての詳細な絵を組み合わせることで，最も良く得られるということである。われわれは，話の中の欠けた部分を，馴染みのあるものや筋が通ると思えるもので埋めがちである。治療者は，この習慣を自覚し，それに抵抗することを学ぶ必要がある。無知を宣言して，あえて詳細を尋ねなければならない。

　一例を挙げよう。ルースは治療者に，在宅プログラムのスタッフから性的暴行を受けたと報告した。治療者は，その出来事はどこであったのかと尋ねた。ルースは，母親の家（患者が週末に過ごす家）の風呂に入っていたときのことだと答えた。治療者は，患者が何を見たか，何を聞いたかを尋ねた。患者は，何も見ても聞いてもいないと答えた。ただ，自分がその人物に暴行を受けているのを感じたのだと。治療を通じて信念を「再考する」ことについて学んだ後に，患者はこう述べた。「これが起こったように感じただけないのかもしれないと思います。それが実際に起こったという証拠はありません」

　上記の例では，治療者は実際に起こったことについて結論を下す前に，さらに多くの情報を求めた。母親の家という，在宅プログラムと関係しない場所にいたという患者の言葉で，治療者はこれが妄想であるとの考えに至ることができた。しかし治療者はそこで止めなかった。何を見たか，何を聞いたかという質問が，暴行が想像であることを患者が認める助けになった。セラピストがこれを尋ねなかったら，スタッフが本当に患者を自宅で（患者を留守宅に送り届けた後，戻ってきて）暴行したのかどうかという疑問は残っただろう。質問は，偏りも決めつけもなく尋ねなければならない。とくにこの事例では，もし暴行が実際に起こっていたとしても，患者が治療者の側に信頼が欠けていると感じ取ったなら，困惑や恥辱感から訴えを取り下げないともかぎらないのである。ときには事態を明確にするために家族などの協力を得て情報を集める必要があることもある。上記の患者は，有名人との関係を語ることもあった。たとえば，ある有名な政治家が叔父だと話した。母親によると，確かにその政治家とは「小父さん」と呼べるほど親しい関係にあるとのことだったが，そのほかの有名人とのつながりは現実ではなかった。

精神病性の出来事の認知アセスメント

治療者は，患者が最初に状況を説明したときに，認知モデルを使ってその出来事の十分なアセスメントを実施する。統合失調症のさまざまな症状の認知アセスメントを構成する詳細については，以下，それぞれの症状を扱う章で述べる。ここでは，精神病認知アセスメント質問紙（CAPI，付録D参照）を面接活用のガイドとして用いつつ，アセスメントの概要を示す。CAPIは，3つのタイプの症状に焦点を当てる。幻覚，妄想，奇異な行動である。まず最初に，患者は問題のきっかけとなった出来事を詳述する。次に治療者は，症状の種類，強度，頻度，内容について様子を質問する。患者はこの出来事や症状についての自動思考を見つけ，その出来事に対する自分の情緒的，行動的反応を記述する。治療者は，患者のあらゆる代償方略（回避，薬物使用，思考中断など）に注意を払い，それを説明しなければならない。これらの方略の一部は，さらなる分析の対象となりうる（違法薬物に再び手を出した場合など）。

重要な出来事をアセスメントするための似たアプローチとして，ファイブ・システム・モデル[280]の要素を調べるやり方もある。このモデルはMorrison, Rentonら[471]により精神病に具体的に適用されている。**ファイブ・システム**とは，認知，行動，感情，生理，環境の5つの領域を指す。認知的要素としては，否定的な自動思考やイメージ，それらに関連する認知の歪み，自動思考についての評価判断，注意の優先度（患者はどの思考に最もはっきり気づいているか，など）がある。行動的要素としては，安全行動（とくに目立つのは回避）や，出来事に先行する，あるいは伴う，あるいは後続する行動などがある。感情的要素と生理学的要素は，出来事に先行する，あるいは伴う，あるいは後続する情動反応と身体反応である。環境的要素には，反応のきっかけと媒介がある。

CAPIには追加の質問項目がある。何らかの障害モデルから見た症状への洞察などである。最後に，既往歴やコアビリーフ（先駆症状である可能性がある）が見えてくることもある。これらは必ずしも各出来事の分析のたびに見えてくるわけではなく，いくつかの状況を探究した後，ある程度の時間が経ってから現れてくることが多い。既往歴としては，小児期のしつけ，トラウマ的

出来事，遺伝的および周産期の素因などがある。コアビリーフには，認知の3要素，つまり自己，他者（世界），将来について長期にわたって保持されている一般的見解が含まれる。

　この評価尺度では，幻覚は出来事と考えられている。幻覚についての自動思考，信念，仮定が，その起源についての信念も含めて探究される。幻覚は，自動思考を表すこともある。その場合，そのことをはっきりさせるためには，患者に，声が語りかけている内容に同意するかどうかを問いかけてみるといい。同意するのであれば，声はその時点での自動思考であると考えられる。ただし，この質問は，たとえ声の内容が変わらなくても，ほかのときに問い直してみる必要がある。たとえば声が患者に，治療は有害だと告げたとする。患者は最初はそう思っているかもしれないが，後には，声の内容が変わらないのに，患者はそう思わなくなっているということもある。

　この尺度は，妄想を信念と見なす。この場合，妄想的信念が生じた直前の出来事を調べることは，どのような状況が妄想的信念を活性化させるかを突き止めるために有用である。しかし，妄想的信念に関しては，それを引き起こす出来事は時間的に決まったものではないことがある。とくに妄想が長期にわたり維持される場合はそうである。ある人がCIAの一員だという考えは，数年前にその種の映画を見たことにまで遡るかもしれない。それでも，現在，その信念が呼び起こされるきっかけとなる特定の出来事があるかどうかを確認する意味はある。

　この尺度によれば，奇異な行動は，行動反応の1つであり，その行動につながった可能性のある信念を調べることが役に立つ。アルミの帽子をかぶることは，宇宙人が思考を読もうとしていて，アルミがそれを遮断するという信念に不随する行動かもしれない。このような場合，行動は非論理的信念の論理的帰結である可能性があり，焦点を行動自体から，その行動を促す信念へと移すほうがよい。

　治療者は，①患者に直接質問するか，②矢印法（自動思考の底にある個人的意味を確認するための一連の質問）を用いるか，③さまざまな状況での自動思考のパターンを見つけ出すことにより，コアビリーフを突き止めることができる。付録Eでは，さまざまな妄想のタイプに対して考えられるコアビリーフを，

認知の3要素に沿って整理してある。妄想のなかには、隠れた真のコアビリーフと矛盾する表面的なコアビリーフを示すものもある。たとえば、誇大妄想は自己について「自分は特別だ」というコアビリーフを持つように見える。しかしよく調べると、「自分は無力だ」というコアビリーフが、顕在的な前向きなコアビリーフによって代償されていることを明らかにできる。パラノイド性の妄想は、「自分は弱い」というコアビリーフに導かれているように見えるかもしれないが、そこには「自分は特別だ」（それゆえ付きまとわれる価値がある）という深いコアビリーフが隠れている。しかしこのコアビリーフがさらに、「自分には欠陥がある」というコアビリーフを隠しているかもしれない。これもまた、自分が尾けられるだけの重要人物であるという代償的信念につながる。ここに列記されたコアビリーフは、患者が実際に持っている信念について質問するガイドとして使える。

　治療過程でのアセスメントを支援する最後の材料として、付録FとGに、妄想の形で表れることのある認知の歪みを列記した。付録Fには、精神医学的なほかの診断の文脈で一般に見られる認知の歪みを、付録Gには、統合失調症を含む精神病性の疾患に特有の認知の歪みを掲げた。認知の歪みは、類別化／一般化、選択バイアス、責任の帰属、恣意的推論、思い込みの5つのグループにまとめてある。

　アセスメントは、治療自体の過程と同様に、患者を個人として見ることにより正確になる。1人の統合失調症患者に初めて出会うときにとくに驚かされるのは、その人が、映画や本に描かれるステレオタイプや新聞の説明と比べて、どれほど1人の人間かということである。精神医学や心理学の教科書でさえ、この疾患については絵を描いている。実際の患者たちは、患者でない人と同じだけ多くの形のパーソナリティを持っている。上記の付録等はすべてガイドにすぎない。真の評価をするためには、あなたの前に座っているその人を知る必要がある。

第7章のまとめと臨床への応用

　尺度や構造化面接法や検査法があまりにも多すぎて、ふつうの治療者は圧倒

されてしまうかもしれない。研究者は，ある研究のため不可欠な尺度を選びだそうと努力し，被験者や研究助手や学生を疲れ果てさせないよう，どの尺度を捨てなければならないかを決めようと努力している。臨床家も同じように，完全性と効率性の板挟みになっている。この章では多くの測定形式を詳しく紹介したが，治療者は，これらを利用しなければならないと思う必要はない。紹介したのは，選択肢を用意して，患者や，治療者や，治療段階や，その他突出しうる因子により，どれが最もうまく働くかを決められるように，という意図からである。以下，個々の症状群を扱う各章の中のアセスメントの節では，認知療法の実施に関して本質的な要素に焦点を当てる。各章の中の認知的概念化の節では，さまざまな断片的情報を組み合わせて，どのように個々の患者の定式化を行うかを説明する。

第8章　関係づくりと治療関係の促進

　統合失調症の認知療法に取り組む臨床研究チームの多くが，理想的なセッションの性質と時期と過程について，同じような結論に達している。広く合意されていることは，妄想，幻聴，顕著な陰性症状，重大な思考障害やコミュニケーション障害，不十分な病識，また，これらと重なることのある併発症などに苦しむ人に対する認知療法は，不安やうつ病，またその他多くの精神医学的障害に対する認知療法と大きく違わないということである。基本的な考え方と治療介入方略は，うつ病 [58] と不安 [52] の認知療法から直接（一部小さな変更はあるものの）導かれるのである。しかし，統合失調症患者に対する治療を始める前に，目を向けておくべき重要な点がある。本書の以下の部分では，治療の主標的に向けた関係づくり，アセスメント，定式化，介入方略について詳細に考察するが，この章では，治療関係の促進と，関係づくりの阻害因子の排除について，一般的な側面に焦点を当てる。治療関係を大きく阻害しかねない因子が存在しても，なお治療同盟を強化していける方略を提案する。

治療ラポールを構築する

　相互に尊敬と信頼を抱き合う治療の雰囲気を作ることは，認知療法を効果的に実践する必要条件である。強固な治療関係の存在は，自分の信念に疑問を向けられ，検討の対象とされることに非常に敏感になっているであろう人との共同作業において，絶対的に重要なものである。不安やうつで認知療法を紹介されてくる人は，自分の困難に気づき，病識を持ったうえで治療を求めてくることが多いが，統合失調症の治療のために紹介されてくる患者は，なぜ認知療法

の治療者との面会が組まれているのがわかっていないことがある。妄想や幻聴や陰性症状を巡る特有の困難について病識を持っていない場合もある。しかも，患者の中には治療に関心を抱いていない人もいる。さらに悪いことに，治療を強制され，あるいは騙されて来たと感じ，当然のことながら怒りや敵意を抱いている人さえいる。

　こうした状況を考えると，治療関係は，絶対に温かさと気遣いを基盤としたものでなければならない。患者が初期の治療セッションに来るかどうかは，支えられていると思うかどうかで決まる。その後の治療段階では，強固な治療関係が築かれていれば，感情に満ちた強固な信念を精査し，検証していくことができる。最終的に，治療が進むと，苦痛の基となっている根深いコアビリーフとそれに関連する経験に焦点を当てるのが普通だが，その段階で，対人関係の脆弱性や拒絶に関する信念に対して代替となる基礎を与えるためにも，温かく気遣いのある治療関係が有効に働くのである。そのため，統合失調症の認知療法の成否は，まず何よりも，温かく，敬意と信頼感を備え，安心でき，受け入れられる治療関係を継続できるかどうかにかかっている。

　最初の数回のセッションは，治療関係を構築を進め，最初の治療段階での関係づくりを促すために，臨床的問題について固定的なアジェンダを立てることはせず，オープンな探究をするのが普通である。治療者は患者本人に注意を集中し，患者と情緒的に接触し，形式的なアセスメント手順や，患者の評価判断や信念を変えるための積極的技法は一切使用しない。Kingdon とTurkington[382] が開発した治療では，初期段階では患者との「ビフレンディング befriending（親しくなること）」に焦点化する。同僚や新しい隣人と接するように患者に接する努力をするということである。話題は，祭日の過ごし方，予定しているイベント，趣味といった，感情的にニュートラルでありながら，患者の興味関心を反映するようなものであることが理想である。セッションは必ずある程度の柔軟性を持たせて計画するものだが，とくに初期のセッションは治療関係を促すために調整（短く，あるいは長く）できるようにする。たとえば，一対一の会話をしなければならない関係に居心地が悪そうな患者なら，セッションを短めにし，雑談を挟み，適当にユーモアを交えながら，治療者の側で明るい雰囲気作りを心がけることでうまくいくかもしれない。

逆に，認知的な障害が大きく固執性が強い患者に対しては，頻繁に休憩を挟みながら，ゆっくりとしたペースで，話題を減らして進めるのがいいだろう。つまり，初期のセッションでは，治療者は患者の気分の状態にとくに注意を払い，セッションの内容とペースと時間を患者の様子に「フィットさせて」調整することで，情緒的な適合に気を遣うようにする。一般に，精神病治療の初期セッションでも，協働的経験主義 [58) の実施原則と方略が基本として利用できる。

協働的経験主義の主な要素は，平等な態度，チームワーク，変化への責任の共有，無条件の肯定的配慮，非判断主義の中に見て取れる。患者が極端にパラノイド的だったり，奇異な妄想的信念を数多く抱いていたり，思考障害が強く一貫した発言ができなかったり，陰性症状が強く無言だったりすると，協働的経験主義の精神とアプローチを維持するのは難しくなる。治療者にとって大切なのは，柔軟な姿勢と忍耐を維持すること，そして，患者の言動のある面は理解しにくくても，ほかの多くの面は容易に理解でき，その理解は時間をかけて関わり続けているうちに深まっていくということを認識することである。治療者が混乱し，理解に苦しみながらも関わり続けている姿は，患者に希望を与える助けにもなるという点を覚えておくとよい。

認知療法への適性

認知療法の検証研究で治療対象となる患者は，通常，陽性症状に悩まされているという理由で選ばれてきた。われわれの研究では，認知療法への患者の適性を決めるに当たって，非常に幅広い採用基準をとってきた。陰性症状，併発不安，抑うつ，物質関連症状に対する助けや，全般的なストレス管理を求めるか，少なくともそれらを受けることを拒否しない患者は，認知療法の適性があると考えたのである。患者の治療適性に差を生じる可能性のある全般的な因子は，上記の治療焦点以外にたくさんある。自分の思考を強く意識し，思考と感情と行動の関連を容易に理解できる患者は，認知モデルを受け入れ，その中で協働する可能性が高いだろう。自己の改善にある程度の責任を持ち，暴露や安全行動の縮小といった，セッション内の難しい治療課題やセッション間のホ

ームワークを履行しようと努力する患者は，理想的な適性があるように思える。しかし，現時点では，どのような患者に認知療法が有効であるかについてほとんどわかっていない点に留意する必要がある。したがって，定期的にセッションにやって来て，認知療法で学び，改善しようと努力する気持ちのある患者は誰でも，精神病治療の対象候補になりうるというのが，われわれの考えである。患者の持つ因子をアプリオリな制限と見なして治療から除外するのではなく，これらをただ，関係づくりへの阻害因子と見なし，認知療法の過程でそれに取り組み，縮小，消滅させることができると，われわれは考えている。

動機づけ

　認知療法は，具体的な治療焦点がどのような症状であっても，治療者と患者が共に積極的に努力し，前進への責任を共有し，共に設定した目標に向けて取り組む気持ちを持っているときに，最もうまくいく。しかし，統合失調症の，とくに慢性期のクライエントは，長期にわたってさまざまな症状や問題に苦しんできたことが多く，たいていやる気を失い，意気阻喪しているものである。しかも，多くの患者は何度も薬物療法を試み，何人もの治療者にかかり，症状の改善はそこそこか，あるいはまったくなかったという経験をしてきている。なかには，自分の病気は完全に生物学的な性質のものであるとの理解を持ち，医学的でない介入で直接的な影響を及ぼせるとは期待していない患者もいる。多くの場合，認知療法の成功は，患者の絶望をいくぶんでも克服し，やる気を回復させることにかかっている。

　この過程の第一歩は，患者を尊重するオープンな姿勢と適切な関心を示すことで，良好なラポールを築くことである。治療者は，認知的な理由づけを伝えることで，患者を動機づけることもできる。つまり，患者が自分の苦悩の原因と，人生の重要な出来事に際して活性化する思考と行動のパターンとを深く理解し始めれば，苦悩のレベルの改善が期待できることを説明するのである。治療への動機づけは治療者が，当たり前の治療標的以外にもあるゆる面で力になろうという気持ちを示すことで，さらに強化される。たとえば，住居のための書類記入を手伝ったり，患者のために家族と面談したりすることは，治療者の

柔軟性と善意を示すことになるだろう。治療への関係づくりや動機づけを阻害しうる因子は，治療者の側にも患者の側にもいくつかある。以下，これらについて順に見ていこう。

治療者側の阻害因子

　統合失調症の概念化と治療の出発点は，これらの症状には連続線上にあるということである。ところが，駆け出しの治療者にもベテランの治療者にも，この考え方に馴染みがないという者が多いようである。考え方を変えてもらわなければならないだろう。治療者は，認知療法を開始する前，統合失調症スペクトラムの診断を受けた人との協働作業を考える際に，自分自身の信念や評価判断や期待を意識しておく必要がある。妄想や幻聴は理解できるものなのか，それとも，どこまでも理解不能なものなのか。精神病症状は通常の行動の変異として理解可能か。認知療法で患者の改善は期待できるか。治療を中断した後も改善は維持されるのか。統合失調症が生物学的疾患ならば，対話療法がどうしてこの疾患に作用するのか。これらの疑問に治療者がどう答えるかが，必然的に治療過程に影響する。治療者は，自身の信念や，持っているかもしれない偏見を意識する必要がある。また，治療への関係づくりや治療を通じた過程を阻害する可能性のある信念について話しをする場（最も多くはスーパービジョン）を用意する必要もある。一般に，治療の目標は，ある人の世界をその人の視点から見て，その人の信念を抱きながら，その信念がもたらす情緒的，行動的帰結に取り組むとはどのようなものかを理解することにある。

　統合失調症の認知療法は，ゆっくりとした過程になることが多い。気分障害，不安障害の患者の治療経験を持つ治療者にすれば，このペースは遅く感じられるかもしれない。また，話したばかりの内容の要約を患者に求められることが多く，常にそうだとは限らないが，全体に，自分の期待をもっと容易で焦点を絞った目的に合わせて調整する必要があると感じられることもあるだろう。

患者側の阻害因子

疑り深さ／パラノイア

非常に重要な点だが，患者の信念に対して，あるいは妄想的信念を裏づけるものとして挙げられた証拠に対して，直接的に疑問を投げかけるのは，強い信頼関係ができてからにするべきである。疑り深く，パラノイアを経験している患者の場合は，とくに注意が必要である。すでに示唆したように，初期のセッションは，温かさや配慮や非判断的な受容を伝えるためのものである。そこから，積極的な質問や認知的な再構成の作業に移っていく際には，治療者は，患者の気分の中に表れる不快や不満や敵意などに注意を払い，慎重に歩みを進めていく。ときには一歩下がり，信頼感と安心感を築くような別の関連する側面に話を移す必要があるかもしれない。そのような場合，ニュートラルな話題を話し合うことが多い。要するに，信頼を築くことに焦点化して，患者の信念に直接的に疑問をぶつけたり議論をしたりすることは，どれほどそうすることがよいと感じられても，避けることが基本である。

非常に疑り深い患者との作業で目指すべきもう1つ重要な点は，陰謀に加わっていると見なされないようにすること，あるいは，意図せずに，被害妄想的信念への根拠となるようなものを提供してしまったり，そうした信念に「荷担」してしまったりしないようにすることである。患者が治療者を迫害者ではないかと疑ったときには，妄想的信念への問いかけや検証を進める全ての試みを一時的に棚上げし，再び信頼と安心感を取り戻すことに努力を振り向ける。その努力は，患者に対する治療者の気遣いや，困っている患者を手助けしたいという気持ちをそのまま伝えることに焦点を当てればよい。また，治療者は，妄想的信念を真実であるとするようないかなる賛意も，容認も，示してはならない。治療者は，「その信念が真実かどうかはわからないが，その信念の状況についてもっと知り，患者と協力してその問題について患者の気分が改善する方法を見つけることを目指しているということを，慎重に伝えるようにする。

陰性症状

　陰性症状の認知行動的モデルは第 5 章で紹介した。そこでは，陰性症状は単に生物学的障害によるものではなく，評価判断と期待と信念の間のもっと複雑な相互作用や，認知的，行動的に特徴的な対処方略の表れであるということを詳述した。また，第 5 章で説明した症状の認知行動的概念化に基づき，陰性症状のアセスメントと治療の枠組みも既に概説した。具体的には，快，成功，受容への期待の低さを特徴とする認知的構えと，資源が限られているという知覚とが，陰性症状の発症に重要な働きをしているということである。これらの要素は認知療法との関連で表現される可能性が高い。患者が日々の生活の中で感情鈍麻や意欲の低減や活力の欠如などを経験しているときには，認知療法の治療でも同じように対応する。たとえば患者は，過去の治療が十分に成功しなかったという理由から，別の治療に積極的に関わっても得られるものはほとんど期待できないと思っているかもしれない。同様に，「気違い」や「変人」などと思われたくないという恐れから，自分の考えや信念，感情，経験についてすべてを話そうとしないかもしれない。また，個人的に抱いた期待通りにはならないだろうとの予想から，治療に消極的な患者もいるかもしれない。

　そのうえ，第 5 章で検討したように，陰性症状の存在と相関が認められたタイプの非機能的信念があり，それが治療への関係づくりに影響を及ぼす可能性がある。たとえば，陰性症状が顕著な患者は，「少しでも危ないことをするのは愚かなことだ。損害が思いがけない大きさになるかもしれない」，「うまくできないことは，最初からやる意味がない」，「何もしなければ問題は起こらない」といった信念を是認する傾向がある。治療の早い段階からこれらの信念を見つけ出し，取り組むことで，治療関係を強化することができる。重要な点として，患者が関係づくりに積極的でなく，認知療法にあまり努力を傾けないということ自体が，セッションで取り上げる重要な材料になりうると言える。治療者は，もっと治療に積極的に関与することに対する患者の否定的評価判断を標的にできるのである。

思考障害

　理解しにくく，思考や会話が大きく逸れてしまう患者を相手にするのは，非常に困難だと思う治療者もいるだろう。第6章で考察したように，この場合，話し合いの焦点を強調する方略を適用できる。第一に，意味のつながりに注意深く耳を傾け，頻繁にまとめの言葉を挟んで患者の注意を繰り返し集中させるようにする。第二に，患者の話し方が極端に早くて口を挟むのが難しいときには，患者の息を注意して聞き，短い質問を差し挟むといい。第三に，第6章で検討したように，患者は情緒的に突出した話題を話し合っているときにとくに話から逸れたり，理解できないことを言ったりしがちであることが，研究からわかっている。治療者は患者の話すペースの変化にとくに気をつけて，患者にとって情緒的な意味を持つ話題について理解を深めなければならない。このような「ホットな」話題に向けたソクラテス式問答法は，患者に話の焦点を維持させるのに役立つ。それに関連する第4の方略として，治療者がホットな話題から離れることで，興奮を抑えて理解を深めるというやり方もある。ホットな話題に焦点化し続けることが困難過ぎると思われたときは，そのようにするのがよい。最後に，思考障害を抱える患者の多くは，ただ**耳を傾けてもらっている**と感じるだけでありがたい，と報告している点は留意に値する。共感と受容を示しながら注意深く耳を傾けること，それ自体が直接的に改善につながるのである[572]。

認知の硬さ

　精神病の認知療法の主要な目的の1つに，妄想的信念に関連する確信をゆるめ，柔軟性を増すことで，それに関わる苦悩を軽減するというものがある。治療開始前の信念の柔軟性は，患者によって異なっている。臨床経験から言うと，柔軟な患者は，硬直的な患者よりも，自己の経験に対してうまく代替的説明を見つけ，検討すると言える。過去の研究から，自分の信念が間違っている可能性があると考えている患者は，妄想が時間と共に自然に変化していく可能性が高いという結果が得られている[106]。妄想的な確信と信念の柔軟性との間には，強い相互依存性があることも，別の研究からわかっている。柔軟性が低

いほど妄想的確信が強まるのである[247]。しかし，治療前に信念について柔軟性を示した患者より多い患者が，認知療法から何らかの成果を得ているという点に留意しなければならない。たとえば，妄想を持つ患者の約50％は，認知療法前に，自分の信念が誤りである可能性を認めない[244][247]。そして，妄想的信念の誤りの可能性をどう見るかが認知療法の最終結果の予測因子になることがわかっている[244]。しかし，妄想的確信の軽減を含め，治療の結果は複数あることを忘れてはならない。第9章で考察するように，妄想の確信度とは関係なく，社会的，機能的転帰も目標となりうるのである。第9章では，ある患者が，妄想を100％確信したままで，QOLの改善のために信念に基づいた行動を変化させる様子を紹介する。そこで紹介するように，同僚が自分を殺そうとしているというパラノイド性の信念を長く抱いている患者が，その妄想的信念に変化がないにもかかわらず，治療者や職場の医療スタッフ，特別な友人たちや家族に支えられて職場に復帰し，働き続けているのである。

認知療法は，そのほかにも，陰性症状の改善，ストレスの軽減，対処能力の向上，不安や抑うつの低減，対人関係スキルの向上などを目標にできる。つまり，患者が信念に関する柔軟性を欠いている場合，より苦悩をもたらさない信念に移行するのは難しいことがあるが，柔軟性がないからといって，その人の生活のほかの面の改善が妨げられるとは限らないということである。

治療のプロセス

治療の全体構造

認知療法の治療介入の一般的テンプレートを**表8.1**に示す。うつや不安に対する認知療法と同じく，精神病に対する認知療法も，能動的で，適切に構造化され，期間限定（平均6〜9カ月）で，典型的には個人セッションの形式を取る。ただし，声を聴くなど同質の症状を持つ集団に対するグループ形式の認知療法を行うことは可能である。**表8.2**に示すように，認知療法の個人セッションでは，その1週間の患者の気分を確かめ，服薬が不規則にならなかったか確認する。治療者は，前回のセッションで取り組んだ重要な部分を復習し

第 8 章　関係づくりと治療関係の促進　　*211*

表 8.1　統合失調症の認知療法

- 治療同盟の確立
  - 受容，支援，協働
- 問題リストの作成と優先づけ
  - 症状（妄想，幻覚など）
  - 生活上の目標（仕事，人間関係，住居，教育など）
- 心理教育と精神病症状のノーマライゼーション
  - 発症と症状の持続におけるストレスの役割の考察
  - この病気の生物心理社会的側面の考察
  - 教育を通じたスティグマの軽減
- 認知的概念化
  - 思考と感情と行動の間の関連の同定
  - 症状と問題の底にある主題の同定
  - 定式化と認知的焦点の患者との共有
- 陽性症状，陰性症状治療のための認知行動的技法の実施
  - ソクラテス式問答法（コロンボスタイルなど）
  - 信念の検討／リフレーム
    - 根拠の考量
    - 代替となる説明の考察
    - 行動実験の実施
  - 恐怖／懐疑のヒエラルキー
    - 想像暴露の実施
    - 現実の暴露課題の実施
    - 安全行動の縮小
  - 自己についての信念の導出（弱い－強い，価値がある－価値がない，など）
- 併存しているうつや不安の治療のための認知行動方略の実施
  - 不安／うつに対する標準的な認知療法方略の採用
  - 不安（危険，脆弱性など）に関連する評価判断／信念の検討／リフレーム
  - 暴露訓練の実施と活動計画の作成
  - 行動実験の実施
  - リラクゼーション／運動／呼吸の再訓練の実施
- 再発防止方略の提供
  - リスクの高い状況の確認
  - スキル訓練の提供
  - 症状の後退に対処するステップバイステップのアクションプランの確立

注：Rector and Beck（2002）より。Copyright 2002 by the Canadian Psychiatric Association. 許可を得て転載。

　て，その後新しいことがあったかどうかを確かめてセッション間の連続性を保つ。次に治療者は，そのセッションでは何を優先テーマとするかを協力して決

表8.2　典型的な認知療法セッション（25 〜 50分）

- 前回セッション以降の気分の変化を聞き出す
  - 気分の段階評価を行う
  - 服薬遵守を確認する
  - ほかのサービスの利用や改善について再確認する
- 前回セッションからのつなぎをする
  - 前回セッションと，取り組んだ重要な点について要約する
  - このセッションで中心的に取り組むアジェンダ項目候補を同定する
- 構造化アジェンダを設定する
  - 精神病症状（妄想に対する認知方略など）
  - 併存症状（社交不安の引き金に対するヒエラルキーの作成など）
  - 症状以外の問題（住居の危機への取り組みなど）
  - 再発防止（リソースリストの作成など）
- 要約とホームワーク計画を提示する
- 要約し，患者からセッションについてのフィードバックを引き出す
- 次回のセッションまでの治療計画の概要を提示する（デイサービスの訪問スケジュール，ケースマネージャーとの面談，服薬の繰り返しなど）

注：Rector and Beck（2002）より。Copyright 2002 by the Canadian Psychiatric Association. 許可を得て転載。

める（通常はアセスメントの段階で作成した問題リストから取り上げる）など，構造化アジェンダを設定する。セッション中に認知行動方略を実施した後，患者の信念のモニタリングと検証に焦点化した行動実験のホームワークを出す。統合失調症の認知療法の形式は，ほかの認知療法介入と同様だが，休憩を挟むなどセッション時間を短くしてもよい。また，ホームワーク課題を絞り込んだ限定的なものにしたり，セッションごとの目標に柔軟性を持たせてもよい。興奮したり混乱したりしている患者は，長時間のセッションではなく，短い面会を何度も繰り返すやり方もある。アジェンダの設定，気分のチェック，ペース，ホームワークの設定と振り返りなど，認知療法セッションの一部の要素については，以下に説明する。

治療セッションの構造とペース

アジェンダの設定

　不安やうつの治療では，通常，認知療法の治療者は，前回のセッションとのつなぎを行い，その回のセッションでこなすべき一連の具体的目標を定める。

統合失調症の認知療法では，形式的な目標の設定が困難になることがある。それはたとえば，妄想的信念を弱めることや，声の妄想的解釈を標的化することなどである。アジェンダを設定して明示的に優先づけを行うことができる患者もいるが，セッションをより柔軟に，暗黙のうちに構造化する必要がある患者もいる。つまり，優先づけをしたアジェンダのリストを迅速に設定し，各トピックに事前に時間を割り振っておくという標準的な形式が適さない患者もいるということである。たとえば，中核的な妄想的信念に関連する根拠を吟味していた前回のセッションの続きを今回の主要目標としようと治療者が決めたとしよう。しかし，患者が怒っていたり，興奮していたり，無関心になったりしていれば，治療者はセッションの焦点を調整し，たとえその回のセッションの時間をすべて使うことになっても，現在の感情の理解を深め，それに取り組むようにしなければならない。このような修正は，制限と考えるべきではない。認知療法の全体的目標が，患者に，自分の思考や評価判断や信念が生活経験に関連する自分の情動や行動の反応に影響を及ぼしていると認識させることであるならば，認知モデルの理解を深め，方略を進める機会となるセッションは，どんなものであってもこの目標に役立つと言える。

気分のチェック

治療者は，各セッションの開始時に，標準的な方法で気分をチェックする。ただし，これまでと同じく，患者はその週の間に生じてきた心配事に向き合うのに多くの時間を費やしてきた可能性があることに留意する必要がある。治療者はまた，クライエントの気分の状態に影響する可能性のあるほかの側面，たとえば服薬アドヒアランスや前週の間のほかの重要なケアサービスの提供にも注意を向ける必要がある。気分のチェックは，精神病の認知療法では，ほかの場合よりも時間がかかることがある。気分をモニターしながら，気分の性質や，気分の変動要因について患者を順応させ，教育することがあるからである。さらに，患者が自発的に気分の変化を自分の精神病症状の経験に関連づけられるようであれば，治療者は，その機会を利用してセッションのアジェンダを焦点化し，クライエントの生活の中で苦悩の重要な根源となっている側面にあらためて目を向け直すことができる。

ペース

　治療者はセッションのペースでも柔軟性を示す。とくに陰性症状が顕著な患者では，認知療法は比較的ゆっくりとしたプロセスとなりうる。治療者は患者の思考と感情の処理速度にも注意を払い，自分の速度をそれに合わせる必要がある。セッションによっては治療者の側にたいへんな忍耐を必要とさせるが，ペースを適切に落とせば，同盟は強化される。たとえば，陰性症状を持つ患者の多くは，家族やケアの担当者に活動レベルを無理やり高めようとさせられているように感じている。これらの要求は患者に大きなプレッシャーを与え，活動から遠ざけさせ続けるだけである。患者は治療者もやはり支配的，要求的と見なすかもしれない。忍耐とペース作りを効果的に行う治療者は，患者に受容と共感を伝える。逆に，饒舌で，すぐに気を散らし，言葉を差し挟むのも難しい患者の場合は，その速いペースにあわせるために多くの時間を必要とするかもしれない。しかし，前の節でも説明したように，治療者はセッションの焦点を維持して臨床上の目標に向かって前進するために，質問や明確化するための要約を差し挟んでいく必要がある。まとめると，セッションのペースは柔軟に運用し，苦悩の軽減と治療関係の強化に向けて常に調整していくということである。

ホームワークの設定と振り返り

　統合失調症の認知療法で用いるホームワークは，場合によって，量も質も大きく変わる。それは非精神病性の認知療法でも同じである[321]。統合失調症患者のホームワークの履行を妨げる一般的な要因として，動機づけの低さ，課題に着手することの困難さ，活力の欠如などがある。Deane ら[190] は，統合失調症患者に対するサイコロジストによるホームワークの活用に関する調査を行った。その結果，ホームワークを妨げる阻害因子の上位 5 つは，動機づけの低さ，決断力のなさ，社会的引きこもり，注意散漫，行動を起こすことの困難であることがわかった。認知療法における患者のホームワーク課題の経験と見方に焦点を当てた研究[200] では，ホームワークの履行に影響する因子として，動機づけの低さ，課題の先延ばし，努力の欠如が挙げられている。しかしながら，

第8章　関係づくりと治療関係の促進　*215*

認知療法は，陰性症状を引き起こすきっかけを見つけ出して，それを減らしたり，発症後の緩和方略を開発したりすることを患者に学ばせることで，陰性症状の軽減に寄与できる。たとえば，活動スケジュール，段階的課題設定，主張訓練，否定的な予期を標的とする思考記録などの方略がよく用いられる。陰性症状の軽減は，セッション間のホームワーク課題を最後までこなすことを通じて進む面が大きい（第11章参照）。

　セッション間の活動がセッション内で練習したスキルの強化と一般化を進める，という基本的な考え方は，統合失調症の認知療法の基本的な目標にとって重要である。それは，患者が妄想的信念を見つけてリフレームするのを手助けし，内容を問いかけ，幻聴を維持する二次的な妄想的信念に疑問を投げかけ，社会的，情緒的関わりに関する否定的な予想を緩和し，機能的転帰を改善することで，スティグマ関連の症状をノーマライズし，軽減するという目標である。

　ホームワークの履行を向上させる方略は，**設定段階**と**振り返り段階**の両方で用いられる。設定段階では，実行可能な小さな目標を設定することと，ホームワークで予期される成果に関する期待値を探ることである。課題に関する歪んだ評価判断や信念に取り組み，成功すること自体が課題なのではなく，**試みる**ことが課題であり，ホームワークには「失敗はない」という見方に到達しておくことが大切である[615]。振り返りの段階では，まず，**すべての**ホームワークを実際に振り返ることが大切である。ホームワークに傾けられた努力は，残らず温かく褒め，支持するようにする。さらに，多くの患者は課題に注ぎ込んだ努力やその成果や喜びを過小評価しがちであるため，振り返りの段階で認知の歪みにも注意して取り組む必要がある[536]。最後に，患者にとっては治療で成績面でのプレッシャーを受けないということが大切であるために，治療者はホームワーク課題について柔軟に対処して，患者にプレッシャーを感じさせないようにしなければならない。

　ホームワークの履行を妨げる因子としては，注意力が低い，オーガナイズ方略を持っているとしてもごくわずかしかない，記憶力が低いなど，統合失調症に限定されるものもある（NuechterleinとDawson[489]など）。Dunnら[200]の研究によると，患者は，認知機能の問題と洞察の弱さのため，ホームワークを正しく想起，実行し，結果を記憶することが難しい場合がある。これらの現実

的困難を乗り越えてホームワークの不履行を改善するために，治療者は以下のようなことができる。①ホームワーク履行のための指示を明確に与えて，患者が課題を理解しているかどうか，できるだけ確認する。②患者にホームワークの指示を要約して書いたものや録音したものを渡す。③課題をいつ，どこで行うか，おおよそのところを説明しておく。④患者が家に張っておけるような（ポストイットなど）想起の手がかりを用意する。⑤ホームワークの要約を詳細に書き出すことはあまり要求しない。⑥可能ならば，患者のケアをする人もホームワークの要素に含める[533]。

第8章のまとめ

統合失調症の認知療法を効果的に行う基礎は，相互に尊重し合い，信頼し合う，決めつけのない治療関係を築くことである。治療関係は，静的な変数ではなく，セッションごとに注意し，醸成していく必要がある。関係づくりの障壁は，ほかの障害への認知療法に見られるものと同じであるが，この章では，統合失調症に特定の阻害因子のうち，同定と緩和が可能なものに注目した。また，より一般に，治療関係を強化し，関係づくりを促進できる，アジェンダの設定，セッションのペース，ホームワークの設定と振り返りのために可能な修正についても考察を加えた。

第9章　妄想の認知的アセスメントと治療

　妄想的信念は明らかに固定的なものであるが，現在では認知療法のさまざまな方略が，患者が歪んだ妄想的解釈やそれに伴う苦悩を軽減する役に立つことがわかっている。この章では，妄想についてのエビデンスに基づくアセスメントと治療を説明する。第3章で概説したように，成人になってから発達する妄想的信念の認知的基盤は，通常，青年期に生じる。信念の実際の妄想的内容は，妄想の発症前に抱いていた信念の拡張であるのが普通である。認知の歪みや類別的思考，情動や身体に基づいた推論，「結論への飛躍」などの情報処理バイアス，現実検討の失敗は，ひとたび生じると，妄想的信念を強化し，反証の機会を妨げるものとなる[249]。また，妄想的信念に促された行動反応，たとえば回避や引きこもりなどの安全行動は，苦悩と，妄想の維持の大きな要因となる。

　妄想に対する認知療法は，このような具体的な認知的定式化に基づいて行われ，以下の点についての理解に焦点を当てるところから始まる。①信念の発達に先行する因子，②信念を支持するものと知覚されている証拠，③知覚されている証拠の新たな根拠となる，日々の出来事について現在続いている誤解，④切迫した苦悩，である。治療は，妄想以外の認知的スキーマにも取り組む。認知の底にこのようなスキーマがあると，患者は再発しやすく，妄想的信念を繰り返し抱えることになる。治療はまた，引きこもり，回避，再確認傾向，その他の安全行動など，非適応的行動反応の軽減も標的にする。全体として，治療方略は，妄想の硬さと先入観と苦悩を和らげ，患者がよりよく機能できるようになることを目指す。

　妄想的信念に介入する前に，包括的アセスメントを終えておくことが大切で

ある。その信念がいつ現れてきたか，その妄想的信念を支持すると見られている重要な証拠は何か，以前は支持的と考えられていたが今では捨てられている証拠はどのようなものかを確認するのである。妄想が患者の機能に現在及ぼしている影響については，標準化された方法によって，また機能アセスメントを行うことで，形式的にアセスメントできる。ほかの感情障害の認知療法と同じく，治療者は，妄想発症以前の小児期の経験や遠位的な脆弱性など，発達上の要因もアセスメントする。われわれは，妄想的信念は中核的な非妄想的自己信念から生じてくるという仮説に立っている。そこで以下に，症例の概念化をすることで，普通とは違う信念を持っていることのスティグマを軽減し，洞察を深めさせ，信念の修正を促進できることを概説する。妄想の治療アプローチの概要を**表 9.1** に示す。

アセスメント

症状／認知のアセスメント

　妄想のアセスメントは，初期のセッションで行う。治療者は非指示的な誘導的発見を用いて目下の問題について情報を引き出していく。患者の中には，認知療法を紹介してきた臨床家と，この治療について話をしている人もいる。そうした患者は，最初セッションから，妄想を含む最も厄介な問題に取り組む意欲を持っている。しかし，多くの患者は，なぜここに紹介されてきたのか明確に理解していなかったり，妄想に非常に苦しみながらほとんど病識を持たなかったりする。患者が妄想に焦点を当てようとしているのでなければ，妄想から話し合いを始めることはしない。妄想の治療を成功させるために最も重要なのは治療関係であるため，治療者が妄想に直接的に介入するのは，十分なアセスメントを済ませ，強固な治療同盟を築いてからにするべきである[537]。アセスメントの段階では，まず，患者の置かれた環境と，そのとき直面している問題と，症状についての患者の説明に耳を傾け，苦悩の大きな部分とそれに対する患者の評価判断を引き出すと思われる領域を同定する。治療者は，患者が経験していることについて，オープンで，受容的で，関心を寄せていることを，非

第9章　妄想の認知的アセスメントと治療　*219*

表 9.1　認知的アセスメントと妄想の治療

アセスメント
- 症状／認知のアセスメント
  - 妄想の焦点を詳細に見る
  - 認知の歪みをアセスメントする
  - 妄想的解釈に対する情緒的，行動的反応を吟味する
  - 妄想を裏づけるとされる重要な証拠を確認する。
  - 妄想的信念・解釈の基にある認知的スキーマをアセスメントする
- 機能アセスメントの実施
  - 妄想の引き金を同定する
  - 特定の妄想的評価判断をアセスメントする
  - 妄想的評価判断への情緒的，行動的反応をアセスメントする
- 症例の概念化
  - 妄想の発達と現在の維持に寄与した遠位的因子と近位的因子を総合する
    - 準備因子
    - 誘発因子
    - 維持因子
    - 防御因子

治　療
- 心理教育とノーマライゼーション
  - そのとき直面している問題の認知的概念化を共有する
  - 妄想的信念をノーマライズする
- 認知モデルへのソーシャライズ
  - 妄想的解釈に付随する思考，感情，行動の間の相互作用への気づきを促す
  - 妄想的解釈を検討し，修正する
- 認知的，行動的アプローチの適用
  - 妄想的信念を支持する証拠に疑問を投げかける方略
  - 代替となる信念の構築
  - 非妄想的コアビリーフを標的にする
  - 代替となる信念を強化する
  - 行動実験を用いる

判断的な姿勢で示す。第 8 章で指摘したように，最初の何度かのセッションの第一目的は，患者との間にラポールと信頼を形成し，苦悩と混乱が存在する領域を同定することなのである [382]。

　治療者は，患者に認知モデルも紹介する。その際，患者が現在経験し知覚している問題に反応した思考，感情，行動の間の内的，外的関係に目を向ける。たとえば，迫害を受けているという 3 年に及ぶ妄想的信念の治療のためにや

って来た患者が，最初の何回かのセッションでは，自分の住宅の問題を一番の話題にしたがった。その患者は現在シェアハウスに住んでいて，大音量の音楽や，自分が招いたのではない客に悩まされることが多いという。治療者は，この問題を，こうした経験のどの面が患者にとって問題なのかについて理解を深め，これらの問題に対する患者の評価判断，信念，行動反応の同定を開始するよい機会として用いた。治療者は温かく共感的に話をして，そうしたときに患者が感じる「不満」や，患者に対して他者が「敬意を欠いている」ことで引き起こされる「動揺」は，当然のことだと認めた。この話題は，患者と治療者が協働で問題解決に当たる最初の機会にもなった。家で騒音を軽減したり（耳栓を使う，怒りが溜まる前にテレビの音を小さくしてほしいと頼む，など），訪問者の問題を小さくしたり（キッチンに訪問者の予定表を貼ってもらうようにする，など）するために試みる新しいやり方をいくつか考えたのである。信頼関係ができるにつれて，治療者はしだいに妄想的信念に比重を移していけるようになる。この患者の場合は，「他者が自分に敬意を欠いている」という主題をあらためて取り上げ，より際立った妄想的信念への入り口とすることができたのである。

妄想の焦点を詳細に見る

　妄想的信念の話し合いに至る道筋はいくつもある。最初から自分の妄想的信念について話したがる患者もいれば，話したがらない患者もいる。われわれの経験から言って，患者に生活上の問題点を広く話してもらい，目的を決めない話し合いの中から妄想的信念が浮き出してくるようにするのが最も有効である。複数の妄想的信念を持っている患者は，話が最も悩ましい信念に向かっていく傾向がある。しかし，複数の信念があり，治療者がどれに焦点を当てるか選べるときには，強い感情に満ちた妄想的信念ではなく，比較的周縁的な信念から手を付ける方が良い。たとえば，自分の時間が「盗まれている」という信念と，両親が別人に入れ替わっているというカプグラ症候群 13) の妄想を両方抱いている患者では，前者の信念の方が後者よりも患者を脅かしていないことから，治療では前者の信念に先に焦点化を当てることにした。

　精神科の面接プロトコルでは，妄想の内容，持続，関連する苦悩について比

較的形式的な質問を提示し，妄想の存在，重症度，苦悩，QOL への影響を評価するが，治療の初期段階では，過去や現在の妄想的信念について——とくに，それらの信念が問題リスト上で主要な目標とされている場合には——比較的詳細なアセスメントに焦点化する。その際，妄想が出現した時期，否定的な生活経験に基づいた妄想の加工の程度，発症前の偏見や恐怖を理解するために十分な情報を集めることを目指す。

　最も新しい妄想的信念から話を始め，そこから遡って，その信念を裏づけると考えられている情報を確認していくという方法が最もやりやすい場合もある。また，発症前の出来事から話を始め，次に問題が始まった時期に焦点を移すほうが容易な場合もある。出発点がどこであれ，認知的概念化を完了できるだけの情報を収集することが大切である。たとえば「最初に問題が起こったのはいつですか」，「○日に病院にいたとおっしゃいましたが，そのときはどんな問題があったのですか」など，一般的な質問をするといい。患者の答えが抽象的なら，より具体的に，たとえば「ご自分に世界を終わらせる力があると認識するようになったのはいつのことですか」のように質問をすることで，妄想的信念について詳細な情報を得られることが多い。同定しようとしている時期について患者が特定の記憶を呼び覚ますことが難しいときには，慎重に手続きを進める。このような場合は，一般的な質問に戻り，情緒的苦悩が激しかった時期に生じていたことがらについて尋ねるのがよい。

　妄想的信念の発達に関連する文脈的特徴を理解することも大切である。多くの場合，妄想は時間をかけて徐々に発達する。そのため，妄想の主題に関連する決定的出来事を同定するのは，きわめて困難である。そこで，「最初に（怖く，混乱して，腹立たしく，など）感じ始めた頃に，どんなことがありましたか」，あるいは「（ご自分に世界を終わらせる力があること，など）をあなたに本当に確信させた出来事が，何かありましたか」などの質問をする。以下の例のように，妄想の出現の近位的な引き金となった出来事を鮮明に思い出す患者もいる。

　　治療者：メアリ，何かが変わったと気づき始めたのはいつですか。
　　患　者：心の安らぎをすべて失ったのは，同時多発テロの翌年の 9 月 11 日でした。

治療者：そのときどうして心の安らぎがなくなったのか，もう少しお話いただけますか。

患　者：波が見えたんです。

治療者：ご覧になった波というのは，何だったのですか，メアリ。

患　者：3日間寝ないでコンピューターに向かって株取引をしていたんです。取引の中にパターンが見え始めて，それが完璧な波を表していたんです。

治療者：完璧な波というのは，どんな意義を持っていたのですか。

患　者：恐ろしく感じました。それが，すべてが崩壊していくサインだということがわかっていました。

治療者：株式市場が暴落する手がかりを見つけたということですか。

患　者：違います。それよりもっと大きなことでした。世界が終わろうとしているという，私に向けたメッセージだったのです。

治療者：わかりました。つまり，取引のパターン，完璧な波が，世界の終わりに備えよとあなたに告げるサインだったのですね。そのサインをあなたに伝えたのは誰かというのはわかりましたか。

患　者：何日も前から悪魔が私を誘っていました。悪魔がメッセージを送ってきていたのです。けれども私は無視できました。どこを見てもサインがありました。点滅するコンピューター，吠える犬，ラジオも，暑かったり寒かったりすることも……。

治療者：では，その何日かの間，たくさんの小さなサインがあったけれども，完璧な波が最後の大きなサインのように思えた……そういうことでしょうか。

患　者：善と悪の間で戦いが続いていたんです。悪魔は私に，悪が勝って世界が終わると告げようとしていました。テレビをつけたら，画面で悪魔が私に笑いかけてきました。恐ろしいことでした。

　メアリは，宗教的なパラノイド性の妄想が急激に活性化した約3年前のことを容易に特定することができた。なぜ善と悪の戦いがあるのか，また，どういうものが特別なサインなのか（犬が吠えるのは邪悪な力が家の中にあることを示す，など）に関する信念の性質を巡り，さらに情報が集められた。

　発症期が特定できたなら，治療者は時間を遡り，さらに情報を集める。発症以前の重要な信念，態度，恐怖などや，その他人生で意味のある出来事などである。また，その妄想的信念の足跡を時間の経過に沿って跡づけ，成立後にその信念の基礎を証拠づけると思われる情報も集める。

認知の歪み

治療者は，誤解釈を招き，妄想的信念を裏づけると見なされるような進行中の出来事や感情に満ちた特定の状況について，誤解釈に関連する一般的な認知の歪みの存在，範囲，頻度をアセスメントする。全か無かの思考，選択的抽出，破局視などの認知の歪みは，ほかの感情障害における経験と同じように，状況の誤解釈にとって重要な意味を持つ。さらに，第3章で概説したように，ある種の認知の歪みは，妄想的解釈の特徴となっている。治療者は，内在化，外在化，自己中心化の認知の歪みを反映する解釈を見つけ出そうとするのである。

治療はたいてい，妄想的解釈が正しいという見かけ上の可能性を過大に評価するような認知の歪みを同定し，それに疑問を投げかけ，それを縮小することを目指す。しかし，妄想の**帰結**の知覚に関連する認知の歪みに取り組むことも大切である。たとえば全般性不安障害の患者ならば，「本当に仕事を失ったとしたら，最も悪いことは何でしょうか」というような問いかけによって，想定されている帰結を同定するというのは日常的なことかもしれない。しかし，暴走族ヘルズ・エンジェルズに虐められているという妄想を抱いている患者なら，治療者は「ではヘルズ・エンジェルズに虐められているせいで一番困っていることは何ですか」という尋ね方はしないだろう。なぜなら，治療者がもともとの妄想的解釈を共有しているような印象を与え，患者がヘルズ・エンジェルズに虐められていることを信じていると示唆することになるからである。

このような場合，逆の考えを提示して，考えられているのとは逆向きの結果を引き出す方略がある。「仮に，ヘルズ・エンジェルがあなたを尾けていないとわかったとしたら，あなたにとって事態はどう変わるでしょう」と尋ねるのである。その答えは，改善可能な悪い帰結の同定につながる。たとえば次のような回答である。「だとしたら，私は家を出て犬を散歩させ，ショッピングモールに行き，またテイクアウトの食べ物を買って，屋外の生活を楽しめるでしょう」。これが治療の焦点になる。

20年に及ぶパラノイド性の妄想の既往を持つある患者が，職場の人間が共謀して自分を職場から追い出そうとしていると信じていた。妄想的解釈が引き起こされたときには，患者はその解釈を100％信じていた。その結果，精神

病の発症以降，消極的な自殺を2回，より深刻な自殺企図を1回起こしている。治療でこの患者は，結論への飛躍や全か無かの思考などに関連する認知の歪みに気づくことで，職場環境での自分の妄想的解釈を同定し，軽減することができた。また，治療者は矢印法で破局的な帰結を描き出すことで，妄想の帰結の知覚に焦点化することができた。この患者は，同僚たちが自分を馬鹿にして，自分についての情報を集め，職場の長と共謀して自分をここから追い出そうとしていると恐れていた。1つのレベルでは自分が「貶められている」ことを気にしていたが，もっと恐ろしい結果は，この職場を追い出されたら自分のオフィスを失うということだった。オフィスを失えば行くところはなく，誰とも会えなくなる。ひとりになったなら落ち込み，ついには「気が狂う」。「気が狂う」ことになったなら，自分は自殺するだろう。治療者は，その都度その都度の妄想的解釈の破局視を解消することに焦点化するアプローチ（「では，同僚があなたの仕事を尊重しないことで一番悪いことは何でしょう」など）を取らなかった。治療者は，①オフィスを失うこと，②行くところがなく誰とも会えないこと，③ひとりぼっちになり落ち込むこと，④気違いになること，⑤自殺すること，という破局的帰結自体に取り組んだ。治療者はそれぞれについて代替の視点と対処アプローチを見つけようとしたのである。この患者にとって，知覚される帰結は，自分の信念の見かけ上の「真理値」とは関係ないのである。治療者は，単純に，仮に職場の部門が経費削減で閉鎖になったなら，今とまったく同じ不安を抱くことになると指摘することで，知覚された破局的な帰結を妄想から引き離し，帰結の知覚を弱めることができた。

　具体的には，患者が知覚する帰結に対して以下のようにアプローチした。まず，オフィスを失ったらどうするかを話し合った（敷地内にほかのオフィスを借りる，大学図書館にデスクを置く，など）。患者が職場の外で持っている社交関係を協働でリストアップした（患者には少なくとも月に1回は会う友人がいる。毎朝喫茶店の決まった席で新聞を読んでいると，おはようと声をかけられる。図書館にはよく行く。ボランティア活動を考えている）。知覚される帰結の破局視を解消するために，再発防止方略を紹介した（引き金となるものを見つけ出す。アクションプランを作る。調子が悪くなったけれども自殺は試みなかったときを思い出す。調子が悪くなったけれども妄想が強くならなかっ

たときを思い出す。こうした経験をしたけれども5年間自殺を試みずに対処してきたという別の証拠に注意を向ける）。患者が以前は持ち合わせていなかったけれども今は手にしている新しいリソース，つまり，自分を気にかけ，支えてくれるメンタルヘルスの専門家チームがそこにあることも話し合った。患者は，歪み（結論への飛躍）に気づき，代替的な説明を考えることにより，自殺の引き金になるようなことがあったときの妄想的解釈をしだいに弱めていけるようになった。この患者は，毎日が「命がけ」という信念を持たずに仕事に向かえるようになった。

妄想的解釈に対する情緒的，行動的反応

アセスメントの際には，妄想の活性化によって引き起こされる具体的な情緒的帰結（恐怖など）や行動的帰結（回避，安全行動など）も吟味する。患者が，妄想的信念が引き起こす恐怖や困惑，怒り，悲しみなどに対処するために採用するさまざまな方略は，修正的なフィードバックの障害となることが多い。不安患者が恐怖を引き起こす状況を避けるのと同じように，妄想患者も恐怖を掻き立てる可能性の高い状況を避ける。迫害恐怖を持つ患者は，傷つけられたり襲われたりすると予想する状況を避けるが，宗教的妄想を持つ患者は，自分が不道徳と見られる状況から逃れようとするだろう。たとえば性行為にあからさまに言及する会話には加わらない。妄想患者が，不安障害患者に見られるような微妙な回避や方略を用いることもある。たとえばある患者は，ヘッドバンドのおかげで心をまとめられていると信じていたため，ヘッドバンドを外すことを拒否した。先に紹介したメアリは，インターネットで株価の動きを繰り返し頻繁すぎるほどチェックしていて，画面を見ても自分が何を見ようとしているのか覚えていないというほどだった。

妄想的信念に関して集められた情報は，関係づくりのプロセスに編み込まれる。その際，おだやかに質問をし，大小さまざまな情動を引き出すと思われる領域に細心の注意を払い，それらの領域への焦点化のバランスをとるようにする。患者が認知療法に紹介されてくる際に，妄想的信念への取り組みを助けるという目的が明示されていることがある。治療者は，アセスメントの段階以前に，患者のホットスポットがどこか，つまりセッション内でそこに触れると患

者を興奮させたり否定的な感情を引き出したりしかねない話題が何かを知っているかもしれない。しかし一般に，患者について治療前にどのくらいのことを知っているかにかかわらず，妄想的信念に関わる詳細については無理強いしすぎず，面接で焦燥や苦悩などの目に見える，あるいは目に見えない徴候に応じて，すぐに退却してほかの焦点領域を考える容易をしておくことが大切である。妄想的信念の特定の内容が，セッション内で経験されがちな情動状態に対応していることがある。たとえばパラノイア患者が比較的，興奮したり苛立ったり防衛的になったりしやすいのに対して，宗教的妄想を持つ患者は，質問を受けている間に悲しみや罪悪感を強めることがある。治療者は，妄想的信念に関連する意味を早い段階で理解し，初期のセッション中に生じる可能性のあるホットスポットに警戒しておく。

　患者の信念について話し合うときには，**妄想**や**統合失調症の症状**といったラベルを用いないことが大切である。その代わり，妄想的信念を言うときには，ノーマライズして，単に**信念**や**考え**といった言葉を使う。他の研究 [142] [383] [482]でも詳しく説明されているが，アセスメントは患者の視点に立とうとすることで進む。相手の視点に立つことで，自然に患者の経験について知りたくなる。しかし，信念が普通でない，あるいは奇異なものであるなどのために共感しにくい患者もいる。奇異だったり，攻撃的である可能性があったり（反ユダヤなど），完全に間違っていたりする信念を継続的に表明する患者に共感する問題は，「フェイディング・エンパシー効果」と呼ばれることが多く，それを乗り越えるために治療者の側に特別な努力が求められる [482]。目的は，患者がこれらの信念を抱き，その信念の情緒的，行動的影響を経験するのはどんな感じであるかに集中し続けることである。

妄想を裏づけるとされる重要証拠を確認する

　アセスメントのプロセスが進むにつれ，治療者は現在患者が抱いている妄想的信念と，過去に抱いていて現在は抱いていない妄想的信念の全体を同定する。治療者はまた，信念の間の相互関係の理解にも努める。それぞれの信念について，いつ生じたか，生じたときの文脈的特徴はどのようなものだったか，患者の生活に与える直接的影響はどのようなものかを同定する。また，その妄想的

信念を裏づける証拠とされる出来事や経験をアセスメントする。それぞれの信念に対する確信度と，それぞれの証拠がその妄想を直接または間接にどの程度裏づけていると患者が見ているかを知ることも大切である。自分の信念の性質を明確に説明でき，妄想的観念に確証を与えると思われるはっきりとした決定的状況を明示できる患者もいるが，それほどできない患者もいる。患者が情報をなかなか思い出せなかったり，妄想について話すのが難しそうなときは，慎重に進めることが大切である。

　また，とりあえず苦悩を軽減しようと患者の妄想的信念に乗ってしまうこともためにならない。患者が治療者に，自分の信念が正しいかどうかを直接尋ねるときは，通常，患者は「正しく」あろうとしているというよりも，理解を求めているのである [142]。治療者は，妄想的信念の現在および過去の基盤を確認したなら，出来事についての日常的な妄想的誤解釈のアセスメントへと移る。

妄想的信念と解釈の基底にある信念をアセスメントする

　治療者は，妄想的信念と妄想的な否定的自動思考の確信度と浸透度をアセスメントすることに加え，妄想的信念の主題を生み出している，自己と他者に関する基礎的信念を同定する必要がある。奇異に見える妄想の内容も，患者の生活の人間関係の文脈の中で理解すると，理解できるようになってくる。妄想は，青年期，場合によってはもっと早くから徐々に形成されてきた非機能的な認知スキーマの組織の上に成り立っているものと思われる。

　患者の非機能的態度や信念を理解することが，妄想の形成と内容への直接的な手がかりを与えてくれる。たとえば，誇大妄想が，心の底の孤独感や無価値感，無力感への補償として発達することがあることを，われわれは知っている。誇大妄想を抱いている患者の多くは，挫折感や無価値感を特徴とする人生の危機を経験し，その後自分を有名人や神に選ばれた人間，全能の存在などと考え始めている。すでに述べたように（第3章），パラノイド性の妄想に近位的な先行事象には，他者に対する攻撃の報復への恐怖が含まれることがある [55]。

　妄想の基にあるコアビリーフは，臨床アセスメントの段階で，矢印法で直接的にアセスメントすることができる。この方法で，妄想的信念に埋め込まれたコアビリーフの主題がずっと持続していることが明らかになることもあるし，

あるいは，妄想的信念が，低下したと思われる自己概念への防御反応を表している様子が明らかになることもある。以下のやりとりは，それを表している。

> 治療者：スーザン，ちょっと想像してみてほしいのですが，あなたが「桂冠詩人」の称号を持っていなかったとしましょう。もし仮にそうだとしたら，どんな感じですか。
> 患　者：空しいでしょうね……。私は家名にふさわしい人間ではなかったのでしょう。
> 治療者：そうですか。ではもし仮に本当にそうだとしたら，それはあなた自身がどうだということになるのでしょう。
> 患　者：私はお墨付きをもらえないということです。
> 治療者：人のお墨付きを得られないとしたら，それはあなた自身がどうだということなのでしょう。
> 患　者：私に価値はないということです。

　後で考察するように，妄想的信念の治療は，非妄想的なコアビリーフを直接の標的とすることにもつながる。したがって，アセスメントの段階で情報を集め，患者のコアビリーフの性質を定式化しておくことが大切である。これまでのわれわれの研究で，DAS（非機能的評価尺度）でアセスメントした対人関係（社会志向）での心配の強さは，疑い深さおよびパラノイド性の妄想の増大ととくに相関する傾向があることがわかっている[55]。臨床アセスメントに際しては，補助的にDAS（または関連する手法）も実施し，非機能的態度や信念が妄想的信念の発達と維持に果たす役割の同定にさらに努めることを推奨する。

機能アセスメントの実施

　機能アセスメントによって，どのような状況がそれぞれの妄想的解釈を引き起こすのかをさらに詳しく吟味できる。また，認知の歪みや注意覚醒，回避や引きこもりに焦点化した行動反応や対立的行動など，妄想的信念の維持に中心的に働く要素や，そうした信念によって引き起こされる現在の苦悩についても，機能アセスメントで詳細に調べることができる。また，おそらく回避行動や安全行動ほど一般的ではないだろうが，再確認を求める行動や，中立化方略を取る患者が多いことにも留意が必要である。たとえばある患者は，思考奪取妄想

を抱き，他人が楽しみのために自分の能力を「盗む」ことができると信じていた。道で見知らぬ他人とすれ違い，その人が自分の楽しみを「盗み取ろう」としているのではないかと思ったときに，患者はその人に，自分は「音楽と映画が好きだ」と言うことによって，思考奪取が起こる可能性を中立化した。相手に先に自分の楽しみを告げることで楽しみを奪い取られることを防げると信じていたのである。

妄想の引き金を同定する

　妄想的信念の強さや苦悩の程度は，特定の引き金の存在の有無によって変化することが多い。たとえば，パラノイアの患者は，常に他人に不安と不信を抱いているだろうが，特定の状況（特定の人びと，大勢の群衆，仕事と家，など）が引き金になって，完全な妄想的解釈が起こり，それに伴い苦悩が生じる。認知療法のアセスメントの段階では，治療者は，その妄想的信念を裏づけるものと解釈された最近の状況を引き出す。その週にあった引き金に焦点を当てるのが最も容易だが，最近起こった非常に強い感情を伴う突出した出来事についてのほうが話をしやすい患者もいる。機能アセスメントの目的は，ほかの問題の場合と同じく，経験された情緒的苦悩（悲しみ，怒り，不安など）の引き金となるのがどのような状況かを同定することである。妄想的解釈につながった個別の状況を患者がなかなか突き止められないときは，初期のセッションのうちに，日ごとの気分の変化をモニターさせ，さまざまな情動についての教育に力を入れるのがいいだろう。大切なのは，患者が出来事や経験をどのように評価判断しているかを理解することである。感情障害の認知療法では，機能アセスメントの目的は否定的な自動思考の同定になる。妄想のアセスメントでは，治療者は，妄想的信念の存在による妄想的自動思考，誤解釈，そして現在の経験への歪みを同定することを目指す。妄想の活性化に先行する具体的状況について，セッション内で非機能的記録表（状況や，経験された気分や，（妄想的）自動思考の性質について情報を集めるなど）を作っておくと役に立つ。通常，妄想的信念や妄想的解釈を，そのような名称で表現することはない。妄想的自動思考なら，単に「その状況についての考え」や「その状況の解釈」などと表現し，普通の言い方で記録するとよい。

機能アセスメントによって，引き金となる状況，妄想的解釈，情緒的，行動的反応，妄想により引き起こされる機能障害などについて，その患者特有の情報を詳細に集める機会が得られる。

症例の概念化を行う

認知的概念化により，患者の妄想の発達と持続に過去現在の因子がどう寄与しているかを理解する枠組みが得られる。非機能的な認知的スキーマの体制は，人生の早い時期（青年期またはそれ以前）に根があるため，この段階でその人の認知的体制の形成に働いた遠位的経験をアセスメントすることが大切である。症例の概念化から，妄想を活性化させる遠位的環境因子の役割や，妄想に含まれる内容，本人にとって重要である可能性の高い特徴的な状況，出来事，（内的，外的）経験について，最初の仮説を立てる。

ある患者の宗教的で誇大な被害妄想の概念化を例にとってみよう。エリザベスというこの患者については別に詳しく報告されているが[533]，大都市で独り暮らしをする 35 歳の独身女性である。エリザベスは 10 年前に最初の精神病エピソードを経験した。そのときは宗教的で誇大で迫害的な内容の幻聴を聴いた。過去の精神医学的問題としては，継続的な陽性症状と，2 度の大うつ病エピソードがある。認知療法を紹介されてくる前は，週に 1 度の専門臨床看護師との面接を行い，オプションとして専門的な通院デイサービスの治療を受けていた。通院は不定期だった。

エリザベスは，敬虔なカトリック信者の両親のもとで育ったため，宗教的な話題に触れることが非常に多かった。しかし，若い頃から宗教に抵抗を示していた。たとえば，初期のあるセッションで，子どもの頃を思い出し，一種の反抗として，お祈りをする「ふり」をしながら実際には「悪魔に祈る」ような冒涜的な考えをわざと抱いていたと述べている。20 代の半ばにはもっと極端な宗教的反抗として，誰とでもかまわず性的関係を持ったと話し，この時期のことを後に非常に恥ずかしく思うようになったとも説明している。その後，自分が「罪を犯し」，その行動ゆえに「地獄」に落ちるだろうという考えが頭にあふれるようになった。

エリザベスは，精神病を発症する少し前に，自分の過去の性的に乱れていた

時期のことをボーイフレンドに告白した。相手はエリザベスに「あばずれ」という言葉を投げつけ，去って行った。エリザベスは過去の出来事について繰り返し思い巡らし，その都度ますます悪く考えるようになり，ついには自分が「悪く」，「邪悪」なのと思い始めた。エリザベスはその後すぐに，自分に向かって「あばずれ」と言う声を聴いた。その声は離れていったボーイフレンドの声に聞こえた。また，「本当のおまえを知っているぞ」という声も聴いた。それは，自分の祈りを盗み聞いていた悪魔の声だとエリザベスは解釈した。エリザベスは，自分が「憑依」されていて，他人を傷つけるよう運命づけられた「堕天使」であると信じるようになった。繁華街に出て，周りの人びとに「逃げなさい」と言って回ることがあり，入院させられた。最初の面接で，エリザベスは自分が「堕天使」だと信じており（確信度100％），「人を傷つけるよう悪魔が強要してくる」（確信度80％）と述べた。

　エリザベスの妄想の宗教的構造は，育った環境の中で形作られた。治療者は，誇大な信念についてのこれまでのフォーミュレーションに従い[55][57]，エリザベスの妄想系の誇大な性質は，自分が悪く，無価値で無力であるという知覚を補償する働きをしていると仮定した。

　アセスメントの段階は，治療関係を強化し，症例の最初の概念化を仕上げるためにさまざまな情報源を集める機会となる。その際治療者は，妄想的信念がいつ現れたか，その妄想的信念を裏づけると思われた過去の証拠，妄想的信念の底にある非精神病的信念やコアビリーフ，状況的な苦悩を持続させ，妄想的信念を増大させる誤解釈の現在の源を理解する。

　精神病の発症脆弱性および維持に影響する広汎な因子を理解することも有用である。**準備因子**（家族の統合失調症の既往，長期にわたるホームレス状態，統合失調型信念など），**誘発因子**（トラウマ的出来事，他人からの拒絶，目標の不達成など），**維持因子**（家庭環境での強い情動表出，孤立など）がある。脆弱性と維持の側面を詳細に解明することに加え，最後に治療で利用可能な強さ，すなわち**防御因子**（良好な人間関係やスキル，興味の存在など）に目を向けることも大切である[383]。

　アセスメント段階の最後に，治療目標の具体的な優先づけについてお互いに同意をできるようにする。患者が自分の妄想的思念について洞察する程度はさ

まざまである。治療で妄想的信念を直接的に変化の標的とするには，その前に，以下の条件が整っていなければならない。①妄想的解釈が自身の生活の苦悩や障害の一因となっていること，あるいは少なくとも妄想の主題が現在の生活上の困難に関係していることを，患者が認識していること。②患者が気分の改善の可能性を探ったり，信念に対処する方法を学んだりすることに否定的でないこと。妄想の主題が迫害や宗教的なものに焦点を置いている症例では，少なくとも治療者から見れば，苦悩との関連は明らかである。しかし第3章で概説したように，誇大妄想は脆弱な自尊心を守るものかもしれず，幸福感をもたらしている可能性もある[55]。認知療法では，誇大な信念を弱めることを目標とせず，誇大な信念の基底にあり，その信念が守っている否定的なコアビリーフを明らかにすることを目標とする。

治　療

　妄想の認知療法は，現在患者を苦しめ，機能障害を引き起こす基となっている信念の確信度，浸透度や，関連する苦悩を軽減することに焦点化する。さまざまなレベルの苦悩を伴う複数の妄想的信念を抱く患者では，まずあまり感情を伴わない信念から始め，その後，核心的で固く信じられている信念に向かうのが通例である。しかし，アセスメント段階で，重要な妄想的信念の範囲が明らかになり，患者が，実際に病理の核心にあると思われる特定の妄想的信念に焦点化することを明確に望んでいるという例も多い。患者が強く確信している信念を評価する場合，その信念の根拠を少しでも削ろうとすると，それが脅威と受け取られ，心理的リアクタンスを引き起こす危険性がある[100]。これが，信念への確信を弱めるのではなく強化してしまうという逆説的な効果を生むことがある。したがって，妄想的信念に対しては，真っ向から対立するのではなく，その**証拠**に取り組むことを目指す。信念自体が核心的なものか周辺的なものか，一次的なものか二次的なものかとかかわりなく，まずは中心的ではなく比較的周辺的な証拠に取り組み，何より情動をあまり伴わない信念を使って，疑問を投げかけるモードを身に付ける機会を用意することを，第1の目標とする。

主要な目的は，妄想的信念を裏づけると思われてきた出来事や経験に対する別の見方を生み出すことによってその信念を弱めることにあるのだが，治療者は，妄想的信念のいくつかのほかの側面にも取り組む必要がある。認知的アプローチの箇所で説明したように，妄想的信念には，非精神病的信念の主題が取り込まれているように見える。非精神病的信念には，超自然的な信念，科学技術的信念，宗教的信念などの受容に関連する特定の社会文化的主題が反映していることがある。たとえば Cox と Cowling[172] の研究から，幽霊，迷信，悪魔を信じる人が共同体の中に有意な割合で存在する（それぞれ 25％，25％，23％）ことが明らかになっている。われわれの経験からも，何かに取り憑かれたり悪魔に罰せられたりなどの宗教的妄想を持つようになる人は，それ以前から長い間，自身の宗教的信念の中で憑依といった現象の存在や悪魔についての信念を抱き続けている。あるいは，脳にレーダーチップが埋め込まれ，自分の考えが放送されていると信じている患者は，基本的に，その妄想的信念に裏づけを与える科学技術（コンピューター，デジタル機器，太陽円盤など）の機能的側面について，非精神病的信念を抱いている可能性が高い。

　妄想的信念を裏づける証拠に疑問を呈することに加えて，基盤となる非妄想的信念をうまく標的化することも，治療目標とすることがよくある。しかし，患者が属する社会文化 - 宗教集団が保持している社会文化 - 宗教的信念には慎重に取り組む必要がある。その信念を変更してしまうと，患者のアイデンティティや，集団内での役割に悪影響を及ぼしかねないからである。

　エリザベスの症例を見ると，この点が分かりやすい。エリザベスは，自分の祈りが悪魔に盗み聞きされ，世界中の人びとが死ねばいいという望みに変容してしまったという妄想的信念を抱き続けている。この妄想には，自分の間違った祈りが，世界中の自然災害や悲惨な事故や病気につながったという信念が含まれる。治療の目標は，悪魔の存在に疑問を呈することではなく，信仰の範囲内で，悪魔がエリザベスと神との間の祈りをどの程度傍受できるかという点と，悪魔が「善い祈り」を悪用できるのかという点に疑問を向けることになる。世界の受難の責任が自分にあるということを巡るエリザベスの妄想的信念は，祈りの際の悪魔の役割について聖典に書かれていることの非妄想的理解にかかっている。この治療では，治療者とエリザベスは，信仰の上位者である理解ある

指導者とともに，カトリックの教義では，神への祈りが悪魔に傍受されること
はありえないということを明確にした。

　第3章で詳述したように，非妄想的信念の主題は，患者の妄想と，その基
礎となる非機能的信念や態度の中に埋め込まれている。治療は，これらの非機
能的信念を，妄想的信念と共に，あるいは妄想についての取り組みの後に焦点
化して変容させることを目指す。場合によっては，妄想系全体が否定的な自己
観の上に乗っていることが明らかで，先に否定的なコアビリーフや非機能的信
念を引き出すこともある。この場合，わずかな改善でも妄想的信念を弱め，そ
の信念の完全な消滅につながる。たとえばエリザベスは，自分を「あばずれ」
と呼ぶ声を聞き，その罵りは自分の乱行に対する当然の罰だと信じていた。治
療初期の目的は，20代半ばに乱れた性的関係を持ったことで自分が「悪く」，
「無責任」であるという基本的信念に関連する罪悪感と恥辱感を標的にするこ
とだった。

　最後に，認知療法はさらに，新たに経験する出来事や状況の認知的誤解釈を
標的とすることで，妄想に対する確信やそれによる苦悩を軽減することを目指
す。誤解釈を標的にすることで，妄想的信念の裏づけとなる証拠がさらに積み
重なることを妨げ，そのような解釈により生じる状況的苦悩を軽減するのであ
る。

心理教育とノーマライゼーション

　妄想的信念に関連する苦悩への介入とその軽減に向けての第1の目標は，
患者が目下陥っている困難について，認知的概念化を共有することである。状
況と個人的因子が妄想の発展と維持に果たす役割の重要性を強調することで，
患者は苦悩の軽減に関連する因子ばかりでなく，再発の可能性を下げる因子に
ついても理解を広げる。認知的概念化を共有することは，妄想経験のノーマラ
イゼーションの第一歩でもある。症例の概念化のすべての側面を患者と共有す
る必要はない。共有しなければならないのは，患者が自分の困難な状況を素因
ストレスモデルの観点から理解する助けになる側面だけである。大半の患者
は治療を受けにやってくる時点では，自分の経験について，「奇妙」で「狂っ
て」いて，「恐ろし」く，「どうしようもない」といった見方を内面化してい

る。統合失調症という診断は,「気違い」,「危険」,「社会の厄介者」を意味すると思っている。これらの経験について,通常の経験との連続性を示すことで,人間化あるいはノーマライズすることが,重要な目標の1つとなる。Kingdonと Turkington[382] が概説しているように,そのアプローチとは,幻聴や妄想的信念などの経験を引き出すストレスの役割を明確にすることである。たとえば,特定の環境が,精神病症状を自然に発症させることもある。感覚遮断や断眠,身体的,性的な激しい虐待などのトラウマ的状況,せん妄,アルコールや違法薬物の摂取と使用中止などの器質的状態,近親者との死別のときなどがその例となる。

ノーマライゼーションのアプローチには,患者の経験が,共同体の中で広く報告されている経験といかにつながっているかを強調するという側面もある[381][383]。誰かがドアのチャイムを鳴らすのを待ちかねているときにチャイムを聞いたり,人びとが,実際にはしていないのに自分の噂をしているのを「聴いた」り,自分の帰宅が予定より遅くなったために配偶者が事故にあったと考えたりといった経験は,半数以上の人が報告している。状況をこのように誤解釈し,結果として苦しむという経験は,持続的な妄想を抱いている人の経験に比べれば時間的にも短いし,苦悩も小さいとはいえ,誰にでも起こりうることなのである。

ここで再びエリザベスの症例を見てみよう。エリザベスは自分の困難に援助が必要なことに気づいていた。治療へのコンプライアンスも非常に高かった。治療は,症例の概念化の観点と精神病のノーマライゼーションの目標に従い[382],すべての症状に対して受け入れられる説明に到達することを目指すこととした。エリザベスは妄想と幻覚にひどく悩まされていたとはいえ,この信念の中で得ているものもあった。たとえば,自分は世界に責任があるという感覚は,無力感ではなく自分の力を感じさせてくれた。自分が堕天使であるという信念によって,自分を取るに足りない存在ではなく,特別な存在だと感じることができた。これらの信念をうまく変容させたときにエリザベスがどう感じるかをはっきりさせることは,きわめて重要である。第1の目標は,エリザベスが自分の症状と,自分が堕天使であって悪魔に支配されているという信念の裏づけと考えている証拠と,聴いている声の主について,どう理解している

かを探ることだった。それによって，エリザベスの問題について共通の理解に達することができる。その理解が，①経験の一部をノーマライズし，②自責の念を軽減し，同時に，③エリザベスにとって自尊心を支えている妄想系の利点の一部を不必要に奪い去らずにすむ。

神，悪魔，天国，地獄，罰，罪などについてエリザベスが知覚している重要性を肯定することも，ノーマライゼーションのアプローチの目的の1つだった。これらは何百万人という人びとがエリザベスと共有している信仰の重要な要素である。治療者は，エリザベスが発症した頃の体験を巡る苦悩（その頃の行動が罰を招いたと信じていることなど）についても，ノーマライゼーションの視点を提供した。最終的に，エリザベスと治療者は，聴こえる声の主を理解しようとするエリザベスの合理的な努力に対する，ノーマライゼーションの視点を共有した。

認知モデルへのソーシャライズ

治療の次の段階は，思考，感情，行動の間の関係への気づきを進めることによって，患者を認知モデルにソーシャライズすることである。この気づきは，セッション内やホームワークの一部として標準的な非機能的思考記録表を作成することで進められる。治療者は，誘導的発見法を通じて，患者が認知のバイアスや歪みを見つけていくのを支援していく。うつ病の人の過度の一般化傾向や，不安障害の人の破局視傾向など，認知の歪みが否定的な気分を持続させることは明らかになっているが，妄想患者でも，認知的バイアスは自分が脅かされているという感覚を助長する。第3章で詳述したように，妄想的思考には，実際にはそうでないのに情報が自分に関連しているとの解釈にはまり込む**自己中心的バイアス**，内的な感覚や症状を外的主体に帰属させる**外在化バイアス**，悪意や敵意を他人の行動に帰属させる**意図バイアス**など，いくつかの一般的な認知的バイアスが見られる[55]。さらに，誘導的発見法を通じた初期の問いかけのモードが確立すると，陽性症状，陰性症状に関連する認知の歪みや誤った評価判断，非機能的信念を，より直接的に探究する基盤ができる。患者がホットな状況から逃げ出す前に経験する思考や心像は，社交不安，とくに広場恐怖を抱える患者が報告するものに近い。たとえば，エリザベスは集団状況で

不安になったときに，「ここにとどまれば自制が効かなくなる」，「自制が効かなくなったら，ほかの人が私につけ込もうとする」，「彼らが私をそういう風に見たら，私を気違いだと考えて病院に連れて行こうとするはずだ」と思い始めた。これらの思考が引き金となって，エリザベスはその部屋から走り出たくなる衝動を感じた。

　別の患者の例を挙げよう。この患者は5年前から，学校の試験でずるをしたことで自分が罰せられているというパラノイアの妄想的信念を抱いていた。

治療者：この1週間で，怖いと感じ始めたときの状況について，もう少し話していただけますか。
患　者：歯医者の待合室で私の予約の順番を待って座っていました。雑誌や本が何冊か置いてあって，私は1冊選んで読み始めました。所得税をごまかして捕まった人についての記事でした。（間）私は腹が立ちました。
治療者：腹立ちを覚えたのですね。その記事を読んでいるときは，どんなことを考えていました？
患　者：わかりませんが，自分を落ちこぼれのように感じ始めました。
治療者：ジェーン，その記事についての何が，あなた自身を落ちこぼれと考えさせたのでしょう。
患　者：わかりません。……考えなければ（長い間）……学校でずるをしたとき（長い間）罪悪感を感じて……それで，歯医者が私に，自分は私がずるをしたことを知っていて，それを私に知らせるためにあの読み物をそこに置いておいたのだと考え始めたのです。
治療者：そのとき，どう感じました？
患　者：恐ろしかったです。耐えられなくなって帰りました。
治療者：いちばん恐ろしかったのを100%，少しも恐ろしくなかったのを0%と表すとすると，そのときどのくらい恐ろしいと思いましたか？
患　者：上限に近かったです。90%。

　状況の引き金と，それに伴う思考，気分，行動は容易に見て取れる。身に覚えのない罪状で警察に追われていると信じていた別の患者は，毎日ほとんど1時間ごとに妄想的な解釈を行っていた。よくある引き金としては，パトカーが通り過ぎた，警官が路上にいた，覆面パトカーに気づいた，夜のニュース番組で誰かの逮捕を報じていた，などがあった。たとえばある晩目覚めると，物音が聞こえ，路上に見知らぬ3台の車があった。「逮捕するつもりだ」という自

動思考が生じた。情緒的反応は恐怖（80％）だった。その妄想的解釈に質問を向けると，患者は最初の解釈を裏づけるものと思われた証拠を挙げた。午前1時に家の前に車が停まっていることなど普通はないし，車の位置も自分が逃げられないよう3方を囲むように停められていた，とのことだ。しかし，この患者は一歩引いて，自分の解釈を支持しない証拠を評価することもできた。どの車もパトカーではなく，運転しているのはTシャツの若者で，車の男性たちに話しかけて笑っている若い女性は隣人であることがわかった。お互いに顔見知りのようだ。さらに考えると，車に乗っている男性が以前この女性を送ってきたのを見た覚えがあった。この証拠を考えて，別の結論に至った。「何もない。ただ若者たちが夜遅く帰ってきただけだ」と。患者の恐怖は0％まで下がった。

エリザベスもやはり，妄想的解釈を同定し，検討し，修正するスキルで進歩を見せ始めた。エリザベスは，教会のメンバーが病気になると，自分の祈りが悪魔に盗み聞きされて死の願いに変換されているという妄想的信念から，「自分がその病気を引き起こした」という自動思考が生じた。この解釈を裏づける証拠は，それ自身信念として述べられた。「悪魔が私の祈りを盗み聞きしている。これまで多くの人が傷つけられてきた」。しかし，エリザベスはほかの，信念を支持しない証拠も考えることができた。たとえば，病気になったメンバーは88歳で，これまで3回発作を起こしていて，エリザベスと知り合いになる前から体調を大きく崩していたという事実などである。エリザベスは代わりに，「彼は病気だけれども私のせいではない」という結論を下した。

認知・行動的アプローチ

治療は，最初は周辺的な解釈と説明から手を付け，それから中心的で強い感情を伴う信念へと進んでいく。たとえば，電話会社と未払い料金の件で揉めたことを含む精緻なパラノイド性の妄想を抱いている患者がいる。この患者は，その1週間にあった電話会社の嫌がらせを裏づけると思われる出来事として，以下のことを挙げた。電話が鳴り，受話器を取り上げる前に切れた。通話中に何度かかすかな雑音が聴こえた。一昨日，家の前に電話線を積んだトラックが止まっていた。間違い電話を「装った」電話があった。治療者は次に，これら

の出来事に反応して生じた自動思考（妄想的推測）の範囲と，信念の確信度を
アセスメントする。確信度が最も低かったのは，トラックの件の重要性につい
てだった。治療者は，この情報についてソクラテス式問答法で誘導的発見を開
始することにした。

> 「トラックが停まっていたことで，それがあなたを狙ってそこにいると信じたのはどの
> ようなことからですか」
> 「その日，たまたまそれを疑わせるようなことが何かほかにありましたか」
> 「それ以外に，何日か前から，それを疑わせるようなことがありましたか」
> 「その日そのトラックが家の前に停まっていた理由について，ほかに考えられる説明は
> あるでしょうか」

　患者は，自分の推測を問い直すことで，ほかのさまざまな証拠を考えていく。

> 「そうですね。トラックの運転手は隣の家に出入りしていました。何か機械を運んでい
> て……とても忙しそうでした」
> 「隣の家は引っ越してきたばかりです。……新しい電話線が必要だったのかもしれませ
> ん」
> 「私が外に出たときも，運転手は私を気にしませんでした。もし私を尾けているのなら，
> 隠れようとしたと思います」

　治療者は，患者を手助けして，その出来事について代替的でバランスの取れ
た説明を引き出せるようにする。患者は「たぶん隣人が新しい電話線を引いて
いただけだろう」と認める。セッション内でさまざまな証拠について代替的説
明を生み出す練習を繰り返し，またホームワークの中でも徐々にそうした練習
を増やしていくと，患者は自分の説明や推測を，事実の陳述としてではなく，
検討されるべき仮説として見るようになっていく[647]。
　疑問を呈する視点を患者の身に付けさせるためによく用いる認知的アプロー
チとして，ほかに検分法と円グラフ法がある。検分法は，「親しい友人3人
に，電話中の雑音（間違い電話，出る前に切れる，など）を経験したことがあ
るかどうか尋ねてみたらどうでしょうか」など，円グラフ法は，「電話が鳴っ

て，受話器を取る前に切れた理由として考えられるものを全部まとめてみましょう」などである。治療者は，他者の意図や行動についての患者の誤解釈につながる基礎的なコアビリーフ（「無価値」や「脆弱」など）や仮定（「いつでも注意していないと人に利用される」など）を明らかにするために，矢印法も用いる。

　エリザベスの治療では，自分が堕天使であるという信念について，新しい説明を作り出すことも目標の1つだった。エリザベスは自分の信念の証拠としてさまざまな経験を持ちだし，「私は過去にひどい罪を犯しました」（性的に乱れた関係のこと）「私の祈りは悪魔に盗み聞きされました」「私は地獄に落ちていました」など，多くの経験を挙げた。エリザベスが（自分は堕天使で悪魔に支配されているという）主要な妄想を信じている理由には，自分には特別な力があり，悪魔が自分の祈りを盗み聞きしていたという**二次的な妄想的信念**と，**経験の誤った評価判断**（地獄に落ちていた，など）が反映されている。エリザベスは，信念の裏づけとして自分でリストアップした証拠の確信度を記入した。その中で，「地獄に落ちていた」が最も確信が弱く，最も些末な証拠として挙げられていたため，これを最初の認知的再構成の標的とした。詳細を聞いてみると，エリザベスはパニック発作を経験し，暑くほてりを感じ，汗をかき，身体が固まるといった自律神経の興奮による正常な反応の症状を，地獄に落ちた徴だと誤って解釈したらしいことがわかった（最初の確信度は80％）。治療者は，そのような感覚は恐怖や不安を感じたときに人間が感じる正常なものであるという新しい情報を与え，闘争逃走反応の性質について心理教育を行って，代替的視点を提供した。

　エリザベスは，非機能的思考記録表をセッション中に記入するとともに，また，妄想的信念の引き金となる新たな状況が現れたときにホームワークとしても書き込んだ。これは，信念に対する代替的な説明を見つける練習である。治療のこの段階が終わる頃には，自分が堕天使であるという信念の確信度は20％まで落ちた。ただし，比較的つらい時期には数字が悪化した。また，思考記録表をその場でうまく使って，破局視と妄想の悪循環を軽減できるようにもなった。

行動実験

認知療法の治療者は，言葉による方略に加え，さまざまな解釈が正しいかどうかを検証する行動実験を設定して，妄想的思考を変えることを目指す。たとえば，われわれの患者で，集団が一定の大きさになると（この患者によると 20 人以上になると）暴力的になり，自分を攻撃する可能性が高くなるというパラノイド性の妄想的信念を 9 年間抱き続けている人がいた。この患者は，大人数の集団を見かけると急いで，静かで安全な場所へと逃げ出した。治療アプローチとしては，20 人以上という仮説に焦点を当て，その集団の行動を観察することにした。最初はテレビや映画で集団を眺めた。しだいに，安全な距離を置いて群衆を（学生スポーツの観衆を 100 メートルほど離れたところから，など）観察することにした。「大人数の集団は私に向かっている」という妄想的信念に関するこの証拠を考察することで，患者は少し変化し，大人数が集まっている状況の中に（治療者の助けを借りながら）入っていけるようになった。

別の患者は，自己関連づけの妄想を長い間経験しており，誰かが地面につばを吐くとき，それは「おまえはここで歓迎されていない」というメッセージを伝えるためのつば吐きであると信じていた。多くのセッションを費やして，この行動について別の説明を考えたあと，この患者は 2 つの仮説を検討することにした。人が本当に自分にメッセージを伝えるためにつばを吐いているという仮説と，人はときどきつばを吐くもので，それは特別なメッセージを伝えるためではないという仮説である。行動実験として，これまで何度もこの妄想を経験した人通りの多い街中に出て，最初は歩道から離れた場所から，次にもう一度歩道を歩きながら，人びとのつば吐き行動の頻度を観察した。患者とセラピストは，この行動実験から得られたデータ（自分が歩道にいてもいなくても人がつばを吐く頻度は変わらない，など）を見直した。患者はこの情報を受け入れ，この行動に関する解釈を変更することができた。

非妄想的コアビリーフを標的にする

治療の前進を確固たるものにして再発のリスクを抑えるには，発症脆弱性をもたらすものとして概念化される基礎的な信念と仮定に取り組むことが重要で

ある。たとえば，エリザベスの治療では，そもそもなぜエリザベスがわざわざ
他人の害悪や死のために祈らなければならないのかということが，決定的な不
明点として残されていた。自分が堕天使で悪魔に支配されているという妄想的
信念はかなり小さくなったが，それでも人の死を意図的に願い，祈るという点
について，受け入れられる代替的説明を見つけることは困難だった。この問題
は，治療者もエリザベス自身も困惑させた。

　祈りの引き金となるものを探り，モニターする中で，治療者は，エリザベス
が人が傷つけられることを祈るのは，自分を**無力**と感じているときだけであ
ることを突き止めた。たとえば，エリザベスは過去に，警官に車を停められて
「嫌がらせ」を受けたときに，自分に無力を感じさせたことでその警官に悪い
ことが起きるようにと祈ったことを思い出すことができた。そのほか，教会
である男性が自分が就きたかった役目に就いて，自分が受けたかった尊敬を集
めているように見えたときに，その男性が病気になるよう祈ったこともあった。
また，直前の1週間の間には，甥に悪いことが起こるよう願ったが，それは
その子の母親である自分の姉妹が，自分に得られなかったすべてを手にしたと
思えたからだった。治療者はこのフォーミュレーションをエリザベスに伝えた。
エリザベスが他人が傷つくことを祈るのは，悪のしるしではなく，自分が弱く
無力に感じているしるしなのだと。エリザベスはこのフォーミレーションを完
全に受け入れ，子どもの頃に悪魔に祈ったときのこともそれで説明できること
を認めた。治療は，エリザベスの脆弱性と無力さに関するコアビリーフに取り
組むことで進んでいった。コアビリーフ記録表，課題志向の対処スキルの開発，
行動実験などの方略を用いた。

　代替的信念の強化
　ここまで概説したように，妄想的信念は介入のさまざまなレベルで弱められ
ていく。各レベルは同時に進められることも多い。1つは，信念を裏づけると
されていた証拠に疑問を向け，検討し，代わりの視点を持つこと。もう1つ
は，基礎的コアビリーフと，それが妄想的信念やその都度その都度の妄想的解
釈の維持に果たす役割とのつながりを突き止めること。また同様に，信念を間
違いないとしたり，信念の反証をできなくしたりするために働く認知の歪みや

バイアスによって促されている妄想的解釈を突き止めること，などである。これらの方略はすべて，妄想的信念と，そこから生じる苦悩を軽減する助けとなりうる。治療者が患者の信念や解釈に柔軟性を持たせ始めるにつれ，注意は，それまでの妄想的信念に変わる代替的信念の構築に向いていく。実際治療者は，妄想に介入を始める前から，妄想的信念に代わる合理的な信念となりそうなものを探し始める必要がある。

　われわれの経験から，パラノイド性の妄想の治療では，代替的信念の形成はそれほど必要ではない。むしろ，対人的な脅威の知覚を軽減し，それまでの偏執的な解釈を裏づけると考えられてきた証拠に，納得できる代わりの説明を提示していくだけで十分なのである。しかし，患者が，自分が宗教的偉人や大物コメディアンであるといった大人物だと信じている場合，そうした信念が脆弱な自尊心を保護している可能性が高いため，その信念を切り崩すと，患者の自尊心が脅かされる可能性がある。Nelson[482]は，妄想的信念を完全になくすことを目指すか，部分的に弱めることを目指すか，早い段階でどの程度決めておく必要があるかを，詳細に考察している。部分的に弱めると判断するのは，信念の一部の側面が，肯定的な自尊心に寄与していたり，患者の社会文化的 - 宗教的アイデンティティの重要な側面をなしていたり，あるいはその側面が信念の維持にはほとんど寄与していないことが理由となる。たとえばFBIによる迫害に関わる妄想的信念なら，完全に削除しても当人にとって比較的よい結果が予想されるが，自分が特別なタレントであるからFBIに関心を抱かれていると信じている場合は，その信念が自己肯定的な感覚の維持に果たす機能を考え，信念を弱めないほうがいいだろう。

妄想的信念に関連する悪影響を抑える

　患者の中には，妄想的信念に「ちょっとした乱れ」をもたらすことがどうしてもできない人もいる。それでも，その信念から生じる結果を弱くすれば，その信念体系による苦悩や妨害を実質的に軽減することは可能である。認知・行動的方略で信念をある程度変えた患者には，別のアプローチで，妄想的信念に基づいて行動することの利点と欠点を吟味させることができる。妄想が持続していたとしても，機能的転帰の改善を重視して，妄想的解釈の存在に対する対

処反応のレパートリーを増やすことが目標となる[139]。たとえば，職場の同僚と関係していると思われる女性と自分が親しい関係にあったために，同僚たちが共謀して自分を殺し，遺体を処理してしまおうとしているという妄想的信念を抱いた患者がいた。毎日朝から，勤務の終わる時間には自分が殺されるのだと予想していた。この信念が現れる以前にも，またその後も，同僚から直接的にも間接的にも脅かされることはなかったにもかかわらず，信念は固着し，持続し，非常に苦んだ。急性期が 10 日間続いた後，入院し，さらに長期にわたり在宅で治療を続けたが，あまり改善しなかった。その後，妄想的信念に対処し，職場復帰を支援する目的で，認知療法に紹介されてきた。患者は仕事をとても楽しんでいて，妄想の発症以前はずっと，仕事がよくできると評価されていた。患者は，仕事が人生の最良の面だと感じており，なんとしても職場復帰したいと願っていたが，同時に生命の危険を恐れ，どうしても復帰できないと思っていた。最初のアセスメントの段階で，この信念体系の柔軟性を計るために，仮定的な代替的信念への反応を試してみたところ，すべての仮定的代替的信念がきっぱりと拒絶された。

　さらに，同僚たちに関する妄想的信念に対する代替的説明を同定し，検討する初期の取り組みで，実際的な代替的説明も拒絶された。しかし，患者は，職場に戻れて，最初の 1 カ月に自分に危害が及ばなければ，そのときは同僚たちが自分を傷つけないと結論づけるしかないということは，認めることができた。この条件により，治療は，襲われるという妄想的信念の軽減に努力することから，恐怖の管理と職場への部分的復帰に向けた準備へとシフトした。治療者は，職場の雇用者と協力して文書を準備した。文書には，患者の職場復帰を支援することへの会社の関与について，また，会社がメンターを用意し，一切の嫌がらせや暴力を排除して，患者の安全性を常に確保できるようにすることについて，さらに患者に携帯電話を所持し，脅威を感じたときにはいつでも治療者に電話する権利を与えることについて明記されていた。患者は雇用者が用意した情報を信用することができ，職場復帰への努力を始めてもよいと感じた。とりわけ，メンターになったのが，職場で唯一信頼でき，それまで連絡を保ち続けていた友人だったことが大きな理由となった。患者と雇用者は，安全のため，職場に復帰した初期の段階ではメンターが常時付き添い，それから徐々に

一緒の時間を減らしていくという付加的な条件を取り結んだ。治療としてはそのほか，不安と恐怖に対する理解と対処の支援と，日常生活を進めるためのステップバイステップの行動計画の作成に焦点が向けられた。「妄想に影響された考え方をしながら，比較的穏当な行動をとる人間」になるというジョン・ナッシュの目標[478]と同じく，この患者も，妄想的信念を抱いたまま職場に復帰し，働き続けた。

第9章のまとめ

　妄想の認知療法は，この章で概説したように，信念の発達における先行因子の理解と，次第に信念を裏づけるものと知覚されるようになる証拠についての考察と，日々の経験や出来事の誤った解釈のために新たな証拠やその場の苦悩の新たな源となるものの吟味に焦点を当てる。患者がひとたび証拠に疑問を向け，代わりの説明を立てて検討できるようになれば，治療は，再発脆弱性と妄想的信念の再現をもたらすと思われる非妄想的な基礎的認知スキーマに向かう。ここで概説したように，妄想的信念や自己についての否定的な基礎的信念を反証する機会を奪う引きこもりや回避といった安全行動など，非機能的行動反応を弱めるための方略は数多くある。場合によっては，妄想の強さや硬さを軽減するのが難しく，妄想的信念の存在はそのままに，目標を，社会的，職業的転帰の改善にシフトすることもある。

第 10 章　幻聴の認知的アセスメントと治療

　認知療法は，とりわけ声が聞こえることに苦しむ患者の支援を目指している。とはいえ，患者が報告する聴覚的現象には，音楽，ブンブンいう音，ものを叩く音などの非言語的なものなど，さまざまなものがある。認知療法のアプローチは幻聴に焦点を当てているが，その方略はほかのモダリティの幻覚現象に対しても，容易に修正して適応できる。

　この章では，幻聴の認知療法の方略について概説する。このアプローチは，第 4 章で概説した認知的概念化に基づいている。そこで詳述したように，幻聴の形成と持続，そして苦悩をもたらすその性質に関しては，認知的期待と患者自身の評価判断，信念，仮定がきわめて重要な役割を果たす。認知モデルでは，幻聴を外在化された自動思考として概念化する。つまり，声の内容は本質的に意識の流れの思考であり，それが「飛び出して」外から来る声として経験されると考える。患者は声の起源と意味と力について，さまざまな非妄想的信念（「入院させられる」など）や妄想的信念を抱き，その信念が，直接的に患者を苦しめることになる。また，声の活動に対する行動反応も重要である。回避や安全行動のパターンは，声に関連する苦悩を悪化させたり緩和したりしうる。声の活動を完全に消し去ることは達成可能な目標とはならないかもしれない。認知療法の主要な目標は，声による患者の苦悩を軽減し，QOL を改善することである。声を聴くことによる苦悩は，互いに関連する 4 つの治療標的によって軽減できる可能性がある。①声の内容に関連した苦悩を軽減する。②声についての非妄想的信念に関連した苦悩を軽減する。③声についての妄想的信念に関連した苦悩を軽減する。④声に結びついた基礎的自己評価に関連した苦悩を軽減する。したがって，声に関する信念の治療の一般的アプローチは，

第9章で概説した妄想的信念の治療へのアプローチと同様のものになる。

　認知的方略を適用する前に，まず徹底的にアセスメントを行い，声の頻度や持続時間，強度，変化を確認する。どのような状況や環境が声を引き起こしやすいか，声を聴か**ない**，あるいは声を弱める努力に逃げ込ま**ない**と患者自身が予想できる状況は存在するか，なども確認する。ストレス環境では声が活性化しやすい。たとえば，患者たちは，対人的な厄介事，日常的な嫌がらせ，生活上の否定的な出来事（金銭的に逼迫している，住む家がなくなった，など）があるときに声を聴くことが多くなると言う。内的なきっかけ，とくに情緒的な混乱も声を呼び覚ます。患者は，初期のアセスメント段階で，引き金になる状況と，気分の状態と，声の活性化の相互関係を，修正版の思考記録表を使って

表 10.1　幻聴の認知的アセスメントと治療

アセスメント
- 症状／認知のアセスメント
  - 声の物理的特徴
  - 声の頻度と重症度
  - 声についての信念
- 機能アセスメントの実施
  - 声のモニタリング
  - 声の引き金の同定
  - 声への情緒的，行動的反応のアセスメント
  - 声の形成に先行する出来事と，信念／評価判断の経時的変化の同定
- 症例の概念化
  - 声の具体的内容と，声の主，意味，目的，結果についての信念に寄与する認知的因子の同定

治　療
- 心理教育とノーマライゼーション
  - 幻聴形成のストレス脆弱性モデルを患者に教える
- 認知モデルへのソーシャライズ
  - 声にまつわる苦悩が生じる際の評価判断と信念の役割に気づかせる
- 認知的，行動的アプローチの適用
  - 行動方略を実施する
  - 声の内容を標的にする
  - 声についての妄想的信念を標的にする
  - 声に関連する基礎的自己評価の信念を標的にする
  - 安全行動を標的にする

モニタリングすることを学ぶ。しかし，治療者は，声の活動の詳細を機能的にアセスメントする以前に，声の重症度と，声による妨害を形式的に評価することを考える必要がある。

　患者は，自分が聴く声について率直に話し合うことに消極的なことがある。話し合うことで，症状が悪化したり，声から何らかの形で罰や支配や操作を受けたりすることを恐れているものと思われる。第8章で概説した，関係づくりを促す段階を踏むことに加え，誘導的発見法を利用して慎重に声のアセスメントと治療を進めることが大切である。しかし，治療者がどの程度患者を動かして声についての話し合いに持ち込めるかという点が，間接的にも，直接的にも，治療効果の程度を決定する可能性が高い。間接的な効果としては，まず，患者の内的経験のこの側面に治療者が共感し，それを尊重していることを伝えられるということがある。また，患者はただ声について話をするだけで力づけられることがある。さらに，治療者が話し合いのために安全で協働的な環境を整えることを通じて，治療同盟が強化されるという面もある。声への治療アプローチの概要を**表10.1**に示す。

アセスメント

症状／認知のアセスメント

　第7章で，統合失調症の存在や重症度を評価するために用いることのできるさまざまな尺度について説明したが，とくに幻聴の詳細なアセスメントに役立つものはほとんどない。しかし，**PSYRATS**（精神病症状評価尺度）[293]，は幻聴（および妄想）について信頼できる適切な尺度である。声の物理的特徴，生じる苦悩の程度，声についての信念に関する質問が含まれていて，現在利用可能な質問票の中では最も詳細なアセスメントを可能にすると思われる。比較的簡便な評価尺度でもあり，幻覚の重症度の測定や，治療全体の進行の測定のために，PSYRATSを用いることをわれわれは強く推奨している。治療者は，認知療法の実施期間中の声の変化についても細かく検出できるこの評価尺度を利用するといいだろう。

自己報告による TVRS（幻聴形態評価尺度）[342] もある。これは数日前から
の声の頻度，大きさ，明瞭さ，苦悩，気になる程度などの側面を数値化するも
ので，機能アセスメントにも，初回アセスメントのパッケージにも，容易に組
み込める。

これら，治療者主導や自己報告による標準化された尺度に加え，声の物理的
特徴についてオープンエンドのアセスメントを行うこともできる。そのときに
利用できる質問の例を，**表 10.2** に示す。

幻聴についての信念のアセスメント

幻聴についての誤った信念を見つけ出し，それを弱めることは，間違いなく
幻聴治療の認知的アプローチの要素となる。声の意味と目的についての患者の

表 10.2　臨床面接における幻聴のアセスメント

物理的性質をアセスメントする質問
「ほかの人には聴こえない声を聴くことがありますか」
「その声について話していただけますか」
「その声は何と言っていますか」
「声は 1 人だけですか」
「誰の声かわかりますか」
「どんなときに声が聴こえますか」
「声の大きさはどうですか」
「声を聴くと，どう感じますか」
　→（患者が否定的な感情だけを答えたとき）
　　「声を聴いてうれしくなったことはありますか」
　→（患者が肯定的な感情だけを答えたとき）
　　「声を聴いてつらくなったことはありますか」
「声が聴こえたときはどうしますか」
「声はあなたの生活に全体としてどう影響していますか」
声に関する評価判断／信念をアセスメントする質問
「ほかの人にその声が聴こえないのはなぜだと思いますか」
「声を聴いていることについてどう感じていますか」
「声は非常に強い力を持っていると思いますか」
「声の目的は何でしょう」
「声のせいで自分が無防備で危なくなったと感じますか」
「声は何らかの意味であなたを傷つけることができるでしょうか」
「やりたくないことをしろと声に指示されたことはありますか」

信念をアセスメントする優れた尺度が，BAVQ-R（改訂版幻聴信念質問票）である。「私の声は，私がしたことに対して私を罰している」，「私の声は邪悪だ」，「私の声は私を傷つけようとしている」などの項目を含む。この尺度は，十分な信頼性を持つことがわかっている。また，認知療法の治療効果を判別できることも研究結果から示されている[142]。

認知療法の目的は，必ずしも声の活動頻度を下げることではなく，声に関する患者の否定的な信念や評価判断を弱めることにある。だからこそ，BAVQ-R は治療の前進をアセスメントする重要な尺度となる。治療者は，**表10.2** に示したような質問を問いかけることで，患者による声の評価判断や信念がどのような性質を持つか，正確な情報を集めていく。

機能アセスメントの実施

認知療法の治療者は，治療者主導の，あるいは自己報告による実証済みの尺度を用いたアセスメントをした上で，声の内容について，患者に**言葉どおりに**説明してもらう。典型的には患者は，「バカ」，「負け犬」などの批判的な単語や，「おまえは役立たずだ」，「進め」など短い文が聞こえると話す。ある患者は毎朝「おまえは本当におまえが自分だと思っている人間なのか？」と質問する声を聴いていた。患者の行動のひとつひとつについてその場でコメントする声もあれば，何らかの行動を取るよう命令する声もある。命令の内容は，「その服を選べ」といった日常的なものから，危険で暴力を伴いかねないものまでさまざまである。機能アセスメントの一環として，患者には，次回のセッションまでの声の内容をモニタリングするように言う。患者はこの課題を面倒がるかもしれないが，われわれの経験では，**図10.1** で示すモニタリング・シートのような簡単で，書き込みが最低限で済む用紙を用意すれば，患者も毎週，声の活動記録をつけることに比較的前向きになる。

この用紙に書いてあるとおり，患者はまず，幻聴が始まったときに自分がしていたことを記入する。患者は，声を活性化させた具体的な引き金を意識していないことが多い。声の引き金は，たいてい患者自身を脅かすような状況の下で生じる。すでに触れたように，人からの隔離，群衆の中にいること，人間関係のストレスや軋轢，成績へのプレッシャー，そして薬物やアルコールの摂取

日付＿＿＿＿＿

一番左の欄には、声に話しかけられたときにあなたが何をしていたかを記入します。2番目の欄には、声が何を言ったかを記入します。3番目の欄には、声の大きさを10段階で記入します。4番目の欄には、その声を聴いてあなたがどのくらい苦しかったを10段階で記入します。5番目の欄には、そのときあなたが何を感じたかを記入します。最後の欄には、この声にどう対処したかを記入します。

時間	何をしていましたか？	声は何と言いましたか？	声の大きさは？ (0-10)	どのくらい苦しかったですか？ (0-10)	そのときどう感じましたか？	どう対処しましたか？
午前 8～9 時						
午前 9～10 時						
午前 10～11 時						
午前 11～12 時						
12 時～午後 1 時						
午後 1～2 時						
午後 2～3 時						
午後 3～4 時						
午後 4～5 時						

図 10.1　声の活動のモニタリング用紙

などが引き金となることもよくある。内的なきっかけが引き金になることも多い。否定的な情動状態，パラノイア，疲労，孤独などである。妄想的信念に関連する特殊な内的状態が引き金になることもある。たとえば，ある患者は，セックスを罪悪視する宗教的妄想に囚われていて，性的興奮が始まると，それに反応して声が活動を始めた。

　声の頻度と持続時間をモニタリングする際には，その状況の中に声の活動を抑えるような因子がないかどうかを確認することも大切である。声は，人から離れているときに活動し，人と会話を始めると止まるというのが一般的である。声を弱める可能性のある因子をすべて見つけ出した後に，治療の中で声の低減方略の適用を教えていくことができる。

　最後に，声に対する患者の情緒的，行動的反応をアセスメントする。繰り返し批判や非難や命令など，攻撃的なコメントを浴びせられていると，患者はたいてい悲しみや絶望や怒りや無力感に襲われる。行動的反応として，声に叫び返したり，声を止めるためにその状況から逃げ出したりすることもあるだろう。患者は，最初は声に驚き，困惑するが，しだいに声と対人的な関係を結ぶ傾向がある[69]。情動反応や行動反応を決めるのは，声についての信念かもしれない。たとえば，声が善意であると考える患者は，肯定的な感情を抱き，声と関わり合うことが多い。一方，声が悪意を持つと考える患者は，否定的な感情を抱き，声に抵抗しようとする[84]。

　治療者が機能アセスメントから患者の**生活の中の** in vivo 情報を得ようとするのは，声がいつ聴こえ，いつ聴こえないかを調べるためである。あるいは，疲労，孤独，ストレス，情緒的に突出した記憶など，具体的な引き金は何か，患者はその引き金を意識しているかどうか，どのような情動反応が経験されているかを調べようとする。患者の反応はさまざまである。（上述したように）叫び返したり，議論をしたり，逆に積極的に耳を傾けたり，声に協力しようと努力したりもする。Chadwick ら[142]は，声に対する反応行動の大半は，抵抗行動と関係づくりの行動のどちらかに分類できると示唆している。Romme と Escher[548]は，典型的な患者が自分の能力を奪うような声との関係が弱まっていくことによってしだいに安定期に入っていく様子について記述している。

　治療者は，患者が声について抱くすべての信念を引き出すようにする。たと

えば，声の主（神，悪魔，死んだ家族など）が患者に語っているのはどんな
ことか，などである。声についての信念は，奇異な妄想から当たり前のことま
でさまざまである。声の主は，知人のこともあれば知らない人間であることも
あり，死者や，超自然的な存在や，機械であることもある。声を肯定的に解釈
し，声を聴いて肯定的な情動を経験する患者は非常に多い。神やキリストや円
卓の騎士から直接話しかけられるということは，ほかの人とは違うということ
であり，刺激的で，力を得たように感じられる。治療者は，その声がなかった
場合に患者が感じるであろう気持ちを引き出すようにする。それにより，患者
の気持ちの底に孤独感と不適格感が潜んでいて，声が，その埋め合わせとして
保護を与えているのかもしれないということを明らかにするのである。治療者
は，患者のすべての信念を見つけ出すべく努力する。また，その信念を裏づけ
ていると患者が主張する証拠を記録する。声の内容と声についての信念とが矛
盾する場合があるということを認識しておくのは大切である。これまでの調査
によると，患者の 3 分の 2 以上が，声の内容はよいものであるにもかかわら

状況	声	声についての評価判断	気分	行動
黙ってテレビを見ていた	「おまえは自分が思っている人間ではない」	「私は空虚。本当の人間ではない」，「私は正気を失いかけている」	恐怖 絶望	「本当の自分」を見つけるために思い巡らした
バスに乗っていた	「おまえはバカだ」	「兄が自分を罰し続けている」	怒り 失望	「黙れ」と叫んだ
ひとりで本を読んでいた	「みんな大丈夫。あなたも大丈夫」	「医者が安心させてくれている」	安堵 うれしい気分	読書を続けた
予約していた医者に行くために歩いていた	「おまえは嫌な奴だ」	「我を通して——引きこもっていることで，非難されている」	恐怖 怒り	帰ってひとりになった
静かに編み物をしていた	「おまえは役立たずで弱虫だ」	「性格の欠陥について辱められている」	落胆 無力感	あきらめた

図 10.2　声に関連する評価判断／信念のモニタリング

ず，声が悪意を抱いていると信じている。たとえば，ある患者は「起きる時間だ」という声を，自分が働いていないことを嘲笑し，非難しているものと受け取った。アセスメントが声の物理的性質のモニタリングから，評価判断と信念について詳細に考察する段階へと進んでいくあいだに，**図 10.2** に示すような第 2 のモニタリング・シートをホームワークに導入するといい。患者はこのシートを使い，声に関連する評価判断／信念をリストアップすることができる。

幻聴の発症に先行する出来事と信念／評価判断の経過

妄想のアセスメントの場合と同じく，治療者は幻聴の最初の発症前後の遠位的，近位的な生活環境を確認することを目指す。それは，発症直前には何があったか，声の内容と声についての患者の信念に，発症前の恐怖や関心や興味や偏見や幻想などがどのように反映しているか，などである。治療者は，患者特有の引き金をよりよく理解するために，声の活動が活発な時期と休止している時期に目を向け，活動のパターンをアセスメントする。また，声についての信念の変化にも着目する。

症例の概念化の作成

第 9 章で，エリザベスの症例の概念化が，人生の早い時期の経験や信念や誘発因子が幻聴の発症に果たした役割に光を投げかけることを見た。エリザベスは両親と神に逆らうことへの罪悪感と自責の念に苦しんでいた。自分は「悪い」，「邪悪だ」といった侮蔑的な属性がコアビリーフとなった。男性と一晩だけの関係を持ち，その後，相手構わず関係し，新しいボーイフレンドに「いい子の振りをする」ことの恥辱などが誘発的な出来事となった。近位的な誘発因子は，男友達との別れだった。妄想の宗教的構造は，エリザベスが人生を通じて抱いていた宗教的信念に基礎を置いているように見えた。声の内容は，エリザベス自身の「ホットな」否定的自動思考を反映しているように思われた。その一人称の「私はあばずれだ」という自動思考が，二人称の「おまえはあばずれだ」に移行した[56]。この概念化の概要を**図 10.3** に示す。

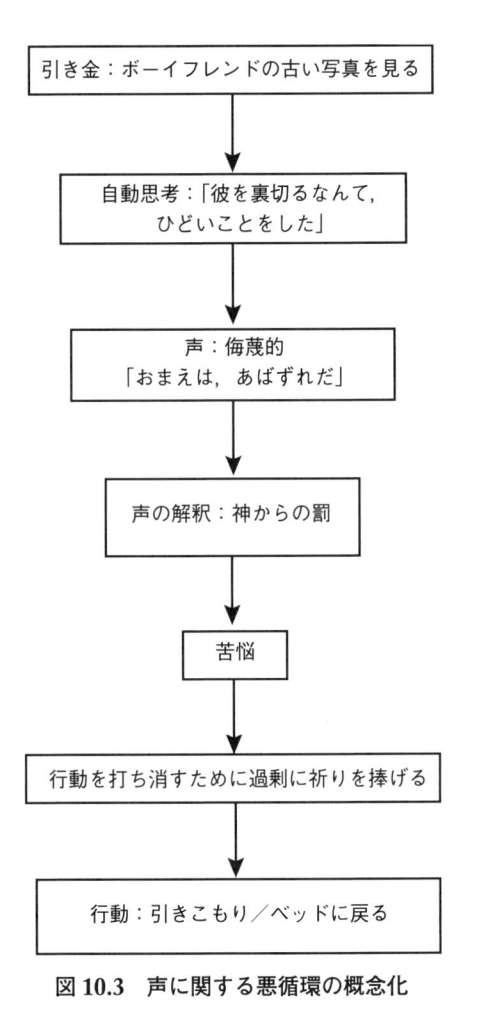

図 10.3　声に関する悪循環の概念化

治　療

心理教育とノーマライゼーション

Kingdon と Turkington[381] が広汎に論じているように，声の出現についての

説明をどの程度望むかは，患者によって異なる。統合失調症であることの機能の1つとして声を説明する患者もいる。とくに，患者に対する初期の心理教育の過程では，精神病と幻覚の活動について，ストレス脆弱性の見方を理解してもらうようにする。したがって，脆弱性因子の役割について理解を深める説明は，患者の理解と経験において意味を持つ多くの重要な生物学的要因（遺伝学など），心理学的要因（発達上の経験など），社会的要因（孤立や軽視など）などに基づいて行うことができる。声の最初の出現に関しては，トラウマ的出来事，対人関係における嫌悪的な出来事，喪失体験，生活上の課題（転居や大学入学など）の役割が，重要な引き金として考慮すべきものとなるだろう。患者に明確かつ単純に伝えることのできる重要なポイントを以下に列記する。

- 全人口の5％の人が，人生の中で一度は幻聴を聴いたことがあると答えている。
- 大学生の調査では，30〜40％以上が，幻聴を報告している。
- 拷問や独房への隔離は幻聴を生むことがある。
- 愛する人を亡くすと，悲嘆の過程で幻覚が生じることがある。
- 苦悩や情緒的混乱を経験している人は幻聴を聴くことがある（精神病性の抑うつ，双極性障害，PTSDの患者も幻聴を経験する）。

「ノーマライゼーション」を含んだ心理教育を行うことによって，幻聴について代替的な説明を考えることを促す証拠が集まり始める。治療を成功させるために，これはきわめて重要な要素となる。

　患者による幻聴の誘発状況の見きわめには，素因も関係するが，心理教育の一部のプロセスも役立つ。声の具体的な引き金が何であるかは，アセスメントのプロセスと，セッション間のセルフ・モニタリング用紙の記入で明確になってくるが，心理教育の段階でも，典型的な引き金について話し合うことができる。心理教育の場は，以下のような身近な引き金について患者が話し合う機会を提供するだろう。

- アルコールや薬物（LSD，コカインなど）の使用

- アルコールの禁断症状
- 睡眠不足
- 不安
- 悲しみ
- 疑り深さ
- 疲労
- 人間関係の軋轢
- 単調な雑音が大きく聞こえる状況
- テレビ視聴

　心理教育のプロセスの中で，幻聴の持続に寄与する心理学的因子を知ることは，患者の力になりうる。たとえば治療者は，期待（電話を待っているときに呼び出し音を聞くことなど）の役割や，自分の思考を他人の思考と取り違えること（外在化バイアスなど）の役割を説明することで，声に関係する明らかなスティグマを弱め，認知モデルへの患者のソーシャライズを開始することができる。治療者はまた，一般的な認知の歪みが経験を歪曲する際に果たす役割（食事後に胸に痛みを感じ，心臓発作の予兆であるという結論に飛びつくことなど）について話してもよい。誰もがときおり「奇妙な」経験をしているということを納得してもらうために，適切と思われるなら，治療者自身の歪みの経験を打ち明けることが役に立つ場合もある。さらに，Nelson[482] が概説しているように，サンタクロースや歯の妖精について子どもたちが広く信じていることを話し合い，いかに強固な信念であっても間違いはあるということを考えるのが役に立つ場合もある。その話し合いの中では，信じていたことが間違っていたと気づいたときに信念を変えるのが誰にとっても普通のことだという点を強調する。

　幻聴を聴いている患者は，「気が狂っている」と見られたり，否定的に判断されたりすると予期する。Romme and Escher[548] が最初オランダで組織した幻聴ネットワーク（HVN）は，現在では多くの国に広がっている。幻聴を経験している人の多くが，このネットワークのつながりで希望が湧き，スティグマが弱まったと報告している。患者には，このようなつながりを持つように勧

めるとよい。幻聴の性質について書かれた資料を渡してもよい。まとめると，心理教育プロセスの中心目的の1つは，患者が経験している問題が一般的なものであることをしっかりと理解させ，患者の尊厳と尊重心を高めることである。

認知モデルへのソーシャライズ

われわれの臨床経験から言うと，患者は，自分の評価判断や信念が，日々の一般的経験の中で果たしている役割を理解すれば，幻聴経験に評価判断や信念がどう寄与するかについても理解しやすくなることが多い。治療者は，心理教育のアセスメントの早い段階で，思考や感情や行動と生活経験との結びつきの理解へと患者をソーシャライズすることを目指す。大半の患者は，さまざまな問題を抱えてセッションにやって来る。治療者は，まず非機能的思考記録を利用して，認知モデルを教えるだけでなく，認知の再構成を通じて患者の苦悩の軽減に向かうことができる。これが認知モデルへの「誘い」となる。その後，声に関する強固で感情に満ちた信念に取り組む。

治療者はこの段階で患者に，認知の歪みをどう見つけるか，よりバランスの取れた結論に達するための代わりの証拠や，特定の信念を抱き続けることの利点と欠点をどう考えるかを教える。認知の歪みの役割を教えるために，まず標準的な認知の歪みの一覧を利用することができる。大切なのは，協働的に，患者に負担をかけず，疑問を持てるよう努力していくことである。幻聴を標的にするタイミングは，言うまでもなく，患者の問題リストの中で声がどの程度の位置に置かれているかによる。このようなアプローチの利点として，患者を疑問モードにソーシャライズできること，セッション内で構造化されたアプローチが取れること，ホームワークにセルフ・モニタリング用紙を利用できること，評価判断の役割を見つけ検討することによって初歩的なスキルを身に付けてから危険性の高い妄想的解釈に取り組めること，などがある。直近の問題的な状況を材料に認知モデルを教え，そこから幻聴の認知モデルへと移っていく方が容易な場合もある。その例を以下に示す。

認知的・行動的アプローチ

単純な行動方略を導入する

患者が幻聴に対処するようにさせる簡単な出発点は，患者がすでに持っている対処方略を発展させることである[609]。大半の患者は，声に対処する方略を作り上げていて，程度の差こそあれ，その方略でうまくいっていると報告する。たとえば，声が聴こえたらひとりになると話す患者は多い。何らかのオーディオ機器を利用する患者もいる（耳栓，ラジオ，ウォークマン，ディスクマン，iPod など）。治療者は，患者がすでに利用している方略を洗練させ，もっと普通に効果的に実践させることに加え，有望とわかっている行動方略を付け加えることができる。ウォークマンや耳栓を試したことのない患者には，それが簡単な出発点になる。短期的な効き目しかない可能性はあるが，耳栓で声の頻度や声の大きさが即座に減少したという経験を持つ患者は多い。長期的に効果がある患者もいる。おそらく，声に対するコントロールの感覚が強化されるためだろう。耳栓を片方ずつ使わせて，どちらの耳の効果が大きいかを確かめてもらうといい。家や，危険でない場所でなら，両耳に耳栓をしてもいい。また，大半の患者はウォークマンに効果があると言う。声が聴こえなくなるぎりぎりの音量に調整するよう指導する。

また，多くの患者が，声に対するコントロールを強化するために，自然に気を逸らす技法を用いるようになっていて，それが効果的だと話している。基本的に，声から注意を逸らす行動ならば，テレビを見る，音楽を聞く，会話をする，読書をする，ビデオゲームをする，など，どんなことでも効果を発揮する。さらに，スポーツやエクササイズ，あるいはただ散歩をするだけでも，身体的努力を要する活動は声の活動を抑えることができる。

大半の患者は不安が喚起されているときに声を経験する。そのため，たとえばお風呂に入ったり，静かに本を読んだり，リラクゼーション方略を用いたりするなど，不安の高まりを抑える行動をとることで，声の活動が弱まることもある。また，声を出して話をしたり，心の中で話したりすることで声が弱まるという証拠はかなりある[134]。たとえばハミングは非常に有効である。声が活動を始めたら，ハミングをしたり，小声で（周りを困惑させないよう）独り言

を言ったり歌をそっと口ずさんだりすることを患者に提案してもいい。

それ以外の行動方略として「ボイスタイム」がある[482]。患者が声の活動に注意を集中する時間を意図的に作るのである。それ以外のときに声が活動しても，注意を向けないようにする。過度に心配をする患者に「心配タイム」を作るのに似ている。内的な認知作用にいつ注意を集中し，いつ集中しないかを決める条件を確立することで，認知作用へのコントロール感が高まる。「ボイスタイム」の間は，声の物理的特徴と，声の場所，声の具体的内容に注意を集中するよう求める。

ボイスタイムの間でも，すべての注意力を声に注ぐことがつらすぎると感じる患者もいるかもしれない。そのようなときに安全を確保するアプローチとして，SUDS（主観的障害単位尺度）を教えるやり方がある。0から100までの尺度を使い，注意の集中を終わらせるべき限界値をあらかじめ合意しておくのである。たとえば，不安が耐えられるレベル（70％など）に達したら，患者は練習を止める。しかしそれでも，ほかの気分障害にこの方略を用いる場合と同じく，ただ客観的に声をモニタリングすることを要求するだけで，頻度と苦悩は低減する。ボイスタイムの間に考慮すべき最後のステップは，患者自身が思考と声の内容の関連をモニタリングすることである。そのために，否定的な自動思考の思考記録表と，それとは別に声が言ったことを言葉通りに記録する思考記録表を付けてもらう。

最後の対処行動方略は，緊張がかかる環境を避ける手段を講じることである。患者の中には，刺激が多すぎると（騒々しいショッピングモールなど）声が活動を始めるという者もいる。この方略が有効であることは証明されている。

認知療法の標的とするべき評価判断と信念の概要

幻聴治療で標的とするべき認知領域は，**表10.3**に示すように，主に4つある。①声の内容，②声についての非妄想的信念，③声についての妄想的信念，④自己を評価する基礎的信念である。これらの認知領域のそれぞれに関係する回避行動や安全行動を減らすことを標的とすることも大切である。

表 10.3　幻聴関連の認知の分類

	幻聴に関連する認知	非精神病性で相当する認知
声の内容	「おまえは自分が思っているような人間ではない」 「おまえは無価値だ」	意識の流れの思考 否定的自動思考
非妄想的信念	コントロールを失うという信念 入院させられるという信念	否定的自動思考 基礎的仮定
妄想的信念	この声は悪魔の声で，性的思考に対する罰である。 この声は死んだ祖父のものである。	妄想的信念ではなく，以下に関連する人間関係上の信念 ・声の主 ・声の意味 ・声の力
声の基にある自己評価信念	自己を悪い者，価値のない者，邪悪な者と考える。	コアビリーフ ・自律性 ・対人志向性

声の内容を標的とする

　多くの患者は，声に対する信念にかかわらず，声の内容にひどく苦しめられる。声には自己を貶めたり，非難したり，辱めたり，批判したるする内容のものが多い。声の内容は，心配事や，大切なライフイベントや，過去の記憶を反映していることがある。妄想的であることもあれば（「おまえは悪魔の子だ」など），妄想的でないこともある（「おまえは馬鹿だ」など）。目的は，声に疑いを向け，その影響を弱めることにある。この方略では，声は消えないかもしれないが，患者の苦悩と困惑と怒りと恐怖は軽減される。声の内容を標的とした認知的介入の後，声の頻度が減ることも多い。

　このアプローチは，基本的に，声の内容の正しさに疑問を向けるものである。否定的自動思考に対してソクラテス的問答法を用いて疑問を向け，検討し，修正するのと同じである。声の内容が，声についての信念の証拠として取り上げられることは多い（「私が神を疑っていることを知っているのは神しかいないのだから，あれは間違いなく神なのです」など）。そのため，声の内容について知覚されている正しさを標的にすることは，声についての信念の正しさを問う役にも立つ（「15 世紀の中国の将軍が英語を話すでしょうか？」など）。こ

こでも，患者が認知モデルにソーシャライズされ，非機能的思考記録表をホームワークとしてすでに利用している場合には，移行がスムーズに進められる。

しかし，その場合，**図 10.4** のように思考記録表の修正が必要になる。この記録表では，患者は声の言ったことを言葉通りに書き留め，その内容の正しさを裏づける証拠と否定する証拠とを検討する。標準的な認知療法の場合と同じように，患者は，自分が声の内容をどの程度信じているかを，証拠集めの前後それぞれに記入し，代替の説明を考える。その他の精神疾患に見られる認知内容もそうだが，声の内容は，患者にとって何らかの意味で重要なテーマを反映しているのが普通である。心配，信念，記憶，重要な考え方やトピックである。**図 10.4** の患者の例では，声の引き金は，自分の課題の成績が悪いと知覚したことだった。最初の自己批判的思考が，批判的な声へと移行したと考えられる。すでに示唆したように，治療者は患者を助けて声の言葉の中に認知の歪みを見

状況	声の内容	気分	裏づけとなる証拠	反証	代替思考，バランスのとれた思考	気分の程度
人形を作っていて縫い目がほどけてしまった	思考「私は何もきちんとできない。役立たずだ」 声「おまえは何もちゃんとできない」 「負け犬だ」 「役立たずだ」	悲しさ：70%	へたくそ。お腹が小さすぎる。 「間違いが多すぎる」 「ずっと前から計画していたのに」	「やってみるのはこれが初めてだった」 「型紙は自分で作った」 「もう少しすれば良く見えてくるかもしれない」 「人形だとわかる」 「私は最初から完全な見かけを求める傾向がある」 「変更を計画することができる」	「初めての試みなのだから，努力を続けていこう」	悲しみ：0%

図 10.4　声に合わせて修正された非機能的思考記録表

出させるところから始める。「おまえは何もきちんとできない」という言葉は，白か黒かの極端な二分法思考を表しているし，「負け犬」はレッテル貼りの歪みを表している。治療者は次に，「声の言葉が正しいことを裏づける証拠は何かありますか」と問いかける。患者は，このような練習を繰り返すことで，声のコメントの中に認知の歪みをうまく見いだせるようになり，そのコメントの見かけ上の正しさについて別の見方ができるようになってくる。

　声の内容が，患者が過去に恥ずかしい思いをした行為を表していることも珍しくない。たとえばある女性患者は「あばずれ」と罵る声を聴いただけでなく，人の咳やくしゃみや咳払いが「あばずれ」と聞こえた。何年も声がそう言うのを聴いてきたにもかかわらず，この患者はそのたびに傷つき，悲しくなった。この声の内容は，彼女自身が10代後半の難しい時期に乱れた性的関係を持ったことで自分があばずれだという信念を持ち続けていた，その信念を反映したものである。20代後半になり，改めてキリスト教の信仰を固めてから，しだいにそうした「罪」を犯した自分を「厭わしく」感じるようになった。治療者は，この声の内容に関する苦悩を軽減するために，患者が自分を「地獄に落ちるべきあばずれ」であるという信念を変える必要があることを理解していた。認知療法を始めるにあたり，治療者は2つの方略を考えた。①心理教育を行って，10代の頃の性関係と，個人的なトラウマ的出来事に続く「行動化」をノーマライゼーションする。あるいは，または同時に，②許容と受容のメッセージを伝えるために非判断的な聖職者を利用する。患者の過去の行動について代替的な見方を作るには，現在の信仰に沿うのが最良であろうと，治療者は判断した。これまでの話し合いから，患者を担当している聖職者は親切で穏当であり，自己批判的で過度に罪悪感を抱きがちな患者の性向を和らげようと努力していることがうかがわれた。聖職者を同席させる面談に先立ち，次のような質問を投げかけた。「あなたが教会と信仰の側からどう見られているかをもっと知るために，聖職者にどのようなことを尋ねたいですか」。すると患者は「過去の乱れた性関係は悪のしるしでしょうか。私は地獄に落ちるのでしょうか」と答えた。聖職者の対応は非常に温かく，患者は罪を贖っているのだから罰は受けないと示唆するものだった。このフィードバックは，信仰面では恐れを軽くしてくれたが，患者が自己を容認する気持ちにまでなるのは，なお難し

かった。ここで治療者は，10代の頃の生活の別の面，性的好奇心は自然なものだという面に焦点を当てた。また，その頃の出来事で，患者の現在の判断や個人的な弱さに影響を及ぼすことのあることがら（困難な家庭生活，学校の成績の悪さ，仲間からの悪影響など）にも焦点を当てた。

自分の聴いている声が他人にも聴こえていると信じ，声が聴こえると羞恥と困惑を経験する患者もいる。KingdonとTurkington[383]が記述しているように，患者は，声が聴こえたときに，信用できる人にその声が聴こえるかどうかを確かめてみることができる。あるいは，臨床セッション中に声を体験しがちな患者ならば，セッションを録音して，他人には声は聴こえないことの証拠とすることもできる。

脅しと命令に対処する

声の内容が脅迫的な場合がある。たとえば，彼ら（声）が患者に，命じたとおりにしないと身体的な危害を与えると言ったり，自傷行為をさせると言ったりする。治療者は，第1段階として，声が実際に話した命令または脅しを，言葉通りに話してもらう。第2段階では，患者が過去の出来事を，声が現実に悪いことを起こす力を持つことの裏づけと見ているかどうかを評価する。第3段階では，命令に従わなかった結果と見えることを支持する根拠を評価する。第4段階では，声に従わないことの利点と，声に従うことの欠点を強調する。大半の命令は，声の持つ力と声の主に関する妄想的信念の中に埋め込まれていることを認識することが大切である。このように，声の内容の脅威を軽減するためには，声を巡る，特に声が持つと思われる力を巡る妄想的信念に，直接的に注意を向ける必要があると思われる。声は全能であり，自分が罰せられると信じているために，声の正しさに疑問を向けるのを恐れる患者もいるだろう。そのような患者では，実際の声の内容についてではなく，声そのものについての信念を標的にするところから始めるほうがいいだろう。

治療者は，声が患者に要求している内容を確認した後，これまで患者がそうした要求にどのように対処してきたかを尋ねる。つまり，命令にうまく抵抗するために，患者がどのような方略を立ててきたかである。次に，声が現実の出来事を引き起こす力を持つことを裏づける証拠であると患者が考えていること

がらを評価する。たとえば，ある女性患者は，彼女の聴く声のせいで，彼女が属する教会のメンバー6人が死んだと信じていた。そのためこの患者は，声に従わないことを恐れるだけの十分な事例が過去にあると信じていた。その見かけの裏づけが，現在，声に従わないことへの患者の恐れを強めていた。声に従わなければ教会のほかのメンバーを「殺す」と，声は脅したのだ。質問をしてみると，6人は実際，1年半の間に亡くなっていることがわかった。しかし，患者に6人の死の証拠について考察を進めるうちに，それぞれの死亡原因にほかの説明がつくことがわかってきた。病気や事故，あるいは自然死で亡くなっていたのである。

　最後に，治療者は，脅迫に従うことで起こる不都合な点を患者がすべて見つけ出せるようにしていくことが大切である。患者にとっての不都合（自責の念，入院，起こりうる法的問題など）も，他人にとっての不都合（傷つけられ，苦しめられるなど）も，すべてである。また，脅迫に従うことによる利点と思われること（苦悩の軽減，心の平安など）に疑問を呈することも大切である。こうして治療者は，患者が，脅迫的な声を聴いている間もそれに従うことの不都合さを明確に意識し続けられるよう，認知を変化させる力を持たせる。それに加えて，患者が対処行動計画を持てるようにすることも重要である。患者が代替的な行動，たとえば誰かに電話したりテレビを見たりといった行動を起こせるようにするのである。患者には，声の指示に従わなかった全ての「成功」体験をモニタリングさせる。それによって，服従しないことによる自己効力感が育っている。声の正しさに疑問を呈するだけの十分な証拠が集まれば，それを「対処カード」に書き込んで，いつでも取り出せるようにする。次に声が活動を始めて苦しくなったときに，それを見直せるようにするのである。

声についての非妄想的信念を標的にする

　患者は普通，声について，妄想的な信念だけでなく非妄想的な信念も抱いている。治療者は患者に，声に関連して過去に持っていた信念も現在持っている信念もすべて話すよう促さなければならない。最初に患者にこう問うことができる。「声が最初に聴こえたとき，どう思いましたか？」，「今は声についてどう思っていますか？」。治療者はBAVQの実施を通じて声に関する患者の信念

についてある程度情報を得ているかもしれないが，声の主について（「誰の声かわかりますか？　それが誰か知っていますか？」），声の目的について（「なぜ声が聴こえるか，何か考えている説明はありますか？」），声の危険性について（「声を聴くことに関係して，何か恐れていることはありますか？」），声の結果について（「声を聞き続けたら生活に影響が出ることについて心配していますか？」），もう少し具体的に尋ねてみるべきである。患者が声の活動を，どの程度に切迫した危険や不穏や干渉のしるしとして評価判断するかは，声の活動後に患者が経験する苦悩のレベルと直接相関する[41]。

　声についての非妄想的信念は，声を聴くことが内包する意味，たとえば「気が狂いかけている」，「コントロールを失いそうだ」，「再発した」，「入院させられる」といったことの徴候としての意味に焦点を当てるものであることが多い。われわれのある患者は，声の活動の始まりは，自分が正気を失って入院させられる予兆だと信じていた。実際7年前に発症したとき，頻繁な声に苦しめられ，長期にわたる入院を余儀なくされていた。それ以降は，定期的に持続的な幻聴体験が続き，たしかに苦しいものではあったが，大幅に悪化したり入院したりすることはなかった。治療者は，患者に証拠を検討させることによって，直接的に声の関する自身の不安を見つけ，吟味させるようにするアプローチをとった。声の活動の増加が大幅な悪化を誘発する可能性はあったが，過去7年間，そうしたことは起こっていない。治療者と患者は，証拠の吟味に続き，結論に飛びつく，破局視をする，情緒的な推論をするといった認知の歪みを検討した。最後に治療者は，最初の入院に関して患者が感じている痛みと不安に対する共感と支援を与えた。この結果，患者は対処カードを持ち歩き，声が始まったらそれを使い，不安の悪循環が起こらないようにして，コントロールを失って入院が必要になるような事態に至るのを防げるようになった。逆説的だが，声による危険性に対する激しい不安が弱まることで，声そのものが弱まり，コントロール感がさらに強まった。

　声についての妄想的信念を標的にする
　声についての信念や説明を一切持たない患者もいる。しかし，大半の患者は声に説明をつけることで付随する不安を軽減しようと，何らかの信念を発展さ

せている。第3章で見たように，幻覚経験だけで精神病につながるわけではなく，声に関する妄想の形成，とくに声が特に重要であるという妄想を形成した場合に精神病の発症が予測されることから，妄想的信念の重要性が証明されている[620]。Chadwick ら[142]は，声に関する妄想的信念が，幻覚の内容以上に，経験される情動と行動反応に大きく影響することを示唆した。患者はしばしば，声の内容を妄想的信念を裏づける証拠と考える。その信念が，逆に声の重要性を高める。声についての自分の解釈の修正に取り組んでいる患者では，声に関連する信念は弱まり，柔軟性を増す場合がある。しかも，すでに指摘したように，声の内容か，声に関する妄想的信念か，いずれかを優先する必要がある場合があるとはいえ，両方を同時に治療標的にすることの方が普通である。

　声に関する妄想的信念は，声の由来，声の主（神，悪魔，亡くなった家族など），声の持つ力や支配力がどう知覚されているかを反映していることが多い[142]。苦悩を引き起こすのは，声の内容ではなく，声の由来なのである。たとえば「おまえは悪魔の子だ」という声を聴く患者の場合，その声が嫌いな知り合いの声であるよりも，悪魔の声であると知覚される場合の方が苦しみを感じやすい。つまり，声の由来について代わりの説明を付けられれば，苦悩が大幅に軽減される可能性がある。しかし，声の由来として知覚されるものが患者にとってよい条件を生む場合（たとえば神や亡くなった配偶者や旧友からの心地よい声であると考えている場合），治療者はそのプラス面を考慮して声の由来の妄想的信念について治療標的にしないという選択もありうる。しかし，そうした声が聴こえてないとしたらどう感じるだろうかと問うことによって，底に潜む孤独感と無力感を明らかにするというアプローチはありうる。声がその孤独感と無力感の埋め合わせをして患者を守っているかもしれないのである。

　声の起源は，一般に過去のトラウマ体験にある。トラウマ体験を視覚的なフラッシュバックや侵入思考で再体験する患者は多いが，同じように，声の内容や信念に含まれる主題の50％は，過去のトラウマ体験に関係する[299]。1つの方法として，声についての患者の説明をノーマライズした後，激しい心理的苦悩とトラウマの侵入と記憶の役割について話し合うと，声の表面的な生々しさを覆す別の証拠を生み出すことができる。治療者は，声についての患者自身の説明を理解する努力をし，幻聴体験のノーマライゼーションを試みたうえで，

信念に対する代わりの見方を引き出す問いかけを落ち着いて始めるようにする。まず最初に，患者に，自分の聴く声について別の説明を考えたことがあるかどうかを直接尋ねる。次に，証拠を巡るソクラテス的質問法を用いて，想定されている声の主に対する疑いと迷いを導き出すよう試み，患者が，自分の信念は理解できるものではあるが間違っていて，代わりの説明のほうが妥当性が高いという結論に達せられるようにする。

　妄想的解釈でも非妄想的解釈でも，それを検証する行動実験を設定することは，苦悩を軽減する代替的な解釈を生み出すためにとくに役に立つ。たとえば，ある患者は隣人たちが共謀して自分をアパートから追い出そうとしていて，隣人たちが毎日のように自分に話しかけてくると信じていた [55) 532)]。隣人たちが帰宅して階段を上がってくるとき，段のきしむ音が患者の幻聴を活性化する。それが隣人たちの声だと，どうしてわかるのかとセッション中に尋ねると，患者は，声が似ていて，リアルに聴こえる点を示唆した。「まさに隣人たちの声に聞こえます」。治療者は，代わりの説明を導き出そうと，次のように尋ねた。「ほかの説明はありえないでしょうか？　あなたが聞いたのが階段のきしむ音だったということはなかったでしょうか？　声を聞いているのではなかったということは？　階段の音を聞いて，それから隣人と思える声を聞いたけれども，ドアを開けてみると隣人ではなかったという経験はありませんか。もしそうしたことがときに，あるいは繰り返しあったとすれば，それは声がどこから来るかについての見方を変えるものにならないでしょうか？」

　第4章で概説したように，声が全知全能でコントロール不能だという信念は，とくに重要である。この信念は，数多くの認知的方略と行動方略により緩和できる。コントロール不能性に関する信念は，患者が実際に声を呼び出したり，弱めたり，終わらせたりできることを示すことで対応できる [142)]。治療者は，患者の声の機能性分析から引き出した知識に基づいて，声を活性化させるきっかけとして，たとえば情緒的に突出した話題を話し合い，次に，声を終わらせることがわかっている行動，たとえば患者の趣味について話し合ったり，部屋を出て散歩に行くといった行動を取らせてみるとよい。この方略で，声がコントロール不能であるという信念を弱める代替的な証拠が得られる。同様に，声の全知全能性に取り組むために，声の命令を無視しても予期した結果は生じ

ないということを実証する実験を設定することができる。

声に関連した自己を評価する基礎的信念を標的にする

第4章で概説したように，声の認知モデルで基本的に仮定されているのは，スキーマがそれに適合する出来事によって活性化すると，否定的な自動思考，自己評価，自己命令，自己批判，抑制が生じるというものである。その点では，たとえばうつ病と同じだが，精神病に苦しむ人の場合，スキーマは幻覚という形で知覚される。治療者にとっては，声の内容や，声に関する妄想的，非妄想的信念を標的とすることに加え，声の内容と声についての信念の主題を形成している基礎的コアビリーフを見つけ出すことが大切である。たとえば，声が強力で支配的であると見ることに関連する信念の度合いは，患者が自分自身をどの程度無力で脆弱と見ているかに関連するように思われる。患者が，自分の「無力さ」や，自分が「負け犬」であることを確かめるような声を聞く場合のように，声の内容からただちにコアビリーフの内容を突き止められることも珍しくない。妄想の治療に関する第9章で概説したように，声に関する信念の底にあるコアビリーフを見つけ出し，検討し，それに代わるものを作り出すための標準的方略として，コアビリーフの記録表を利用したり，行動実験を行うなどして，新しい代替的コアビリーフを全体的に支援していくことができる。

安全行動を標的にする

第4章で概説したように，声を聴く患者は，声の活動を抑え，声による否定的な結果と見えるものを打ち消し，声の主と思われる相手に譲歩するための行動をとりがちである。これらは一般に安全行動と呼ばれる [466]。残念なことに，こうした回避と打ち消しに費やされる努力は，結局，社会に関わる活動を減らし，患者をより孤立化させることにつながる。それがまた，声の活動を増やす引き金となる。この悪循環が，さらに幻覚を持続させ，患者がより適応的な代わりの対処法を試す機会を奪う。また，声についての信念の反証となりうる経験もできなくなる。パニック障害や社交不安などの不安障害の治療と同じように，治療者はまず，患者が声の発生や持続を防ぐために現在用いている安全行動をすべて確認する。次に，患者が声についての（妄想的）信念を打ち消

すために取る具体的安全行動を見つけ出し，それらの行動を制限した場合に引き起こされると思われる不安に基づいて，安全行動に序列を付ける。そのうえで，患者が安全行動を順次減らしていけるよう，患者を支援して，より機能的な対処方略を作っていけるようにする。不安や恐怖症の治療と同様，行動に序列をつけることで，最初に比較的弱い不安に対応する安全行動を止め，それから強い不安に対応する安全行動へと進めると効果的である。回避行動と安全行動は，声に関する認知的評価判断や信念に固く結びついているため，安全行動を減らす際には，認知の再編の訓練を同時に実施する必要がある。たとえば，声の内容を標的にするときは，声の内容に関する回避行動や安全行動に取り組む。同様に，声に関する信念にまつわる回避行動や安全行動は，これらの信念を変化の標的にするときに，同時に標的にする。

第 10 章のまとめ

　幻聴体験に関連する苦悩と干渉は，数多くの効果的な認知行動的方略によって，大幅に軽減することができる。認知療法のアプローチは，注意を逸らす方法以外にも，患者が声の活動に疑問を向ける手助けをすることを通じて，関連する苦悩を軽減することに焦点を当てる。さらに，最終的には，患者の認知の歪みや，声の内容の不正確さを見つけ出すことによって，声の内容に対する批判的な態度を育む。また，認知療法のアプローチは，声を聞くことに関連して，また，声の起源や意味や力について形成された妄想的信念に関連して知覚されている不安や危険にも焦点を当てる。幻聴の治療には，患者の基礎的コアビリーフに注意を向けることも含まれる。そうしたコアビリーフは，絶望，無力，無価値などの主題を反映していることが多く，それが声の内容や信念や特殊な反応を形成している。最後に，回避行動と安全行動への取り組みの大切さを説明した。

第11章　陰性症状の認知的アセスメントと治療

　歴史的に言って，意欲の減退，活力の低下，情緒的，言語的表現の制限，社会的な関わりを持たないことなど，陰性症状の諸々の特徴は，心理学的介入による修正を受け付けない「欠損」と解釈されてきた。しかしわれわれは，陰性症状を経験する患者の大半で，症状が強まったり弱まったりすることを知っている。発症には内的なきっかけ（幻聴など）や外的なきっかけ（入院など）が関係し，内的な出来事（絶望感の軽減など）や外的な出来事（パートの仕事が見つかるなど）によって症状が軽くなることが観察されている。このことから，心理学的治療によって，陰性症状のきっかけを見つけ出してそれを減らすことを患者に学ばせ，発症後の方略を立てさせることで，陰性症状を軽減できることが示唆される。第5章で，陰性症状の認知行動モデルを提示した。そこで，陰性症状が，単純に生物学的欠損に基づくものでなく，もっと複雑な，評価判断と期待と信念の相互関係や，特徴的な認知，行動的対処方略を表していることを詳しく説明した。本章では，第5章で説明した陰性症状の認知行動的概念化に基づきながら，陰性症状のアセスメントと治療の枠組みについて詳細に説明する。

　Alpertら[11]は，臨床家による陰性症状の尺度評価は，部分を重ねて全体に至る「ボトムアップ」の尺度評価であるとする想定とは逆に，未分化の全体的印象から導かれているということを明らかにした。この差異の欠如は，患者の臨床像の反映かもしれない。患者はときに，すべての陰性症状を，症候群のように示すこともあるし，臨床基準に達する症状がごく一部である患者もいる。本書の著者の1人が最近実施した臨床研究では，治療開始前にPANSS面接を実施した結果，非常に多様な陰性症状の病像が見られた。平均的な患者は，臨

表 11.1　陰性症状の認知的アセスメントと治療

アセスメント
・症状／認知のアセスメント
　・薬物療法の副作用
　・環境からの刺激の過剰／刺激の不足
　・気分障害または不安障害に付随する二次的陰性症状
　・陽性症状に付随する二次的陰性症状
　・診断的アセスメント
・機能アセスメントの実施
　・陰性症状に関する信念と評価判断のアセスメント
　・症状の連続，不連続のアセスメント
・症例の概念化
　・陰性症状の発症と持続における成績に関する非機能的信念と否定的評価判断に焦点を
　　当てる

治　療
・心理教育とノーマライゼーション
　・ストレス脆弱性モデルによる陰性症状の概念化を共有する
　・患者の陰性症状を，脅威とストレスに対する反応としてフォーミュレーションする
・認知モデルへのソーシャライズ
　・思考，感情，行動の間の相互作用に気づかせる
・認知的，行動的アプローチの適用
　・二次的陰性症状を標的にする
　・一次的陰性症状を標的にする
　・快に対する期待の低さを標的にする
　・成功に対する期待の低さを標的にする
　・スティグマの影響を標的にする
　・リソースが少ないという知覚を標的にする

床的に有意な陰性症状を 3 つないし 4 つ示す[538]。陰性症状を注意深くアセスメントするには，診断を考慮し，機能的分析を行い，症状に関連する認知的評価判断と信念を評価し，症状の誘発に関わる遠位的，近位的因子に注意を払いつつ症状の推移を理解し，症例の認知的概念化の文脈ではっきりとフォーミュレーションする必要がある。陰性症状の治療の概要を**表 11.1** に示す。

アセスメント

症状／認知のアセスメント

陰性症状 [13)] は，薬物療法の副作用や，幻覚と妄想，不安と気分障害，環境からの刺激不足の二次的影響として生じることが多い（p.301）。

薬物療法の副作用

すべての神経遮断薬には鎮静効果があるため，その二次的影響として，感情が平板化し，反応が悪くなり，意欲が失われたように見える患者もいる。とくに初発の患者では，幻覚，妄想など陽性症状を抑えつつ，鎮静させ過ぎず，かつ嗜眠，感情鈍麻，意欲の欠如などの予想される影響が出ないように薬の用量のバランスを調整するのが難しいことがある。神経遮断薬による欠損症候群については詳しく記述されていて，薬物誘導性ではない陰性症状との区別が難しいことがわかっている。神経遮断薬による陰性症状は，薬物療法の開始または薬の変更の直後に陰性症状が現れたり悪化したりした場合や，あるいは逆に薬を漸減して症状が改善したように見える場合に，最もはっきりする（そして，見つけやすい）と言えるだろう。

刺激の過剰／刺激の不足（施設への収容）

刺激が過剰な環境に対処する1つの方法として，引きこもりや孤立を利用する患者がいる。日常生活環境においては，朝の支度や夜の電話のおしゃべり，テレビの大音量，グループホームでは部屋の頻繁な出入りなどによるざわめきが「刺激の過負荷」の感覚につながることがある。家の中で喧嘩や諍い，激しい感情の発露が多い場合も，関わりを持たないことが保護的な機能を果たすことがある。これに対して，施設への収容など，刺激が足りない環境への反応で「シャットダウン」する例も，数十年前から報告されてきた（たとえば Strauss ら [602)] など）。治療者は，環境の改善がどの程度なされているかについて，そして，感情鈍麻や感情の平板化，意欲の減退との関連について考慮す

る必要がある。

気分障害または不安障害に付随する二次的陰性症状

　第5章で指摘したように，統合失調症には高い割合で抑うつと不安が併存するが，このことは，ある面で，特定の陰性症状を反映する臨床像につながる可能性がある。たとえば，抑うつのために感情鈍麻，感情の平板化，意欲の減退，社会的引きこもりが生じることがありうる。不安障害がらみの回避行動は，二次的陰性症状に関連するかもしれない。たとえば，重大なパニック症状を経験している患者は，パニック発作を恐れて，乗り物に乗ったり，エレベーターを使ったりしなくなるかもしれないし，場合によっては家から一切出なくなるかもしれない。二次的社交恐怖の患者は，ほとんどの治療環境で必要とされる，相手と目を合わせたり，自分を表出したり，人と親密になったりするのが難しいことがある。こうして，不安の喚起に対処するための積極的回避行動や安全行動が，活力の欠如や情緒的な関わりの欠如と誤って解釈されることもある。

陽性症状に付随する二次的陰性症状

　急性期の陽性症状に関連して陰性症状が現れるのは，個人的脅威や社会的脅威に対する一種の防御として用いられる補償方略を反映していることが多い。困ったパラノイド性妄想を持つ患者は，もし家を離れたら，政府の役人に監視されているという知覚が生じるため，それに伴う恐ろしい恐怖感を起こさないようにするため，一日中ベッドにもぐりこんでいた。別の患者は，自分が幸せなそぶりを見せると，人がその感情を「盗もう」とするだろうという恐れから，可能な限り「冷たい」様子を見せた。社会的な関わりが声の活動を引き起こすことはよくある[140]。そうした経験にしばしば伴う恐怖や混乱を軽減するために，引きこもったり孤立したりする患者は多い。声の出現が予想される特定の状況を避ける患者も多い。たとえば，ある患者は万引きをせよと命じる声を恐れて，ショッピングモールに近づかなかった。地下鉄のキーキーいう音が甲高い批判的な声を呼び覚ますため，地下鉄に乗らない患者もいた。社会的脅威から身を守るために引きこもりと孤立を用いる患者がいる一方で，より長い時間を声と過ごすために，同様の引きこもりを行う患者もいる。

診断的アセスメント

陰性症状の干渉の存在，重症度，程度を臨床家が測定する評価尺度としては，信頼できる確かなものが数多く存在する。第5章でそれらの尺度を概説した。たとえば，陰性症状の面接アセスメントのSANSやPANSSは，陰性症状を構成する情動表出や発話や意欲の相対的な少なさなど，症状の次元ごとの評価を含んでいる。

陰性症状の臨床評価は迅速かつ効果的に実施可能であるが，臨床家は治療の開始に先立ち客観的臨床評価を得ておく必要がある。その理由はいくつかある。第一に，治療が陰性症状に効果を発揮しているかどうかを知る最良の方法は，客観的な行動指標に基づいて治療前と治療後の変化を測定することだからである。この種の測定は，標準化された陰性症状評価尺度で得られる。第二に，患者は，自分が抱える中心的な問題として陰性症状を強調することはまれであるため，臨床家は，客観的臨床評価によりはっきりと意識して，陰性症状の臨床的有意性を判断し，必要と判断すればその陰性症状を問題リストに加えていくことが大切である。第三に，患者が用いる言葉は実際の症状を表していないのが普通であるため，形式的評価を行わなければ，陰性症状を表す様々な問題の訴えを見逃す恐れがある。たとえば，患者はよく，問題については話したくないとは言うが，尋ねられた質問に対して短くぶっきらぼうに返事をする性向（思考の貧困）が障害になっているということを自ら告げることは，ほとんどない。

機能アセスメントの実施

陰性症状の完全なアセスメントをするには，標準化された評価データを集めることに加えて，患者ごとに，陰性症状の活性化と持続に関する認知的，行動的，状況的特徴を理解する必要がある。こうした機能的分析の出発点は，陰性症状の存在とその引き金についての患者自身の理解と病識のレベルを計ることである。「何がしたいですか？」，「何をしたくないですか？」，「自分を言葉で表現するのが難しいと感じることはありますか？」といった質問が，患者ごとの症状の引き金を明るみに出す役に立つ。状況因子を見つけるのに利用できる

表 11.2　DSM-IV の陰性症状を機能的にアセスメントする問いかけ

感情の平板化
「どのようなことに興味がありますか？」
「何かに興味があるけれども，それを伝えるのが難しいということがありますか？」
「感情を表に出さずにおこうと努力するような状況はありますか？」
「自分では前向きな気持ちなのに，人からはとても沈んでいるように見えると言われたことがありますか？　そのとき，どんな気持ちがしましたか？」
「感情表現のしかたが問題を引き起こすことがありますか？」
「それについて人に何か言われたことがありますか？」

思考の貧困
「言いたいことがなかなか言えないという状況がありますか？」
「あるとしたら，どうしてそうなっていると思いますか？」
「ただ静かに黙っていたいだけという状況はありますか？」
「できれば話したくないという話題はありますか？」
「そういう話題になったとき，どのような気持ちになりますか？　そのようなとき，どうしますか？」
「その反対はどうでしょう。どのような話をしたいですか？」
「自分の言葉を正しく理解してもらうことが本当に大事だと思うときがありますか？」

意欲の欠如
「どのようなことをしたいですか？」
「しなければと思うけれども本当はしたくないことはありますか？」
「やってみたいけれどもやる気になるのが難しいと思えることが，何かありますか？」
「今の目標は何ですか？」
「目標達成の邪魔になることがあるものが，何かありますか？」

快感消失
「どのようなことから楽しみを得ていますか？」
「楽しいと感じるのが難しいときはありますか？　そういうことがとくに起こりやすい状況は具体的にありますか？」
「以前は楽しめていたのに今はなかなか楽しめないことは何かありますか？」
「あなたにとって楽しむ能力は大切ですか？　期待していたように楽しめないとき，どうしますか？　どう感じますか？」

さまざまな問いかけを，**表 11.2** に示す。

　薬を変えてから力が湧かないように感じると言う患者もいれば，声が「強く」なって，ひとりになりたいと思うと言う患者もいる。陰性症状を生み出す環境的な近位的引き金として，われわれの臨床経験の中で一般的なものとしては，自身が脅かされていると知覚する状況がある。たとえば，社会的関わり，

成績の評価，対人関係のもめ事，専門家との面接の予約，大きな努力を要する状況，入院により生じる大きな混乱などである。不安や抑うつの発現に伴うことが多い状況的引き金とは異なり，陰性症状は多くの場合，何日も，何週間も，何カ月も，場合によっては何年も前の否定的な出来事（実際の出来事であれ，そのように知覚されたものであれ）によって活性化する。

　陰性症状が具体的な状況の引き金とあまり結びつかないように見える患者もいる。とくに，慢性期になると結びつきが弱くなるようである。また，引き金となる状況からの回避と引きこもりを特徴とする「安全圏」を作ることで，陰性症状の問題が小さく見えていることもある。自分の行動や感情に対して洞察がほとんどない場合もある。すでに説明したように，陰性症状を示す患者の中には，周囲への関心や反応がほとんどなく，慢性的に関係を持たない，否定的な「モード」に入り込んでいるだけに見える者もいる。機能アセスメントは，患者が関わるすべての活動を評価し，失われている活動と目標の中の重要なものを判定する機会にもなる。この点は重要である。認知療法は，さまざまな活動をしている患者に，こうした目標を維持させることにも焦点を当てる。目標に向かっては，挫折や失敗と見えることなど，情緒的，社会的引きこもりの悪循環を引き起こしうる否定的な判断が立ちふさがる。意欲や目標に向かっての遂行に大きな障害を示す患者では，認知療法は，人生において意味のある目標を再設定する手助けをする。失われたと思われている以前の目標を利用してもいいし，長期的に追求，維持できる新しい目標を作ってもいい。患者の現在の活動と興味と目標の範囲を計るためのセルフ・モニタリングとして，標準的な活動予定表を用いることができる。活動予定表を使えば，出来事の頻度や他人との接触，「失われた時間」などの日常生活のさまざまな側面を同時進行で把握できる。

陰性症状に関連する信念と評価判断のアセスメント

　第5章で，陰性症状の発症と持続に伴って認められる否定的な中核的期待評価判断について概説した。活動予定表の実際のアセスメントの一環として，また，治療中に患者から自発的に発せられるコメントにおいて，否定的な認知的評価判断が存在するかどうかをアセスメントすることは大切である。治療者

は，陰性症状の経験に関連する否定的評価判断の有無について，患者に直接尋ねて情報を得ることができる。「今日のデイケア・グループで，ご自分がどう見られていたと思いますか？」，「（職業訓練プログラムを始めることを）考え始めたとき，何が思い浮かびましたか？」，「先週のご両親との食事はどうでした？　落ち着かなく感じられ始めた瞬間がありましたか？」などの問いかけをするのである。患者の中には，さまざまな状況に関連する自分の思考や評価判断の性質を，簡単に特定したり表現したりできない人もいる。否定的な評価判断に関する問いかけに対しては，「わかりません」といった簡単な答えで話が終わることもある。患者が，思考や評価判断を見つけるのが難しそうだったり，すぐに混乱するように見えたり，単純に自分の思考について語る気がなかったりする場合，治療者は，アセスメントの早い段階でこうした思考を追求しないようにすることが大切である。われわれの臨床経験では，段階的に課題をこなし，それに熟達し，楽しい活動をすることを通して行動を変化させるといったことを重視していると，しだいに症状に関連する認知的評価判断や信念が，治療の中の評価や話し合いの「表面」に浮かび上がってくるものである。

　自律性と対人志向性という主題に関連する非機能的態度や信念は，統合失調症のさまざまな症状，とくに陰性症状に関係することがわかっている[532) 536)]。陰性症状と最も強く相関するのは，自律性／パフォーマンス関連の非機能的信念であるため，こうした信念を評価する DAS [654)] などの尺度から，これらの症状の認知的概念化のために有用な情報が得られる。

症状の連続，不連続のアセスメント

　大半の患者は，病気の進行に伴って，陰性症状の増悪と改善を経験する。そのため，時間を軸とした陰性症状のパターンを描くことが大切になる。それによって，陰性症状の発現に関連する遠位的，近位的因子の理解が深まり，陰性症状が患者の人生の大きな物語にどうつながるかも，よりよく理解できるようになる。陰性症状の追跡は，通常必然的に発症前の時期にまで遡る。陰性症状は統合失調症の慢性期に現れると考えられることが多いが，最近の研究からは，発症前の特徴として，情緒的，社会的引きこもりの出現が示唆されている[401) 459)]。過去のうつ病エピソードをアセスメントする場合と同じように，

第11章 陰性症状の認知的アセスメントと治療 *279*

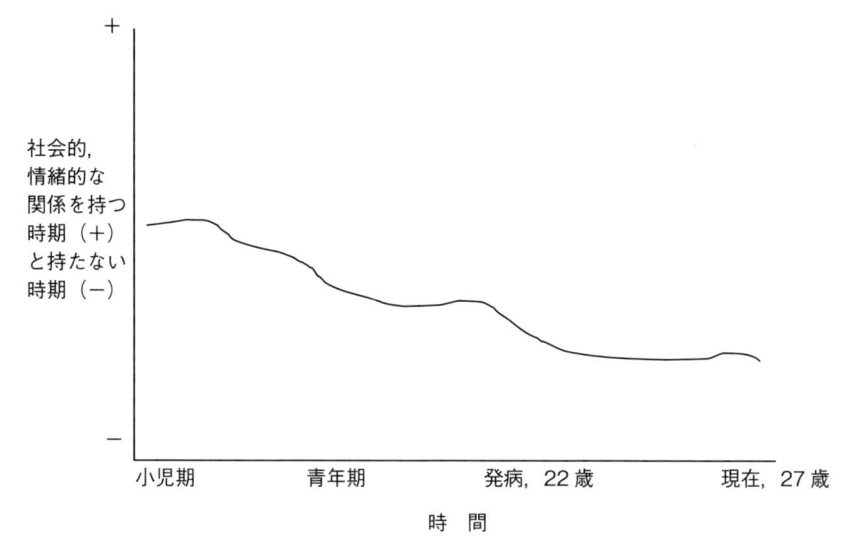

図 11.1　関係を持つ時期と持たない時期の変化をグラフに表す

発症前からアセスメントの時点までの陰性症状の変化を**図 11.1** のようなグラフにすると有用であることがわかっている。

　大半の患者にとって，感情の平板化，会話の貧困，日常活動における意欲と興味の欠如に関する問題を表現するのは困難である。そのため，患者が重要な目的に向いていると感じている時期と，その目的をあきらめている時期とを明確化することが役に立つことを，われわれは確認している。ジムという患者のアセスメントの例を挙げよう。ジムは 25 年に及ぶ精神病の既往を説明したが，陰性症状が現れたのは，数年前に目標を断念してからだという。

　　治療者：以前は，やりたいことがたくさんあったとおっしゃいましたね。
　　患　者：柔道を習っていたんです。パートタイムで働いていて，ビリヤードをしました
　　　　　　し，ギターも弾きました。ずいぶん熱中しました。そうです。調子がよかった
　　　　　　頃は，そういうことが何でもできたんです。
　　治療者：ここ何年かは問題があったとしても，ほんの数年前までそういったことを全部
　　　　　　よくやっていらっしゃったということですね。

患　者：ええ，この統合失調症を打ち負かすには，忙しくして力で道を開くしかないと思いましたから。ただ，もちろん，うまくいきませんでしたけれど。でも，そう思ったんです。だからジムにも行きましたし，空手も習いましたし，自転車にも乗りました。

治療者：では，状況が変わったのはいつのことですか。

患　者：やっぱり，とても大変なんですよ。とくに統合失調症だと，やっぱり感情も気持ちもなくなって，やっぱりただ……ただ大変になって，あきらめて運命を受け入れて生きるほうがいいと決めたわけです。

治療者：そうお話しになって，どんな気持ちですか？

患　者：ちょっと落ち込んでいますが，それほどでもありません。ただ，私は統合失調症なんですから，それだけのことしか期待しないわけですからね。

「あきらめて」という諦念が，患者が示す感情鈍麻，引きこもり，アネルギーの発症の重要な近位的引き金になったのである。患者は，この障害によって課せられた明らかな制限にもかかわらず，25年間のうち22年は無理をしてきたが，それでもその努力は患者の人生の**物語**の中で意味を持つものであったために，楽しめる活動に関わり続けていたのである。

症例の概念化

認知的な概念化を行うことによって，患者が現在抱える問題の進展と持続に過去の因子や現在の因子がどのように寄与しているかを理解する枠組みが得られる。診断的アセスメントと機能アセスメントでは，どの陰性症状が存在し，患者の表現にどのような認知的，行動的因子が関係しうるかという重要な情報が得られるが，過去の学習経験の役割や，重要な事件，非機能的信念・仮定の形成の時期や性質，そしてとりわけ，ストレス因子やこの病気に対処するために次第に発展させてきた対処行動についてアセスメントをすることも大切である。症例の概念化は，①回避や関係の拒絶への陥りやすさに寄与する遠位的環境因子（いじめ，拒絶，友人の少なさ，早い段階での落第，社会的スキルを発達させる機会の少なさ，乱暴で厳しい家庭環境など）の役割に関する初期の仮定，②社会的親密さに対する否定的態度の強化，③パフォーマンスに関する否定的で非機能的な信念の3つに向かうものでなければならない。

発症前，または精神病の最初の発症の時期の陰性症状の出現を慎重にアセスメントすることも重要である。以下の問題点を検討するとよい。

- 陽性症状が現れる前に，情緒的，社会的引きこもりのパターンが増えたか。それとも陰性症状はおもに，妄想や幻覚などこの障害のほかの側面の出現の後に現れたか。
- この障害が最初に現れたとき，目標がどの程度妨げられたか。たとえば仕事を失ったり，人間関係が壊れたりしたか。
- 患者は，発病に対してどう反応したと説明しているか。
- 発症以降，何らかの陰性症状が安定して現れているか。
- どのようなときに悪化するか。すなわち，具体的にどのようなストレス因子（ストレスや問題の欠如も含む）に反応して，どの症状が強まるように見えるか。
- その人の自己観，他者観，世界観が，陰性症状を強めたり弱めたりする具体的な反応を，どのように形成しているか。

　最後に，治療者は，症例の概念化を通じて問題リストを作成し，陰性症状をそのリストに含めなければならない。

　精神病症状に対する認知療法は，最初は陽性症状，とくに妄想と幻聴をめぐり苦悩を訴える患者を治療対象とするものだった。しかし，こうした患者は通常，非常に幅広い臨床上の問題を抱えており，その多くは陰性症状と最も大きな親和性を持つ。とくに，社会的に隔離され，孤独で，目的を失い，人生は無意味だと考え，自分はスティグマ化され，他者の圧力を受け，希望がないと感じている，という問題が大きい。会話の貧困や感情の平板化などの症状それ自体の軽減を求めて治療にやってくる患者はまずいない。しかし，これらの症状を，情緒的な関係の拒絶——それには認知的に対応するものがある——の大きなパターンの一部として概念化すれば，何か1つの症状を標的にすることは，さほど重要ではなくなるのである。

　そのため，陰性症状の治療はさまざまな方法で進めることができる。第一に，二次的な陰性症状の活性化につながる因子を減少させることによって，間接的

に症状を軽減させるという治療目標を立てる場合がある。たとえば，妄想や幻聴に対する対処反応として現れた陰性症状（社会的引きこもりや情緒的関係の拒絶など）を軽減させることから治療を始める場合などである。第二に，問題リストに挙がった陰性症状を直接，標的にする場合がある。たとえば，軽度から中等度の宗教的妄想を抱いていたある患者は，社会的孤立と，人生の「意味」の欠如に関する目標に取り組むことを選んだ。この患者の治療目標の優先順位は，以下のようになった。①もっと多くの時間を姪たちと過ごす，②毎週教会に通う，③もっと多くの時間を，以前の2人の特別な友人たちと過ごす，④楽しめる活動に参加する，⑤毎週母親と買い物に行く。最後に，自己効力感の強化や生活の中の楽しみの増大に直接的または間接的につながる治療目標は，どのようなものでもスティグマを軽減すること，そして，自分に心理学的なリソースがたくさんあると知覚することによって陰性症状の働きを緩和しうるということは指摘しておきたい。

アセスメントのまとめ

臨床家は，陰性症状の診断的，機能アセスメントを慎重に行うことで，治療計画の重要性を意識的に考慮しなければならなくなる。アセスメント段階の中心的な目標は，ストレスに満ちた生活上の出来事や，非機能的な信念や仮定や，期待に対する否定的な評価判断の性質と，それらが陰性症状の発生と持続において果たす役割とを見つけ出すことである。陰性症状には特別な介入が必要になることがある。たとえば楽しめる出来事の予定表を作ったり，楽しみのレベルを評価する能力を身に付けたりする。そうすることで，感情の平板化や社会的活動への興味の欠如を抑えることができる。しかし，治療への全般的なアプローチは，動因や意欲を高める努力を含むものとなる。患者が短期，長期に有意義で現実的な目標を立てる手助けをし，そうした目標からしだいに逸れていく原因となりがちな障害を克服するための認知的，行動的方略を強化するのである。

治　療

　陰性症状の発症と持続，周期的な悪化に関わる心理学的因子を慎重にアセスメントし，フォーミュレーションを行い，症例の概念化においてこれらの症状を理解すれば，症状の治療を始めることができる。認知療法の一般的方略の多くについては，第8章で概説した。この章の以下の各節では，とくに陰性症状の軽減のためのアプローチを中心に扱う。患者が自身が見つけた**具体的目標**（仕事，学校，自立など）に焦点化することによって，意欲と関係づくりが促進され，主要目標への障害として現れてくる陰性症状に対処する方法が得られる。たとえばある患者は，学校に戻りたいと望んでいたが，集中力に大きな問題があると訴えた。この患者は，自分には文を読むことができないと信じていた。治療者は段階的な課題を与えて患者の読み能力を高め，その信念が間違っていることを証明した。ホームワークは，最初は面白い話題のちょっとした抜粋から始め，最終的には大学の教科書のいくつかの章をまるごと扱うようになった。その過程で，治療者はクイズを作り，集中力と記憶力をアセスメントした。こうしたクイズの成績は，読みの能力に関する患者の否定的な予想を否定する証拠となった。以下の節では，陰性症状を標的とし，具体的な目標に向けた成果を重ねていく方略を，段階を踏んで説明する。

　さらに，陰性症状の治療にあたっては，概説した介入法を患者の神経認知的障害の程度に合わせて調整する必要があることを強調したい。注意，記憶，抽象化といった神経認知的課題に障害がある場合，治療の効果を得るためには，特別な調整が必要になる。患者が，問題にしている概念を確実に理解できるよう，学習には複数のモダリティを利用することを勧める。大切な考え方は，話して聞かせる（聴覚）だけでなく，ホワイトボードに書いてみせる（視覚）ことによって，理解が強化される。さらに，セッションごとのまとめをすべて，要約や，対処カードや，持ち帰り資料の形で書き出しておけば，患者がホームワークを覚えておいたり，学習した原理をセッション間に適用したりするのに役立つ。また，認知に障害のある患者を進歩に導くには，ソクラテス的質問法を控えることを勧めたい。治療者は，直接的で断定的な言い方をするべきであ

る（「この週の間に困惑したことは何かありましたか」よりも，「この週の間に困惑したことを話してください」と言う）。患者の注意を引くような言い方をして，記憶を深く探らせるような言い方をしないということである。セッション中に要点を抽出し，繰り返し語ることで，覚えておいてもらえる可能性を最大化できる。治療専用バインダーや携帯情報機器など，学習の助けとなる材料の利用も勧めたい。たとえば携帯情報機器のアプリを利用すれば，患者の現在の活動（楽しさや習熟度の指標を含む）を知ることができるし，患者が何もしていない，あるいはしたくないと言うときには，セッション中に見つけた活動を思い出させてやることもできる。治療中に学んだ教訓（対処宣言など）を思い出させることもできる。家族をセッションに加えるやり方もある。一般的アプローチを強化し，ホームワークの履行を促し，軋轢や誤解を抑えるのに役立つ。以上の但し書きをつけたうえで，陰性症状を標的とする中心的方略の解説に移る。

心理教育とノーマライゼーション

　治療に際して陰性症状に対処する最初の一歩は，患者がこれらの症状をノーマライズする手助けをすることである。多くの患者は，なかなかやる気が出せないことを，怠惰や弱さの指標と見なすようになっており，統合失調症であることの避けがたい結果の一部であると思っている。本書の著者の1人（Aaron T. Beck）が，患者に症状の説明をすることの重要性を初めて解説して以降，このノーマライゼーションのアプローチは，精神病症状，とくに陽性症状を経験している患者にも適用されるようになっている[381]。陽性症状をノーマルな経験と連続するものとして説明する（すなわちノーマライズする）のと同じように，陰性症状も，ストレス脆弱性モデルの中で，過去および現在の内的，外的ストレス要因に対する反応として位置づけることができる。陰性症状についての患者の理解を促すために，以下のポイントが役に立つだろう。

　　・だれでも時には意欲を保ち続けるのが難しいことがある。ストレスがかかっていてさまざまな問題を抱え，弱気になっているときには，とくに難しいだろう（**陰性症状の最初の発症に関連**）。

・ストレスが多すぎると，圧倒される感覚から自分を守る手立てとして，自動的に「シャットダウン」することがある。この反応は，実際，きわめて適応的なものでありうる（**陰性症状の特定の表出に関連**）。
・数々の生活上の難題を迎え続け，圧倒される感覚を覚えるようになると，意欲や活動の「サーモスタット」が切れるレベルが下がっていくことがある（**発病時とは異なる新しいベースラインの徴候としての現在の症状に関連**）。
・一般に，ストレス下にあるときに「サーモスタット」が切れやすくなる人もいる（**発病前の行動上の素因に関連**）。

　ノーマライゼーションのアプローチの目的は，「患者が抱えている問題はたいていの人にとって人生のある時期にはお馴染みの問題なのだが，さまざまな理由から患者はその問題を長期的に経験している」という観念を伝えることである。患者にとって，こうした観念は普通，目新しいものである。陰性症状の発症と持続について，生物学的説明（たとえばサーモスタットの自動的な設定変更）や心理学的説明（たとえば圧倒されないよう活動を減らすこと）など，複数の次元の見方を紹介することが大切である。そのほか，話題にできるポイントとして，プレッシャーの中で目標に近づくという問題がある。これを，患者が生活の中でプレッシャーを受けていると知覚している部分との関連で話し合う。KingdonとTurkington[379]は，重篤な疾患の影響を抜け出すには「回復期」が必要だというアナロジーを用いる。回復期には，患者自身も介護者も忍耐を求められる。患者を陰性症状から無理やり「抜け出させ」ようとしてはならない[379]。

認知モデルへのソーシャライズ

　重要な点だが，認知療法で意欲を高めるとき，患者が意味のある目標を立て，その目標に向かい続けるように支援することが中心になる。認知療法は，単に患者をより多くの活動に参加させること自体を目標とするものでは**ない**。治療最初期の目標の1つは，患者が抱える問題の認知的，情緒的，行動的側面に向けて，患者自身の生活の例を使ってソーシャライズすることである。たとえ

ば，セッションは以下のように進む。

治療者：今日もどうぞよろしく。今日は，何ができるかという大まかな計画を立てるところから始めたらどうかと思っています。何かお話ししたいことはありますか？

患　者：わかりません。あまりありません。

治療者：初めてお目にかかったとき，もう少し散歩をしたいとおっしゃっていたと思いますが。

患　者：ええ，金曜と月曜の午後は散歩をしたいと思っていました。でも，寝ていればいいやと。午後はつらい時間なんです。

治療者：そうですか。午後についての話から始めるというのはどうでしょう。

患　者：いいですよ。私はいつもお昼に起きます。サンドウィッチを食べて，5時までただバスに乗っています。この時間は，ものごとがうまくいきません。

治療者：午後にバスに乗っていて，ものごとがうまくいかないということについて教えてもらえますか。

患　者：ただ，やることがないんです。退屈です。もっとうまくできればと思うんですけど。前にできていたようには，何もできない感じです。

治療者：そう自問してみて，どのような感じですか？

患　者：疲れ切った感じです。

治療者：その思いは，行動に影響していますか？

患　者：ええ，多くを望まないようなものですから，多くを試そうとしません。

治療者：午後はうまくいかないとおっしゃいましたね。午前中はそうではないのですか？

患　者：午前中は，やるべきことはわかっています。起きて，コーヒーを飲んで，パパや，ときにはきょうだいと話をして，犬を連れて友だちの家に散歩に行くんです。

治療者：そうしているときは，どんな感じですか？

患　者：問題ありません。いい気分です。

治療者：これまでおっしゃられた中で大切なことを少しまとめてみましょう。午後の時間は，期待しているようにうまく進まない——もっと退屈しない時間にしたいのに——ということでした。「前にできていたようには何もできない」と考えるときには，今とのころ，あなたは絶望を感じて，午後に新しいことをしようとするのを止めてしまうことがあるのだと思えます。ところが朝は，別の見方で始まって，やる価値のあることがあって，それをして，それで結局，午前中がうまく進んでいるようです。このことは，私たちの治療の中で注意を向けていくことのよい事例です。つまり，私たちの考えや感情が，行動——何をしようとして何をしない

ようにするか——にどう影響するか，ということです。

　次に治療者は，認知モデルについて説明し，思考と感情と行動の相互の関わりと，それらが午前と午後で異なる結果にどうつながっているかを示していく。
　陰性症状が妄想や幻覚に付随する二次的なものである患者の場合，陰性症状の認知モデルは，陽性症状の認知モデルの一部として取り込み，ソーシャライズする。この場合，回避行動や引きこもり行動は，内的，外的に知覚されて信念や幻聴の引き金となる脅威と，それに関連する恐怖感や不安感から生じるものとして説明される。不安障害で回避行動や安全行動の認知的概念化を行うときと同じように，逃避や回避行動は，陰性症状に伴う苦悩や，その悪化の可能性に対する適応としての短期的解決と位置づけられる。しかし，治療の中で，こうした安全行動を漸減させていくことも必要である。この治療プロセスに患者の気持ちを向ける方法の１つとして，関心のある状況に，もっと楽に，もっと多く，参加していけるという希望を高めていくやり方がある。

認知的，行動的アプローチ

二次的陰性症状の治療

　すでに指摘したように，妄想と幻聴（声の主，支配力，意味など）に関する妄想的信念に付随する二次的陰性症状は，妄想に伴う脅威の軽減を目指す**対処方略**か，妄想体系の中で意味をもつ**行動**かの，どちらかであることがわかっている。気分障害における回避行動，引きこもり行動の役割と同じく，統合失調症患者も，直近の時期に恐怖／声の引き金につながった状況をまず回避することが多い。現在のストレス因子の顕著さや，妄想的信念の広がりと強固さ，社会的支援が得られるかどうかなど，ほかの因子によって，不安と回避を引き出す可能性のある状況の数は増えていく。その結果，努力がきっかけとなって恐ろしい症状が生じるかもしれないと患者が恐れ，悪循環が固定化する。努力をすると，それが引き金となって，再発や入院につながりかねない症状が生じることも，患者は恐れる。最初は特定の状況だけを回避していたのに，活動や社会的つながりが制限されるようになっていくことがある。すると，その孤立が，今度は堂々巡りの思考や声の活動の増加の土壌を準備する。そして，さらなる

苦悩や引きこもり，意欲の減退につながり，悪循環が成立するのである。不安とうつの治療と同じように，悪循環に「はまり込む」ことに抵抗する方略を患者が身に付けられるようにすることが，治療の主要な目的である。

　患者は，妄想の内容とは関係なく，恐怖に関連する（妄想的）思考が予期される状況は避けると話す。こうした状況が，ほとんどすべての対人関係の文脈に拡張され，家族やケア担当者とさえ最低限の接触しかしない患者もいる。同様に，声を聴く患者も，①声の活動，②声の持続，③声に関するつらい妄想的信念を低減させるためのさまざまな回避行動や安全行動を報告する。実際に陰性症状が陽性症状への対処方略である場合には，陽性症状への認知行動的アプローチと一体的に対処することができる。

　妄想や幻聴に付随する二次的陰性症状の治療は，パニック障害の治療と似ている。パニック障害の患者は普通，自分のパニック発作について認知的枠組みの中で概念化を進め，困難な状況下で増大した苦悩に対処するための少なくとも予備的なスキルを身に付けた後に，現実の状況の中で回避行動と安全行動を克服するための暴露を行う。同様に，二次的陰性症状があり，脅迫的な妄想や幻覚を経験している患者は，まずホットでない環境で，自分の妄想や幻聴を同定し，検討し，それに代わる解釈を作り上げる練習を進めたうえで暴露訓練をすることによって，最も成果を上げることができる。その後，恐れを抱いて，回避している状況を，程度順にリスト化し，二次的陰性症状の軽減を進めていく。不安障害の治療と同じように，状況への暴露は，苦悩が最も軽いものから最も重いものへと進めていく。主要な目的は，患者が，情緒的，社会的，行動的回避方略を徐々に減らしていくことにある。暴露の実施に際しては，いくつか重要な段階がある。

1. 患者が妄想的解釈に疑問を向け，代替的な視点を作り上げていく段階の進み具合を検討してから，暴露作業を開始する。
2. 不安を評価する SUDS（主観的障害単位尺度）の訓練を十分に行ってから暴露を始める。受容可能な不安レベルの上限を患者自身が決め，それを越える恐怖を感じると暴露状況から出られるような「安全ネット」をあらかじめ確立しておく。

3. 段階の進み具合や，状況から生じる懸念を対象とする思考記録表で，暴露の経験や，そこから得られるフィードバックについて検討する。

　陰性症状が妄想的信念から生じている場合，妄想に対する認知行動療法全体の中で陰性症状に対応することが理想である。すでに示唆したように，妄想的信念の体系は，間違いなく行動に影響し，多くの場合，ある種の陰性症状の表現に直接的につながる。ある患者は，自分の興味について口に出して話すと，邪悪な力によりその興味が奪い取られてしまうと恐れていたために，ほとんど何もしゃべらなかった（極端な思考の貧困を示していた）。別の患者は，毎週のセッションで一言もしゃべらず，何の表現もしなかった。思考と行為の融合に似た認知的プロセスを通じて，自分が多くの人の死に責任があるという信念に囚われていたのである。この患者は「多くの無実の人びとを殺した」という妄想的信念を抱き，続いて「自分は一瞬たりとも幸福になるに値しない」と考えた。この信念のせいで，感情の平板化と，日常的活動への興味の欠如が生じていた。命令的な幻覚を持つ患者の多くは，疲れていたり気弱になったりしているときに無理をすると，それが，抵抗できないような命令につながるのではないかと恐れている。この場合，治療の主目的は，陰性症状につながる妄想的信念を標的として，こうした行動を減らしていくことになる。

一次的陰性症状の治療
　二次的陰性症状の治療が，陽性症状に関連する脅迫的な思考や経験の存在に起因する関係の拒絶の程度を制限することに焦点を置くのに対して，陽性症状に付随するものではない陰性症状の治療では，通常，動機づけをして，あらためて生活上の意味のある目標に情緒的に向かわせる方略が必要になる。うつ病の治療では，患者の動機を強める因子は通常，偏った思考や不活発な行動をうまく減らせれば以前の機能レベルにまで回復できると期待できるというものである。この楽観的な見方は，陰性症状の治療では保証されないだろう。とくに何年も慢性化している患者では難しい。陰性症状では，目標は以前の社会的，職業的機能の回復を期待することではなく，患者の現在の生活状況の文脈内で新しい意味のある目標を立てることになる。何かを習得したり楽しんだりでき

るイベントの計画や，社会的な関わりを増やし，意味のある課題を実行することが大切である。しかし，陰性症状への認知的アプローチの中心的な特徴は，関係の拒絶の慢性化を持続させる否定的な予期とパフォーマンス信念を変化させるような行動を強化するように試みることにある。

楽しみに対する期待の低さを標的にする

　陰性症状が顕著な患者は，たいてい，生活の中にほとんど楽しみが見いだせないと訴える。その結果，活動に参加する機会を得ても，ごくわずかな楽しみしか期待しない。第5章で考察したように，患者は，楽しめるかもしれない機会に誘われても，しばしば「行っても何になるんだ。昔のようには楽しめない」，「退屈だ」，「煩わしいことが多すぎる」などと考える。楽しみの可能性に対するこの否定的な予期のために，患者は楽しめるイベントや機会を逃し，人生におもしろいことは「何もない」という自己実現的予言を確認することになる。こうした患者も，ひとたび活動に参加すればほかの人と同じように楽しみを味わえることが，われわれの臨床経験や実験的研究からわかっている。そのため，楽しめる活動のリストを個人個人に合わせて作成し，そうした活動の予定を日々増やしていき，楽しみに対する否定的な予期を少しずつ崩して，活動への参加の妨げにならないようにすることが，治療の主要な目標となる。治療アプローチは以下のような段階を踏む。①楽しみに対する期待を低くしている認知の歪みを見つけ出す。②期待の低さに関係する反証的な証拠に取り組む。③意味のある活動をスケジュールに入れる。④「その場で」実際の楽しさの評価を記録する。⑤フィードバックを利用して低い期待を修正する。

　以前のように楽しめることは「何もなく」，努力する価値はないと言う患者は多い。このような全か無かの見方は，楽しみを与えくれるものなど**絶対に何もありえない**と患者が主張するところにまで行き着くことがある。治療の最初の目標は，この全か無かの見方を克服することである。そのためには，楽しみについて「程度」の視点を打ち立てることである。以下のような全か無かの思考を考えてみよう。陰性症状を持ち続けている患者が，昨晩テレビでアメフトの中継を見たと話した。治療者は「ゆうべ試合を見ているあいだ，どのくらい楽しめましたか？　全然楽しめないのをゼロ，ものすごく楽しめたの

を 100 とすると」と尋ねた。患者は，まったく楽しめなかった（0％）と答え，以前はいつでも 100％だったのに，と付け加えた。そこで治療者はこう尋ねた。「どうやらあなたは，ものごとから何もかもを得ようと思うときに，何も得られないだろうと予想してしまうようなところがあるようですね。その中間というのはないのでしょうか？」。患者はこう答えた。「いえ，ただ，そこに中間があっても，私が見つけられないというだけのことです。もし中間があるのなら，大丈夫でしょうか……やってみられるかもしれません」。

　さまざまな活動で得られる楽しみのレベルを繰り返し尋ねていると，患者もしだいに，経験する楽しみを，程度のあるものとして見られるようになっていく。さらに，自分の活動をモニタリングして，楽しさ（と同時に，次節で説明する習熟度）を，程度で評価するよう求めていくと，少なくとも一部の活動は（ある程度の）楽しみを得られるためやる価値があるという見方を強化できる。患者は，全か無かの思考に加え，何かへの参加を促されたときに，状況の否定的な面にばかり注意を向ける。そのため，予想した不愉快さをさらに募らせる。治療者は，状況の中の細かい悪い面に注意を向ける患者の心のフィルタリング（選択的注意）を見つけ出し，患者がすべての可能性に目を向けられるようにする。

　患者の中には，興味のあることについて話してもらったり，1 週間の活動を振り返ったりすると，さまざまな活動のそれぞれに程度の違う楽しみがあることを簡単に認められる人もいる。このような方法で，何も楽しめないのだから努力する価値はないという信念の反証に取り組むための証拠を大量に蓄積していくことができる。

　たとえば，ある患者は火曜日にダンスのクラスに行き，そこそこ楽しめたと評価していたが，木曜日の朝になると，行っても楽しくないだろうから今日の午後は行きたくないと言い出した。このとき治療者は，火曜日の評価を思い出させ，たった 2 日前には患者自身がダンスクラスへの参加がずいぶん楽しめたと評価していたこと，そして，課題を行っていた火曜日の午前中は，いつもの午後のテレビ視聴よりも評価が良かったことを，簡単に患者に理解してもらうことができる。

　楽しみに対する期待の低さに関して，代わりの証拠を見つけるのが比較的困

難な患者もいるだろう。最近の楽しめた活動は1つもないと言うかもしれない。この立場の裏にあるのは，計画した活動が比較的少なかったか，あるいは活動から得た楽しみを過小評価しているかである。治療者はまず，代替的な視点を生み出すために使えそうなセルフ・モニタリング用紙や活動時の患者の観察の中に，反証として利用できる証拠がないかどうかを見る。次に，過去に楽しいものと捉えられていた活動や興味対象に注意を移す。患者が過去に行っていて現在は行おうとしない活動にはどのようなものがあるのか。とくに，過去にはどうして楽しめていたのか。治療者は，患者が楽しいものとして経験していたすべての活動をアセスメントし，現時点でうまくスケジュールに乗せられる単純な活動を見つけ出す努力をするようにする。高校時代に水泳部で泳いでいたけれども，もう10年も泳いでいないという患者の例を見てみよう。地域に新しいプールができて，先週その前を通りかかったときに「泳ぎたいな。でもしょうがないか」と思ったという。この患者の日常は，昼頃起きて，午後はずっとテレビを見て過ごすというものだった。

治療者：昔は泳ぐのがとてもお好きだったとか。

患　者：昔のことです。

治療者：どういうところがお好きだったのですか？

患　者：毎朝起きると7時にプールに行きました。誰よりも早く水に入って――ほんとうに好きだったんです。泳ぎも得意でしたし。

治療者：お得意の泳ぎ方は？

患　者：とくには。何でもやりました。

治療者：先週，新しいプールの前を通ったとき，またいつか泳ぎたくなるかもしれないと思いましたか？

患　者：一瞬ですけど，思いました。でも，しょうがありません。昔のようにはなりませんから。

治療者：これまでいろいろ話してきましたが，あなたがいちばんできなくて残念に思っているのは水泳のように私には思えます。ですが，以前にどれほど楽しかったかと，今どのくらい期待できるかを比べて考えるとき，やる価値はないと思えるんですね？

患　者：そうです。

治療者：まあ，なんと言っても，最後に泳いでから10年近く経っているわけですか

らね。そのときとまったく同じには楽しめないでしょうけれど，少なくとも
ちょっと，ゼロよりは大きく楽しめるという可能性はないでしょうか。

患　者：あるかもしれません。

治療者：その通りです。あるかもしれませんし，ないかもしれません。泳いだら今で
も少しは楽しいかどうか，試してみるというのはどうでしょう。

患　者：つまり，新しいプールに行って泳いでみるというようなことですか？

治療者：そうです。どうでしょう？

患　者：昔みたいに早起きはできませんよ。

治療者：午後，気分のよいときに泳ぐというのはどうでしょう。

患　者：でも，試合（のテレビ中継）を見逃してしまいます。

治療者：試合の後に予定しておけば，見逃さずにすみますよ。

患　者：そうですね。

治療者：この実験で，水泳が今でも少しは楽しめるとしたら，それは意味のあること
でしょうか？

患　者：少しはましな時間の過ごし方ができるかもしれませんね。

　治療者は，活動スケジュール表にスイミングクラスの予定を入れ，患者に，
泳いだときの楽しみの程度を 0 から 10 の段階で評価するよう求めた。活動を
スケジュールに入れるだけでなく，やり遂げる妨げになるかもしれないことす
べてに対処しておくことも大切である。前の例で言うと，治療者が患者と共に
水泳のスケジュールを立てなければ，早起きや試合を見逃すことを理由に泳ご
うとしなかったことは明らかである。この患者は，その週，プールに行ったが，
水着に着替えることなく帰った。スイミングパンツが「合わないようだったし，
馬鹿みたいに見える」と考えたためだ。次のセッションでこの問題に取り組み，
患者は新しい水着を買って，もう一度行ってみることにした。それはうまくい
った。最初の水泳がどうだったかを話す中で，患者は「昔のように気持ちよく
はなかった」と様子を振り返ったが，楽しみの程度の評価では，この最初のプ
ールに「3」を付けることができた。これは何もしていない普段の午後よりも
高い数字である。地域のプールで泳ぐことは毎週のスケジュールとなり，患者
はしだいにそれを楽しみにするようになるとともに，最初のとき以上に楽しめ
るようになっていった。

　治療者が楽しめる活動のスケジュールを立てて，楽しみの程度の評価をする

ようになるにつれて，楽しい活動の頻度が増やしていく可能性がある。一部の患者では，とくに最初は，1日に1つの楽しめることの予定を入れることが適切な目標となる。目的は，楽しい活動のスケジュールを増やすことで，また，患者が楽しみを得られると知覚する活動を増やすために，勢いをつけ続けることである。その勢いは，活動を増やすことにつながるだけでなく，どうせ楽しめないという期待の低さと頑固さから患者を引き離すために利用できる証拠を増やすことにもなる。患者が楽しめる活動について，それを経験している「その場で」モニタリングすることが大切である。そうすることで，主観的な楽しさの説明ができ，状況から外れたときに生じかねない快感の過小評価に影響されないようにすることができる。治療セッションの前日，ある患者がデイケアのプログラムとしてキッチンで「フードファイト」〔食べ物を投げつけ合う遊び〕をして笑いながらふざけ合っているところを治療者は見かけた。翌日のセッションで治療者は「昨日はどうでした？　何か楽しいことはありましたか？」と尋ねた。患者は「何も」と答えた。治療者は続けた。「きのうたまたまキッチンの前を通りかかったのですが，あなたが派手なフードファイトに熱中しているのを見ましたよ。ずいぶん楽しそうに見えましたけど」。すると患者は「ああ，そうでした。あれは面白かった」と答えた。治療者はこれを，楽しめた活動が過小評価されたり，無視されたりする様子の事例として利用できた。こうした姿勢が「楽しいことなど何もない」という信念を強め，その信念が感情鈍麻や意欲の低下につながるのである。

成功への期待の低さを標的にする

　引きこもりと低い意欲というパターンにつながるのは，患者が，目的を目指して頑張っても失敗して標準以下の成績しか残せないと予測することである。目標を放棄するというのは，無力感や恥ずかしさや屈辱感から自分を守る方略となる。治療の目標は，患者が本来持っている意欲の利用を中心とするものであるから，患者が家族や友人，ヘルスケアの専門家や職場環境などから受けると感じている外的なプレッシャーを一部でも軽減することが，最初の1つの治療目標となる。このプロセスの第一歩は，自分で扱えると感じていること以上の成績を残さなければいけないとプレッシャーを感じている領域を患者自身

が見つけ出す手助けをすることである。この段階で，知覚されているプレッシャーをもたらしている源に対して働きかける場合もある。たとえば，家族ベースの認知療法である。家族が患者の意欲に関して現実的な期待を持ち，それを維持し，また，陰性症状を怠惰の徴候と解釈しないようにすることを支援する。これについては，臨床症例を取り上げた資料にわかりやすく説明されている[509]。家族の要求を弱めることが陰性症状の軽減の役に立つことを裏づける予備的な証拠もある程度得られている。

　ひとたび外的なプレッシャーが弱まれば，次は患者が現実的で有意義な目標を立ててそれを追求するのを支援することを治療の主眼とする。この段階は，努力に値する可能で長期的な目標と，その長期目標に段階的に向かうための週ごとの短期的目標を患者が見つけ出すのを支援することを含んでいる。患者の中には，自分が達成できることを過大評価し，その結果，失敗の信念を改めて確認し，それに続いて引きこもりをする可能性を高めてしまう人もいる。目標をすべてあきらめてしまう患者もいる。その患者にとって何が「現実的」な目標となるかは，患者の過去と現在の機能，当人のリソース，スキル，サポート，そしておそらく，ケースバイケースで考えるべき複数の因子により決まってくる。見つけられた個々の目標がどのようなものであるかにかかわりなく，治療者は①患者を目標設定の重要さにソーシャライズし，②大きな目標を取り扱い可能な小さな段階に分割し，③踏んでいくべき各段階を構造化し，予定を計画し，④実行を妨げる障害に対処し，⑤失敗を乗り越えることを目指す。

　患者は，認知の歪みで将来の楽しみを小さく予測するのと同じように，自分を「役立たず」で「無力」だと見なして失敗を予測するために，何かの習得の機会を逃してしまうことが多い。一方，過去に患者が，病気のせいで目標達成が妨げられてしまったことについては正当なことであると認め，ノーマライズする必要がある（これについてはすでに述べた）。また他方では，課題に対する白か黒かという見方に対して，患者が自分のパフォーマンスを，全か無かの固定化した分類ではなく，連続線上で考えられるように手助けすることで，取り組むことができる。成功を過小評価する傾向は，習熟度を程度で評価する欄のある活動スケジュール表を使い，患者に1週間を通じてモニタリングをしてもらうことによって，軽減することができる（Beckら[58]）に説明されてい

る)。同様に，成功への否定的な予期を増大させるその他の認知の歪み，たとえば過度の一般化や心のフィルター，マイナス化思考も，患者が毎週の報告をする際に取り組むことができる。

　現在，目標に向けて努力に取り組んでいる患者の場合では，成績をめぐる認知の歪みを見つけ出し，それを軽減するために，活動スケジュール表を使うことができる。治療の中で認知の歪みに取り組んでいくと，患者は非機能的思考記録表を，目標に向かうスケジュールされた活動と普通に結びつけて記入できるようになる。その週に目標を持たなかったりほとんど活動をしなかったりした患者では，まず本人にとって意味のある目標を見つけ出し，患者と一緒に，考えの中に表れてくる認知の歪みに注意を向けながら，その目標に向かって進んでいくことを目指す。統合失調症の発症から5年になる23歳の患者は，定期的に外来に通院してきてはいたが，活動リストは事実上白紙だった。治療者との話し合いを通じて，地元の店でボランティアの仕事をしてみてはどうかということになった。3年前に地元の食料品店でボランティアとして働いたが，その店は閉店してしまった。この話し合いを進める中で，患者は「ミスをするのが怖いのです」，「お店に損をさせてしまいます」，「もうよい仕事ができません」と話した。治療者はまず最初に，患者がミスをする可能性と，その結果に話題を向けた。たいていの人はミスに対してある程度我慢できるという可能性と，人は自分のミスから学ぶという事実の話である。また，お店に損をさせる可能性とその結果についても話しをして，その可能性を小さくするために患者と店長がとれる対策を検討した（毎日チェックをして患者のやり方にフィードバックを与える）。最後に，「もうよい仕事ができない」という患者の主張に疑問を投げかけ，過去の患者の行動の中から反証を挙げていった。たとえばそれは，3年前のボランティアのときの働きはよく褒められていたという事実や，その店が閉店する前に一度ボランティアをしてほしいと電話がかかってきたことがあったという事実である。成功に対する患者の否定的な予期を弱める努力をしていくうちに，患者は一歩進んで，仮にボランティアで働けるとしても，どこから始めたらいいかわからないと言うようになった。

　ここで治療者は患者を促し，ボランティアの仕事を見つけるためのさまざまな方法を考えさせた。たとえば，①地域の食料品店をリストアップする。②こ

れらの店の電話番号をイエローページで調べる。③連絡できる店の優先順位を
つける。④自己紹介の言葉を考えておく。⑤いつ電話をするか，スケジュール
を立てる。⑥程度を評価する課題の一部として，スケジュールに従って進める。
この方法でボランティアの仕事が見つかる保証はないことから，治療者は，患
者の興味関心に基づいたほかのボランティアの可能性（ペットの世話など）に
ついても患者が考えられるようにしていった。

　このように，治療の最初は，成功への否定的な予期を見つけ出して，それに
疑問を向けることを，ものごとへの関わりを強化する手段として患者に身に付
けさせることに焦点を置くが，治療を最終的に成功させるためには，患者が自
分のパフォーマンスに関してより深く抱いている非機能的態度や信念に注意を
向ける必要がある。第5章で概説したように，陰性症状が顕著な患者は，「少
しでも失敗したら，完全な失敗と同じくらい悪い」，「小さなリスクでも，危
険を冒すことは馬鹿げている。そのほころびが大惨事になる可能性があるから
だ」，「人に助けを求めるのは弱さのしるしだ」といった非機能的信念を受け入
れやすい。これらの信念は，ほかの精神医学的障害に対する認知療法と同じよ
うに，標準的な認知的再構築とコアビリーフへの治療的アプローチで対処する
ことができるし，そうするべきである[63]。

スティグマの影響を標的にする

　統合失調症という診断や，措置入院，抗精神病薬の処方をめぐる患者個人の
苦悩と恥辱を，過小に評価するべきではない。統合失調症というスティグマに
起因する意欲の欠如は，第5章で概説したように，情緒的，社会的な関係の
拒絶の形成と維持に働く。統合失調症は，多くの文化で「狂気」，「危険と暴
力」，「回復の見込みのない精神疾患」だと（誤って）言われることが多いた
め，患者は他人が自分を「違う種類」の「不要な」人間として見ていると知覚
し，残念なことに，その知覚を裏づける証拠をたくさん見つけてしまう。
　スティグマ経験を完全になくすことは困難かもしれないが，治療者がこの問
題を軽減するためにとれる方略はたくさんある。第一に，この章のこれまでの
節や，Kingdon と Turkington[380][381] が説明しているように，精神病症状をノ
ーマライズすることによってスティグマを軽減することができる。さらに，患

者が自分や他者について抱いている非機能的信念は，生活経験や環境の悪さへの反応として表れてくることが多く，これらの信念は多くの場合，こうした経験の後遺症として理解することができる（ノーマライゼーション）。たとえば，小中学校で「動作がのろい」といじめられてきたある患者は，高校に入っても学業が振るわず，高校 2 年でドロップアウトした。その後就いた仕事もことごとく業務成績の悪さからクビになり，予想されるように「ミスを犯すと人に見くびられるだろう」という信念を発達させていた。トラウマを負った患者が，他者には「悪意」があり，世界は「危険」な場所であるという誇張された信念を持っているために支援が必要となるのと同じように，陰性症状を持つ患者も，困難な環境という視点からその信念を理解して，支援しなければならない。

　スティグマを軽減して自尊心を高める別の方略として，同じような経験をしているほかの患者との個人的なつながりをつくるのを手助けするやり方がある。すべての患者がインターネットを利用できるわけではないが，現在では精神病患者同士による数多くの支援グループが世界中に存在している。認知療法は，スティグマ化されている病気を負って生きることの「現実」の問題に取り組むだけでなく，患者がスティグマに関連したネガティブな経験を誇張している部分を見つけ出し，それを縮小させる手助けをすることも目的とする。患者は社会環境の中でのけ者にされ，拒絶され，「変わっている」と笑われることを予期している。治療目的の中には，スティグマ経験が起こりやすい危険な状況を見つけ出すことも含まれるが，スティグマが生じにくいと思われる状況でも，認知的再構成を練習することによって，拒絶されるのではないかという患者の予想を見つけ出し，それに取り組むようにする。患者が地元のビリヤード場に行くことを検討している以下の例を考えてみよう。

　　　患　者：いつもビリヤードばかりしている友達がいるんですが，面白いことに，彼は統合失調症なんです。……私はやってみようとは思いません。私は今のままでいいんです。
　　治療者：やってみようと思わない理由は何かあるのですか？
　　　患　者：私は統合失調症になったのだから，もうできないと，何度も思います。全部めちゃくちゃにしてしまいます。人にそんなのを見られたくありません。

第 11 章　陰性症状の認知的アセスメントと治療　　*299*

治療者：お友達がされているのをどう思いますか？

患　者：何というか。あいつは断固としてやり続けるんです。

治療者：お友達がプレーしているとき，周りの人たちは，いつもと違う反応を見せているようですか？

患　者：いえ。見ているだけでは彼が統合失調症だとはわからないです。

治療者：あなたには何か違いがわかるのですか？

患　者：ええ，いいえ。誰かが統合失調症かどうかは，頭の中に入ってみなければわかりませんよ。

治療者：それはおもしろい指摘ですね——あなたがビリヤードをするとして，ほかの人のことを考えずに，プレーにだけ集中してゲームを楽しむというやり方はないのでしょうか。

患　者：でも，私が集中できなければ，私に何か足りないということがわかってしまうでしょう。

治療者：あなたのお友達はプレー中，どうやってうまくやっているんでしょう。

患　者：ただ自分のゲームをプレーしているだけです。

治療者：あなたも自分のゲームにだけ集中するとしたらどうですか？

患　者：そうですね。プレーに集中するのはできると思います。でも，仮にいい　ショットをしたとしても，私は死人のような印象しか与えないでしょうから。

治療者：表情のことですか？

患　者：ええ。顔の表情です。私は何もリアクションしないんです。人がそれを見て，あいつどうしたんだろうと不思議がると思います。私にはどうしようもありません。絶望的です。

治療者：お友達はショットをするたびに，生き生きとした表情を見せますか？

患　者：ときには見せます。見せないこともあります。

治療者：お友達がリアクションを見せないとき，あなたはどう思いますか？

患　者：ゲームに集中しているんだな，と。

治療者：ほかの人たちは気づいているようですか？

患　者：それほどは。私にわかる限りでは，気づいていません。

治療者：あなたがショットのときに表情を見せるとは限らないとして，ほかの人たちがあなたのリアクションに気づかないか，ただあなたがゲームに集中していると考えるという可能性はありませんか？

患　者：ええ，ありうると思います。

治療者：では，今週のいつか，ビリヤードをプレーして，ほかの人たちがどう反応するかを調べてみるというのはどうでしょう？

患　者：いいでしょう。

　患者は翌日，友人とビリヤード場に出かけた。その出来事についての患者の
説明は，主に，自分がどれほど下手かという話だったが，治療者は**努力をした**
という達成感がその日の本当の成果であるということに注意を向けた。患者は
最初，ビリヤード場で拒絶され，スティグマ化されると予想していたことにつ
いて忘れているようだったが，そのことを指摘すると，「自分がそこにいよう
がいまいが，誰も気にしていないようだった」と認めることができた。
　認知療法は，関係づくりの障害を小さくするためにスティグマに関して否定
的な期待をする評価判断を標的にすることに加えて，患者が行動実験を行うの
を手助けする。患者は行動実験の中で，自分の信念を検討し，スティグマが実
際に（あるいは知覚上）経験される状況に対処する計画を立てることができる。

リソースが少ないという知覚を標的にする

　実験的な研究論文は，認知過程のリソースの少なさと，統合失調症における
陰性症状の存在および重症度との間に重要なつながりがあることを裏づけてい
る。患者は，注意，記憶，および計画と系統化に関するスキルをうまく使えな
い[489]。これらの困難さはすべて，患者が努力を要する流動的な日々の課題を
こなすうえで制約になっているはずである。しかし，認知的情報処理が低下し
ているために陰性症状が悪化するという単純な見方は，陰性症状が時間と共に
変動し，構造的な変化や機能的情報処理の制約を持つ患者がわずかしかいない
ように思えること，そして陰性症状が認知療法に反応するという予備的な証
拠（第5章参照）によって反論できる。同様に，認知的リソースの制約の結
果，要求的な状況や課題への暴露が，ただちに逃避反応や引きこもりの反応に
つながる（前者は古典的な条件づけ反応の現れ，後者は負の強化による増強）
という，陰性症状の行動的な説明も仮定することができる。しかしわれわれは，
患者の「自分は困難に立ち向かうために必要な個人的リソースと対処スキルを
欠いているという主観的評価判断が，目標に向かう活動を開始して要求される
課題に取り組み続ける力を損なうと仮定している。そうだとすれば，リソース
の限界を知覚して，努力しなくなり，引きこもり，リソースのなさを知覚する，

第 11 章　陰性症状の認知的アセスメントと治療　*301*

と続く終わることのない悪循環を断ち切ることが治療の目標となる。

　これまでと同様，対処しやすい形に目標を分解すれば，患者は段階的課題設定を用いて，課題をなし遂げるために必要なリソースを，より現実的に評価できるようになる。治療者は，その課題を成し遂げるために何が必要であると患者が知覚しているかを確かめ，患者が課題に最後まで取り組めると予想しているかどうかを見きわめることが大切になる。患者はしばしば，「疲れ切ってしまった」，「取り組む価値はない」，「難しすぎる」などと言う。治療者は，こうした予測的評価に含まれる認知の歪みに注意を向け，患者が自分の全か無かの思考やリソースの過小評価に気づき，修正するのを支えるようにする。

　また，これまでと同様に，連続線で考える考え方を導入することも役に立つ。そうすることで患者は，ものごとを絶対的に無理と見る傾向を克服できる。連続線の考え方を説明するために，自動車のガソリンタンクの比喩を利用できるだろう。タンクは，空に近いときも，1/4 くらいのときも，満タンに近いときもある。患者は，満タンのときには楽にできるが，3/4 くらいだと少し難しくなる，といった活動を見つけていく。一番下には，圧倒されると感じる課題や活動，状況がある。連続線のアプローチの第 1 の利点は，さまざまな活動を，ストレス負荷が高いときでも「実行可能」なものがあるこちに気づけるという点にある。第二に，患者は連続線のアプローチで，努力をしないことを選ぶという最初の否定的自動反応を減らす能力を発達させることができる。一部の活動が個別に「実行可能」とラベル付けされるからである。第三には，このアプローチによって，最初は手が届かないと思われた困難な要求が，段階的課題設定，ロールプレイ，問題解決方略を通じて手が届くものと考えられるようになる。

　このアプローチによって，たいていは達成可能な活動と無理と考えて良い活動を協働的に判別することができる。患者は自分自身の能力についてより細かい理解を得て，目標に到達できるのだから「押す」べきときと，今は到達できそうにないから「あきらめる」べきときを，より現実的に評価できるようになる。もう 1 つ，よくある問題として，患者は，持続的な努力を必要とするような活動や，人間関係の要求が厳しい社会的に複雑な活動に飛び込もうとすると「刺激の過負荷」がかかることを心配することが多い。この不安に対しては，

患者にとって状況をどの程度「難しく」見えるかによってランク付けし，段階的な暴露訓練を実施するのを支援することで対処できる。

　患者は，次のようなことを予測して心配していることがある。あるとき努力をしてそれまで以上のことを達成すれば，ほかの人たちにもっと多くを要求され始め，楽な気持ちでできるレベルを超えてしまうのではないか，という予測である。また，努力をして何かをうまくやり遂げたために，次のときに同じようなことをしてもっと大きな失敗をしてしまうのではないかと恐れることもある。これらの信念はさらに，感情鈍麻や目標誘導の欠如をもたらす。治療者は，計画された活動に関係するこうした恐怖を引き出して対処する。すでに示唆したように，こうした取り組みでは，行動が変わり始めたとしても最初は，前より期待しているといったことを言わないようにと伝えて，家族やケア担当者に協力してもらう必要があるかもしれない。

第 11 章のまとめ

　陰性症状治療に対する認知的アプローチを概説した。内的，外的引き金に続く関係の拒絶のパターンを制限する方略と，残された活動に再び取り組むための患者のやる気とリソースを再建する方略について明らかにした。われわれの臨床経験から言って，患者が行動を起こさないように見えることについて話し合い，変えようと努力しているときに，治療者は最も無力感と絶望感を抱くものである。しかし，これらの症状を認知行動的枠組みで見直すと，患者の日々の生活に見られる受動性と引きこもりのパターンを患者自身がどう克服していけるかの道筋が見えてくる。

第 12 章　形式的思考障害の認知的アセスメントと治療

　第 6 章で述べたように，形式的思考障害は，統合失調症の認知療法の分野で最も探究されていない症状である。したがって，この種の陽性症状については，治療もほとんど注意が向けられていない。実際，統合失調症の研究の多くは，まさに形式的思考障害によって言語的伝達を含む治療プロセスが妨げられるという理由で，この症状を示す可能性がある患者を被験者から除外している。被験者に形式的思考障害を示す者を含む研究であっても，形式的思考障害に対する認知療法の効果を独立して報告している例はない。要するに，とくに形式的思考障害を対象とする技法というのは，逸話的には有用性が示唆されているものの，体系的に有効性が検証されたことはない。形式的思考障害に対する認知療法の有効性に関する知識を，統合失調症のほかの症状と同じレベルにまで高めるために，形式的思考障害に焦点を当てた転帰研究を行う必要がある。

　この分野では正式な研究が行われていないとはいえ，形式的思考障害のアセスメントと治療の現状を知っておくことは有用である。この章で，それを概説する。形式的思考障害は，統合失調症のほかの症状と同様に患者の能力を奪う可能性があり，社会的交流や学業成績や就職に制約が生じる。しかも，統合失調症のほかの症状や，抑うつ，不安，怒りの問題に対する認知療法の適用の障害となることがある。形式的思考障害への取り組みは，こうしたほかの症状の治療への道を開くものともなるのである。

　第 6 章で行った形式的思考障害の認知的フォーミュレーションに基づけば，ストレス状況が思考の解体を招き，それが発話に最も明瞭に現れる。形式的思考障害は，吃音と同様，ストレスへの生理学的反応と見られているが，運動出力の側ではなく，発話の生成の最初の方の段階での反応である。この見方は，

形式的思考障害の重症度が，ストレス環境の存在に相関して高まるという観察に基づく。このように定式化できることから，治療は，うつや不安や怒りなど気分障害の治療と同じように，非機能的な自動思考，態度，仮定，信念，スキーマの吟味が中心となる。

とはいえ，とくに形式的思考障害に合わせて治療法を修正する必要はほとんどない。形式的思考障害の患者に取り組む際に追加する必要がある要素は，この症状のために生じるコミュニケーション障害で認知療法が妨げられないようにする一連の技法だけである。また，障害のある発話の内容の中に隠されているかもしれない意味を明確にするために，特別な努力をする必要はある。重要な情報も，一見無意味な言葉の塊の中に簡単に埋もれてしまうのである。最後に，陰性症状の症例と同じように，成功への期待の低さに関連する自動思考の中に主題が含まれている場合がある。ただし，形式的思考障害では，社会的交流，とくにコミュニケーションにおける成功（または不成功）への期待に絞られた自動思考となる。

治療は，統合失調症のほかの症状や気分障害の症状の場合と同じように，症状そのものに対する認知的，情緒的，行動的反応に主眼を置く。形式的思考障害の患者は，病識が弱いことが多いため，症状自体に関連する苦悩を持たないかもしれない。しかし，形式的思考障害によって生じる社会的な隔離や機能的制約が，二次的な苦悩を生むこともあり，これらは標準的な認知行動療法の技法で対処できる。

統合失調症（およびほかの心理学的障害）の大半の症状の治療は，最初に詳細なアセスメントを行うことから始めるが，形式的思考障害では，最初のステップとして予備的な治療を行わないと詳細なアセスメントを進められないことが多い。アセスメントは意味の通るコミュニケーションを通して行われるからである。形式的思考障害の存在，性質，重症度は，ある程度，標準的な尺度を利用した直接的観察からアセスメントできる。症状の発症，悪化，改善の引き金となる状況も，セッション中の観察や，家族やケア担当者との話し合いからアセスメントできるだろう。過去の症状の変化や機能への影響も，家族や担当者から得られる。しかし，自動思考，信念，期待，評価判断，仮定などの認知的要素や，関連する気分状態のアセスメントは，適切なコミュニケーションが

第 12 章　形式的思考障害の認知的アセスメントと治療　*305*

表 12.1　形式的思考障害の認知的アセスメントと治療

アセスメント
- 症状／認知のアセスメント
  - ・オープンエンドの質問を使って形式的思考障害の頻度と重症度をアセスメントする
  - ・セッション中，形式的思考障害の出現や悪化に先行する出来事を観察する
  - ・患者が形式的思考障害の出現を意識している場合，それに関連する認知の歪みをアセスメントする
  - ・ストレス状況に関連する認知の歪みをアセスメントする
- 機能アセスメントの実施
  - ・形式的思考障害の出現や悪化の引き金を見つけ出す
  - ・形式的思考障害の出現とその結果に対する情緒的，行動的反応をアセスメントする
  - ・形式的思考障害に関連する信念と評価判断をアセスメントする。社会化のストレスに関連するものを含む
  - ・形式的思考障害や，社会化のストレスなどそれに関連する可能性のある障害について，先行する過去の出来事を見つけ出す
  - ・形式的思考障害について動機的因子をアセスメントする
- 症例の概念化
  - ・形式的思考障害の発症と現在の出現に寄与した遠位的因子と近位的因子を総合する。
    - ・準備因子
    - ・誘発因子
    - ・維持因子
    - ・防御因子

治　療
- 心理教育とノーマライゼーション
  - ・症状の出現への気づきをアセスメントし，気づきを発達させる
  - ・ストレス脆弱性モデルについて教える
  - ・形式的思考障害をノーマライズする
- 認知モデルへのソーシャライズ
  - ・形式的思考障害に関わる出来事と思考と感情と行動の間の相互作用への気づきを深める。
- 認知的，行動的アプローチの適用
  - ・セッション中にコミュニケーション明確化技法を利用する
  - ・形式的思考障害を人前にさらした結果など，ストレス状況への対処に取り組む
  - ・社会化のストレスに関連するコアビリーフを標的にする
  - ・形式的思考障害のコミュニケーションの中に含まれる意味のある内容を解読し，確認し，対処する

可能になる程度まで形式的思考障害を抑えられるかどうかにかかっている。形式的思考障害の完全なアセスメントは，すべての要素と，それらの相互作用を

説明する症例の認知的概念化を含む。形式的思考障害の治療アプローチの概要を，**表 12.1** に示す。

アセスメント

症状／認知のアセスメント

形式的思考障害の性質と重症度のアセスメントに用いることができる標準化された評価尺度は限られている。統合失調症の一般的な評価尺度（PANSS,BPRS など）の中の1項目として形式的思考障害を含むものもあるが，2つの尺度が，形式的思考障害のサブタイプを区分している。Andreasen のTLC（思考，言語，コミュニケーション尺度）[16] と，その後広く利用されるようになった SAPS（陽性症状評価尺度）[19] である。第6章で解説したように，SAPS は形式的思考障害の多様なタイプの重症度を十分に測定できる。以下は，形式的思考障害の分類項目の例である。

- 脱線（連合弛緩）:「食べ物を買いにいきました。うかつにしゃべると船が沈みます〔秘密を漏らすということわざ〕」
- 逸脱：治療者:「今日の気分はいかがですか」，患者:「バケツには何も入っていません」
- 目標喪失（漂流）:「また学校に通うことについて話したいです。若い頃は学校に通っていました。弟がいました。彼は今オレゴンに住んでいます」
- 滅裂（言葉のサラダ）:「彼は知らないんです……生きていけなくて……もう少しだけ……急いで……救命艇」
- 非論理性:「たくさんの人が長時間働いているのだから，私も簡単に仕事を見つけられるに違いないんです」
- 言語新作:「少し，めまいつぶされた感じがしました」
- 語義拡張:「部屋を掃除するために時間を集める必要がありました」
- 思考途絶:「公園を散歩していました……（長い間）……犬を散歩させ

ている人がいました」

- 発話内容の貧困：「私の目的は人生においてやりたいと思うことをやるということで，そうすれば私はそれを達成できますし，私が生きて目標を持っている間にそれをしたということを納得できます」
- 具象性：「ホッケーをすればゴールできます」
- 保続：「彼女は歳の割には背が高いんです。（間）彼女は歳の割には背が高いんです」
- クランギング：「それはナイスです。スパイス，トゥワイス，ライス，マイス」
- 反響言語：治療者：「そこにはどのくらいお住まいですか？」，患者：「……そこにお住まいですか？」

　形式的思考障害には，今のところ幻覚や妄想に対する PSYRATS（精神病症状評価尺度）[293] に相当する尺度は存在しない。そのような尺度が存在するとしたら，症状のさまざまな側面，たとえば持続，頻度，重症度（発話の理解可能性に関して），苦悩，機能的影響などをそれぞれ明確にするものとなるはずである。しかし，形式的なアセスメントツールがなくても，これらのカテゴリーを，治療者は直接的にアセスメントできる。検証されたものではないが，付録 H にサンプルとなる評価尺度（THORATS，思考障害評価尺度）を付した。

　形式的思考障害のアセスメントは，評価尺度の利用の有無にかかわらず，患者の言葉に注意深く耳を傾けることによって行うことができる。治療者は，患者の話を聞いているときに言葉を 1 つ 2 つ聞き逃すと，自分の注意不足ではなく，患者の形式的思考障害のせいで言葉が足りなかったと考えることがある。形式的思考障害について判断するためには，短い答えを得る質問を次々と問いかけるのではなく，「ご自身について少し話していただけますか？」といったオープンエンドの質問をして，ある程度長く答えてもらう必要がある。

　患者は形式的思考障害の存在について病識をあまり持たないことが多い。そのため，症状の出現や悪化に関する因子の多様な側面を，直接的な質問でアセスメントするのは困難である。統合失調症のほかの症状の誘発因子は，もっと簡単に得られる。幻聴を聴いたり，奇妙な信念が思い浮かんだりするのはど

んなときか，そのとき何が起こったか，比較的容易に報告できる。しかし形式的思考障害では，セッション中にそれが現れたり重症度が変化したりする文脈を詳しく観察する必要がある。文脈というのは，その場に誰がいるか（家族など），どのような話題を話しているか，患者の感情，直近の状況（たとえば，仕事を始めた）などである。

　患者と形式的思考障害について直接話し合うためには，まず，形式的思考障害とは何か，それは患者にどのように現れているかということを患者に教育する必要がある。その話し合いの前に，ラポール形成のためのセッションが何度も必要になるかもしれない。ほかの症状の場合と同じように，出発点は患者が訴える問題点である。その問題点と形式的思考障害とのつながりを，治療者が徐々につけていく。提示されている問題は，形式的思考障害の結果であるかもしれないし，原因であるかもしれない。発症前の認知と発症後の認知をアセスメントするためには，形式的思考障害がいつ現れてきたかに患者が気づいている必要があるため，そのようなアセスメントが困難になることがある。さらに事態を難しくしているのは，形式的思考障害に関連する認知それ自体が障害されている可能性が高いことである。患者が形式的思考障害の性質をはっきりと理解するまでは，形式的思考障害に関連する認知のアセスメントは，セッション中に症状が現れたり変化したりするときの先行する出来事を治療者が観察することによって行う。

　治療者が症状とストレス状況のつながりに気づいた場合，患者とストレスに関して話し合うというアプローチもある。言い換えれば，不安のアセスメントに集中し，それをガイドとして利用するのである。どのような状況がストレスをもたらすと思えるか，どのような考えがそうした状況と連合しているか，どのようにストレスに気づくのか，さらに，ストレスで意思の伝達や明晰な思考が難しくなったりするかなどについて患者に尋ねる。

機能アセスメントの実施

　包括的な機能アセスメントは，統合失調症のほかの症状と同じように，既往歴，認知の歪みに関する情報，誘発的な出来事と抑止的な出来事，よく見られる引き金と安全策，非機能的態度，解釈，コアビリーフ，スキーマ，症状とそ

の社会的，機能的帰結に対する認知的，情緒的，行動的反応をカバーする。これらの各要素に対する洞察のレベルも，機能アセスメントの要素となる。

このアセスメントの一部は，患者自身と，可能ならば家族やケア担当者から詳細な既往歴を聞き取ることで行われる。セッションの中から浮かび上がってくる情報もある。治療者は，情緒的状況の事例を尋ねるよりも，既知の状況について尋ねる必要があるだろう。たとえば，患者が週末に両親と過ごすことを知っている場合は，セッションごとに，週末はどうだったか，気楽に過ごせたか，ストレスがあったか，どんなことを考えたかなどをを尋ねる。

うつ病や不安障害と同じように，形式的思考障害にも，その思考の出現にいたる特定の自動思考や歪んだ信念が存在している可能性がある。社会的パフォーマンスや発話のパフォーマンスに関する敗北主義的態度は，その候補になる。本書の著者による予備的調査がこの考えを支持している。思考障害が強まっている患者は，他者に拒絶される可能性に強い懸念を表現しがちである。しかも，拒絶への敏感さは，認知的障害（注意，作業記憶，実行機能）と思考障害との関係を弱める。この結果は，幻覚，妄想，陰性症状，抑うつ，不安の各症状の影響を受けていなかった[272]。われわれは，受容に関する否定的な評価判断が，もともと不完全な発話の素因を持つ人のコミュニケーション異常を引き起こすという説を提案している。この研究はまだ始まったばかりだが，形式的思考障害の理解は，関連する信念と期待を探る研究によって大きく前進すると考えている。

Kingdon と Turkington[383] によると，混乱したコミュニケーションは，さまざまな心理学的／動機的要因から生じうるという。これらの動機的因子のアセスメントが，治療への道を開く可能性がある。因子としては，不快な話題からの転換，他者との直接的交流の回避，他者に異議を唱えたりからかったりしたいという欲求，「非常に知的な言葉」を話すという意味での誇大性などがある。

症例の概念化

症例の概念化では，機能アセスメントで集めた過去と現在のさまざまな因子を総合し，それらが患者の形式的思考障害の発症と持続にどう影響しているかという話をフォーミュレーションする。

症例の概念化のフォーミュレーションでは，形式的思考障害でも，統合失調症のほかの症状と同じように，先行する過去の出来事が役に立つ。遺伝的要因は，たしかに重要や役割を果たす。しかし治療者は，形式的思考障害の最初の発症（発症時期が特定できる場合）に関連した遠位的，近位的な出来事を見つけ出すように努力すべきである。発症時期が特定できない場合でも，これらの症状の始まりや悪化や寛解に先立つ出来事を認識しておくことはやはり有用である。形式的思考障害の脆弱性に影響する因子は，ほかの症状と同じく，準備因子（統合失調症の家族歴，産科的合併症など），誘発因子（現実または想像された対人関係における拒絶，弟や妹の誕生など），維持因子（社会的孤立，からかわれることなど），防御因子（家族による良好な社会的支援，個人的な興味など）に分類できる。

形式的思考障害の発症と維持につながる具体的な因子を確実に知ることは難しいため，症状との確実なつながりがあるかどうかにかかわらず，発症前の出来事について全般的な情報を集めるのが最もよい方法である。それは小児期の学習経験やトラウマ的な出来事（住所が頻繁に変わるような出来事や，家庭の金銭的ストレス，近親者の死，学校での落第）などである。形式的思考障害が突然発症したわけではないかもしれない。発話パターンの変化はすべてアセスメントする必要がある（吃音，言語新作，意味不明の独り言，クランキングなど）。今後の研究により，形式的思考障害が社会的嫌悪と関連していることが確かめられれば，引っ込み思案や社会的孤立の初期徴候にも目を向けるべきだろう。発症後の対処行動は，症状とその結果をどうにかするために発達する傾向がある。社会的孤立のような対処行動は，症状形成の初期徴候であると同時に，維持因子としても働くかもしれない。症状による否定的な結果も，同様に維持に働くことが多い。さまざまな要素や症状のタイミング，流れを通して，何が何につながったかについての手がかりが得られる可能性があるが，どの因子についても複数の役割（誘発，結果，初期徴候）があることに注意をしておく必要がある。

発症前および発症直後の要因のアセスメントは，患者と家族の記憶に頼らざるをえず，概略的なものになりがちだが，現在のさまざまな症状の重症度につながる具体的ストレス因子のアセスメントには，重症度の変化に気づき，それ

を現在の状況と患者の認知に結びつける治療者のスキルも関係する。患者の認知には，自分と他者（世界）と将来という認知の3要素についての態度も含まれる。

　症例の概念化から問題と目標のリストが作成されるが，そこには，たとえ患者自身がまだそれを認識する準備が整っていない場合でも形式的思考障害とその結果を含めなければならない。つまり，症例の概念化は，患者にそれを提示すべき段階以前であっても，治療者が治療を実施する際のガイドを提供するものである。

治　療

　治療は，ラポールの形成とアセスメントから始まる。治療を進めるには，早急にストレスを軽減する対処方略が必要になるかもしれない。心理教育（ノーマライゼーションを含む）は，適切に導入すれば，スティグマを弱め，症例理解を進めることができる。認知モデルの紹介は，患者側の準備ができたときに1回のセッションで行ってもいいし，複数回に分けて徐々に行ってもいい。後者の場合は，モデルのすべての部分について例を挙げながら説明していって，最後には全体像を患者に説明できるようになる。必要があれば，特定の認知的，行動的アプローチを導入していく。形式的思考障害の場合，各段階（心理教育，ノーマライゼーション，認知モデルへのソーシャライズ）に先立って，まず十分に明確なコミュニケーションができていなければならないため，それに向けた行動的アプローチが必要になることが多い。そのため，以下の記述は，かならずしもすべての患者の治療にこの順番通りに適用できるとはかぎらず，個々の症状と患者に合わせて調整する必要がある。

心理教育とノーマライゼーション

　形式的思考障害の症状の性質と原因について患者を教育することは，統合失調症のほかの症状の場合と同じように，患者から偏見を取り除き，症状にまつわるスティグマを軽減するのに役立つ。しかし，統合失調症の病識を欠く患者では，このプロセスは困難で，細心の注意を要する。形式的思考障害では，何

か問題があるという洞察が欠けているため，心理教育はとくに難しい。統合失調症のほかの症状よりも，全般に病識の欠如が強いように思われる。幻聴は問題として認識される。妄想は通常，妄想として認識されないが，信念の主題は問題に関係するものと見なされている。陰性症状は，直接的には認識しないかもしれないが，意欲の欠如や社会性の低下（失業，人間関係の欠如）といった直接的影響を患者は理解している。形式的思考障害（および感情の平板化と思考の貧困）では，患者は通常，症状に気づくことさえない。症状を問題として，あるいは病気の一部として見ることなど，当然できない。

　そこで，心理教育は，患者がどの程度この症状の出現を意識しているかのアセスメントから始まる。病識が不足している可能性が非常に高いため，治療者はまず，症状がどのような結果になるかについて分かりやすく説明する必要がある。患者は，他人が自分の言葉を理解してくれないこと，あるいは他人が自分を避けていることには気づいているかもしれない。セッションを重ね，ラポールが形成されれば，セッション中に症状が出現したときに，それを指摘することができるようになる。問題に気づかせるために，本人の解体した発話を録音して患者に聞かせる必要がある場合もある。患者が無視していたと思われる問題について教育する場合は，慎重に進めなければならない。気づきは，困惑と不安と抑うつと怒りにつながりかねない。形式的思考障害の存在に一度も気づくことなく，そこから抜け出せる患者もいる。したがって，治療者は病識を高めることの結果の重みについて検討する必要がある。認知療法のほかの側面でも同じだが，個別化が最良のアプローチである。治療者は病識を持たせることが適切な目的であれば，あるいは患者が自然に気づいたならば，情緒的反応に備えなければならない。病識を持つことが改善につながる可能性があるということについて患者を教育すれば，これまで隠れていた困難に直面した患者に希望を与えることができる。

　患者が症状の存在に気づいたならば，心理教育の焦点は症状の説明に移る。一部の患者は説明を望まなかったり，説明がためにならなかったりすることから，ここでも個別化するように努める。すでに自分なりの説明を持っている患者では，症状の原因についての患者自身の現在の理解をアセスメントするところから始めるのがよいだろう。症状を統合失調症と結びつけている患者もいる。

治療者は，その患者にとって**統合失調症**とは何を意味しているかを探る必要がある。とくに深い意味を理解しないまま言葉だけ知っている患者もいるからである。それが適切であれば，統合失調症についての教育へと進んでもよい。

　患者が統合失調症について教えられているかどうかとはかかわりなく，ストレス脆弱性モデルを一般的な言葉で説明することができる。脆弱性は，生物学的，心理学的，社会的なさまざまな原因によって生じるが，これらの原因について，それぞれの患者の理解の程度は異なる。ストレスが脆弱性に及ぼす影響は，発症の面でも初期の症状の展開の面でも（素因），症状の現在の出現の面でも（誘発因子），実証されている。ストレスと症状の出現とのつながりを最も明確に示すのは，セッション中の症状の出現である。例が積み重なるにつれ，症例の概念化のフォーミュレーションが進む。治療者は最終的に患者ごとに個別化した概念化を患者に提示する。患者の準備段階に応じて，全体を提示したり，部分的に提示したりする。典型的な誘因や期待や認知の歪みが話し合われる。発症に関連する具体的な感情状態を見つけ，認知的起源との関連で吟味することもできる。患者が状況，認知，感情，形式的思考障害の症状との間につながりをつけ，このプロセスを理解していくにつれ，症状とその結果に結びついたスティグマは弱まっていく。

　患者が症状に気づき，それがスティグマを引き起こすことを理解すれば，症状とストレスとのつながりを学ぶことによって，症状をノーマライズできる。治療者は，ほかの人がストレスに反応する様子，たとえば震えたり，どもったり，汗をかいたり，何かを回避したり，爪を噛んだり，過呼吸になったりする様子を引き合いに出すことができる。ノーマライゼーションを通じてスティグマを弱めることに加えて，ストレスと症状のフォーミュレーションは，症状の軽減を経験する手段を示すことによって，すなわち，ストレスを軽減することによって患者に希望を与える可能性がある。

　次に治療者は，形式的思考障害の症状がほとんど誰にでも起こりうるという例を示すことによって，これをノーマライズする。ストレス下になくても言い間違いをするという経験は誰にでもある。詩人や作家は，形式的思考障害と受け取られて不思議でない文章を書くことが文学的に認められている。治療者は，ルイス・キャロル，ジェイムズ・ジョイス，ジョン・レノンなどの例を挙げて

もよい。

ある種の条件のもとでは，思考や発話が解体することがある。たとえば以下のような場合である。

- アルコールや一部の処方薬などによる薬物中毒
- うたた寝状態や目覚めた直後
- 睡眠不足
- 公共の場での発言（その他ストレスのかかった状態）
- 短時間に多くのことを話さなければならない
- ウイルス感染などの疾病
- 甲状腺障害などの病気

心理教育もノーマライゼーションも，形式的思考障害を修正しマネジメントできることを示唆することによって，スティグマを取り除いて希望を与えるのに役立つ。

認知モデルへのソーシャライズ

ストレス状況と形式的思考障害の発症や悪化（あるいは，病識がまだ欠けている場合は，その結果）との関係を示してみせることは，患者を認知モデルにソーシャライズする第一歩になることが多い。次に行うのは認知的要素を付け加えることである。状況についての態度，評価判断，解釈，仮定，信念が，状況をストレスフルにしている可能性があることを具体的に説明する。出来事が認知につながり，認知から情動が生じ，情動が形式的思考障害の症状を生むようなエピソードについてセッション中に繰り返し話し合ううちに，認知モデルが形作られていく。ホームワークの中で非機能的思考記録表を付けられる患者なら，その知識を強化することができる。ホームワークでできなくても，セッション中に行うことができる。やはり最もよいのは，患者が自動思考と，情動と，形式的思考障害の症状の形で生じる反応を容易に思い出すことができるセッション中の出来事である。患者にとっては，治療者や家族からのフィードバックがなければ形式的思考障害の例に気づくことさえ難しい可能性がある。

第 12 章　形式的思考障害の認知的アセスメントと治療　　*315*

　ストレスが形式的思考障害の症状を引き起こすかどうかには関係なく，ストレス反応の出来事から始める方が実りが多いかもしれない。ストレスを感じていることへの気づきは，患者にとって，状況に対する自動思考からどのようにストレス反応が生じるかを示すガイドとなる。患者に対しては，このようにして一般的な認知モデルにソーシャライズすることができる。そして，患者の形式的思考障害は，単にこれらの状況への認知的評価を検討することによって情緒反応を減らせることを学んだ結果として，改善することがある。言い換えれば，形式的思考障害に焦点を当てなくても，ストレス反応一般の認知モデルについて患者と共に取り組み，ストレス反応全般が軽減する一部として形式的思考障害の症状が改善するかどうかを観察できるのである。状況を選ぶ際には，患者が問題として提起しているもの，とくに治療目的のいずれかに関連するものを含める必要がある。こうして，患者が述べた目的から出発した治療は，その目的の達成を妨げる状況へとつながり，その状況に取り組む認知的アプローチへと進み，最後にはストレス軽減を通じて形式的思考障害の改善に至るのである。

　患者は，出来事，自動思考，情動，行動の関係を学ぶことに加え，認知の歪みの認識の仕方を学び，代替的な視点を考える。このアプローチもまた，控えめな質問に基づく誘導的発見を用いた協働の一例である。

行動的／認知的アプローチ

　統合失調症治療に認知療法を適用する方法を記述した解説書が，形式的思考障害に特化した技法を扱うことは，これまであまりなかった。しかし，文献の中には，病識のない患者に，自分の話し方が他人に理解しずらいことや，コミュニケーションを改善する仕方を学ばせる助けとなる技法がいくつか説明したものがある。患者が形式的思考障害の症状に気づいている場合いには，すでに何かそれを補う方略を利用しているかどうか尋ねる。こうした方略はそれを強化して，標準的アプローチの中に組み込むことができる。

行動的アプローチ
　ロールプレイングは患者の助けになりうる。聞き手の立場になると，自分の

言いたいことが他人に理解されない様子がわかる[382]。この方法にはある程度研究の裏づけがある。その研究は，患者が，過去に自分で述べた混乱した言葉を説明できることを示している[302]。たとえば，言語新作の意味を説明したり[222]，それまでの会話の録音を聞いてコミュニケーションを改善したり[559]することができる。

これと似ているがもっと直接的な技法は，会話の一部が理解できなかったときに直接的に患者に問い直す方法である[481] [482]。その他の方法として，以下のものがある。①5文ルール。治療者も患者も一度に話す長さを文5つまでと決め，会話が長引くにつれ解体がひどくなる可能性を抑える。②感情的な話題から思考障害の症状が現れたときは，2分間の休憩を入れて深呼吸をしたり，ニュートラルな話題に切り替えたりする。③他人と話すときの困難さについて尋ねる[521]。

Nelson[482]は，セッションの前半で認知療法を行い，予想通り後半に思考障害が悪化したときには，興味と共感を非言語的に示しながら話に耳を傾けることを推奨している。患者がNelsonに報告したところによると，話に耳を傾けることは助けになるという。

KingdonとTurkington[383]は，問題が重要なときや，理解に近づいているときには短い確認の質問を差し挟むことを勧めているが，患者が質問に苛立っているように見えるときには，耳を傾けるだけの時間を作ることを推奨している。また彼らは，1つの文と次の文がつながらない理由を患者に尋ねることによって，思考のつながりを探る方法についても説明している。

治療者は，治療セッションを通じて，患者が目の前の話題に注意を向け直すよう繰り返し促さなければならない。この方法で注意スキルを強化できる。

> 治療者：前回お目にかかってから何か大事なことは起こりましたか？
> 患　者：息子が今日ハイスクールの卒業です。――わ――わたしはハイ，ハイストリートの，ストリート……ストリートクリーナー
> 治療者：（患者を遮って）息子さんがハイスクールを卒業するんですね。それについてはどう感じられますか？
> 患　者：悲しいです。出席するべきなんですが，ワイフが――ミッドワイフ（助産

第 12 章　形式的思考障害の認知的アセスメントと治療　*317*

　　　　婦），ベビー，ベイビー・ルース，ホームラン——
　治療者：(患者の注意を向け直す) 息子さんについて，どう感じているか話していた
　　　　だけますか？

　患者の注意を繰り返し向け直すことで，卒業式に出席できなかった悲しさに
ついて話してもらうことができる。感情を表出して共有することで，覚醒度を
和らげやすくなるし，同時に注意の向け直しの練習になる。
　思考障害のある多くの患者は，自身のコミュニケーションの困難さに気づい
ていないため，セッション中に，解体した発話の事例を指摘することで，問題
の認識を高めることができる。また，思考障害は，聞き手がわかったふりをす
るために維持されている面がある可能性があるが，患者の話が一貫していない
ときに率直に指摘すれば，その可能性を消すことができる。コミュニケーショ
ンの問題が人間関係で改善できることをわかりやすく説明すれば，変化への動
機は強化される。患者の同意を得て，家族にも，思考障害が現れたときにそれ
を患者に言うようにしてもらうと，セッション中に得た気づきを患者の日常生
活にも広げることができる。

認知的アプローチ
　統合失調症患者は，個人的で感情に満ちた問題を話しているときに，思考障
害を伴う発話をすることが多い[197] [198] [295]。それを踏まえてわれわれは，思考
障害の症状を軽減するのに役立つ別の方略として，情動調整[497]とストレス軽
減を目指す治療方法の利用を勧めている。つまり，抑うつ，不安，怒りの問題
を扱う標準的認知療法（統合失調症に現れるこれらの問題に合わせて修正され
たもの）や，幻覚や妄想が情動に与える影響を緩和するための認知療法が，間
接的に発話の解体の改善に役立つのである（この意味では，ストレスを軽減す
るための行動技法も有用である）。
　たとえば，ある患者は，セッションに母親が同席していると思考障害が悪化
し，自分の生活について母親から，車をまた運転できるようになったかとか，
自宅に戻れるかとか言われると，さらに悪化した。この患者は 40 代の男性で，
「母親は自分に何をするか命じ続けるべきではない」，「母親には関係ない。母

親は自分を支配しようとしているだけだ」という自動思考を抱いていた（以前，母親がいないときのセッションでそう語っていた）。母親は，息子が問題に巻き込まれたときに自分の助けが必要だから干渉するのだと説明したが，その説明を聞いた患者は，解体は薄らいだものの，相変わらず不機嫌だった。私は，治療の目標は患者が自立を回復することが，性急に進めてまた悪化するということを繰り返さないように，徐々に治療を進めていくという，説明を重ねた。この患者は家族セッションを継続し，個人セッション時には怒りのコントロールにも時間を割いた。

　形式的思考障害の標準的な認知療法では，症状が自動思考，仮定，情緒的，行動的反応を通じて引き出されたり強まったりする状況を吟味する。これらの状況は，ストレスを伴うと知覚される日常的な出来事であったり，多くの人がストレスだと見るような出来事であったり，（大勢の人が見ている場面など）思考障害が人に知られることの結果としての出来事だったりする。治療者は，誘導的発見法を用いて，患者の認知の歪みと代替的視点を探っていく。その際，自己と他者（世界）と将来に関するコアビリーフの観点から自動思考に目を向け，概念化する。それが適切であれば，信念に疑問を向ける行動実験を考える。

　形式的思考障害に関するわれわれの認知的概念化は，思考障害の存在に関連する自動思考を引き出して，吟味する別のアプローチを示唆するものである。繰り返しになるが，（「間違ったことを言ってしまうだろう」，「私は理解されない」など）自分が非難されるという自動思考は，社会化のストレスを招き，思考障害を悪化させる。治療過程でラポールが形成され，治療者が誠実で，患者の言うことが理解できないときにはそれを認めるほどに関心を向けてくれていることを患者が学んでいくと，患者はいっそう容易に，思考障害の出現に強く関連する自動思考やコアビリーフを見つけられるようになるだろう。

　リフレクションを用いながら話を聴くのは，明瞭に理解できる言葉に対して用いるのが最もよい。そうすれば，患者は正しく伝わっているという正のフィードバックを受けることができる（もし正しく理解されていなければ修正することができる）。そうすればつじつまの合わないことに焦点を当てることができる。必要であれば，疑問点について，文脈や口調に基づきながらその意味についてもっと一般的な形で尋ねることもできる（「……というのはどういう意

味ですか？」）。明らかに逸脱した無関係な内容（クランギングなど）の大半は無視してよいが，情緒的に関係している内容を，無関係な些事と誤認して，「角を矯めて牛を殺す」ような真似をしないよう注意が必要である。

思考障害のコミュニケーションの中で情緒的に意味のある内容を探す例として，先に挙げたいくつかのタイプの思考障害の事例を使い，その中で，関連する内容や，少なくとも隠れたつながりについて探究してみよう。

- 「食べ物を買いにいきました。うかつにしゃべると船が沈みます（ルーズ・リップス・シンク・シップス）」（脱線／連合弛緩）
  ☞患者は自由に使えるお金（ルーズ・チェンジ）を持って買い物に出た。その**ルーズ**が，「秘密を漏らすな」（ルーズ・リップス）ということわざと連合した。
- 治療者：「今日の気分はいかがですか」，患者：「バケツには何も入っていません」（逸脱）
  ☞患者は自分を空虚に感じている。
- 「また学校に通うことについて話したいです。若い頃は学校に通っていました。弟がいました。彼は今オレゴンに住んでいます」（目標喪失／漂流）
  ☞患者は1つの考えから別の考えへと移っていく。連合した観念は，最初の陳述への関連が薄いように見える。そこで，最初の方に注意を向け直す方がいいだろう。
- 「彼は知らないんです……生きていけなくて……もう少しだけ……急いで……救命艇」（滅裂／言葉のサラダ）
  ☞患者は「自分に人生がない」「人生は早く過ぎ去る」と考えているのかもしれない。治療者はその可能性を探究する必要がある。
- 「たくさんの人が長時間働いているのだから，私も簡単に仕事を見つけられるに違いないんです」（非論理性）
  ☞患者は，ほかの人たちが一生懸命働いているのだから，仕事はたくさんあるに違いないと考えているのかもしれない。治療者はこの考え方の筋道を追求し，患者が求職についてもっと明確に理解できるよう支

援する。

- 「少し，めまいつぶされた感じがしました」（言語新作）
  ☞患者はめまいの感覚に押しつぶされたか，もしくは何かに圧倒されて，その後でめまいを感じたかである。
- 「部屋を掃除するために時間を集める必要がありました」（語義拡張）
  ☞患者は，部屋の掃除をする時間を作り出す必要があった。
- 「公園を散歩していました……（**長い間**）……犬を散歩させている人がいました」（思考途絶）
  ☞この長い間は，患者が言うべきことを思いつかなかったために生じたのかもしれない。あるいは散歩について話しているときに生じてくる思考を回避したために生じたのかもしれない。
- 「私の目的は人生においてやりたいと思うことをやるということで，そうすれば私はそれを達成できますし，私が生きて目標を持っている間にそれをしたということを納得できます」（発話内容の貧困）
  ☞患者は具体的な目標を持っていないが，何かを達成できるようになりたいと思っている。治療者は，患者を助けて実現可能な目標を探究させることができる。
- 「ホッケーをすればゴールできます」（具象性）
  ☞患者は個人的な目標（ゴール）について語ろうとしているが，言葉の具体的な意味に囚われている。一連の具体的な質問をすることで，患者が個人的な目標について話したいのかどうかがわかる。
- 「彼女は歳の割には背が高いんです。（**間**）彼女は歳の割には背が高いんです」（保続）
  ☞患者が繰り返している情報は，患者にとって何らかの個人的な意味があるのかもしれない。たとえば背の高さに脅えている可能性がある。
- 「それはナイスです。スパイス，トゥワイス，ライス，マイス」（クランギング）
  ☞おそらく韻を踏んでいる2番目以降の言葉に意味はない。ときに，2番目以降の言葉が何らかの意義を持つこともある。
- 治療者：「そこにはどのくらいお住まいですか？」，患者：「……そこに

お住まいですか？」（反響言語）

☞この場合もおそらく実質的な意味はない。特定の文や語句が繰り返される場合には，何らかの意義があるかもしれない。

　統合失調症への認知療法の適用では，まだ形式的思考障害に焦点が当てられていない。そのため，形式的思考障害に焦点化したアプローチの有用性を検証するためにしなくてはならない作業が多く残されている。発話の流れを改善できれば，思考障害を抱える多くの統合失調症患者は，これまでは思考障害自体に妨げられていた幻覚や妄想，陰性症状（また，抑うつ，不安，怒り）に対するアプローチに取り組めるようになる。しかし，思考障害を軽減する前に上記の各症状に取り組む必要があり，これらの症状に取り組む前に思考障害を軽減する必要がある，という板挟みの状況がある。治療者は，少しずつ，ほかの面を改善するために1つの面を前進させるという馬跳びのようなアプローチをとり，さまざまな症状への取り組みを行き来しながら治療を進める必要がある。共感的な言葉とリフレクションを使いながら治療同盟に注意を払い，あまり感情的でない問題から取り組みを始めれば，治療プロセスの開始の際のストレスを最低限に抑えることに非常に役立つ。

第12章のまとめ

　認知療法は形式的思考障害の治療にも役立てられる。形式的思考障害の出現への患者の気づきを高めることで，その頻度と重症度は軽減する可能性がある。思考障害につながるストレスを誘発している自動思考を吟味し，修正することによっても，同じ効果が得られる。後者の方がそれまでの緊張状態をよりよく評価できるため，効果が持続的である可能性が高い。つまり，抑うつや不安，怒りなど，ほかの状態に対する認知療法を支えているのと同じ原理が，形式的思考障害にも適用できる。

第 13 章　認知療法と薬物療法

　統合失調症の治療に認知療法（またはほかの心理社会的介入）を用いる場合でも，症状を軽減するための薬物療法の必要性がなくなるわけではない。認知療法の目的は，薬物療法の補助として症状の影響と重症度を軽減することと，そして精神病症状の背後にある心理学的な意味に取り組み，幻覚，妄想，思考障害，陰性症状の経験に関連する人間的な面を（薬物のみによる症状の管理では見逃されることの多いあり方で）認識することにある。

　十分な精神療法を行えば，統合失調症の治療に薬物療法は必要ないという意見もある。ある種の精神病ではそういうことが言えるかもしれないが，統合失調症でそう言える可能性は低い。薬物療法で恩恵を得ている患者にとって，治療者が**個人の好み**で薬物療法を避けているということは，薬物療法をやめるべき十分な理由にはならない。そうした患者は，薬物療法を奪われたら不利益を被るだろう。認知療法などの精神療法で，必要な薬の量を減らせるかもしれないが，完全に薬が必要なくなることはない。将来，統合失調症についての理解が進めば，薬物を一切使わない治療プロトコルがつくられるかもしれないが，現在はそのような状況にはない。

　生物心理学的なスペクトラムの反対の端には，神経心理学的な変容をもたらす物質（すなわち向精神薬）が統合失調症患者の認知，情動，行動に変化を生み出せるということは統合失調症の原因が完全に神経生理学的なものであることを意味している，という信念がある。しかし，セロトニンを増やし，ドーパミンを減らす抗精神病薬が有効だからといって，逆に，統合失調症がこうした化学物質の平衡失調**から**生じることを必ずしも意味していない。たとえて言うなら，間違って重いものを持ち上げたために生じた痛みに鎮痛薬が効くとして

も，痛みの原因がアヘン様の神経伝達物質の不足にあるわけではない。統合失調症などの精神医学的疾患が，心理学的ストレス因子（トラウマ的な急性の出来事や，軽度のストレス状況が何年にもわたること）や，これらのストレス因子に対する心理学的反応から生じたとしても，脳内の化学状態を変化させることでそれを治療できるという可能性はある。これらのストレス因子やそれに対する反応が，神経伝達物質のレベルを変化させているのかもしれないが，ストレス因子やそれに対する反応がもたらす効果が，ある神経伝達物質のレベルを化学的に変化させることで部分的に打ち消されるのかもしれないのである。腰痛の例で言うと，重いものを持ち上げることで起こった痛みは，痛みの神経伝達物質（物質 P）を介して媒介されているが，その痛みは，外から投与された鎮痛薬により，アヘン様神経伝達物質の効果が高まることで緩和されるのである。繰り返すが，痛みはアヘン様物質の不足で生じたのではない。同様に，精神病も純粋なドーパミン過剰とは別の要因で発症している可能性がある。ある種の神経伝達物質を変化させる薬物療法で精神病症状を緩和できるという事実は，たしかに統合失調症の病因や経過を研究する指針として役立つし，病気の重荷をある程度軽減する助けにもなる。しかし，われわれが前提としているのは，統合失調症の病因にも治療にも，生物学的因子と心理学的因子の**両方**が存在するということである。

　この章では，精神病治療に用いられる主要な薬物療法を紹介し，認知療法がどれほど薬物療法効果に近づけるかを考察し，認知療法と薬物管理の統合法について検討する。

薬物療法

最初期の神経遮断薬

　抗精神病薬は，多くの向精神薬と同じく，最初は偶然発見された。フランスの医師 Henri Laborit が 1952 年に，ちょっとした手術の鎮静薬としてクロルプロマジン（商品名ソラジン）を使ったところ，患者が周囲の環境に関心を失う様子が観察された。この発見から精神病患者にクロルプロマジンが用いられ

るようになり，最終的には統合失調症治療の革命につながった。クロルプロマジンをはじめ，続いて開発された同様の数々の薬物によって患者の精神病症状の重症度が抑えられるようになり，精神病施設は入院患者を社会復帰させられるようになり始めている。

　これらの抗精神病薬は，（運動機能への効果に基づき）神経遮断薬とも，（ベンゾジアゼピン系のマイナー・トランキライザー──クロナゼパム，アルプラゾラム，ジアゼパムなど──に対して）メジャー・トランキライザーとも呼ばれる。1980年代に入り，新しいタイプの抗精神病薬が使われるようになると，区別のため古いグループは「第1世代」，「定型」，「古典的」，「従来型」，新しいタイプは「第2世代」，「第3世代」，「非定型」の抗精神病薬と呼ばれるようになった。

　1970年代中頃に，Seemanら[568]は，第1世代の抗精神病薬の作用機序が，ドーパミン受容体，とくにD2受容体の遮断であることを発見した。そのためこのタイプの抗精神病薬は，**ドーパミン拮抗抗精神病薬**（DAA）と呼ばれる。これらの薬の性質と，統合失調症治療での有効性から，統合失調症のドーパミン仮説が生まれた。すでに指摘したように，治療法が病因を示すとは限らない。しかし，第1世代の抗精神病薬がD2受容体を遮断するという発見をもとに，ドーパミンの伝達が統合失調症の症状にどのように関係するかについて詳細な研究が行われるようになった。1つの神経から別の神経へのドーパミンによる伝達を遮断することで精神病が緩和されるとすれば，ドーパミンの過剰な伝達が統合失調症の精神生理学的な主因であるはずだと推測することは理に適っている。しかし，この仮説は今なお確かめられていない。ある程度確実にわかっていることは，抗精神病薬が，後シナプスD2受容体を遮断することで作用しているということだけである。

　精神科ERや入院病棟でよく見られる急性のアジテーションの管理に，これら抗精神病薬の多くが持つ即効性の鎮静効果は有用である。しかし，時間が経ってから生じる抗精神病効果はドーパミンの遮断と，3～6週間後にそれに反応して生じる後シナプスD2受容体のアップレギュレーション（遮断に反応して受容体の数が増える）によって説明されている。PET画像から，臨床的に有意な結果を得るためには，拮抗薬がD2受容体の65～70%を占有する必要

第13章 認知療法と薬物療法　　*325*

表13.1　ドーパミン拮抗抗精神病薬（DAA）

系　統		一般名	商品名
フェノチアジン系	脂肪族系	クロルプロマジン トリフルプルマジン プロマジン	ソラジン ベスプリン スパリン
	ピペラジン系	トリフルオペラジン フルフェナジン ペルフェナジン プロコロルペラジン アセトフェナジン ブタペラジン カルフェナジン	ステラジン プロリキシン，ペルミチル トリラホン コンパジン チンダル レポイズ プロケタジン
	ピペリジン系	チオリダジン メソリダジン ピペラセタジン	メラリル セレンチル クイデ
ブチロフェノン系		ハロペリドール ドロペリドール	ハルドール イナプジン
チオキサンチン系		チオチキセン クロルプロチキセン	ナバン タラクタン
ジベンゾキサゼピン系		ロキサピン	ロキシタン
ジヒドロインドール系		モリンドン	モバン，リドン
ジフェニルブチルピペリジン系		ピモジド	オーラップ

がある[479]。

　DAA は，化学的構造に基づいて多くのサブクラスに分類される（**表13.1**に示す）。これらの薬の半減期は 16 ～ 45 時間である。半減期とは，服用量の半分が体内から排出されるのに要する時間である。排出は，通常，肝臓で脱メチル化または水酸化を受けるか，腎臓か消化管から排泄されるかして行われる。DAA の一部（ハロペリドール，フルフェナジン）には，デカン酸を付加したデポ注射製剤があり，これらは半減期が 2 ～ 6 週間ある。つまり，2 週間ないし 1 カ月に 1 度注射をすればすむ。DAA はタンパク質結合性が高く，血中のアルブミンなどのタンパク質と強く結合するためだ。また，脂肪（脂質）と結合する脂肪親和性もある。そのため，脳内の濃度が高まる。

　DAA による薬物療法で救われる患者や家族は多いが，限界も多く，副作用

もある。たとえば DAA はすべての統合失調症患者に効果が現れるわけではない。たいてい１つの薬に効果が見られなければ別の薬が効くことがあるが，中にはどの薬にも有意に反応しない精神病症状を持つ患者もいる。また，DAA は通常，陽性症状（幻覚，妄想，思考障害）しか治療せず，陰性症状（陽性症状への反応から生じる陰性症状的側面は除く）や認知障害には効果がない。最後に，どの薬物療法についても言えることだが，起こりうる副作用が非常に多い。副作用の中には，慢性的に身体を衰弱させる遅発性ジスキネジア（時間が経ってから発症する不随意運動による障害）や，命にもかかわる神経遮断薬悪性症候群（NMS，高熱と重度の硬直を伴う）もある。これら薬物療法の限界を把握するためにも，まず，薬物の作用を生理学的に理解しておくことが役に立つ。

DAA の薬力学

DAA の効用と副作用は，DAA が影響する神経伝達物質系との関係で説明できる [479] [588] [660]。関係する神経伝達物質系としては，ドーパミン系のほか，ムスカリン性コリン作動系，α１アドレナリン作動系，H1 ヒスタミン作動系がある。

ドーパミン系の神経伝達物質には５つのサブタイプ（D1 ～ D5）があり，脳内に４つの主要経路がある。中脳辺縁系路と中脳皮質路は，中脳の腹側被蓋野（VTA）から発し，それぞれ側坐核（辺縁系の一部）と皮質に至る。幻覚，妄想，思考障害の陽性症状は，中脳辺縁系のドーパミンの過活動に起因し，陰性症状は中脳皮質系のドーパミン活動の低下に起因すると考えられている。黒質線条体経路は黒質に発し，基底核に投射する。この経路は運動制御に関わっている。この系の変性がパーキンソン病につながっている可能性がある。灰白隆起漏斗路は視床下部と前下垂体を結ぶ経路で，泌乳を促すプロラクチンという酵素の分泌を抑制する。

（中脳辺縁系路に加えて）中脳皮質路のドーパミンも遮断すると，陽性症状の緩和の助けになるが，陰性症状を悪化させかねない（意欲，発話，情動表出の減退）。黒質線条体経路の少なくとも 80％の後シナプス受容体を遮断してドーパミン伝達を抑えると，錐体外路系（EPS）の副作用が生じることがある。

企図振せん（随意運動で生じる震え），引きずり歩行，仮面様顔貌（無表情）
といったパーキンソン症候群などである。そのほかの副作用として，急性ジス
トニア（けいれんまたは持続的筋収縮），アカシジア（動きを止められない），
運動不能，そしてすでに指摘した遅発性ジスキネジア（TD）がある。TD は，
不随意的な舞踏病アテトーシス状（踊るような，または身体をねじる）運動を
特徴とする衰弱性の重病である。この症状は，後シナプス D2 受容体のアップ
レギュレーションで生じると考えられ，DAA による治療開始後何年も経って
から発症することがある。用量には関係しない。

　黒質線条体経路のドーパミン作動性ニューロンは，線条体の作動性ニューロ
ンを抑制する。したがって，抗精神病薬によりドーパミンが遮断されると，ア
セチルコリンの放出が増え，EPS の副作用が生じる。そこで，（アセチルコリ
ン伝達を遮断する）抗コリン作動薬が登場する。これは，アセチルコリン放出
の増加を打ち消す働きをする。しかし，DAA 自体の抗コリン作用のためにす
でに存在している副作用が強まる可能性がある。

　灰白隆起漏斗路のドーパミン遮断は，プロラクチン分泌の抑制を解くため，
高プロラクチン血症につながる。その結果，乳汁分泌（授乳期以外の乳汁分
泌），性欲／性的機能の減退，女性化乳房（男性の乳腺の過剰発育），不妊，無
月経などが起こりうる。

　命に関わる副作用として，神経遮断薬悪性症候群（NMS）がある。NMS は，
視床下部の体温調節系にドーパミンが作用することで発症すると考えられてお
り，身体の重度の硬直と高熱が生じる。救急救命措置が必要になる。

　意図外のドーパミン遮断による副作用のほか，DAA が神経伝達物質に
及ぼす拮抗作用による副作用もある。コリン作動系ムスカリン性サブタイ
プ（M1）への作用では，口渇，かすみ目，便秘，尿貯留，傾眠，認知機能低
下などの副作用が生じうる。

　ほかの 2 つ，アドレナリン作動系（α1）とヒスタミン作動系（H1）では，
前者の場合，傾眠と起立性低血圧（寝た状態や座った状態から立ち上がったと
きに血圧が低下し，めまいが生じることが多い），後者の場合，傾眠と体重増
加につながる。

　DAA の効能と副作用は，強さのレベルに応じて分類される。ハロペリドー

ル，トリフルオペラジン，チオチキセン，フルフェナジンは高力価，クロルプ
ロマジン，メソリダジン，チオリダジンは低力価とされている。その他の高
精神病薬の多くはその中間のどこかに位置する。高力価の薬は D2 受容体との
親和性が高いため，ドーパミン遮断の悪影響，すなわち EPS 系の副作用，TD，
NMS の可能性が比較的高い。α1アドレナリン作動性の副作用も顕著である。
一方，高力価の DAA では，H1 や M1 の神経伝達物質に関連する副作用は比
較的弱い。低力価の抗精神病薬は，これと反対の特性を示す。EPS 系の副作
用や TD，NMS，α1アドレナリン作動性の副作用は比較的少なく，ヒスタ
ミン作動性やムスカリン性の副作用が生じがちである。

第2世代の抗精神病薬の登場とその利点

ジベンゾジアゼピン系のクロザピン（クロザリル）は，無顆粒球症（白血
球の一種が大幅に減少する）という生命に関わる副作用が見つかり，1975 年
にいったん販売停止となっていたが，1980 年代末に再び発売され，これを
期に，抗精神病薬による薬物療法の新時代が始まった。第2世代の抗精神病
薬（**表 13.2** に示す）は，EPS や TD の副作用や高プロラクチン血症を起こし
にくく，陰性症状，認知的問題，感情問題の治療効果も改善するという長所が
ある[181) 256) 414) 432) 479) 564) 588)]。DAA におけるこれらの改善は，D2 受容体との

表 13.2　セロトニン・ドーパミン拮抗抗精神病薬

薬		遮断される神経伝達物質受容体																
一般名	商品名	D					5-HT						M₁	H₁	α		SRI	NRI
		1	2	3	4	1A	1D	2A	2C	3	6	7			1	2		
クロザピン	クロザリル	✓	✓	✓	✓	✓		✓	✓	✓	✓	✓	✓	✓	✓	✓		
リスペリドン	リスパダール		✓					✓				✓			✓	✓		
オランザピン	ジプレキサ	✓	✓	✓	✓			✓	✓		✓	✓	✓	✓	✓			
クエチアピン	セロクエル		✓					✓			✓	✓		✓	✓	✓		
ジプラシドン	ジオドン		✓	✓		✓	✓	✓			✓						✓	✓
ロキサピン	ロキシタン	✓	✓		✓				✓	✓	✓	✓						✓

注：D ドーパミン受容体；5-HT セロトニン受容体（5- ヒドロキシトリプタミン）；M ムスカリン
受容体；H ヒスタミン受容体；α αアドレナリン（ノルアドレナリン）受容体；SRI セロトニン
再取り込み阻害；NRI ノルアドレナリン再取り込み阻害

結合が少ないこと（親和性の低さ）と，セロトニン受容体（5-HT2A）との結合が加わったことによるものである。実際，第2世代の抗精神病薬は，セロトニン・ドーパミン拮抗抗精神病薬（SDAA）と呼ぶことができよう。

最初のSDAAであるクロザピンは，現在でも最も効果のあるSDAAと考えられている。EPSやDAの副作用を抑えつつ陽性症状，陰性症状の治療にも有効だが，それに加えて暴力（自殺を含む）や攻撃性[588]を抑え，既存のTDを改善するものと見られている。クロザピンによる症状の改善は，治療期間中数年にわたって持続する。この薬の主な欠点は，0.5～2%の割合で無顆粒球症が生じるために，6カ月にわたり毎週詳しい血球検査が必要となり，その後も月に2回，最終的に月に1回，検査を続けなければならない点である。また，てんかん発作，体重増加，傾眠，流涎過多（よだれが多い），真性糖尿病（DM），高コレステロール血症のリスクもある。現在では，クロザピンはほかのSDAAで十分な改善が見られない患者にのみ処方される（Practice Guideline for the Treatment of Patients with Schizophrenia, 2004）。

クロザピンを服用する人びととの生活を改善するため，同じ効果がありながら無顆粒球症のリスクのない薬の研究が行われた。現在アメリカで用いられているほかのSDAAには，リスペリドン（リスパダール），オランザピン（ジプレキサ），クエチアピン（セロクエル），ジプラシドン（ジオドン）がある。神経伝達物質に関して同じような性質を持ち，もう少し古い抗精神病薬としてロキサピン（ロキシタン）がある。

リスペリドンは，血液検査を頻繁にする必要のない初めてのSDAAだった。2004年にアメリカ食品医薬品局（FDA）は，SDAAを使用する全ての患者に対し，DMと高コレストロール血症のリスクを考慮し，血中グルコース，コレステロール，その他の脂質について定期的な血液検査を行うことを推奨した（ただし，リスペリドンのリスクはクロザピンやオランザピンほど高くない）。用量は，最初は，すぐに1日6mgまでもっていくことが推奨されたが，後にもっと低容量でも効果があり，6mg以上だとEPSの副作用がハロペリドールと変わらないことがわかり，修正された。リスペリドンはほかのSDAAに比べて高プロラクチン血症を引き起こすリスクが高い。しかし，体重の増加はクロザピンほどではない。

リスペリドンに続いて開発されたオランザピンは，リスペリドンより傾眠効果が強く，不眠や攻撃性を改善するという長所がある。高用量（15mg 以上）で EPS 副作用が生じることがある。ときにアカシジア（身体的，心理学的に動きが止められない）や一過性の高プロラクチン血症を伴うこともあるが，最も懸念すべきは，非常によく見られる大幅な体重増加と DM と高コレステロール血症である。

クエチアピンも，攻撃性と認知障害に効果がある。また，抑うつや不安など気分障害にも効果を発揮しうる。陰性症状の治療では，プラシーボと比較すれば有効だが，ハロペリドールと比較すると効果はない。傾眠と体重増加を招くことがある。DM と高コレステロール血症を引き起こすかどうかはわかっていない。白内障（ビーグル犬の研究で影響が認められた）を引き起こすかどうかについて，今なお議論がある[573]。

ジプラシドンは，DM や高コレステロール血症と関係しないという長所があり，体重増加を引き起こす可能性も低い。ときにアカシジア，一過性の高プロラクチン血症が起こることがあり，QT 間隔（心拍に関する値）がやや長くなることもある。この薬は抑うつと不安に効果を現すこともある。めまい（高用量）と傾眠が生じることもある（これらの副作用の可能性にもかかわらず，1日2回の処方も珍しくない）。ジプラシドンは，生物学的利用能を高めるために食べ物と一緒に服用するべきである。

ロキサピンは，副作用として EPS，TD，高プロラクチン血症を引き起こすことがある。DAA ほど陰性症状は引き起こさない。クロザピンの補助薬として用いると症状をある程度抑えることができる[588]。ロキサピンは 1990 年代後半に多くの DAA と並んで発売されたが，とくに低用量では SDAA であることがわかった。体重増加はほとんどなく，実際体重を減らすこともある。さらに，抑うつの軽減に役立つ可能性もある。

SDAA の薬力学

脳幹の正中縫線核から前脳前皮質，大脳基底核，辺縁皮質，視床下部など，脳や脊髄の各部に，セロトニン作動性のニューロンが投射している。セロトニンはうつ病，強迫性障害，痛みの抑制，記憶，不安，食欲，性的行動，睡眠

に関係している。セロトニン受容体には 1A，1D（前シナプス），2A，2C，3，4，6，7 のサブタイプがある。

　線条体（基底核の一部）と下垂体のセロトニン作動性ニューロンは，ドーパミン作動性ニューロンの軸索端末の 5-HT2A 受容体に接続し，（D2 受容体への）ドーパミン放出を抑制する。SDAA によるセロトニン拮抗（遮断）作用は，セロトニンによるドーパミンニューロン抑制を妨げる（**脱抑制**）。そのため，SDAA によるドーパミン拮抗作用とは逆の働きをし，ドーパミンのみを標的とする DAA で起こりがちな EPS や高プロラクチン血症といった副作用を防止する。たとえて言うなら，走っている車（ドーパミン）のドライバーがブレーキペダル（セロトニン）を踏もうとしているとき，誰か（SDAA）がその足を引き戻している状態である。ドーパミン放出の脱抑制は，ドーパミン受容体の遮断と逆に働く。これもたとえて言うなら，サッカーゴール（ドーパミン受容体）を守るゴールキーパー（ドーパミン拮抗薬）の数を増やす一方で，選手が一度にシュートできるボール（ドーパミン）の数を主審（セロトニン）が制限（抑制）できないようにしているという形になる。

　抑制性のセロトニンを遮断することによるドーパミン放出の脱抑制は，ドーパミン作動性の中脳皮質路において役割を果たす。その結果，陰性症状の原因と考えられる皮質のドーパミン欠損（あるいはセロトニン過剰）が逆転する。

　セロトニン作動性の前シナプス抑制の遮断によるドーパミンニューロンの脱抑制に加え，一部の SDAA，とくにクロザピンとクエチアピンには，純粋に D2 受容体を遮断することの悪影響を妨げる別の機序も存在する。**急速解離**と呼ばれるこの性質は，D2 拮抗が短期間しか続かないもので，遮断効果が限定的になり，EPS，TD，陰性症状，高プロラクチン血症といった副作用が抑えられる。陽性症状を抑える効能のためには，D2 受容体を短時間遮断するだけでよいと考えられる。クロザピンとクエチアピンは，急速解離作用を伴うその性質を利用しているのである [363]。

　DAA と同じく，SDAA も複数の神経伝達物質に影響する。そのため，別の効用や副作用が現れる場合もある（副作用が，別の患者にとっては効用ということもある。たとえば，不眠が問題ならば，傾眠は効用である）。これらの抗精神病薬が作用する受容体としてはドーパミン（D1 ～ D4），セロトニ

ン（5-HT1A, 5-HT1D, 5-HT2A, 5-HT2C, 5-HT3, 5-HT6, 5-HT7）, ノ
ルアドレナリン（α1, α2）, ムスカリン（M1）, ヒスタミン（H1）があり,
セロトニンとノルアドレナリンの再取り込み阻害作用（それぞれ SRI, NRI）
がある。各 SDAA が作用する受容体の一覧を**表 13.2** に示す。これらの受容体
の遮断作用の多くはいまだに不明だが,（ドーパミンとセロトニンの受容体の
遮断についてすでに説明したこと以外に）α1 アドレナリン作動性受容体の
遮断が眠気とめまいと血圧低下を, ムスカリン性受容体の遮断が便秘, かすみ
目, 口渇, 眠気を, ヒスタミン受容体の遮断が体重増加と眠気を, セロトニン
とノルアドレナリン再取り込み阻害がおそらく抗うつ作用と抗不安作用をもた
らすことはわかっている。

第 3 世代の抗精神病薬とその薬力学

　2002 年に, ドーパミンの部分拮抗薬（パーシャルアゴニスト）という新し
いタイプの抗精神病薬, アリピプラゾール（エビリファイ）が発売された[413]。
このタイプの薬はまだ 1 種類しかないが, 今後開発されるものと思われる。
作用機序は, 一般にドーパミンの放出を安定させるもので, 脳内で放出が少な
すぎる領域で増やし, 多すぎる領域で減らし, 十分な領域では維持する。正確
な作用機序は不明だが, D2 後シナプス受容体を遮断するが十分な程度には刺
激すると考えられる。たとえて言えば, 写真の暗室で, 太陽光は遮光幕で遮断
するけれども, 作業できる程度の明るさの光は利用するようなものである。遮
光幕がなければ, 昼間は外から光が入りすぎる。真っ暗だと遮光しすぎになる。
　アリピプラゾールの機序としてもう 1 つ考えられるのは, 前シナプス D2 受
容体（ドーパミン放出をサーモスタットのように阻害する作用がある）と後
シナプス D2 受容体との間の遮断のバランスを取ることである。通常, ドーパ
ミン作動性ニューロンの軸索端末にある前シナプス D2 受容体は, 後シナプス
D2 受容体よりも, ドーパミンに対する感受性が低い。そのため, ドーパミン
放出が過剰にならないかぎり放出を阻害しない（サーモスタットが, あらかじ
め決めた温度以上になると加温装置を切るのと同じ）。
　アリピプラゾールは, 副作用の EPS, TD, 陰性症状, 高プロラクチン血症
を抑えるという長所では SDAA と同じだが, それ以外に, 認知的問題や気分

第 13 章 認知療法と薬物療法　*333*

の問題を改善するという利点もある。ジプラシドンと同様，体重増加，DM，高コレステロール血症の心配が少ない。

薬物療法との関係における認知療法

薬物療法としての認知療法

　神経生物学の章で，脳を双方向の変換器と見る概念を紹介した。脳は心理学的出来事（長期的環境や急性のトラウマ的状況など）を生理学的変化（シナプス形成，シナプス増強，細胞死など）に，また生理学的変化（処方薬，違法薬物，毒物の摂取，電気けいれん療法など）を心理学的変化（思考，情動，行動など）に変換することができる。実際，どのような刺激の入力であれ（会話，夕日，気温など），生理学的変化を少なくとも短期的には（長期的な性質の変化ではなくとも）引き起こし，その生理学的変化が別の生理学的変化につながり，その変化が思考，情動，行動の心理学的変化を引き起こす。精神療法が思考や情動や行動を変化させるために与える一連の心理学的刺激が脳の生理学的変化に関係すると想定していけない理由はない。すでに複数の脳画像化研究で，うつ病や不安障害の認知療法を受けた患者の脳の一部で，代謝の生理学的変化が確認されている [417) 545)]。これらの発見は，精神療法，とくに認知療法が，比喩的に言えば一種の薬物療法，あるいは化学療法であると考えられることを示している。たしかに精神療法による生理学的変化は，治療終了後，長期的に持続するものではないかもしれない。しかし，薬物療法でも通常，生理学的（心理学的）効果を維持するために継続的な服用が必要になるのであり，そうした薬物療法の効果と大きく異なるわけではない。実際，習慣化した解釈とは異なる仕方で状況を評価する新しいスキルを身につける認知療法は，薬物よりも長期にわたる生理学的変化をもたらす可能性が高いと言える。

　現時点では，統合失調症の認知療法の効果を調べる脳の画像化研究は行われていない。しかし，D. Silbersweig らが予備的研究に取り組んでおり（2006年5月26日の個人的会話による），今後10年の間にそうした研究が行われていくことだろう。認知療法が脳の生理学的変化につながることは，いくつもの

面から予測できる。たとえば，環境刺激をどう解釈するかについての新たな思考習慣に対応する神経経路における新たなシナプス形成，急性ストレス反応に対応する神経経路の発火頻度の低下，ストレスに対する脳の長期的反応の蓄積の減少などである。

1970年代にDiamondら[194]がラットを使った実験で，発達初期に豊かな環境で遊べた個体は，制限された環境下に置かれた個体よりも，大脳皮質の成長が大きいことを発見した。この可塑性は後に，樹状突起の成長，枝分かれと，シナプスの発達によるものであることが確認された。さらに後に，かつては発達初期に限られると考えられていた過程が，成熟後も続くことがわかった。歳をとってもニューロンの総数は増えないため，学習の多くは，新たなシナプスの形成（それまで連合していなかった観念のつながりに対応する）や，あまり使われてこなかった既存シナプスの増強によって成り立っていると考えられる。精神療法とは，教示やモデリングを通じた認知プロセスの学習と見ることができる（自分の信念を支持する証拠を吟味することなど）。その後患者は，反復練習を通じて，治療者に頼らずに新たな思考習慣を利用できるようになる。この時点で，患者の脳の中で，こうした新しい思考方法のための神経接続が固まっているのである。

現在の脳画像化技術には，新しいシナプスや新しい神経経路の形成を検出するほどの感度はないかもしれない。既存のシナプスや経路の増強なども，もちろんわからない。脳の特定の領域でかなり大きな変化が生じなければ，現在の脳画像化技術で検出できるほどのまとまった影響は生じない。脳波計（出来事に関連する電位変化を測定する）には，こうした変化を検出できる感度があるかもしれない。情報処理のプロセスの微妙な相違を識別できるだけの時間的解像度を持っているのだ。しかし，脳波計ではその活動の相違が脳のどの部位で生じているかをピンポイントで示すことができない。

認知療法（あるいは精神療法一般）の影響が最も考えられる脳領域は，前頭皮質である。計画や意思決定などの実行機能は，ここが司る。しかし，認知療法による変化は，現在の脳の画像化技法で測定できるような代謝活動の増大や減少で説明できるほど単純なものではないだろう。必要とされる代謝活動全体は変わらないような配線の組み替えがあるかしもれない。新たな思考法を反映

する前頭皮質の変化があるとしても，それに対して二次的な変化が脳のほかの領域に起こっているかもしれない。患者が自分の信念を支持する証拠を吟味するやり方を身につけると，幻聴に関する妄想や信念の確信度が下がり，それにつれてこれらの信念に関連するストレスも消えていくだろう。誰かが自分の食べ物に毒を入れているという信念を疑うことで，食事中の不安は軽減するだろう。ドーパミン系の短期的状態だけでなく，扁桃体，帯状皮質など辺縁系の活動が低下しているかもしれない。ストレス反応系のこうした活動低下が，刺激からストレス，精神病，ストレス増大，という悪循環を食い止めることで，精神病症状の強度と頻度を抑えると考えられる。非精神病的ストレス（就職の不安や初めての人との出会い，孤立に起因する抑うつなど）のための認知療法でさえ，ストレスを軽減してドーパミン系の短期的反応の効果を抑える役に立っているかもしれない。つまり，心理学的基礎に基づくドーパミンの部分遮断が生じているのである。

　認知療法の継続による長期的効果は，ストレスの長期的後遺症によるダメージ，すなわち，コルチゾールによる海馬細胞の損傷を軽減することによるものかもしれない。とくに，損傷が大きくない前駆段階で治療を開始している場合には，そう言える。

認知療法と薬物療法管理の相互作用

　認知療法だけでは統合失調症の症状は治療できないし，薬物療法管理自体は，症状の心理学的意味を無視している（そしておそらく服薬コンプライアンスが犠牲になる）という意味で，治療の人間的側面を捉えていない。それゆえ，統合失調症治療の両アプローチを統合する必要がある。これら2つのアプローチは，多くの面で交差すると思われる。精神科医が薬を処方しながら精神療法を行うということはある。精神科医が薬を管理し，別の治療者がグループや個人の精神療法を行うという医療機関もあるだろう。別の施設で認知療法を受けている患者に薬物療法を行う精神科医もいる。どのようなあり方でも，この2つの治療モダリティの間である程度の協力は必要となる。しかも，ケースマネージャーや社会復帰施設やデイケアプログラムなどの心理社会的サービスや，家族の関わりも関係してくる。

精神科医が統合失調症患者に認知療法も行う場合，一貫したデータ（すなわち精神科医自身が観察し，患者から聞いたことに）に基づいて2つの治療をどう組み合わせるかを，自分ひとりで決定できるという利点がある。しかし，その場合でも2つの治療を同時に行う際には考慮すべき因子がいくつかある。

　まず考えるべきは，それぞれのモダリティでどの程度の治療を行うかである。現在薬物療法と週1回の認知療法セッションを行っている患者が，失業して補償が得られなくなっているとき，ただちに現在の抗精神病薬を増量するのと，薬を変更するのと，失業への反応のもとを探るのと，失業の原因と新しい仕事の見つけ方を考えるのと，どれが賢明だろうか。精神科医は，最初に認知療法で，治療中に問題に取り組むことで回復するかどうかを見ようとするかもしれない。薬を変えずにうまく回復させられれば，精神科医としては処方箋を書くこと以上に患者の健康に影響を及ぼせたことでプライドを膨らませられるだろう。しかし，家族や患者自身から，うまくいくかどうか何回かのセッションで様子を見るよりは薬物の介入を望む圧力がかかるかもしれない。薬物変更の遅れで，精神病を悪化させ，ストレスを生み出してさらに症状を悪化させるリスクを冒すことになる。一方，用量を増やしたり薬を変更したりすると，急性エピソードが収まっても元に戻すのが難しいことがある。状況改善の最初の試みとして精神療法を選ばないと，何カ月も何年も治療費と副作用の危険性が増えるという代償があるかもしれない。仮に両方の治療を同時に変えたとしても，精神科医は，エピソードが収まったときに，薬をいつ元の用量に戻すのが適切かを判断する必要がある。

　精神科医と精神療法の治療者が異なる場合，悪化に対処するために治療をどう変えるかについて両方の臨床家の意見が食い違うことがあるため，問題は複雑になる。代償不全が起こったとき，あるいは治療の開始時でさえ，両者がそれぞれ自分のアプローチの方が効果的で中心になるべきだと主張することもある。しかし逆のことも起こりうる。両者とも自分はできるかぎりのことをしているけれども，相手方が十分な助けになっていないと考えることもある。患者は板挟みになり，最悪の場合，2人の臨床家の連絡役になってしまう。

　治療の分割におけるもう1つの混乱の源は，患者がそれぞれの臨床家に違うことを言う場合に起こる。この食い違いのもととして，以下のことが考えら

れる。①妄想または思考障害が片方または両方の臨床家とのコミュニケーションを曇らせる。②片方に他方より良好なラポールが存在したり，両者が異なる質問をしたり，患者が何かを忘れたりする，などである。家族や外部の機関とのコミュニケーションを考えに入れると，語られる内容に関しては複数の食い違いが生じる余地がある。

　臨床家が患者本人や家族にだけ頼るのではなく，互いに直接連絡を取り合えば，部分的な解決になる。患者や，できれば家族や外部機関も立ち会いのもとで定期的に連絡をとれれば理想的である。そうすれば，（解釈は異なるかもしれないが）重要な関係者は同じ内容を聞くことができるし，食い違いも直接対処できる。臨床家同士だけで話し合う方が都合が良いはずだが，ときには全体の会合を持つことも有用だろう。

　精神科医と精神療法の治療者との連絡に際しては，症状の吟味，症状の心理学的裏づけ，患者（および家族，機関）の目標，互いの治療方略を連絡内容に含めなければならない。今後の治療の方向性の導きとできるよう，どの方略がどのような条件下で最もうまくいったかについて共同でアセスメントする必要がある。精神科医は，患者に心理学的に何が起こっているかをよりよく知ることで，患者の症状の人間的な側面を理解しやすく，患者の病識と服薬コンプライアンスを改善しやすく，また患者との間の会話，たとえば統合失調症とは何か，薬は治療にどのように役に立っているかといった話し合いを始めやすくなる。一方，精神療法の治療者は，患者の薬物療法がどうなっているかをよりよく知ることで，薬物療法の効果で認知的にどのような変化が生じていて，どのような副作用が認知療法の妨げになりうるかについて理解しやすくなる。

薬物療法のセッション中に認知療法を利用する

　統合失調症の認知療法の原理は，薬物療法管理だけを行っている精神科医も利用できるだろう。アメリカの精神科医は，通常薬物療法管理のために，1〜3カ月に1度，15分間のセッションを行う。この短時間では，状態を適切にアセスメントし，薬を調整し，治療について患者に説明するだけで精一杯だが，認知療法の技法を薬物療法管理の実践に組み込む方法はある。それにより治療の効果を高めることができる[521]。

認知療法は，薬物療法マネジメントの中においても，さまざまな面で治療を改善することができる。たとえば，①患者と精神科医のコミュニケーションを促進できる，②患者の病識を改善できる，③服薬コンプライアンスを向上させられる，④精神病症状を軽症化できる。アメリカ精神医学会（APA）の統合失調症作業部会が開発した実践ガイドラインにおいても，認知療法は，とくに治療抵抗性の患者に対して，1つの治療の形式として推奨されて　い　る（Practice Guideline for the Treatment of Patients with Schizophrenia, 2004）。

　統合失調症の認知療法の原理の1つは，患者の幻覚や妄想は，自動思考の反映であるか，自動思考に基づいているか，その両方であるということである。つまり，それらは患者の観念の反映と考えられるのである。場合によっては，それは患者の欲求や欲望を伝える方法なのかもしれない。ただし，その伝達がそのようなものとして解釈されなければならない。

　統合失調症と診断され，地域のリハビリ施設で暮らしている高齢女性が，妄想があるため，月1回の面接を受けていた。数年間，同じ抗精神病薬による薬物療法を続けている。自分の状態を覚えていないように見え，感情鈍麻などの陰性症状が見られた。隣人が夜中に建物に押し入ってきて，生まれていない子どもを自分の子宮から盗み出していくという妄想に繰り返し襲われていた。患者はこの妄想にそれほど苦しんでいるとは見えず，状態は薬物療法で管理されていた。この妄想について何カ月か話を聞いた段階で，精神科医は詳細を尋ねることにした。なぜ隣人が胎児を盗み出すと思うのか，それが実際に起こったというどんな証拠があるのか，という点を尋ねると，患者は，朝起きたときに「破水していた」ことがよくあったと答えた。精神科医はこの説明から，スタッフに知らせていない夜尿があったと判断した。妄想の証拠を追求した結果，長い間誰にも告げられずに放置されていた失禁を適切に扱えるようになったのである。後にこの患者の心臓に問題が起きたときも，胸が痛むことを，背中からナイフで刺されて，それが左胸に突き通ったという妄想を語ることでしか説明できなかった。

　患者が自分の欲求を，妄想を使って伝えることもある。精神科医は，たいていの妄想は実際の出来事や感情の解釈であるということを認識すれば，その妄

想を利用して，患者の思考内容を探る突破口にできるようになる。重要な情報を明らかにするためには，ほんのいくつかの短い質問で足りるだろう。

　統合失調症の診断を受けている中年女性が，馴染みのない地域のメンタルヘルス施設に送られ，はじめての精神科医の診察を受けに来た。患者は，施設が投薬で自分に害を与えようとしているという声を聴くと話した。精神科医が，この声が言っていることを信じているかと尋ねたところ，患者は，服薬で「ゾンビのように」なるのではと心配していることを認めた。ほかの施設でそのような人を見たのだという。精神科医は，新しい抗精神病薬について説明し，「ゾンビ」になるような副作用が起こる可能性は低いことを教えた。また，もし副作用が出るようなら，患者には薬を変えさせることができるし，いつでも薬を拒否できる権利もあることも教えた。患者はSDAAの薬物療法を低用量で始めることに同意し，数カ月後にはパラノイド性の妄想がなくなっていた。以後ずっと薬物療法を継続した（何度か短期間，中断したことはあった）。その後，とくに，服薬を怠ったときに妄想が再発することに気づいたあとは，薬物療法の継続がいかに重要であるかがわかったと話した。精神科医と最初に薬物療法について話してから，施設が薬で自分に害を与えようとしているという声を聴くことはなくなったという。

　幻聴の内容は，探究する価値がある。患者がその声の中身を信じているか，信じているとしたらどの程度信じているかと尋ねることも，そこに含まれる。上記の事例では，声についての話し合いが，薬物療法に対する患者の懸念を明らかにし，非常に複雑になりかねなかった問題を回避できた。患者は，精神科医に耳を傾けてもらっていると感じた可能性が高い。精神科医は幻聴の内容を利用して患者の思考と感情に分け入ったのである。

　統合失調症の治療に認知療法を利用する目的は，1つには，病識を改善することである。この目的は，精神疾患としての統合失調症について教育することである程度達成できる。この教育は，毎週の認知療法の治療により，徐々に，念入りに仕上げられるが，精神科医も，統合失調症と，抗精神病薬の薬物療法に関する情報を提供することで，この努力に参加することができる。患者が精神病症状と統合失調症をどう捉えているかの判断は，何よりも慎重に行う必要がある。それから，患者と協働的に，症状や病気をどう概念化するかの代替的

モデルを構築していく計画を立てるのである。精神科医は，認知療法の治療者と連絡を保ち，脳の働きや，脳の情報処理に薬物がどのように影響するかという知識を患者に与えることで，この協働作業に寄与できる。声や妄想が，自分が悪いせいではなく，現実的な危険信号でもなく，病気の一部なのだと知って救われる患者もいる。その知識が，声や妄想に関連する患者の苦悩を軽減できるのである（おそらく患者にはその概念が理解できないとの信念から，そうした知識が何年も患者に与えられないこともある）。苦悩が軽減される結果，症状の重症度も軽くなる。統合失調症についての情報を聞いて否定的に反応する患者もいる。そのレッテルが自分にもともと悪いところがあるということを意味していると考えるのである。彼らの言葉使いでは，自分が「気違い」で「まともでない」こと，何年も自分の信念の中で無駄に生きてきたかもしれないこと，慰めだった信念や厳格がもはや真実ではないことを知って，落ち込んだり苦しんだりするかもしれない。したがって，認知療法の治療者と協力して心理教育の計画を立てることが望ましい。患者が精神療法を受けていない場合，精神科医は，詳しい情報を与える前に，疾患としての統合失調症の情報を吸収する力が患者にあるかどうかを慎重に見きわめる必要がある。

　病識を持てば，患者が薬物療法の目的と意義を認識することで，服薬コンプライアンスが上がる。病識がなくても，認知療法の技法を用いて，ある薬の服用を始めてからどのように改善しているかや，薬を服用しなかったときに悪化することがあることなどの証拠を吟味させることで服薬コンプライアンスを高めることができる。服薬コンプライアンスが悪い場合，臨床家は患者が薬物療法に関連づけている自動思考について尋ねることで，この問題に取り組める。副作用や，毎日服用する必要性，服用を続ける必要性に関して誤った信念を持っているかも知れない。ただ定期的に服薬するよう指示を繰り返すだけでは，認知療法の基本的な部分を捉え損なっている。行動を導く思考を吟味することである。

　最後に，精神科医は15分の薬物療法セッションの間に認知療法技法を簡単に利用することで，精神病症状自体を縮小させるための仕事ができる。たとえば，アパートの前に車を停めた人が部屋に押し入ってくるという妄想を抱いている患者には，2列の記録表を渡し，その信念が本当だったときは左の欄に，

本当ではなかったときには右の欄に書き込むよう求めた。1カ月後，患者が薬物療法管理セッションにやってきたとき，右欄ばかりに書き込みがあり，左欄は空欄だった。患者は，このモニタリングの練習が示す通り，アパートに押し入られるという信念には根拠がないと結論づけた。

　薬物療法管理の短いセッションの間に簡単に使える認知療法技法はほかにもある[521]。統合失調症の治療に認知療法を適用する場合，毎週1回1時間の完全なセッションが望ましいとはいえ，この疾患について薬物療法に重点が置かれ，精神科医が1〜3カ月に1度薬物療法管理を行うという現状では，精神科医ができる範囲で精神療法の補助的な役割を簡単に果たす必要が生まれている。認知療法は，このような，薬物管理セッション中の簡便な，しかし有用な介入も準備しているのである。

第13章のまとめ

　統合失調症の認知療法は，患者が抗精神病薬による薬物療法を受けていることを前提にしていることが多い。治療者が，これらの薬物の働きや，起こりうる副作用について一般的な知識を持っていれば，患者とのコミュニケーションを向上させることができる。同様に，精神科医も，いくつかの基本的認知的技法を身に付け，実際に患者と話をしてそれを利用すれば，精神療法の治療者の仕事への理解を深められる。両方の治療が良好な協力関係は，患者の状況の改善に役立つはずである。

第14章 統合失調症の統合認知モデル

　長年にわたる研究と無数の研究論文にもかかわらず，統合失調症の構成概念は，いまだ謎に包まれている。単一の疾病なのか，それとも複数の異なる疾病の集合体なのか。病因は何か。障害が完全に発現するまでの共通の経過は存在するのか。それとも複数の経過が存在するのか。生物学的にも心理学的にも，統合失調症だけに見られる異常（特異性）も，あらゆる症例を包含する異常（鋭敏性）も見つかっていない。以上の事実にもかかわらず，臨床的特徴や，神経内分泌的異常や，心理学的異常には十分な共通性が存在し，この障害を発症する経過について仮説的なモデルが確かに形成できる。

　統合失調症の臨床像は，症状または行動の4つのグループからなる。妄想，幻覚，思考（談話）障害，陰性症状である[352]。因子分析からは，最初の2つが一貫して「現実歪曲」と呼ばれる共通の因子にまとめられることが証明されているが，両症状群のあいだに意味のあるつながりを見出すことは難しい。さらに，これらの症状の相互の関係や，広汎な認知的機能不全（現実検討の弱さや神経認知的障害など）との関係は明らかではない。この章では，以下の問題を考察する。見かけ上，関連のない多様な症状と，その構造的，神経生理学的異常とを説明できるどのような過程がありうるか？　これらの認知的機能不全と症状の基盤となる共通の特徴は存在するか？　この障害の発症に至る経過はどのようなものか？　われわれは，不十分な脳機能と，生活上の嫌悪的な経験と，精神生理学的に過剰な反応，およびその反応と統合失調症に特徴的な認知的，感情的，行動的異常との関係の相互作用という観点から，これらの問題を考察する。

　ごく最近になり，神経生理学的発見と統合失調症の認知モデルとを統合する

試みが行われるようになった[77][108][107][245]。この章では，われわれの統合モデルに，関連する神経認知的知見を取り込むことを試みる。現時点では，実験結果は統合失調症の仮説的モデルを裏づけるには不十分だが，理論的定式化を行うことで，統合失調症の現象学を理解する枠組みを提供し，将来の研究の道筋を示唆し，統合失調症の認知療法がこの障害の症状にどのような助けになるかについて，いくつかの手がかりを示すことができる。したがって，この章では，統合失調症の発症と症候学と治療について，認知的，また神経生理学的視点に重点を置くことになる。可能な限り，実証的発見による裏づけを提示する。

統合モデルの概要

これまでの研究から，とくに陰性症状と思考の解体の形成には，脳の特定の領域と特定の機能が役割を果たしていることが明らかになっている（短期記憶と実行機能など）[327][372]。しかし，これらの知見では，妄想と幻覚，病識の欠如を説明できない。われわれは，統合失調症については，脳の特定の機能面や領域のみに焦点を当てるよりも，もっと広い視野を持つ方が理解が広がるだろうと考えている。注意，記憶，実行機能，柔軟性の検査は，神経認知的欠損に関しては有用な指標となるが，脳全体の統合的機能の混乱の直接的尺度にはならない。心不全や心代償不全といった心臓機能の障害にたとえて言うと，統合失調症の発症における神経生物学的，環境的，認知的，行動的素因の間の複雑な相互作用に対して，認知「不全」，認知「代償不全」という広い概念を適用できるということである。この構成のもとには，2つの因子の組み合わせが，内的，外的経験の適応的な評価と統合を妨げているという考えがある。すなわち，**認知的負荷の過剰**（ハイパーサリエントな信念により負わされる）と**認知的リソースの不足**（多くの脳機能にわたる欠損の結果として）の2つである。不安定な認知機能による代償不全が，統合失調症の特定の症状の形成につながる流れを，**図14.1**に示す。

発症の前段階として，ストレスに対する反応亢進と，わずかな認知的障害と，他者からの引きこもり傾向がある。ストレス因子が積み重なるにつれ，神経内分泌的な連鎖反応が脳機能に有害な影響をもたらし，たとえばドーパミンや，

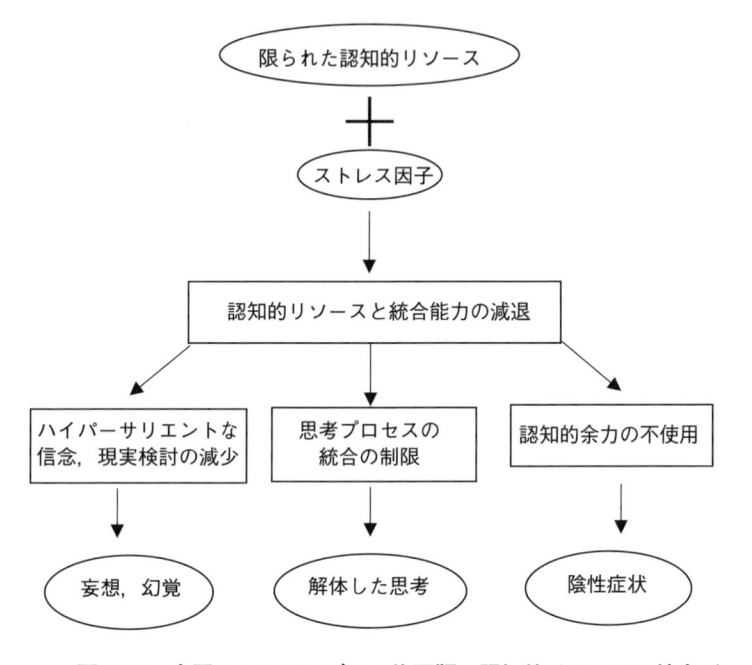

**図14.1　素因ストレスモデルの修正版：認知的リソースの縮小が
統合失調症の出現を促す**

おそらくほかの神経伝達物質が一部脳領域に過剰な活動を引き起こす。この過
剰な活動が，限られた認知的リソースに大きな負荷をかけるのである。こうし
て，もともとわずかな認知的リソースが徐々に奪われ，認知不全から認知代償
不全へ，そして重篤な場合には認知機能停止へと至る経過を進み始める。この
経過は，臨床的には，一方では妄想的信念や幻覚の出現として，他方ではそれ
らを現実的に評価する能力の減退として顕在化する。この障害の進行は，認知
的リソースの低下を特徴とするとはいえ，患者は日常生活でさほど難しくない
作業を遂行できるだけの認知的余力は維持している。しかし，その余力は，ハ
イパーサリエントな信念や誤解について現実検討を行うという複雑で努力を要
する作業をこなすには十分ではない。陰性症状の一因は，行動を計画し，実行
するリソースの減少にあるとも考えられる。そして，それはまた，認知的余力
を守る手段として働いている可能性もある。この余力の保存システムが，否定

的な予期や意欲の減退，社会的回避，および構成的活動全般の減少として現れてくる（ほかの場合における認知的余力に関する考察は Stern[595] を参照）。

認知的バイアスは，素因的脆弱性から前駆状態へ，さらに顕在的精神病へと至る進行において大きな役割を果たす。認知的バイアスから生じる認知の歪みは，生活上の嫌悪的状況に対する極端な評価判断につながり，その結果，病的なスキーマの形成に至る（このスキーマには歪んだ信念と表象が組み込まれている）。非機能的な認知的スキーマはハイパーサリエントになり，情報処理システムを「ハイジャック」して，患者の経験の解釈にさらにバイアスをかける。その誤った解釈は，認知的スキーマ内に組み込まれた信念の内容に沿ったものになっている。（神経化学的調節不全に関連する）スキーマの過剰な活性化が制御されない異常思考につながる力，その思考は，認知的リソースの障害のため，チェックされない。ドーパミンや，おそらくほかの神経伝達物質（グルタミン酸など）による作動系の活性化に関連するハイパーサリエントな信念や表象作用は，妄想や幻覚の形で現れる。長く根付いた敗北主義的態度と否定的な予期（前頭前皮質のドーパミン欠損に関連する）が陰性症状の発症に働く。

統合失調症の素因と発症

素　因

素因ストレスモデル[679] は，過去数十年にわたり，統合失調症の発症研究の方向性を導いてきた。多くの文献が，統合失調症の素因を検証している。素因的脆弱性については，寄与因子のさまざまな組み合わせが確認されている。因子としては，遺伝，出産前後の問題，心理学的ストレス因子，青年期および成人期早期の神経発達上の神経内分泌的問題などがある[639]。海馬の損傷は，脆弱性の寄与因子としてだけでなく，精神病の誘発因子，維持因子としても特定されてきた[639]。神経の刈り込みによる灰白質の減少[443] と，神経伝達系の調節不全[636] も，精神病の素因および維持に役割を果たしているようである。神経回路の活動の乱れが知覚，認知，行動の各要素に及ぼす影響を記録した研究もある[349]。これらの乱れは，実行機能と作業記憶の認知的障害という測定可

能なものとして，また，統合失調症の症状の形成として現れてくる。これらの障害や，いまだ特定されていない障害の影響の積み重ねが，明らかに，利用可能な認知的リソースの減少の一因となっている [489]。

　統合失調症の有病率は，総人口の約1％と見積もられているが，個々の精神病症状（5％）や，広く定義された精神病性の経験（15％）で見れば，有病率はもっと高いことが確認されている [170]。前向き研究 [170] [503] からは，精神病の相互作用的発症モデルを裏づける証拠が見つかっている。さらに，心理学的トラウマ一般も精神病の発症に関連する [583]。Cougnard らは，散発的な精神病性経験の非臨床的な発現が，精神病の特定の環境リスク因子（大麻の使用，幼児期のトラウマ，都市度）と相互作用し，精神病症状の異常な持続を生み出し，最終的に治療が必要な状態に至ることを明らかにした。環境リスク因子は臨床的精神病を生み出す付加的な因子として働く。統合失調症の発症脆弱性を持つ人びとには，明らかにそうした障害や症状が非臨床的な形で存在しているが，比較的少数の，とくにトラウマ的経験に曝された人においてのみ，顕症的に現れてくる。

　こうした連続性仮説を支持する証拠は何種類かある。たとえば疫学的研究からは，高リスクの人が持つ準臨床的な徴候や症状と，患者の完全の症状との間に連続性があることがわかっている。ほかの研究でも，神経症的傾向や幻聴を外的な力に帰属させることなど，ある種の特質が精神病の素因となることが明らかになっている [212]。さらに，小さなストレス状況の蓄積が，この障害を誘発したり，沈静期の症状を悪化させたりする場合があることも裏づけられている。

　精神病一般，また特に統合失調症の素因を確定する方法として，（統合失調症型障害のような）準臨床的な症状を持つ人と，その家族，そして患者に，表現型および遺伝子型の特徴があるかどうかを調べるやり方がある。Myin-Germeys ら [476] によるレビューは，一般集団における一部の準臨床的な**精神病症状**と，臨床的に診断された精神病患者の症状とのあいだに連続性があるという強力な証拠を見出している（Lincoln[416]，Schürhoff ら [565] も参照）。これらの研究者は，一般人と精神病患者との間に**病因的**連続性があることと，**統合失調型** schizotypy と**精神病** psychosis との間に類似性があることの証拠も提

示する。統合失調型も精神病も，同じ臨床次元（陽性症状，陰性症状，解体症状）を特徴としている。さらに，どちらの症候群にも，幼児期の虐待や都市度の上昇に対する適応不良など，**心理社会的因子**が関連している。**大麻の使用**も，統合失調型にも精神病にも関連する。統合失調型で大麻を使用している人は，陽性症状の次元を示す患者に見られるものと同様の注意脱抑制を見せる。

　過大なストレス反応性や不安傾向，抑うつ症状，自律神経不安定を特徴とする**神経症的傾向**も，成人後の精神病のリスク因子である。精神病患者およびその親子きょうだいは特徴的に神経症的傾向が強い。しかも，神経症的傾向は精神病様症状の発症リスクを高めているものと思われる。**遺伝的研究**も，連続性仮説を支持するようだ。双子研究や，家系の精神病理のクラスタリング研究から，典型的な陰性症状次元と解体次元が遺伝的に家系内で有意に伝達されていることが明らかになっている。しかも，非情動的な精神病の患者の陽性症状は，家族内の陽性統合失調型と相関し，陰性症状は家族内の陰性統合失調型を予測する。統合失調症患者の**神経発達的**／神経心理学的特徴は，統合失調型の人にも，また患者の家族（親子きょうだい）や親戚（祖父母，おじおば，甥姪，孫）にも見いだせる[565]。皮膚電導性の増大や早期の感覚ゲーティング欠損など，多様な**生理学的異常**が，完全な統合失調症にも統合失調型にも見られる。最後に，高リスクの人と統合失調症患者の両方で，陰性症状は同種の敗北主義的態度を見せる。

　まとめると，一般社会で治療を受けていない人や患者の家族に見られる統合失調症への素因と，統合失調症の診断を受けた患者に見られる素因の間には，以下の点で広汎な連続性が存在する。それは，精神病様症状，病因因子，環境因子，人口動態因子，神経症的傾向，非機能的態度，遺伝，神経認知的障害，精神生理学的異常，である。

ストレス因子と神経内分泌の反応亢進

　ストレスと精神病との関係については多くの研究がなされている。研究から導かれる一般的な結論が示唆するのは，精神病の経過は，比較的稀な人生の大きな出来事よりも，日常生活の中で頻繁に生じる小さな出来事の積み重ねの影響を大きく受けるということである[429]。最初の精神病エピソードにつなが

るストレス因子についても同じことが言える。Monroe[462] は，日常の小さな出来事が心理学的症状一般に影響を及ぼすことを報告している。Malla ら [428] は，生活上の小さな出来事と統合失調症の再発率のとの間の関連を報告した。Norman と Malla[486] は，これらの患者の主観的ストレスと生活上の小さな出来事との関係を明らかにした。さらに，Myin-Germeys ら [477] は，精神病患者とその親子きょうだいが小さなストレスを受けた後の気分の変化を報告している。

精神病のリスクの高い人はストレスに対する反応亢進を示すという説を支持する一連の論文がある [475] [641]。この反応亢進は，明らかに，精神病の前駆期にも完全な活動期にも持続している。再発にも寄与していると思われる。精神病ではストレスに心理学的に過剰反応していることを支持する実証的証拠は，文献の中に大量に見つかる [165] [636]。たとえば統合失調型の人は統合失調症患者で見られるのと同様の思考上の問題を抱えているし，ストレスに対して心理学的に同様に過剰反応する [635]。また，社会的脅威に対する評価判断は，コルチゾールの過剰放出と相関する [195]。

Myin-Germeys ら [475] も同様の研究を行っているが，こちらは生活上の小さな出来事と精神病症状との関連を調べるために経験標本抽出法（ESM）を用いた。小さなストレス因子は，平均より高い精神病傾向を持つ 2 つの集団で明らかに精神病経験の強度と相関した。1 つは精神病の診断を受けた患者で，寛解期にある集団。もう 1 つは精神病の診断を受けた患者の親子きょうだいである。データの横断分析に基づいて結論を引き出しているため，因果関係をはっきりさせることはできなかった。しかし，小さなストレス因子が精神病症状の強度を高める原因となるという解釈は十分に成り立つ。この論文の著者らは，環境ストレスへの関係の鋭敏化を，精神病症状の**ドーパミン感作仮説**の観点から解釈できるかもしれないと述べている。彼らは，環境刺激に対するドーパミンニューロンの反応亢進を指摘する。つまり，ストレスに対するある程度のレベルの暴露でさえ，ドーパミン過剰につながるというのである。

Corcoran ら [165] は，HPA 系（視床下部−下垂体−副腎皮質）が，統合失調症の発症と経過における内分泌神経システムのリスク要因を構成するという Walker と Diforio[636] の仮説を支持する発見をまとめている。コルチゾール・

レベルの増加（おそらくストレスが HPA 系に及ぼした影響による）は精神病の発症と関連する。また，精神病の発症年齢と，青年期および成人期早期におけるコルチゾール・レベルの上昇は相関する。これは，ストレスとコルチゾール，精神病との関係に関する Walker と Diforio の説に対する間接的な証拠となる。統合失調症などの精神病患者では HPA －海馬系の調節が不全であり，そこには環境因子が少なくとも部分的に関与しているという説を裏づける証拠が蓄積されており，Walker ら[641] はそれを列挙している。この主張の根拠の1つとなっているのは，片方しか発症しない一卵性双生児による研究結果である。重要なのは，Walker らが，HPA －海馬系の障害は臨床的な発症に**先行する**と報告している点である。また，最初のエピソードを発症し，未治療の若い患者では，海馬の体積が減少し，コルチゾール・レベルが上昇している。最後に，海馬の体積は障害が慢性化するにつれて減少し続ける[625]。

　これらの研究結果のパターンは，ストレスによる HPA －海馬系の乱れが，脆弱性のある人の精神病の発現に影響しうるという主張と整合する。慢性的ストレスによる HPA 系のダウンレギュレーションで，HPA 系はコルチゾール分泌を制御できなくなり，海馬の細胞死が起こる。Walker ら[641] はさらに，コルチゾールの分泌によりドーパミン系が活性化することを示し，これが，ストレスに曝されているときに精神病症状が悪化するようにみえることを説明するかもしれないとしている。Walker と Diforio[636] の説を支持する根拠はほかにもある。たとえば，コルチゾール・レベルは精神病が再発する**前**に上昇する。また，追跡研究[634] によると，ベースラインのコルチゾール・レベルは症状の重症度に相関する。コルチゾール・レベルで指標化されるストレスは，明らかに，精神病に先行するものであって，その結果ではないのである。

　まとめると，多数の研究に基づき（要約は Broome ら[109] および Garety ら[245] を参照），精神病に至ると考えられる神経生理学的経過を定式化することが可能である。出生前または出生後の環境的な出来事の何らかの組み合わせの結果生じた海馬体積の減少[639] が，ストレスに関連する過剰なコルチゾール放出の素因となる。高コルチゾール症はさらに海馬の体積を減少させることにもなる。海馬は中脳辺縁系のドーパミン系を制御しているため，海馬の損傷はドーパミンの感作につながる。ドーパミン作動系の反応亢進は，精神病の重要

350

な誘発因子となる。この経過は，皮質辺縁系の機能不全により促進され，結果として前部前頭葉によるドーパミン抑制を弱める。ストレスとコルチゾール・レベルの上昇と海馬の損傷が関連しているというこの考え方は，統合失調症が小児期のトラウマ／PTSD の結果であるという病因論にも適用されてきた[531]。

ストレス反応における評価判断の役割

精神病傾向のある人がストレスを受けた際の生物学的反応に関する研究の多くでは，**素因**から**刺激となる出来事**，そして**神経内分泌的反応**という直接的な連鎖が仮定されている。しかし文献が示唆するところによると，ストレス反応は出来事への評価判断に媒介される。つまり，ある出来事は，それに付与される意味づけにより，ストレス因子となるのである[399][526]。

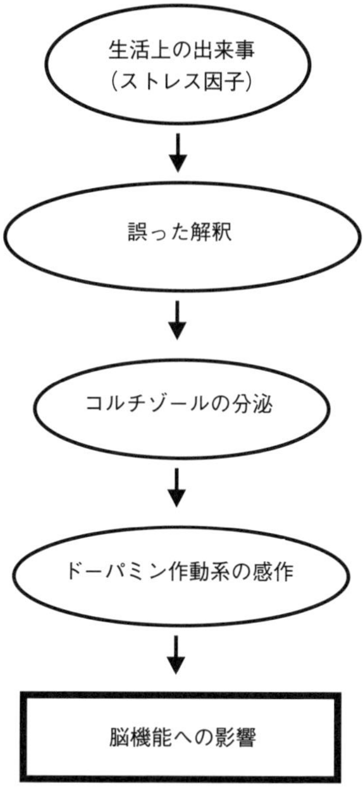

Dickerson と Kemeny[195] は，認知的評価判断がどのように，特定の認知プロセスと，その基盤となる中枢神経系とを活性化させることで，生理的に影響を及ぼすかについて詳しく研究した。まず，視床と前頭葉（前頭前皮質など）がストレス因子となりそうなものの意義や意味を統合し，評価判断する。たとえば，それが脅威であって手に負えないと評価判断すると，前頭前皮質から辺縁系への広汎な接続を通じて情動反応が生み出される。辺縁系の中で視床下部に接続する構造（扁桃体，海馬など）を主要な経路として，HPA 系が活性化する。HPA 系は視床下部の皮質刺激ホルモン放出ホルモン（CRH）

図 14.2　ストレス因子から混乱へ

の放出により活性化する。CRH は下垂体前葉を刺激して副腎皮質刺激ホルモン（ACTH）を放出させる。すると ACTH が引き金となり副腎皮質が血中にコルチゾールを分泌する。Dickerson and Kemeny[195] は，広汎なメタ分析に基づき，最も一貫して HPA 系を活性化する実験条件（評価と制御不能性）は，脅威の評価判断に相当するものであると結論づけた。これらの実験の結果は，生活上の出来事を制御不能と評価判断することが，統合失調症患者にとって最もストレスが高いという Horna ら[338] の報告と一致している。生活上の出来事に対する非機能的評価判断から，神経生理学的変化へ，そして大脳機能への有害な影響へと至る経路を**図 14.2** に示す。

　精神病傾向を持つ人は，無害な状況を独特の仕方で評価判断し，おそらく平均的な人よりも強く脅威とストレスを感じている。たとえば Freeman ら[229] はパラノイド性尺度でスコアの高い人は，コンピューター上の仮想現実場面のキャラクター（アバター）が自分に敵意を抱き，陰謀を企てていると解釈する傾向があったと報告している。この研究では，客観的にはニュートラルな場面にパラノイド性の含みを加えた個人的な意味づけをする傾向が，個人の自己焦点化とパラノイド性バイアスを示している。そのバイアスが，無害な場面をストレスに満ちた経験へと変貌させる。後に行われた Valmaggia ら[618] の研究も，高リスクの集団で同様の結果を得ている。

精神病への移行

　統合失調症に至る経過に多くの道筋があることは明らかである。しかし，主観的な最初の変化が，知覚の変化に関わるということは非常に多い。そこには，自己や世界に関する経験の変化も含まれる[386]。脆弱性を持つ人は，通常，精神病症状の発症前に**神経認知的機能不全**を経験している[634]。患者だけでなく，高リスクの人も，神経認知的検査で，注意の問題，作業記憶の障害，実行機能の欠損など，多くの障害が見つかることがわかっている[489] [635]。これらの認知不全の指標は，学校や社会での適応を妨げ，そこにストレスへの過敏が加わると，統合失調症の発症条件が整う。この認知的機能不全は，心理学的機能や社会化に影響を及ぼすものと思われる。それは意欲と社会化の低下に現れてい

る [167]。これら神経認知的，心理学的，社会的困難の重なりが明らかに障害となり，年齢相応の社会的スキルを発達させることができない（Broome ら [110] を参照）し，社会的パフォーマンスと学業成績にも悪影響が及ぶ。これらの問題から，自己及び他者に対する否定的な態度が生じ，社交不安と抑うつが生まれる。こうした人は，ある時点で自発的に社会的人間関係から引きこもったり，人間関係からの隔離を経験したりする。

パラノイド性妄想を抱く患者に関する実験結果や臨床的知見を説明する際に，認知的障害が重要であることは，神経認知的障害が存在するかどうかの検査は，脅威の予期とパラノイド性信念に関連するという Bentall ら [76] による研究結果から明らかである。脅威の予期が顕著であることは，症状の上で，不安が過剰であることに表れている。また，抑うつにより社会や学校での敗北感が進行することにも表れる。

精神病の発症にしばしば不安と抑うつが先立つことは，研究から明らかになっている。Escher ら [212] は，不安と抑うつの組み合わせが精神病前の期間の小さな精神病症状の発症に関連することを確認した。Cannon ら [121] は，統合失調症の小児は，過剰な抑うつと社交不安を経験していることを確認した。精神病経験に近づくにつれ，入院前の 1 年間に，少なくとも 1 回の明白なうつ病エピソードを経験する可能性が高い [14]。

精神病の進行の重要な因子として，幻覚や妄想など異常経験の出現を促す非機能的認知スキーマの発達がある。ストレス環境は非機能的信念（「自分は劣っている」，「人びとが私に反対する」など）を生み出し，その結果，特定の経験に対する非機能的認知による評価判断や非適応的行動（社会的引きこもりなど）が生じる。これらの問題は，さらに嫌悪的経験を引き起こす。その経験がまた，非機能的な信念や行動を強化するのである。この社会嫌悪的態度は，他者についての疑念や奇妙な観念を導くことがある。これらは統合失調型の特徴である。認知的バイアスから生じる非機能的評価判断が繰り返されると，精神生理学的ストレスが高まる。最終的には，非機能的態度を活性化するストレス因子と，その結果生じる HPA 系への影響とドーパミン作動系の調節不全が，精神病状態を進行させていく。

パフォーマンスに関する敗北主義的姿勢からは，意欲の喪失，興味の減退，

抑うつに特徴的な悲嘆などが導かれる。あるいは，そうした姿勢がパーソナリティー構造に組み込まれ，シゾイドパーソナリティー障害として表れることもある。たとえば Perivoliotis ら [514] の研究から，パフォーマンスに関する敗北主義的態度を持つ高リスクの人は，意欲の減退を示す傾向があることがわかっている。これら病前の特徴は，統合失調症の典型的な陰性症状で明確になる。

　異常な被害的観念は，これら抑うつや不安に特徴的なものなど，非機能的な表象からどのように発達し，最終的に被害妄想となるのか。これまでの研究から，抑うつ傾向のある人では，自己に関する否定的なコアビリーフが認知的スキーマに組み込まれていることがわかっている [48]。統合失調症のリスクが高い患者も，同じように自己に関する否定的なコアビリーフを持つようである。たとえば Barrowclough ら [45] は，統合失調症患者の自尊心が低く，それが陽性症状と相関することを明らかにした。しかし「純粋な」うつ病と異なり，統合失調症患者は自己についてだけでなく他者についても否定的なコアビリーフを組み入れている [580]。妄想の内容はまさに，自己表象（脆弱，無力または強力など）と他者の表象（悪意，侵入的，支配的など）の性質に関係する。たとえば被害妄想は自分が脆弱であるという信念と，他者の悪意に関する強力な信念とから生じてくると思われる。影響に関する妄想（異常妄想，被支配妄想）は，自己が無力で，他者が力を持つとする表象に基づいていると思われる。このような力の不均衡は，幻聴患者の信念体系にも内在するようである。

　これらの被害的で異常な妄想の内容は，不安，抑うつ，統合失調症と共通するテーマを持っている。脅威（不安）と社会的敗北（抑うつ）という 2 つの概念が信念体系の発達に及ぼす影響が，他者を脅威，拒絶的，支配的と見る一方で，自己を脆弱で無力と見る表象を生み出す。信念体系のこれら 2 つの概念的要素（脅威と敗北）は，嫌悪的体験（からかい，虐待，いじめ，操りなど）が積み重なる中で強化される。全体として，臨床的知見からは，知的機能が障害されるとき，以下のような一連の事態が生じることが示唆される。人は，生活上の経験の原因を自動的に外部に帰属させる根本的な帰属の誤謬の傾向を持っている [251] [316]。普通の人は，誤って外部に原因帰属させたときは自動的にそれを棄却するが，妄想傾向のある人は，その原因帰属を思考として評価することが非常に困難で，外部の現実を正しく捉えていると評価する。こうした

原因帰属の誤謬の多くは脅威に関わるものであるため，想起系に脅威の記憶が過剰に組み込まれる可能性が高まる[76]。しかも，脅威の記憶は将来の脅威への予期と結びつく[76]。脅威へのこの固着が病理的な結果を生む。

　脅威の記憶と予期は，直接的に疑念と不安を生じさせる[228]と同時に，無害な状況を歪めて脅威と解釈する環境を整える[76]。脆弱性のある人は社会的な潜在的脅威を過剰に警戒し，悪意の徴候を探し求める。その徴候は，疑い深さという形で表れる。他者が自分を傷つけようとしている，あるいは支配しようとしているという懸念から，その懸念を裏づけるとされる「証拠」が積み重なっていく。他者の悪意のない行為を誤解すればするほど，他者が自分を具体的に標的にし，何らかの形で自分を傷つけようとしているという信念は強固になる。それに伴い，信頼のような他者に対する肯定的な態度は弱まる。最終的に，自己を犠牲者，他者を迫害者と見る表象が強まり，被害妄想や被影響妄想となる。このパラノイド性のモードが情報処理システムを乗っ取り，その結果，無作為で無関係なささいな出来事が，個人的意味を持つものと解釈される。多くの出来事がこのように解釈されるにつれて，妄想の範囲が拡張し，さらに多くの状況が自身に敵対的なものと知覚されるようになる。最終的に，この自己中心的な注意の向け方が非常に際立つようになり，隣室の物音でも，通り過ぎる車でも，ニュース番組のレポーターでも，ほとんどあらゆる刺激が患者本人に直接的に向けられたメッセージを含むと感じられるようになる。同様に，痛みや耳鳴り，異常な経験など，主観的経験の解釈も外部主体の働きのせいであると考えられるようになる。

　妄想の形成においては，他者の侵入的意図（同時に患者自身の無力な自己像と，心の浸透性）に関する予期が中心的な役割を果たす。それらが情報処理に重大な影響を及ぼすからである。これらの信念はまず，他者の動機についての疑念を生み出す。「彼らは私を抑え込もうとしているのではないか。私を支配したいと考えているのではないか」などである。その疑念の結果，患者は他者の行動を非友好的なものと解釈しがちになり，他者の否定的意図に関する信念が強化される。被支配妄想や被影響妄想と病原性の幻覚とに共通する要素は，自己を強力な外的存在（声の主や妄想上の行為主体）に浸透されたり操られたりするものと知覚するという点である。

歪んだ情報処理は，うつ病や不安などの障害の研究で証明されてきたタイプのバイアスをもたらす。病原的な信念と一致する出来事に対する注意のバイアス，これらの出来事の選択的抽出，その出来事が持つ意味の歪曲と誇張，代替的説明の除外などである。これらのプロセスが重なり，妄想的信念を増大させる（確証バイアス）。歪んだ解釈とその結論の内容は，当然，妄想的信念の内容を反映している。その信念は，時間と共に固定化するだけでなく，刺激の一般化に似たプロセスで，より広汎な内的，外的な出来事へと適用範囲を広げていく。

統合失調症の最初のエピソードが起こるとき，これらの否定的信念を含むスキーマがハイパーサリエントとなる。スキーマは情報処理を支配し，他者の行動を大きく歪めて解釈する。これらの歪みがコアスキーマにフィードバックされ，さらにスキーマを強化する。これらのスキーマが過剰に活性化するとき，そこに組み込まれた信念はさらに極端になり，精神病以外の疾患では正常に働く現実検討によってチェックされない。こうして信念の内容がエスカレートし，典型的な例では「人は私を気に掛けない」から「彼らは優しくない」へ，さらに「彼らは私を悩ませようとしている」へと進ませることになるのだろう。

まとめると，妄想的信念が情報処理を乗っ取ることで，自己関連づけバイアス，因果性バイアス，注意焦点化バイアス，外在化バイアス，原因帰属バイアス，確証バイアスなど，広く証明されているバイアスが生じてくる。同様のプロセスは，超常的思考や妄想的思考などほかのタイプでも同定されるだろう。

妄想および抑うつと幻覚の関係

研究者にとって，きわめつけの難問の1つは幻覚と妄想の密接な関連性である[416) 513)]。第一に，幻覚は感覚または知覚の領域で経験されることであり，妄想は認知的，概念的メカニズムに関わるものである点が奇妙である。両者の関連性は，統合失調症患者だけでなく，臨床外でも同じように観察される[416) 594)]。たとえば11歳で幻聴（小児の約8%が幻覚を経験する）経験した人は，その声について最初に，外部からきたもの，あるいは友好的でない，あるいは親の声であると評価判断した場合に，26歳でその幻覚を妄想思考に発

展させている可能性が高い[212]。同様に，Krabbendam と Aleman[388] は，妄想が幻覚と統合失調症を媒介すると思われると結論づけた。外来の統合失調症患者を対象としたわれわれの研究でも，幻覚を経験している 34 人の患者のうち 30 人が妄想を持っていた。妄想だけで幻覚を持たない患者は 2 人だけだった。

　幻覚があり，後にうつ病を経験するという経過は，精神病の強力なリスク因子となる[389]。Karabbendam らが指摘するように，力のある他者の手に捉えられているという感覚は，無力感につながる。自分が無力であるという信念はうつ病の重要な特徴であり，万能の声に対処する際の患者の無能感にも反映される。つまり，幻覚体験の原因を圧倒的な存在に帰属させることは，幻覚が外部で生み出され，制御不能であるという決定的な妄想につながるのである（Birchwood と Chadwick[84] も参照）。

　幻覚と妄想の内容をつなぐ共通の糸は，患者が自分の制御が及ばない外的な力の対象になっているという点である。声の力に関する病原的信念は，自分が支配され，侵入され，迫害されているという妄想と同様のものである。幻聴を聴く患者は，声が全知全能であると考える。Lincoln[416] は，統合失調症の長期的な既往を持つ患者の例から，幻覚が被支配妄想，被影響妄想，および思考察知，思考吹入，考想化声，思考流出に関する信念と最もよく相関する傾向があることを示した。同様に Kimhy ら[375] は，「被支配妄想は幻覚と相関するが，自己重要性妄想と被害妄想は幻覚と相関しない」ということを明らかにした。

　最終的に精神病に移行する人では，幻覚に至る特定の経路が存在しているように思われる。そのような人は，小児期にとくに高い頻度でトラウマを経験している[223]。幻覚と妄想の両方への傾向が現れるのはなぜだろうか。幻覚を持たずに妄想を抱く患者は存在するが，言語的幻聴を経験している統合失調症患者で，その幻聴に関する妄想的信念を持たない患者はほとんどいない（実際，声に関する妄想的信念の存在が，その幻聴を精神病症状であると判定する材料となる）。統合失調症患者における妄想と幻覚は，どちらにも対人関係的な方向性がある。患者は外界からのメッセージを，自分を非難し，迫害し，侵入してくるものなどとして（実際に，また解釈として）受け取る。妄想において，患者は他者の行動の観察に基づいて解釈をする（身振りや表情，視線の方向，話が具体的で重要な意味を持つとするなど）。その妄想の世界は，患者に

とって，知覚される世界と同じように現実的なのである。対人関係に関わる内容に対する患者の敏感さが，他者が自分に話しかけてくること（幻聴）や，自分について話されていること（関連づけ観念）や，自分に影響を及ぼしていること（被支配妄想，介入妄想，被害妄想）の表象に反映される。幻聴では，コミュニケーションは言葉の形を取るが，そのことは，（外部からの）迫害という解釈の閾値を下げているのと同じメカニズムが，声に対する閾値も下げていることを示唆している。

　小児期のトラウマ的な出来事が幻覚の中に表れることもある。おそらく小児期のほかの嫌悪的出来事の中に織り込まれているそのトラウマ体験は，無力な自己，絶対的な力を持つ他者という心像を植え付ける。小児期の虐待だけでなく，抑うつ経験も，幻覚の維持の促進要因となるようだ[213]。抑うつの中で聴く声には，小児期のトラウマにおけるものと同じ特徴が認められる。声の内容は，患者を非難する方向を向き，声自身は絶対的な力を持つ。つまり，基礎的スキーマの中心には，患者が他者に完全に服従しているというテーマが存在する。幻聴は，迫害者と被害者双方の声を再現するという形で実際のトラウマを保存していることがよくある。具体例を紹介しよう。

　25歳の統合失調症患者が，自分に話しかけてくる声と，自分について話す2種類の声を聴いた。自分については，「おかま」，「弱虫」，「女々しい」などと悪く言うコメントが多かった。一方の声は12歳の少年の声で，もう一方は6歳の少年の声だった。この患者は精神病の発症の前に，うつ病で2度の入院経験があった。患者は質問に答え，6歳のときに12歳の少年に性的暴行を受けたことを明かした。興味深いことに，この患者はその経験と声とのつながりについて考えていなかった。この小児期のトラウマの結果，患者は自分が無力であり，他者が絶対的な力を持つという心像を抱いた。この心像が原因となり，患者は自分を脆弱に感じ，他人と一緒にいるときに人目を気にするようになった。患者はこの体験を，社会的服従というテンプレート（スキーマ）を通じて解釈していた。患者は否定的な経験を誇張し，偶然の出来事かもしれないことを自分に直接向けられた出来事と解釈する傾向があった。ストレス因子が強まったこと（実際の非難を含む）と，日常のストレス因子に対する反応亢進のために，最終的にこの患者はうつ病で入院し，後には妄想と幻覚でも入院す

ることとなった。声の内容は，小児期初期の心像を取り込み，患者がこの経験に付与した意味，すなわち，自分は弱いだけでなく軽蔑に値する人間（「女々しい」）であるという意味を再現するものである。Read ら [530] は，ストレスと，コルチゾール・レベルの上昇と，トラウマによる（おもに）海馬の損傷の結果，トラウマに関連する記憶のいくつかの面が統合されなかったり，脱文脈化されたりすることが起こる可能性があると考えた。たとえば，（小児期のトラウマの既往を持つ）成人の統合失調症患者が聴く敵意のある声が，実際には虐待経験の記憶の断片であるという可能性もある。しかし，記憶の痕跡は脱文脈化されていて（すなわちその経験のほかの側面／記憶から切り離されていて），当人はそれを単に敵意を持つ声として経験していて，外部の敵意に由来する声であると，簡単に想定してしまうことがある。

　声の妄想的説明の原型，すなわち優先的な外在化バイアスは，明らかに，幻聴の発症前から存在する。患者は，初めて声を聴いたとき，たいていあたりを見回して，声の主を探す（周囲の人に確かめて，その人たちが声を聴いていないと知ることもある）。患者は，（そうした説明バイアスがすでに形成されているために）幻聴が心の中の現象だと考える代わりに，それが外部に起因するものだという信念を固める。この現象に対する患者の外在化の説明は，自己を，力のある他者の影響を受ける受動的対象と見なす早期の表象に由来するものと思われる。この概念化により，患者は独特な因果的説明を始める。内的な経験が外的な力や存在によって引き起こされるという説明である。患者はこの説明モードを，幻覚以外の思考奪取や読心，思考吹入などさまざまな超常的経験の説明にも適用する。実際，介入妄想，被支配妄想，被害妄想などと呼ばれるすべての妄想は，自己と他者についての表象から理解することができる。その表象が，情報処理を外的原因へと方向付けているのである。興味深いことに，患者は，想定されている外的主体に対してよりも，声そのものに対して，はるかに大きな力を帰属させることがある。ある男性は，兄弟の声の幻聴に対して自分が完全に従わなければと感じていたが，現実にその兄弟と話をするときには，それほど無力には感じていなかった。

　臨床データから，散発的な証拠ではあるが，患者には，精神病の発症前に，すでに他者が自分を支配して観察しているという観念を持ち，自分を他者の

第 14 章　統合失調症の統合認知モデル　　*359*

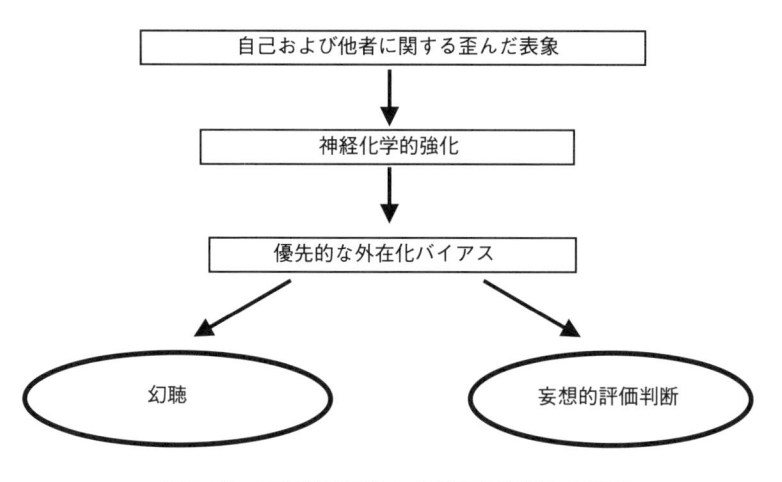

図 14.3　非機能的表象から精神病症状への経路

「意図的」侵入の標的と見なす傾向があることが示唆される。この考え方は，妄想だけでなく，幻覚や侵入思考に関しても患者が行う原因帰属に反映している。

　言うまでもなく，外的存在への原因帰属傾向は，一般人の特徴でもある。この現象については，Heider[316] が最初に記述し，その後 Gilbert[251] が詳細に説明している。精神病傾向のある人は，おそらく嫌悪的な人生経験のせいで，そうした原因帰属を重用しすぎる可能性が高く，また，認知的障害のせいで，そうした原因帰属を評価し，捨て去ることがなかなかできない。**図 14.3** に，否定的な表象とその結果生じる歪んだ情報処理から妄想と幻覚が形成される流れを示す。

理論的考察と結論

　統合失調症において認知的病識が限定され，思考が解体する原因となる基礎は，神経系の機能不全の直接的帰結であると思われる。（神経系の欠損による）限定された認知能力とストレスとの相互作用という考え方で，症状の出現を説明しやすくなる。また，患者が非現実的な観念を評価することや，それを

修正することが困難であることも，その考え方に基づいて説明できる。統合失調症における高次脳機能に関する近年の研究では，脳の局在的で特殊化した機能の欠陥に焦点を当てるものが主流だが，Phillips と Silverstein[519] は，これら局在的で特殊化した機能は，それらと協調するプロセスによって補償されるはずであると指摘し，統合失調症の核心にはそうした協調プロセスの障害があるという説を提出した。彼らは，この種の重要な認知機能は，シナプスのチャンネルを活性化し，脳内の周期性の神経活動を同期させる皮質領域内や領域間の長距離接続などのメカニズムにより実現されている可能性があると示唆した。統合失調症では，これらのメカニズムがもたらす知的能力が障害されていることが明らかになっている。

Phillips と Silverstein[519] によるこの定式化は，統合失調症における高次の認知的処理の問題についての広汎な考え方を示唆するものである。それらの問題を，単に特定の局在的結束の結果と見るのではなく，脳の統合的機能の障害としても見る考え方である。統合機能の低下は，解剖学的レベルで青年期のシナプス接続の刈り込み過剰[443]，あるいは NMDA（調節）受容体の機能低下[498] という形で表れる。統合失調症患者の家族で発症していない人の研究からも，精神病傾向のある人では一般に認知能力が限られていることが示唆されている[289]。おそらく脳体積，とくに海馬体積の縮小の結果と考えられる[92]。この障害のせいで，ストレスに対処して誤った評価判断を調節するリソースが縮小するとともに，嫌悪的経験への感受性が高まり，非機能的な信念や行動が生じるのである。

脳の統合機能全体の障害に関して大局的な見方を取ると，統合失調症の発症のあり方が，少し見えてくる。脳の認知能力に制限がかかっているため，外的なストレス因子による認知的負荷が高まり，そのストレス因子による過剰な影響を緩和するためにリソースが振り向けられ，結果として認知的柔軟性を維持するためのリソースが奪われる。語彙の学習や手続きの学習など，ある種の認知機能は維持されるかもしれないが，内省や自己観察，文脈の変化に基づいて視点を変えること，誤解釈を修正すること，他人からの修正のフィードバックに反応することなど，複雑でリソースを必要とする心理学的機能が相対的に障害されることによって，非機能的信念（とくに妄想）の発達を押し止めるも

の（適切な現実検討）を失い，複雑な対人スキルの形成が妨げられる。

　統合失調症患者は一般に，自身の比較的ニュートラルな観念や，他人の誤った観念については，認知的評価スキルを使いこなすことができる。しかし，そのスキルを，自身の感情的な評価判断，とくに妄想的信念に関連する評価判断に適用する認知能力には，全般的に欠けている。この障害が，「病識の障害」，「現実検討の欠損」という臨床的概念につながる。妄想的観念を非現実的と認識する，したがって基となる障害の症状として認識する能力（認知的病識）の障害は，統合失調症診断の1つの指標となる。

　認知不全と，その結果として生じるストレスに満ちた状況とが組み合わさって，発症前状態から，統合失調症の症状全体に表れる認知代償不全へと進行する道筋が用意される。すなわち，非機能的スキーマの過剰な活性化と現実検討能力の低下が合わさって，妄想，幻覚，陰性症状におけるリソースの節約，形式的思考障害における意味構造の解体などに表れてくるのである。思考障害患者[147]や幻覚を経験している患者[36]に見られる文脈喪失や構えの喪失の原因の一部は，短期記憶と，一貫した会話規則の固守と，不適切な観念の侵入抑止に使えるリソースが相対的に少なくなっていることにあると考えられる。思考の貧困，感情の平板化，アネルギー（陰性症候群）は，リソースの節約の結果と見ることもできるかもしれない。リソースの節約は，言葉の刺激に対して安易な，しかし誤った関連づけをしようとする点にも明らかに見て取れる[147]。

　認知的抑制の同様の低下は，脱線や指示関係の喪失などを特徴とする思考障害にも現れる。とくに患者が外的なストレスを経験ししていたり，情緒的に突出したテーマの話をしていたりするときには，現れやすい。解体は，ネットワーク状態の急速な切り替えから生じると見ることもできる。すなわち，脳の統合能力が欠如しているため，一過性の，比較的ランダムなネットワーク状態が形成されるのである[261] [671]。この見方によると，解体は統合失調症の中核的機能不全であり，その他の症状はこの中核的欠損の補償を表しているということになる。たとえばGordonらは，「現実歪曲」因子がガンマ活動の増大（過剰な情報処理）と，安定的ではあるが異常な皮質ネットワーク（寄生病巣，これが標的刺激に反応して幻覚や妄想につながる）[332]の形成に関連すること，また「精神運動の貧困」因子が標的刺激への反応の低下を特徴とする代償的

「シャットダウン」プロセスに関連すること，しかし「解体」因子は**標的外**刺激への反応低下と相関することを明らかにした。これらの知見は，解体が最も深いところでの統合の失敗であることを示唆している。解体は，情報処理の一貫した過剰でも一貫した低下でも補償されない。形成されたネットワーク状態の急速に変化する一過性の性質は，思考障害や異常な運動などの「破瓜型」の症状を生み出すと考えられる。われわれの定式化では，統合失調症に関連する認知的リソースの枯渇のために，異常だが安定的なネットワーク状態から生じる陽性症状の性質や陰性症状に見られるシャットダウンに関連する敗北主義的信念を正しく評価する能力が妨げられる。

　われわれの臨床的定式化には，実験による裏づけがある。認知的負荷がかかった状態では，統合失調症患者の認知機能が低下することが証明されている [456] [489]。瞳孔反応の欠陥（拡張の消失）[267] とアンチサッケード反応 [179] は，認知リソースの減衰の間接的証拠とみなされている。脳の統合能力に関するより具体的指標として，誤った思考を検出し，その反応の枠組みを作り直す能力がある。BCIS（ベック認知的洞察尺度）は，統合失調症における高次機能の障害を間接的に検査することができる [62]。非現実的解釈への確信度の高さと自省性の欠如は，認知リソースが制限されていることを示すものである。強力な信念から距離を仕置き，それを評価し，そこに証拠と論理という規則を適用するプロセスは，認知リソースに相当の負荷を掛ける。これらのプロセスには，脳の各所に反応が表れる数多くの複雑な機能の統合が必要になる。統合失調症でリソースが減衰し，統合機能が低下すると，ハイパーサリエントな妄想的信念を現実検討するために必要な処理が妨げられる。実行能力の低下は，信念の現実検討能力が低下していることのマーカーとなる。実行機能の障害から妄想に至る経路を研究する1つの方法として，認知的病識と実行機能及び妄想との関係を調べるやり方がある。異常経験の現実性への過信（「自己確信」）と，それを客観的に見る能力（「自省性」，これらはBCIS [62] で測られる）の指標が，実行機能と妄想との関連を実証するために有用である。とくに自己確信は両方の病理に相関しており，両者の媒介となっている [269]。またわれわれは，実行機能の障害と自省性の障害との間にもある程度の相関性を見出している。

　ほかにも，入院患者で実行機能と妄想との相関を確認した研究があ

る（Beck ら[51] など）。ただし外来患者では相関は見られなかった。また，自己確信は思考障害とも幻覚とも有意に相関する[269]。これらの研究結果は，妄想的信念のハイパーサリエンスが脆い現実検討を圧倒しているか，あるいは減退した現実検討のおかげで信念に対する確信度が高まっているか，どちらかであることを示している。一方，陰性症状は，認知的障害が社会的パフォーマンスや学業成績に及ぼす悪影響から生じるネガティブな経験によって生み出される敗北主義的態度に基づいていると思われる[273]。

認知不全が時により変化することは明らかで，しばしば薬物療法により改善または補償される。薬物療法は妄想や幻覚で生じる認知的負荷を軽減する。統合失調症の素因を持つ人は，自らの欠損を補償する努力をすることが多い。たとえば，ストレス状況から身を守るために社会的孤立を選ぶ[401]。にもかかわらず，ストレス状況や神経毒性物質（大麻など）は，利用可能な認知リソースを直接的または間接的に減らす可能性があり，それによって，認知代償不全が生じ，症状が再発することがある。

統合失調型の人，統合失調症のリスクが極めて高い人，統合失調型の人の家族，および統合失調症患者を対象とした各研究結果をまとめると，統合失調症の少なくとも1つのサブタイプに至る道筋の概略が見えてくる。患者とその家族に関する研究で浮かび上がる道筋は，陽性統合失調型と陰性統合失調型を発症する生来の素因を示唆するものである。明らかな統合失調型の人および家族に見られる微妙な認知的障害や臨床的な問題にならない解体についての研究結果は，これらの診療的特徴に遺伝的基盤が存在することを示唆している。統合失調症患者の家族に見られる，超常的観念（読心，侵入思考など）に引きつけられる傾向は，超常現象を信じるだけでなく実際に超常体験をしている患者にも現れる。統合失調型のこのサブタイプは，シュナイダーの一級症状を用いて最もよく特徴を示すことができる[62]。

もう1つの道筋は，成長に伴う変化（青年期の神経接続の刈り込みなど）のために認知リソースが漸減し，小児期及び青年期のストレスの影響を受けて[530]，その結果「神経化学的連鎖」が生じる[165]というものである。第1の道筋は奇妙な観念と引きこもりを説明でき，第2の道筋では現実検討の困難を説明できる。

統合失調症の治療における補助的な認知療法に関する最近の研究は，非機能的解釈から距離を置いたり，証拠を評価したり，代替的説明を探究したりといった，患者の「高次認知機能」の活性化によって主要な症状を緩和できることを示している。これらはすべて「認知的病識」の本質的要素である[62]。たとえば Granholm ら[266]は，認知療法を受けている患者では認知的病識が改善するが，「通常の治療」を受けている患者では改善しないことを明らかにした。同様の内省的技法も，基礎的な非機能的信念の発見と修正に役立つ。認知療法が高次機能の改善に有効であることは，きわめて興味深い。なぜなら，その事実は，病原的信念は神経的基盤を持っているので変化させられないとする考え方と矛盾するからである。われわれは，認知療法は脳の代替構造または通常は関わっていないネットワークを活性化することによって，患者の認知的余力を利用するものである[595]という考え方を提案している。Landa[396] および Silbersweig, D. A.（2006 年 5 月 26 日，当人から直接）は，認知療法が慢性のパラノイド性統合失調症患者の扁桃体の反応性を低下させるという予備的エビデンスを見出している。

まとめると，統合失調症は，処理能力の低下と，神経の統合能力の減退と，ストレスに満ちた環境中の出来事と，その結果生じる非機能的信念と解釈の循環的な相互作用の結果と見なせる可能性がある。認知療法は，統合失調症に関わる基礎的神経生理学的素因（脆弱性）に影響を与えるものではないかもしれないが，結果として生じた非機能的信念を修正し，それによりストレスと，それに関連する悪影響の生理学的連鎖と，神経認知的欠損の悪化から患者を守ることができる。精神療法も薬物療法と同様，認知スキーマの過剰な活性化を冷まし，それによってリソースを解放して，さらなる現実検討を行えるようにする（認知補償）。妄想，幻覚，陰性症状の一因となり，さらに悪化させる誤った信念を修正する訓練を患者に施すことができるということは，この治療が妄想症状により課された認知的負荷を軽減することができ，その結果，認知リソースをさらに多様な症状への対処に利用できるようにすることができるということを示唆している。認知療法はまた，覚醒レベルを低下させることができ，これにより間接的に認知リソースを解放するという面もある。

本書に記した理論的提案の多くは，容易に検証可能である。被害妄想[224]，

幻覚，陰性症状[273]に関連するある種のコアビリーフの同定については，すでにある程度進められている。たとえば，発症前の段階と精神病に移行した後の段階のコアビリーフの連続性を調べる研究を行うこともできる。患者の自動思考の内容と幻覚との関係を探究することもできるだろう。最後に，脳の画像化技法を使い，認知療法と薬物療法を組み合わせた場合と，認知療法だけ，あるいは薬物療法だけの場合とを比較する研究も考えられる。

　統合失調症の主要な症状の発症と維持における，減衰したリソースと，減退した統合能力，非機能的態度と評価判断，生活上の顕著な出来事の相互作用については，さらなる評価が可能である。認知療法が潜在的なリソースを解放できるなら，認知能力のアセスメント検査の結果の向上においても，文脈処理に関わる能力などの統合能力尺度での結果の向上においても，あるいは fMRI による機能的接続性の指標においても，付加的なリソースの機能は明らかになるはずである[221][406][675]。総じて言うならば，神経病理学的研究と心理学的研究，そして統合失調症患者の臨床観察の組み合わせることで，この不思議な障害についての理解が深まるだけでなく，治療に向けた新たな，より効果的な道が開けるに違いないのである。

※この章の一部は Beck and Rector（2005）から転載した。Copyright 2002 by Annual Reviews. 許可を得て転載。

付　録

付録 A：ベック認知的洞察尺度（BCIS）

付録 B：ベック認知的洞察尺度（BCIS）のスコアと解釈

付録 C：心理学的／精神医学的初期評価の概要（案）

付録 D：精神病認知アセスメント質問紙（CAPI）

付録 E：妄想的信念における認知の 3 要素

付録 F：精神病患者に見られる認知の歪み

付録 G：精神病に特有の認知の歪み

付録 H：思考障害評価尺度（THORATS）

付録A：ベック認知的洞察尺度（BCIS）

氏名：＿＿＿＿＿＿＿＿＿＿＿＿＿＿＿＿＿　　日付：　　年　　月　　日

　　　　　　姓　　　　　　　名

性別：男・女　　　　人種：白人・黒人・ヒスパニック・その他　　　年齢：　　歳

以下は，考え方や感じ方を表した文章です。それぞれの文章を注意深く読み，その文章がどのくらいあなたの考え方や感じ方に近いか，右側の欄の当てはまる場所に×印を付けてください。

	まったく違う	少しそう思う	かなりそう思う	まったくその通り
1. 私は，自分に対する他人の態度を何度か誤解したことがある [SR]				
2. 自分の経験についての私の解釈は絶対に正しい [SC]				
3. 私の異常な経験の原因について，私より他人の方がよく理解できる [SR]				
4. 私は結論に簡単に飛びつきすぎた [SR]				
5. とてもリアルに思えた経験のうちにも，私の想像の産物かもしれないものがある [SR]				
6. 間違いないと確信していた考えでも，あとで間違っているとわかったことがあった [SR]				
7. 正しいと感じられたなら，それは正しい [SC]				
8. 自分は正しいと強く感じていても，間違っているかもしれない [SR]				
9. 私は誰よりも自分の問題が何かをわかっている [SC]				
10. 他人が私に賛成しないときは，だいたい彼らが間違っている [SC]				
11. 私の経験についての人びとの意見は信用できない [SC]				
12. 私の信念は間違っていると誰かに指摘されたら，それについて考えてみようと思う [SR]				
13. 私はいつでも自分の判断を信じられる [SC]				
14. 人びとがなぜそのように振る舞うかについて，考えられる説明がいくつかあることがよくある [SR]				
15. 私が異常な経験をしたのは，私がとても動転したりストレスを受けたりしていたせいかもしれない [SR]				

SC は自己確信下位尺度，SR は自省下位尺度

370

付録 B：ベック認知的洞察尺度（BCIS）のスコアと解釈

BCIS は自省と自己確信の2つの下位尺度を持つ。各下位尺度のスコアは，それぞれに属する項目のスコアの合計である（下記参照）。BCIS 指数は，自省スコア引く自己確信スコアで求められる。認知的病識が低いと，自省スコアが低く，自己確信スコアが高く，BCIS 指数のスコアが低くなる。

ステップ1：BCIS の各項目に，以下に従って0から3のスコアを付ける。

- まったく違う = 0
- 少しそう思う = 1
- かなりそう思う = 2
- まったくその通り = 3

ステップ2：自省下位尺度 SR を計算する：1, 3, 4, 5, 6, 8, 12, 14, 15 のスコアを合計。

ステップ3：自己確信下位尺度 SC を計算する：2, 7, 9, 10, 11, 13 のスコアを合計。

ステップ4：BCIS 指数を計算する：自省スコアから自己確信スコアを引く。

付録 C：心理学的／精神医学的初期評価の概要（案）

検査データ
- ・検査の日付
- ・面接者の氏名
- ・面接場所
- ・紹介元
- ・紹介理由

患者についての現時点での一般的情報
- ・氏名
- ・生年月日／年齢
- ・人種
- ・性別
- ・配偶者の有無；結婚または独身の年数
- ・子供：人数
- ・職業／経済的支え／学年（児童生徒の場合）
- ・電話番号；それぞれの番号につきメッセージに求められる守秘レベル
- ・自宅住所
- ・職場住所
- ・居住状況（一戸建て，集合住宅，ハウスシェア，両親宅など）
- ・同居者
- ・社会との接触：頻度，時間，親密度

主要関心事

主要関心事の既往
- ・症状：タイプ，頻度，時間，重症度，苦悩，結果，信念
- ・症状の内容／意味
- ・各症状の相互作用／併発
- ・誘発状況／引き金／媒介物
- ・反応／対処方略
- ・現在のその他のストレス因子／その週の出来事
- ・最初の発症：時期，出来事，最初の反応
  - ・最初のエピソードで形成された信念と，発症前の信念の発達／強化

症状のレビュー（現在および過去）

幻覚（すべてのモダリティにおける）；妄想（すべての種類）；うつ病エピソード；躁病エピソード；パニック発作；恐怖症；強迫；衝動強迫；トラウマ記憶の侵入／回避；摂食障害；性的関心；自殺性：自殺念慮，自殺計画，自殺企図；暴力性：暴力思考の頻発，暴力計画，暴力企図；注意障害；その他情緒的関心事

健康習慣

- 違法薬物の使用（現在および過去）
  種類，開始時期，最後の使用，頻度／量（現在および最大時），利用の理由，影響（症状への影響を含む），高用量への欲求，離脱の影響，離脱の努力，法的・社会的影響（親や配偶者との関係を含む）
- ニコチン摂取：量
- カフェイン摂取：量，ふつうの日の最後の摂取時間
- 食事（通常の食事，ジャンクフード，糖尿病食，菜食，減量食）
- 運動：頻度
- 睡眠：総時間，パターン
- 安全：（シートベルト，紫外線対策，煙感知器など）

身体的健康

- 身長／体重
- 医薬品へのアレルギー
- 疾患，傷害，手術，機能的障害（現在および過去）
- 症状の身体的レビュー（現在および過去）
  けいれん；意識喪失；重大な頭部損傷；高血圧；糖尿病；卒中；高コレステロール血症；がん；HIV；化学物質への暴露の既往；神経系，心血管系，呼吸器系，消化器系，肝臓，腎臓，甲状腺またはホルモンの問題

現在治療中のもの

- 服用中の薬物
  名称，目的，用量，頻度，期間（現在の用量の服用期間および全服用期間），副作用，有効性
- 現在受けている治療，プログラム，グループ療法，セルフヘルプ本，対処方略

精神医学的治療／精神療法の経歴（最初の治療と最近の治療に重点を置く）

- 日付（発症，治療の完了）
- 発症時の状況（思考，情動，行動，薬物使用など）
- 治療の状況（自発的，不本意，強制的など）
- 治療に当たった人または施設の名称（精神科医，精神療法の治療者，病院，デイケアプログラム）
- 診断
- 治療の種類（薬物療法，ECT，精神療法など）
- 有効性

精神医学的な家族歴

- 患者との関係（父方，母方を区別）
- 状況（診断；可能であれば症状）
- 診断の根拠（専門家，患者の想像など）
- 治療（精神療法，入院，薬物療法）

個人的経歴／社会的履歴

- 両親：年齢，人種的背景，健康；死亡している場合――享年，死亡年，死因
- きょうだい姉妹：年齢，性別，健康状態；死亡している場合――享年，死亡年，死因
- 妊娠／出産の合併症
- 幼児期の発達（歩行／発話の遅れについてわかっていること）
- 小児期（一般）
  家族関係の質
  宗教教育
  サブカルチャー的価値観／風習
- 住居
- 学校：成績，意欲，最終学歴
- 友人（いない，少数，多数，グループなど）
- 親密な人間関係（婚約／結婚／離婚を含む）
- 子供：性別，年齢，関係の質，連絡の頻度
- 職業：職種，最長在職期間，最新の仕事，離職の理由
- 軍隊勤務：部隊，年数，戦闘経験，退役の種類
- 刑事裁判関係（逮捕，有罪判決，入獄，出獄，保護観察など）
- 大きな出来事／トラウマ（暴行，いじめ，虐待，最良の記憶／最悪の記憶，影響など）
- これまでの人生の目標

現在の個人的データ

- 興味関心
- 宗教
- 欲求／願望
- 現在の人生の目標
- 心の安らぎ
- 強さ
- 弱さ／脆弱性
- 社会的な関わり合いのスタイル
- ストレス因子
- 一般的活動スケジュール

治療への姿勢

- 治療目標／問題リスト
- 変化への意欲
- 治療に関する期待
- 薬物療法に関する見方／信念
- 精神疾患に関する信念

観　察

- 外見
- 用心深さ

- 精神運動活動
- 感情
- 注意／相互性／アイコンタクト
- 発話
- 思考プロセス
- 見当識
- 一般的認知／知性
- 病識
- 判断

付録 D：精神病認知アセスメント質問紙（CAPI）

クライアント ID：	日付：		セッション No.
診断：			

現在の症状	□ 幻覚		□ 妄想	□ 奇異な行動
種類：	□ 幻聴 　□ 頭の中 　□ 頭の外 　□ よく知っている 　□ 馴染みがない 　□ 男性 　□ 女性 　□ 善意 　□ 悪意	□ 視覚 □ 触覚 □ 嗅覚 □ 味覚	□ パラノイド性 □ 誇大 □ 身体 □ 色情 □ 嫉妬 □ 宗教 □ 罪悪	具体例：
強度：				
頻度：				

状況／活性化させる出来事：

信念：

情緒的，行動的結果：　　　□ 自我親和的　　　□ 自我非親和的

補償方略：

病識：

既往：

コアビリーフ：

この質問紙は，1つの精神病症状が生じたときに関わる一連の心理学的プロセスをセッション中に記録する際に利用する。ここに集めた情報が症例の概念化に役立つ。この質問紙の開発には Dennis Given, PsyD と Karen Shinkle, MSS が携わった。

付録 E：妄想的信念における認知の 3 要素

妄想の種類	自己についての見方	他者（世界）についての見方	将来についての見方
パラノイド性	脆弱［重要］ （劣悪，欠陥，社会的に望ましくない）	強力，脅威；他者は有害で敵意と悪意を持つ	絶望，不確か
嫉妬	無価値，魅力がない	信用できない，搾取的；行動などは意図的	絶望
被支配	弱い，無力，無能	強力，全能，全知	全体に他者により決まる
身体	危害と病気に対して脆弱	危険，脅威，伝染性	苦難を特徴とする
罪悪	自己嫌悪	懲罰的	不運
誇大	特別，重要（不適格）	報われない；他者は劣っている	楽観的，希望がある
魔術的思考	有能，権力と能力を持っている（不適格）	他者は権力に対して脆弱	支配可能，予測可能
自己関連づけ（肯定的な形）	重要（不適格）	他者は力と知識があり「最先端を行っている」	希望がある

妄想の種類ごとに，認知の 3 要素——自己，他者（世界），将来——のそれぞれについて仮定的なコアビリーフを列記した。［］は媒介となるコアビリーフ，（）は基礎的なコアビリーフ。この表の作成には Dennis Given, PsyD が携わっている。

付　録　377

付録 F：精神病患者に見られる認知の歪み

カテゴリー	歪み	説明	例
類別化／一般化	二分法的思考	ものごとを，中間が存在しない 2 つの排他的カテゴリーに当てはめて見る。	「誰も信用できない」
	レッテル貼り	個々の出来事や行動に言及するのではなく，自分（や他人）に全般的なレッテルを貼る。	「私は欠陥人間だ」
	過度の一般化	1 つの特定の出来事が，多くの出来事の 1 つではなく，人生全般を表していると考える。	誰かが後ろを付いてきたという理由で，いつでも人に尾けられていると信じる。
選択バイアス	過小視／心のフィルター	肯定的な経験を，つまらないこと，重要でないこととして扱う。	パラノイド性の人が他人の善意を例外的なものとして受け取る。
	肯定的なことの価値を否定する	自分の否定的な見方に矛盾する肯定的な経験を無視する。	医学的検査で否定されているにもかかわらず，自分の内臓に虫が寄生していると信じる。
	「すべき」言明	1 つの感じ方，考え方，行動の仕方が唯一の適切なあり方だと信じる。	「私の声が病院から出るべきと言っているので，出ます」
責任の帰属	個人化／非難	自分（あるいはほかの誰か）がある特定の出来事の原因であり，ほかの原因因子はないと信じる。現実の状況や出来事にも，想像上の状況や出来事にも関係しうる。	自分がキリスト教徒であるという理由で，道行く人が自分に怒っていると信じている。
恣意的推論	結論に飛びつく	1 つまたはわずかな情報に基づいて，状況について不正確な結論を引き出す。	友人がいつもと違う振る舞いをしたことから，その人が偽物だと思い込む。
	情緒的推論	自分の情動状態が真実の状況を反映していると思い込む。	罰せられているように感じているという理由で，実際に罰せられていると信じる。

付録 F：つづき

カテゴリー	歪み	説明	例
仮定	読心	他人の行動の動機を知っていると思い込む。	「咳き込んでいる人は，私が嫌いだという信号を送っているのだ」
	占い	未来の予測が不可避の真実であるかのように行動する。	「このアルミ箔の帽子をかぶらないと電波で脳が破壊される」
	破局視	否定的な出来事を避けがたい破局と見る。	間違い電話を，自分への襲撃を計画している人からの電話だと信じる。

多くの情動状態に共通する認知の歪みを，精神病症状に具体的に伴う例と共に列記した。この表の作成には Dennis Given, PsyD が携わっている。

付録 G：精神病に特有の認知の歪み

カテゴリー	歪み	説明	例
類別化／一般化	力の過大視	他者を全知全能と見る。	「ほかの人は私の心が読める」
選択バイアス	識別の誤謬	状況や出来事の類似した側面を識別するのが困難。	表情の手掛かりの微妙な違いを認識するのが困難（たとえば，眉をひそめるのは常に怒りであり，悲しみや失望や欲求不満とは考えない，など）
仮定	帰属の誤り／魔術的思考	状況や情動状態を説明する努力の中で，因果関係を誤って現実または想像上の刺激に結びつける。抽象的でなく，具体的に考える傾向がある。	馴染みのない感覚や情動を経験し，自分の脳が盗まれたと結論づける。

精神病症状に特有の認知の歪みを，例と共に列記した。この表の作成には Dennis Given, PsyD が携わっている。

付録 H：思考障害評価尺度（THORATS）

1. 頻度：形式的思考障害が現れるのは
   0 週に1回未満
   1 週に1回以上，1日1回未満
   2 1日1回以上，1時間に1回未満
   3 1時間に1回以上だが，ほとんど継続的とは言えない
   4 継続的またはほとんど継続的
2. 持続時間：現れると
   0 持続しない
   1 数秒以上，1分未満
   2 1分以上，1時間未満
   3 1～2時間
   4 2時間以上
3. わかりやすさ：発話が理解される割合は
   0 常に
   1 67～99%
   2 34～66%
   3 1～33%
   4 まったく理解されない
4. 苦悩の程度：思考障害が現れたとき，苦悩が伴う割合は
   0 ない
   1 1～33%
   2 34～66%
   3 67～99%
   4 常にある
5. 苦悩の強さ：その苦悩は
   0 まったくない
   1 軽い
   2 中程度
   3 大きい
   4 深刻
6. 生活上の混乱：思考障害による混乱は
   0 まったくない
   1 軽い
   2 中程度
   3 大きい
   4 深刻

この質問票は案であり，検証されていないが，形式的思考障害の重症度をアセスメントするものである。患者，両親，ケースワーカーなどに質問する際に利用できる。アセスメントの対象期間は検査者が決めてよい（過去1週間，1カ月，3カ月など）。

参考文献

1) Abi-Dargham, A., Rodenhiser, J., Printz, D., Zea-Ponce, Y., Gil, R., Kegeles, L.S., et al. (2000). Increased baseline occupancy of D2 receptors by dopamine in schizophrenia. Proceedings of the National Academy of Sciences of the United States of America, 97(14), 8104-8109.

2) Addington, J., Saeedi, H., & Addington, D. (2005). The course of cognitive functioning in first episode psychosis: Changes over time and impact on outcome. Schizophrenia Research, 78, 35-43.

3) Adler, L. E., Freedman, R., Ross, R. G., Olincy, A., & Waldo, M. C. (1999). Elementary phenotypes in the neurobiological and genetic study of schizophrenia. Biological Psychiatry, 46(1), 8-18.

4) Adler, L. E., Olincy, A., Waldo, M., Harris, J. G., Griffith, J., Stevens, K., et al.(1998). Schizophrenia, sensory gating, and nicotinic receptors. Schizophrenia Bulletin, 24(2), 189-202.

5) Akbarian, S., Bunney, W. E., Jr., Potkin, S. G., Wigal, S. B., Hagman, J. O., Sandman, C. A., et al. (1993). Altered distribution of nicotinamide-adenine Dinucleotide phosphate-diaphorase cells in frontal lobe of schizophrenics implies disturbances of cortical development. Archives of General Psychiatry, 50(3), 169-177.

6) Akbarian, S., Vinuela, A., Kim, J. J., Potkin, S. G., Bunney, W. E., Jr., & Jones, E. G. (1993). Distorted distribution of nicotinamide-adenine Dinucleotide phosphate-diaphorase neurons in temporal lobe of schizophrenics implies anomalous cortical development. Archives of General Psychiatry, 50(3), 178-187.

7) Aleman, A. (2001). Cognitive neuropsychiatry of hallucinations in schizophrenia: How the brain misleads itself. Tekst: Proefschrift Universiteit Utrecht.

8) Aleman, A., Bocker, K., & de Haan, E. (2001). Hallucinatory predisposition and vividness of auditory imagery: Self-report and behavioral indices. Perceptual and Motor Skills, 93, 268-274.

9) Allen, H. A., Liddle, P. F., & Frith, C. D. (1993). Negative features, retrieval processes and verbal fluency in schizophrenia. British Journal of Psychiatry, 163, 769-775.

10) Allendoerfer, K. L., & Shatz, C. J. (1994). The subplate, a transient neocortical structure: Its role in the development of connections between thalamus and cortex. Annual Review of Neuroscience, 17, 185-218.

11) Alpert, M., Shaw, R. J., Pouget, E. R., & Lim, K. O. (2002). A comparison of clinical ratings with vocal acoustic measures of flat affect and alogia. Journal of Psychiatry

Research, 36, 347-353.

12) American Psychiatric Association. (1980). Diagnostic and statistical manual of mental disorders (3rd ed.) . Washington, DC: Author.

13) American Psychiatric Association. (2000). Diagnostic and statistical manual of mental disorders (4th ed., text rev.) . Washington, DC: Author.

14) an der Heiden, W., & Hafner, H. (2000). The epidemiology of onset and course of schizophrenia. European Archives of Psychiatry and Clinical Neuroscience, 250, 292-303.

15) Anderson, S. A., Volk, D. W., & Lewis, D. A. (1996). Increased density of microtubule associated protein 2-immunoreactive neurons in the prefrontal white matter of schizophrenic subjects. Schizophrenia Research, 19(2-3), 111-119.

16) Andreasen, N. C. (1979). Thought, language, and communication disorders: I. Clinical assessment, definition of terms and evaluation of their reliability. Archives of General Psychiatry, 36(12), 1315-1321.

17) Andreasen, N. C. (1984a) . The broken brain: The biological revolution in psychiatry. New York: Harper & Row.

18) Andreasen, N. C. (1984b) . The Scale for the Assessment of Negative Symptoms (SANS). Iowa City: University of Iowa Department of Psychiatry.

19) Andreasen, N. (1984c) . The Scale for the Assessment of Positive Symptoms (SAPS). Iowa City: University of Iowa Department of Psychiatry.

20) Andreasen, N. C. (1989). The Scale for the Assessment of Negative Symptoms (SANS): Conceptual and theoretical foundations. British Journal of Psychiatry, 155(Suppl. 7), 53-58.

21) Andreasen, N. C. (1990a) . Methods of assessing positive and negative symptoms. In N. C. Andreasen (Ed.) , Schizophrenia: Positive and negative symptoms and syndromes (Vol. 24, pp. 73-88) . Basel, Switzerland: Karger.

22) Andreasen, N. C. (1990b) . Positive and negative symptoms: Historical and conceptual aspects. In N. C. Andreasen (Ed.) , Schizophrenia: Positive and negative symptoms and syndromes (Vol. 24, pp. 1-42) . Basel, Switzerland: Karger.

23) Andreasen, N. C. (1999). A unitary model of schizophrenia: Bleuler's "fragmented phrene" as schizencephaly. Archives of General Psychiatry, 56(9) , 781-787.

24) Andreasen, N. C., Arndt, S., Alliger, R., Miller, D., & Flaum, M. (1995). Symptoms of schizophrenia: Methods, meanings and mechanisms. Archives of General Psychiatry, 52(5) , 341-351.

25) Andreasen, N. C., Carpenter, W. T., Kane, J. M., Lasser, R. A., Marder, S. R., & Weinberger, D. R. (2005). Remission in schizophrenia: Proposed criteria and rationale for consensus. American Journal of Psychiatry, 162, 441-449.

26) Andreasen, N. C., & Grove, W. M. (1986). Thought, language, and communication in schizophrenia: Diagnosis and prognosis. Schizophrenia Bulletin, 12(3) , 348-359.

27) Andreasen, N. C., & Olsen, S. (1982). Negative versus positive schizophrenia: Definitions and validation. Archives of General Psychiatry, 39, 789-794.

28) Andreasen, N. C., Olsen, S. A., Dennert, J. W., & Smith, M. R. (1982). Ventricular enlargement in schizophrenia: Relationship to positive and negative symptoms. American Journal of Psychiatry, 139, 297-302.

29) Angrist, B. M., & Gershon, S. (1970). The phenomenology of experimentally induced amphetamine psychosis: Preliminary observations. Biological Psychiatry, 2, 95-107.

30) Arieti, S. (1974). Interpretation of schizophrenia (2nd ed.) . New York: Basic Books.

31) Arndt, S., Andreasen, N. C., Flaum, M., Miller, D., & Nopoulos, P. (1995). A longitudinal study of symptom dimensions in schizophrenia: Prediction and patterns of change. Archives of General Psychiatry, 52(5) , 352-360.

32) Arnold, S. E. (1999). Neurodevelopmental abnormalities in schizophrenia: Insights from neuropathology. Developmental Psychopathology, 11(3) , 439-456.

33) Arnold, S. E., & Trojanowski, J. Q. (1996). Recent advances in defining the neuropathology of schizophrenia. Acta Neuropathologica (Berlin), 92(3) , 217-231.

34) Arntz, A., Rauner, M., & van den Hout, M. (1995). "If I feel anxious there must be danger": Ex-consequentia reasoning in inferring danger in anxiety disorders. Behavior Research and Therapy, 33, 917-925.

35) Asberg, M., Montgomery, S. A., Perris, C., Schalling, D., & Sedvall, G. (1978). A comprehensive psychopathological rating scale. Acta Psychiatrica Scandinavica, 271(Suppl. 271), 5-27.

36) Badcock, J. C., Waters, F. A. V., & Maybery, M. (2007). On keeping (intrusive) thoughts to one's self: Testing a cognitive model of auditory hallucinations. Cognitive Neuropsychiatry, 12(1) , 78-89.

37) Badcock, J. C., Waters, F. A. V., Maybery, M. T., & Michie, P. T. (2005). Auditory hallucinations: Failure to inhibit irrelevant memories. Cognitive Neuropsychiatry, 10, 125-136.

38) Baddeley, A. D. (1986). Working memory. Oxford, UK: Oxford University Press.

39) Baddeley, A. D. (1990). Human memory: Theory and practice. Oxford, UK: Oxford University Press.

40) Baddeley, A. D. (1992). Working memory. Science, 255(5044) , 556-559.

41) Baker, C., & Morrison, A. (1998). Metacognition, intrusive thoughts and auditory hallucinations. Psychological Medicine, 28, 1199-1208.

42) Barber, T. X., & Calverly, D. S. (1964). An experimental study of "hypnotic" (auditory and visual) hallucinations. Journal of Abnormal and Social Psychology, 63, 13-20.

43) Barnes, T. R. E., & Liddle, P. F. (1990). Evidence for the validity of negative symptoms. In N. C. Andreasen (Ed.) , Schizophrenia: Positive and negative symptoms and syndromes (Vol. 24, pp. 43-72) . Basel, Switzerland: Karger.

44) Barrett, T. R. (1992). Verbal hallucinations in normals: I. People who hear "voices." Applied Cognitive Psychology, 6, 379-387.

45) Barrowclough, C., Tarrier, N., Humphreys, L., Ward, J., Gregg, L., & Andrews, B. (2003). Self-esteem in schizophrenia: Relationships between self-evaluation, family attitudes, and symptomatology. Journal of Abnormal Psychology, 112, 92-99.

46) Beck, A. T. (1952). Successful outpatient psychotherapy of a chronic schizophrenic with a delusion based on borrowed guilt. Psychiatry, 15, 305-312.

47) Beck, A. T. (1963). Thinking and depression: Idiosyncratic content and cognitive distortions. Archives of General Psychiatry, 9, 324-333.

48) Beck, A. T. (1967). Depression: Clinical, experimental, and theoretical aspects. New York: Harper & Row. Republished as: Beck, A. T. (1970). Depression: Causes and treatment. Philadelphia: University of Pennsylvania Press.

49) Beck, A. T. (1976). Cognitive therapy and the emotional disorders. New York: Meridian.

50) Beck, A. T. (1996). Beyond belief: A theory of modes, personality, and psychopathology.

In P. Salkovskis (Ed.) , Frontiers of cognitive therapy (pp. 1-25) . New York: Guilford Press.

51) Beck, A. T., Baruch, E., Balter, J. M., Steer, R. A., & Warman, D. M. (2004). A new instrument for measuring insight: The Beck Cognitive Insight Scale. Schizophrenia Research, 68(2-3), 319-329.

52) Beck, A. T., Emery, G., & Greenberg, R. L. (1985). Anxiety disorders and phobias: A cognitive perspective. New York: Basic Books.

53) Beck, A. T., Freeman, A., Davis, D., & Associates. (2003). Cognitive therapy of personality disorders (2nd ed.) . New York: Guilford.

54) Beck, A. T., & Nash, J. F. (2005, September). A conversation with Aaron Beck and John Nash. Paper presented at the Arthur P. Noyes schizophrenia conference, Philadelphia.

55) Beck, A. T., & Rector, N. A. (2002). Delusions: A cognitive perspective. Journal of Cognitive Psychotherapy, 16, 455-468.

56) Beck, A. T., & Rector, N. A. (2003). A cognitive model of hallucinations. Cognitive Therapy and Research, 27, 19-52.

57) Beck, A. T., & Rector, N. A. (2005). Cognitive approaches to schizophrenia: Theory and therapy. Annual Review of Clinical Psychology, 1, 577-606.

58) Beck, A. T., Rush, A. J., Shaw, B. F., & Emery, G. (1979). Cognitive therapy of depression. New York: Guilford Press.

59) Beck, A. T., & Steer, R. A. (1993). Manual for the Beck Anxiety Inventory. San Antonio, TX: Psychological Corporation.

60) Beck, A. T., Steer, R. A., & Brown, G. K. (1996). Manual for Beck Depression Inventory-II. San Antonio, TX: Psychological Corporation.

61) Beck, A. T., Ward, C. H., Mendleson, M., Mock, J., & Erbaugh, J. (1961). An inventory for measuring depression. Archives of General Psychiatry, 4, 561-571.

62) Beck, A. T., & Warman, D. M. (2004). Cognitive insight: Theory and assessment. In X. F. Amador & A. S. David (Eds.) , Insight and psychosis: Awareness of illness in schizophrenia and related disorders (2nd ed., pp. 79-87) . Oxford, UK: Oxford University Press.

63) Beck, J. S. (1995). Cognitive therapy: Basics and beyond. New York: Guilford Press.

64) Beckmann, H., & Lauer, M. (1997). The human striatum in schizophrenia: II. Increased number of striatal neurons in schizophrenics. Psychiatry Research, 68(2-3), 99-109.

65) Beck-Sander, A., Birchwood, M., & Chadwick, P. (1997). Acting on command hallucinations: A cognitive approach. British Journal of Clinical Psychology, 36, 139-148.

66) Behrendt, R. (1998). Underconstrained perception: A theoretical approach to the nature and function of verbal hallucinations. Comprehensive Psychiatry, 39, 236-248.

67) Belger, A., & Dichter, G. (2005). Structural and functional neuroanatomy. In J. A. Lieberman, T. S. Stroup, & D. O. Perkins (Eds.) , Textbook of schizophrenia (pp. 167-185). Washington, DC: American Psychiatric Association.

68) Benes, F. M., Kwok, E. W., Vincent, S. L., & Todtenkopf, M. S. (1998). A reduction of nonpyramidal cells in sector CA2 of schizophrenics and manic depressives. Biological Psychiatry, 44(2) , 88-97.

69) Benjamin, L. S. (1989). Is chronicity a function of the relationship between the person and the auditory hallucination? Schizophrenia Bulletin, 15, 291-310.

70) Bentall, R. P. (1990). The illusion of reality: A review and integration of psychological

research on hallucinations. Psychological Bulletin, 107, 82-95.

71) Bentall, R. P. (2004). Madness explained: Psychosis and human nature. London: Penguin Books.

72) Bentall, R. P., Baker, G., & Havers, S. (1991). Reality monitoring and psychotic hallucinations. British Journal of Clinical Psychology, 30, 213-222.

73) Bentall, R. P. & Kaney, S. (1989). Content specific information processing and persecutory delusions: An investigation using the emotional Stroop test. British Journal of Medical Psychology, 62, 355-364.

74) Bentall, R. P., Kaney, S., & Bowen-Jones, K. (1995). Persecutory delusions and recall of threat-related, depression-related, and neutral words. Cognitive Therapy and Research, 19, 445-457.

75) Bentall, R. P., Kaney, S., & Dewey, M. E. (1991). Paranoia and social responding: An attribution theory analysis. British Journal of Clinical Psychology, 30, 13-23.

76) Bentall, R. P., Rowse, G., Kinderman, P., Blackwood, N., Howard, R., Moore, R., et al. (2008). Paranoid delusions in schizophrenia spectrum disorders and depression: The transdiagnostic role of expectations of negative events and negative self-esteem. Journal of Nervous and Mental Disease, 196, 375-383.

77) Bentall, R. P., Rowse, G., Shryane, N., Kinderman, P., Howard, R., Blackwood, N., et al. (in press). The phenomenology and cognitive structure of paranoid delusions: A transdiagnostic investigation of patients with schizophrenia spectrum disorders and depression. Archives of General Psychiatry.

78) Bentall, R. P., & Slade, P. (1985). Reality testing and auditory hallucinations: A signal detection analysis. British Journal of Clinical Psychology, 24, 159-169.

79) Berenbaum, H., & Oltmanns, T. F. (1992). Emotional experience and expression in schizophrenia and depression. Journal of Abnormal Psychology, 101, 37-44.

80) Berman, I., Viegner, B., Merson, A., Allan, E., Pappas, D., & Green, A. I. (1997). Differential relationships between positive and negative symptoms and neuropsychological deficits in schizophrenia. Schizophrenia Research, 25, 1-10.

81) Berrios, G. E. (1985). Positive and negative symptoms and Jackson: A conceptual history. Archives of General Psychiatry, 42(1), 95-97.

82) Bilder, R. M., Mukherjee, S., Rieder, R. O., & Pandurangi, A. K. (1985). Symptomatic and neuropsychological components of defect states. Schizophrenia Bulletin, 11(3), 409419.

83) Birchwood, M., Mason, R., MacMillan, F., & Healy, J. (1993). Depression, demoralization and control over psychotic illness: A comparison of depressed and non-depressed patients with a chronic psychosis. Psychological Medicine, 23(2), 387-395.

84) Birchwood, M. J., & Chadwick, P. (1997). The omnipotence of voices: Testing the validity of a cognitive model. Psychological Medicine, 27, 1345-1353.

85) Birchwood, M. J., Macmillan, F., & Smith, J. (1992). Early intervention. In M. J. Birchwood & N. Tarrier (Eds.), Innovations in the psychological management of schizophrenia: Assessment, treatment and services (pp. 115-145). Oxford, UK: Wiley.

86) Blakemore, S., Wolpert, D., & Frith, C. (2000). Why can't you tickle yourself? Neuroreport: For Rapid Communication of Neuroscience Research, 11, R11-R16.

87) Blanchard, J. J., Horan, W. P., & Brown, S. A. (2001). Diagnostic differences in social anhedonia: A longitudinal study of schizophrenia and major depressive disorder. Journal of

Abnormal Psychology, 110, 363-371.

88) Blanchard, J. J., Mueser, K. T., & Bellack, A. S. (1998). Anhedonia, positive and negative affect, and social functioning in schizophrenia. Schizophrenia Bulletin, 24, 413-424.

89) Bleuler, E. (1950). Dementia praecox or the group of schizophrenias (J. Kinkin, Trans.) . New York: International Universities Press. (Original work published 1911)

90) Blood, I. M., Wertz, H., Blood, G. W., Bennett, S., & Simpson, K. C. (1997). The effects of life stressors and daily stressors on stuttering. Journal of Speech, Language, and Hearing Research, 40(1), 134-143.

91) Böcker, K., Hijman, R., Kahn, R., & de Haan, E. (2000). Perception, mental imagery and reality discrimination in hallucinating and non-hallucinating schizophrenic patients. British Journal of Clinical Psychology, 39, 397-406.

92) Boos, H. B. M., Aleman, A., Cahn, W., Hulshoff Pol, H., & Kahn, R. S. (2007). Brain volumes in relatives of patients with schizophrenia: A meta-analysis. Archives of General Psychiatry, 64, 297-304.

93) Bouricius, J. K. (1989). Negative symptoms and emotions in schizophrenia. Schizophrenia Bulletin, 15(2) , 201-208.

94) Braff, D. L. (1993). Information processing and attention dysfunctions in schizophrenia. Schizophrenia Bulletin, 19, 233-259.

95) Boydell, J., & Murray, R. M. (2003). Urbanization, migration, and risk of schizophrenia. In R. M. Murray, P. Jones, E. Susser, J. van Os, & M. Cannon (Eds.) , The epidemiology of schizophrenia (pp. 49-67) . Cambridge, UK: Cambridge University Press.

96) Braff, D. L., Saccuzzo, D. P., & Geyer, M. A. (1991). Information processing dysfunctions in schizophrenia: Studies of visual backward masking, sensorimotor gating, and habituation. In S. R. Steinhauer, J. H. Gruzelier, & J. Zubin (Eds.) , Handbook of schizophrenia (Vol. 5, pp. 303-334). Amsterdam: Elsevier.

97) Braver, T. S., Barch, D. M., & Cohen, J. D. (1999). Cognition and control in schizophrenia: A computational model of dopamine and prefrontal function. Biological Psychiatry, 46(3) , 312-328.

98) Braver, T. S., & Cohen, J. D. (1999). Dopamine, cognitive control, and schizophrenia: The gating model. Progress in Brain Research, 121, 327-349.

99) Brébion, G., Smith, M. J., & Gorman, J. M. (1996). Reality monitoring failure in schizophrenia: The role of selective attention. Schizophrenia Research, 22, 173-180.

100) Brehm, J. W. (1962). A dissonance analysis of attitude-discrepant behavior. In M. J. Rosenberg, Attitude organization and change (pp. 164-197). New York: Gaines Dog Research Center.

101) Breier, A., Schreiber, J. L., Dyer, J., & Pickar, D. (1991). National Institute of Mental Health longitudinal study of chronic schizophrenia. Archives of General Psychiatry, 48, 239-246.

102) Bremner, J. D. (2005). Brain imaging handbook. New York: Norton.

103) Bresnahan, M., Begg, M. D., Brown, A., Schaefer, C., Sohler, N., Insel, B., et al. (2007). Race and risk of schizophrenia in a U.S. birth cohort: Another example of health disparity? International Journal of Epidemiology, 36, 751-758.

104) Brett, C. M. C., Peters, E. R., Johns, L. C., Tabraham, P., Valmaggia, L., & McGuire, P. (2007). The Appraisals of Anomalous Experiences interview (AANEX) : A multidimensional measure of psychological responses to anomalies associated with psychosis.

British Journal of Psychiatry, 191, 523-530.

105) Brett, E. A., & Starker, S. (1977). Auditory imagery and hallucinations. Journal of Nervous and Mental Disease, 164, 394-400.

106) Brett-Jones, J., Garety, P. A., & Hemsley, D. R. (1987). Measuring delusional experiences: A method and application. British Journal of Clinical Psychology, 26, 257-265.

107) Bromet, E. J., Naz, B., Fochtmann, L. J., Carlson, G. A., & Tanenberg-Karant, M. (2005). Long-term diagnostic stability and outcome in recent first-episode cohort studies of schizophrenia. Schizophrenia Bulletin, 31(3), 639-649.

108) Broome, M. R., Johns, L. C., Valli, I., Woolley, J. B., Tabraham, P., Brett, C., et al. (2007a). Delusion formation and reasoning biases in those at clinical high risk for psychosis. British Journal of Psychiatry, 191, s38-s42.

109) Broome, M. R., Matthiasson, P., Fusar-Poli, P., Woolley, J. B., Johns, L. C., Tabraham, P., et al. (2007b). Neural correlates of executive function and working memory in the "at-risk mental state." Manuscript submitted for publication.

110) Broome, M. R., Woolley, J. B., Tabraham, P., Johns, L. C., Bramon, E., Murray, G. K., et al. (2005). What causes the onset of psychosis? Schizophrenia Research, 79, 23-34.

111) Brown, R. G., & Pluck, G. (2000). Negative symptoms: The "pathology" of motivation and goal-directed behavior. Trends in Neuroscience, 23, 412-417.

112) Brown, S. (1997). Excess mortality of schizophrenia: A meta-analysis. British Journal of Psychiatry, 171, 502-508.

113) Brugger, (2001). From haunted brain to haunted science: A cognitive neuroscience view of paranormal and pseudoscientific thought. In J. Houran & R. Lange (Eds.), Hauntings and poltergeists: Multidisciplinary perspectives (pp. 195-213). Jefferson, NC: McFarland.

114) Buchanan, R. W., & Carpenter, W. T., Jr. (2005). Concept of schizophrenia. In B. J. Sadock & V. A. Sadock (Eds.), Kaplan and Sadock's comprehensive textbook of psychiatry (8th ed., pp. 1329-1345). Philadelphia: Lippincott, Williams & Wilkins.

115) Bunney, B. G., Potkin, S. G., & Bunney, W. E., Jr. (1995). New morphological and neuropathological findings in schizophrenia: A neurodevelopmental perspective. Clinical Neuroscience, 3(2), 81-88.

116) Bunney, W. E., Jr. (1978). Drug therapy and psychobiological research advances in the psychoses in the past decade. American Journal of Psychiatry, 135(Suppl.), 8-13.

117) Bunney, W. E., Jr., & Bunney, B. G. (1999). Neurodevelopmental hypothesis of schizophrenia. In D. S. Charney, E. J. Nestler, & B. S. Bunney (Eds.), Neurobiology of mental illness (pp. 225-235). Oxford, UK: Oxford University Press.

118) Burbridge, J. A., & Barch, D. M. (2007). Anhedonia and the experience of emotion in individuals with schizophrenia. Journal of Abnormal Psychology, 116, 30-42.

119) Burman, B., Medrick, S. A., Machon, R. A., Parnas, J., & Schulsinger, F. (1987). Children at high risk for schizophrenia: Parent and offspring perceptions of family relationships. Journal of Abnormal Psychology, 96, 364-366.

120) Calabrese, J. D., & Corrigan, P. W. (2005). Beyond dementia praecox: Findings from long-term follow-up studies of schizophrenia. In R. O. Ralph & P. W. Corrigan (Eds.), Recovery in mental illness: Broadening our understanding of wellness (pp. 63-84). Washington, DC: American Psychological Association.

121) Cannon, M., Caspi, A., Moffitt, T. E., Harrington, H., Taylor, A., Murray, R. M.,

et al. (2002). Evidence for early-childhood pan-developmental impairment specific to schizophreniform disorder: Results from a longitudinal birth cohort. Archives of General Psychiatry, 59, 449-457.

122) Cannon, M., Cotter, D., Coffey, V. P., Sham, P. C., Takei, N., Larkin, C., et al. (1996). Prenatal exposure to the 1957 influenza epidemic and adult schizophrenia: A follow-up study. British Journal of Psychiatry, 168(3), 368-371.

123) Cannon, M., Jones, P. B., & Murray, R. M. (2002). Obstetric complications and schizophrenia: Historical and meta-analytic review. American Journal of Psychiatry, 159, 1080-1092.

124) Cannon, M., Kendell, R., Susser, E., & Jones, P. (2003). Prenatal and perinatal risk factors for schizophrenia. In R. M. Murray, P. B. Jones, E. Susser, J. van Os, & M. Cannon (Eds.) , The epidemiology of schizophrenia (pp. 74-99) . Cambridge, UK: Cambridge University Press.

125) Cannon, M., Tarrant, C. J., Huttunen, M. O., & Jones, P. B. (2003). Childhood development and later schizophrenia: Evidence from genetic high-risk and birth cohort studies. In R. M. Murray, P. B. Jones, E. Susser, J. van Os, & M. Cannon (Eds.) , The epidemiology of schizophrenia (pp. 100-123). Cambridge, UK: Cambridge University Press.

126) Cannon, T. D., Kaprio, J., Lonnqvist, J., Huttunen, M., & Koskenvuo, M. (1998). The genetic epidemiology of schizophrenia in a Finnish twin cohort: A population-based modeling study. Archives of General Psychiatry, 55(1) , 67-74.

127) Cannon, T. D., Mednick, S. A., & Parnas, J. (1990). Antecedents of predominantly negative and predominantly positive symptom schizophrenia in a high-risk population. Archives of General Psychiatry, 47, 622-632.

128) Cannon, T. D., van Erp, T. G., Rosso, I. M., Huttunen, M., Lonnqvist, J., Pirkola, T., et al. (2002). Fetal hypoxia and structural brain abnormalities in schizophrenic patients, their siblings, and controls. Archives of General Psychiatry, 59(1) , 35-41.

129) Cardno, A. G., & Gottesman, I. I. (2000). Twin studies of schizophrenia: From bow-and-arrow concordances to Star Wars Mx and functional genomics. American Journal of Medical Genetics, 97, 12-17.

130) Carlsson, A., & Lindqvist, M. (1963). Effect of chlorpromazine or haloperidol on formation of 3-methoxytyramine and normetanephrine in mouse brain. Acta Pharmacologica et Toxicologica (Copenhagen), 20, 140-144.

131) Carpenter, W. T., Jr. (2006). The schizophrenia paradigm: A hundred-year challenge. Journal of Nervous and Mental Disease, 194(9), 639-643.

132) Carpenter, W. T., Jr., Buchanan, R. W., Kirkpatrick, B., Tamminga, C., & Wood, F. (1993). Strong inference, theory testing, and the neuroanatomy of schizophrenia. Archives of General Psychiatry, 50(10), 825-831.

133) Carpenter, W. T., Jr., Heinrichs, D. W., & Wagman, A. M. I. (1988). Deficit and nondeficit forms of schizophrenia: The concept. American Journal of Psychiatry, 145(5), 578-583.

134) Carter, D. M., Mackinnon, A., & Copolov, D. L. (1996). Patients' strategies for coping with auditory hallucinations. Journal of Nervous and Mental Disease, 184, 159-164.

135) Cartwright-Hatton, S., & Wells, A. (1997). Beliefs about worry and intrusions:The meta-cognitions questionnaire and its correlates. Journal of Anxiety Disorders, 11(3) , 279-296.

136) Caspi, A., Moffitt, T. E., Cannon, M., McClay, J., Murray, R., Harrington, H., et al. (2005). Moderation of the effect of adolescent-onset cannabis use on adult psychosis by a functional polymorphism in the catechol-O-methyltransferase gene: Longitudinal evidence of a gene X environment interaction. Biological Psychiatry, 57(10), 1117-1127.

137) Caspi, A., Reichenberg, A., Weiser, M., Rabinowitz, J., Kaplan, Z., Knobler, H., et al. (2003). Cognitive performance in schizophrenia patients assessed before and following the first psychotic episode. Schizophrenia Research, 65, 87-94.

138) Cather, C., Penn, D., Otto, M., & Goff, D. C. (1994). Cognitive therapy for delusions in schizophrenia: Models, benefits, and new approaches. Journal of Cognitive Psychotherapy, 18, 207-221.

139) Cather, C., Penn, D., Otto, M. W., Yovel, I., Mueser, K. T., & Goff, D. C. (2005). A pilot study of functional cognitive behavioral therapy (FCBT) for schizophrenia. Schizophrenia Research, 74, 201-209.

140) Chadwick, P., & Birchwood, M. J. (1994). The omnipotence of voices: I. A cognitive approach to auditory hallucinations. British Journal of Psychiatry, 164, 190-201.

141) Chadwick, P., & Birchwood, M. J. (1995). The omnipotence of voices: II. The belief about voices questionnaire (BAVQ). British Journal of Psychiatry, 166(6), 773-776.

142) Chadwick, P., Birchwood, M. J., & Trower, P. (1996). Cognitive therapy for delusions, voices, and paranoia. New York: Wiley.

143) Chakos, M. H., Lieberman, J. A., Bilder, R. M., Borenstein, M., Lerner, G., Bogerts, B., et al. (1994). Increase in caudate nuclei volumes of first-episode schizophrenic patients taking antipsychotic drugs. American Journal of Psychiatry, 151(10), 1430-1436.

144) Chapman, J. (1966). The early symptoms of schizophrenia. British Journal of Psychiatry, 112(484), 225-251.

145) Chapman, L. J. (1958). Intrusion of associative responses into schizophrenic conceptual performance. Journal of Abnormal and Social Psychology, 56(3), 374-379.

146) Chapman, L. J., & Chapman, J. P. (1965). The interpretation of words in schizophrenia. Journal of Personality and Social Psychology, 95, 135-146.

147) Chapman, L. J., & Chapman, J. P. (1973a). Disorder thought in schizophrenia. Englewood Cliffs, NJ: Prentice-Hall.

148) Chapman, L. J., & Chapman, J. P. (1973b). Problems in the measurement of cognitive deficit. Psychology Bulletin, 79(6), 380-385.

149) Chapman, L. J., Chapman, J. P., Kwapil, T. R., Eckbald, M., & Zinser, M. C. (1994). Putatively psychosis-prone subjects 10 years later. Journal of Abnormal Psychology, 103, 171-183.

150) Chapman, L. J., Chapman, J. P., & Miller, E. N. (1982). Reliabilities and intercorrelations of eight measure of proneness to psychosis. Journal of Consulting and Clinical Psychology, 50, 187-195.

151) Chapman, L. J., Chapman, J. P., & Miller, G. A (1964). A theory of verbal behaviour in schizophrenia. Progress in Experimental Personality Research, 72, 49-77.

152) Chapman, L. J., Chapman, J. P., & Raulin, M. L. (1976). Scales for physical and social anhedonia. Journal of Abnormal Psychology, 85, 374-382.

153) Chapman, L. J., & Taylor, J. A. (1957). Breadth of deviate concepts used by schizophrenics. Journal of Abnormal and Social Psychology, 54(1), 118-123.

154) Clark, D. A., Beck, A. T., & Alford, B. A. (1999). Scientific foundations of cognitive

theory and therapy of depression. New York: Wiley.

155) Clark, D. M. (1986). A cognitive approach to panic. Behaviour Research and Therapy, 24, 461-470.

156) Clark, D. M., & Wells, A. (1995). A cognitive model of social phobia. In R. G. Heimberg, M. R. Liebowitz, D. A. Hope, & F. R. Schneier (Eds.) , Social phobia: Diagnosis, assessment, and treatment (pp. 69-93) . New York: Guilford Press.

157) Clark, H. H. (1996). Using language. New York: Cambridge University Press.

158) Close, H., & Garety, P. (1998). Cognitive assessment of voices: Further developments in understanding the emotional impact of voices. British Journal of Clinical Psychology, 37, 173-188.

159) Cohen, J. D., Barch, D. M., Carter, C., & Servan-Schreiber, D. (1999). Context-processing deficits in schizophrenia: Converging evidence from three theoretically motivated cognitive tasks. Journal of Abnormal Psychology, 108(1), 120-33.

160) Cohen, J. D., & Servan-Schreiber, D. (1992). Context, cortex, and dopamine: A connectionist approach to behavior and biology in schizophrenia. Psychological Review, 99(1) , 45-77.

161) Collins, A. M., & Loftus, E. F. (1975). A spreading-activation theory of semantic processing. Psychological Review, 82, 407-428.

162) Collins, A. M., & Quillian, M. R. (1969). Retrieval time from semantic memory. Journal of Verbal Learning and Verbal Memory, 8, 240-247.

163) Connell, P. (1958). Amphetamine psychosis. London: Chapman & Hall.

164) Coppens, H. J., Sloof, C. J., Paans, M. J., Wiegman, T., Vaalburg, W., & Korf, J. (1991). High central D2-dopamine receptor occupancy as assessed with positron emission tomography in medicated but therapy-resistant patients. Biological Psychiatry, 29, 629-634.

165) Corcoran, C., Walker, E., Huot, R., Mittal, V., Tessner, K., Kestler, L., et al. (2003). The stress cascade and schizophrenia: Etiology and onset. Schizophrenia Bulletin, 29, 671-692.

166) Cornblatt, B. A., & Keilp, J. G. (1994). Impaired attention, genetics, and the pathophysiology of schizophrenia. Schizophrenia Bulletin, 20(1) , 31-46.

167) Cornblatt, B. A., Lencz, T., & Kane, J. M. (2001). Treatment of the schizophrenia prodome: It is presently ethical? [Special Issue: Ethics of early treatment intervention in schizophrenia]. Schizophrenia Research, 51(1) , 31-38.

168) Cornblatt, B. A., Lenzenweger, M. F., Dworkin, R. H., & Erlenmeyer-Kimling, L. (1992). Childhood attentional dysfunctions predict social deficits in unaffected adults at risk for schizophrenia. British Journal of Psychiatry, 161, 59-64.

169) Cotter, D., Kerwin, R., Doshi, B., Martin, C. S., & Everall, I. P. (1997). Alterations in hippocampal non-phosphorylated MAP2 protein expression in schizophrenia. Brain Research, 765(2), 238-246.

170) Cougnard, A., Marcelis, M., Myin-Germeys, I., de Graaf, R., Vollebergh, W., Krabbendam, L., et al. (2007). Does normal developmental expression of psychosis combine with environmental risk to cause persistence of psychosis? A psychosis proneness-persistence model. Psychological Medicine, 37, 513-527.

171) Cowan, N. (1988). Evolving conceptions of memory storage, selective attention, and their mutual constraints within the human information-processing system. Psychological Bulletin, 104(2), 163-191.

参考文献　　*391*

172) Cox, D., & Cowling, P. (1989). Are you normal? London: Tower Press.

173) Cozolino, L. (2002). The neuroscience of psychotherapy: Building and rebuilding the human brain. New York: Norton.

174) Creese, I., Burt, D. R., & Snyder, S. H. (1976). Dopamine receptor binding predicts clinical and pharmacological potencies of antischizophrenic drugs. Science, 192(4238), 481-483.

175) Crow, T. J. (1980). Molecular pathology of schizophrenia: More than one disease process. British Medical Journal, 280, 66-68.

176) Crow, T. J. (2007). How and why genetic linkage has not solved the problem of psychosis: Review and hypothesis. American Journal of Psychiatry, 164, 13-21.

177) Csernansky, J. G., Joshi, S., Wang, L., Haller, J. W., Gado, M., Miller, J. P., et al. (1998). Hippocampal morphometry in schizophrenia by high dimensional brain mapping. Proceedings of the National Academy of Sciences, 95(19), 11406-11411.

178) Csipke, E., & Kinderman, P. (2002). Self-talk and auditory hallucinations. Manuscript in preparation.

179) Curtis, C. E., Calkins, M. E., Grove, W. M., Feil, K. J., & Iacono, W. G. (2001). Saccadic disinhibition in patients with acute and remitted schizophrenia and their first-degree biological relatives. American Journal of Psychiatry, 158, 100-106.

180) Cutting, J. (2003). Descriptive psychopathology. In S. R. Hirsch & D. L. Weinberger (Eds.), Schizophrenia (2nd ed., pp. 15-24). Malden, MA: Blackwell.

181) Daniel, D. G., Copeland, L. F., & Tamminga, C. (2004). Ziprasidone. In A. F. Schatzberg & C. B. Nemeroff (Eds.), The American Psychiatric Publishing textbook of psychopharmacology (3rd ed., pp. 507-518). Washington, DC: American Psychiatric Publishing.

182) Danos, P., Baumann, B., Bernstein, H. G., Franz, M., Stauch, R., Northoff, G., et al. (1998). Schizophrenia and anteroventral thalamic nucleus: Selective decrease of parvalbumin-immunoreactive thalamocortical projection neurons. Psychiatry Research, 82(1), 1-10.

183) Davatzikos, C., Shen, D., Gur, R. C., Wu, X., Liu, D., Fan, Y., et al. (2005). Wholebrain morphometric study of schizophrenia revealing a spatially complex set of focal abnormalities. Archives of General Psychiatry, 62, 1218-1227.

184) David, A. S. (1990). Insight and psychosis. British Journal of Psychiatry, 156, 798-808.

185) David, A. S., Buchanan, A., Reed, A., & Almeida, O. (1992). The assessment of insight in psychosis. British Journal of Psychiatry, 161, 599-602.

186) David, A. S., Malmberg, A., Brandt, L., Allebeck, P., & Lewis, G. (1997). IQ and risk for schizophrenia: A population-based cohort study. Psychological Medicine, 27, 1311-1323.

187) Davidson, L., & Stayner, D. (1997). Loss, loneliness, and the desire for love: Perspectives on the social lives of people with schizophrenia. Psychiatric Rehabilitation Journal, 20(3), 3-12.

188) Davidson, L. L., & Heinrichs, R. W. (2003). Quantification of frontal and temporal lobe brain-imaging findings in schizophrenia: A meta-analysis. Psychiatry Research: Neuroimaging, 122, 69-87.

189) Davidson, M., Reichenberg, A., Rabinowitz, J., Weiser, M., Kaplan, Z., & Mark, M. (1999). Behavioral and intellectual markers for schizophrenia in apparently healthy male

adolescents. American Journal of Psychiatry, 156(9), 1328-1335.

190) Deane, F. P., Glaser, N. M., Oades, L. G., & Kazantzis, N. (2005). Psychologists' use of homework assignments with clients who have schizophrenia. Clinical Psychologist, 9, 24-30.

191) Delespaul, P., deVries, M., & van Os, J. (2002). Determinants of occurrence and recovery from hallucinations in daily life. Social Psychiatry and Psychiatric Epidemiology, 37, 97-104.

192) Dell, G. S. (1986). A spreading activation theory of retrieval in sentence production. Psychological Review, 93(3) , 283-321.

193) DeVries, M. W., & Delespaul, P. A. (1989). Time, context, and subjective experiences in schizophrenia. Schizophrenia Bulletin, 15(2) , 233-244.

194) Diamond, M., Rosenzweig, M., Bennett, E., Lindner, B., & Lyon, L. (1972). Effects of environmental enrichment and impoverishment on rat cerebral cortex. Journal of Neurobiology, 3(1), 47-64.

195) Dickerson, S. S., & Kemeny, M. E. (2004). Acute stressors and cortisol responses: A theoretical integration and synthesis of laboratory research. Psychological Bulletin, 130, 355-391.

196) Docherty, N. M., Cohen, A. S., Nienow, T. M., Dinzeo, T. J., & Dangelmaier, R. E. (2003). Stability of formal thought disorder and referential communication disturbances in schizophrenia. Journal of Abnormal Psychology, 112(3), 469-475.

197) Docherty, N. M., Evans, I. M., Sledge, W. H., Seibyl, J. P., & Krystal, J. H. (1994). Affective reactivity of language in schizophrenia. Journal of Nervous and Mental Disease, 182(2), 98-102.

198) Docherty, N. M., Hall, M. J., & Gordinier, S. W. (1998). Affective reactivity of speech in schizophrenia patients and their nonschizophrenic relatives. Journal of Abnormal Psychology, 107(3), 461-467.

199) Dudley, R. E. J., & Over, D. E. (2003). People with delusions jump to conclusions: A theoretical account of research findings on the reasoning of people with delusions. Clinical Psychology and Psychotherapy, 10, 263-274.

200) Dunn, H., Morrison, A. P., & Bentall, R. P. (2002). Patients' experiences of homework tasks in cognitive behavioural therapy for psychosis: A qualitative analysis. Clinical Psychology and Psychotherapy, 9, 361-369.

201) Earnst, K. S., & Kring, A. M. (1997). Construct validity of negative symptoms: An empirical and conceptual review. Clinical Psychology Review, 17, 167-190.

202) Earnst, K. S., & Kring, A. M. (1999). Emotional responding in deficit and non-deficit schizophrenia. Psychiatry Research, 88, 191-207.

203) Eastwood, S. L., Burnet, P. W., & Harrison, P. J. (1995). Altered synaptophysin expression as a marker of synaptic pathology in schizophrenia. Neuroscience, 66(2) , 309-319.

204) Eccles, J. S., & Wigfield, A. (2002). Motivational beliefs, values and goals. Annual Review of Psychology, 53, 109-132.

205) Eckblad, M., & Chapman, L. J. (1983). Magical ideation as an indicator of schizotypy. Journal of Consulting and Clinical Psychology, 51, 215-225.

206) Eckbald, M., Chapman, L. J., Chapman, J. P., & Mishlove, M. (1982). Revised Social Anhedonia Scale. Madison: University of Wisconsin.

207) Ellis, A. (1962). Reason and emotion in psychotherapy. Oxford, UK: Stuart.

208) Endicott, J., & Spitzer, R. L. (1978). A diagnostic interview: The Schedule for Affective Disorders and Schizophrenia. Archives of General Psychiatry, 35(7) , 837-844.

209) Ensink, B. J. (1992). Confusing realities: A study on child sexual abuse and psychiatric symptoms. Amsterdam: VU University Press.

210) Epstein, S. (1953). Overinclusive thinking in a schizophrenic and a control group. Journal of Consulting Psychology, 17(5) , 384-388.

211) Erlenmeyer-Kimling, L., Roberts, S. A., Rock, D., Adamo, U. H., Shapiro, B. M., & Pape, S. (1998). Predictions from longitudinal assessments of high risk children. In M. F. Lenzenweger & R. H. Dworkin (Eds.) , Origins and development of schizophrenia: Advances in experimental psychopathology (pp. 427-445). Washington, DC: American Psychiatric Association.

212) Escher, S., Romme, M., Buiks, A., Delespaul, P., & van Os, J. (2002a) . Formation of delusional ideation in adolescents hearing voices: A prospective study. American Journal of Medical Genetics (Neuropsychiatric Genetics) , 114, 913-920.

213) Escher S., Romme, M., Buiks, A., Delespaul, P., & van Os, J. (2002b) . Independent course of childhood auditory hallucinations: A sequential 3-year follow-up study. British Journal of Psychiatry, 181, 10-18.

214) Fadre, L., Wiesel, F. A., Hall, H., Halldin, C., Stone-Elander, S., & Sedvall, G. (1987). No D2 receptor increase in PET study of schizophrenia. Archives of General Psychiatry, 44, 671-672.

215) Feelgood, S., & Rantzen, R. (1994). Auditory and visual hallucinations in university students. Personality and Individual Differences, 17, 293-296.

216) Feinberg, I. (1982/1983) . Schizophrenia: Caused by a fault in programmed synaptic elimination during adolescence? Journal of Psychiatric Research, 17, 319-334.

217) Feinberg, I. (1990). Cortical pruning and the development of schizophrenia. Schizophrenia Bulletin, 16(4) , 567-570.

218) Fibiger, H. C., & Phillips, A. G. (1974). Role of dopamine and norepinephrine in the chemistry of reward. Journal of Psychiatric Research, 11, 135-143.

219) First, M. B., Spitzer, R. L., Gibbon, M., & Williams, J. (1995). Structured Clinical Interview for DSM-IV axis I disorders. New York: State Psychiatric Institute, Biometrics Research.

220) Foerster, A., Lewis, S. W., & Murray, R. M. (1991). Genetic and environmental correlates of the positive and negative syndromes. In J. F. Greden & T. R. (Eds.) , Negative schizophrenic symptoms: Pathophysiology and clinical implications (pp. 187-202). Washington, DC: American Psychiatric Association.

221) Foucher, J. R., Vidailhet, P., Chanraud, S., Gounot, D., Grucker, D., Pins, D., et al. (2005). Functional integration in schizophrenia: Too little or too much? Preliminary results on fMRI data. Neuroimage, 26, 374-388.

222) Foudraine, J. (1974). Not made of wood: A psychiatrist discovers his own profession (H. H. Hopkins, Trans.) . New York: Macmillan.

223) Fowler, D. (2007, June) . Studies of associations between trauma and psychotic symptoms in early and chronic psychotic samples in London and East Anglia. Paper presented at the invitational conference on CBT for psychosis, Amsterdam.

224) Fowler, D., Freeman, D., Smith, B., Kuipers, E., Bebbington, P., Bashforth, H., et al.

(2006). The Brief Core Schema Scales (BCSS): Psychometric properties and associations with paranoia and grandiosity in non-clinical and psychosis samples. Psychological Medicine, 36, 1-11.

225) Fowler, D., Garety, P., & Kuipers, E. (1995). Cognitive behaviour therapy for psychosis: Theory and practice. Chichester, UK: Wiley.

226) Franck, N., Rouby, P., Daprati, B., Dalery, J., Marie-Cardine, M., & Georgieff, N. (2000). Confusion between silent and overt reading in schizophrenia. Schizophrenia Research, 41, 357-368.

227) Freedman, R., Coon, H., Myles-Worsley, M., Orr-Urtreger, A., Olincy, A., Davis, A., et al. (1997). Linkage of a neurophysiological deficit in schizophrenia to a chromosome 15 locus. Proceedings of the National Academy of Sciences, 94(2) , 587-592.

228) Freeman, D. (2007). Suspicious minds: The psychology of persecutory delusions. Clinical Psychology Review, 27, 425-457.

229) Freeman, D., Garety, P. A., Bebbington, P., Slate, M., Kuipers, E., Fowler, D., et al. (2005). The psychology of persecutory ideation: II. A virtual reality experimental study. Journal of Nervous and Mental Disease, 193, 309-314.

230) Freeman, D., Garety, P. A., McGuire, P., & Kuipers, E. (2005). Developing a theoretical understanding of therapy techniques: An illustrative analogue study. British Journal of Clinical Psychology, 44, 241-254.

231) Freeston, M. H., Ladouceur, R., Gagnon, F., & Thibodeau, N. (1993). Beliefs about obsessional thoughts. Journal of Psychopathology and Behavioral Assessment, 15, 1-21.

232) Frenkel, E., Kugelmass, S., Nathan, M., & Ingraham, L. J. (1995). Locus of control and mental health in adolescence and adulthood. Schizophrenia Bulletin, 21, 219-226.

233) Frith, C. D. (1979). Consciousness, information processing, and schizophrenia. British Journal of Psychiatry, 134, 225-235.

234) Frith, C. D. (1987). The positive and negative symptoms of schizophrenia reflect impairments in the perception and initiation of action. Psychological Medicine, 17(3) , 631-648.

235) Frith, C. D. (1992). The cognitive neuropsychology of schizophrenia. Hove, UK: Erlbaum.

236) Frith, C. D., & Corcoran, R. (1996). Exploring "theory of mind" in people with schizophrenia. Psychological Medicine, 26, 521-530.

237) Frith, C. D., & Done, D. J. (1987). Towards a neuropsychology of schizophrenia. British Journal of Psychiatry, 153, 437-443.

238) Frith, C. D., & Done, D. J. (1989a) . Experiences of alien control in schizophrenia reflect a disorder in the central monitoring of action. Psychological Medicine, 19, 359-363.

239) Frith, C. D., & Done, D. J. (1989b) . Positive symptoms of schizophrenia. British Journal of Psychiatry, 154, 569-570.

240) Frith, C. D., Leary, J., Cahill, C., & Johnstone, E. C. (1991). Disabilities and circumstances of schizophrenic patients-a follow-up study: IV. Performance on psychological tests. British Journal of Psychiatry, 159(Suppl. 13) , 26-29.

241) Fuller, R. L. M., Schultz, S. K., & Andreasen, N. C. (2003). The symptoms of schizophrenia. In S. R. Hirsch & D. L. Weinberger (Eds.) , Schizophrenia (2nd ed., pp. 25-33) . Malden, MA: Blackwell.

242) Gallagher, A., Dinan, T., & Baker, L. (1994). The effects of varying auditory input on

schizophrenic hallucinations: A replication. British Journal of Medical Psychology, 67, 67-76.

243) Gard, D. E., Kring, A. M., Gard, M. G., Horan, W. P., & Green, M. F. (2007). Anhedonia in schizophrenia: Distinctions between anticipatory and consummatory pleasure. Schizophrenia Research, 93(1-3), 253-260.

244) Garety, P., Fowler, D., Kuipers, E., Freeman, D., Dunn, G., Bebbington, P., et al. (1997). London-East Anglia randomized controlled trial of cognitive- behavioural therapy for psychosis: II. Predictors of outcome. British Journal of Psychiatry, 171, 420-426.

245) Garety, P. A., Bebbington, P., Fowler, D., Freeman, D., & Kuipers, E. (2007). Implications for neurobiological research of cognitive models of psychosis: A theoretical paper. Psychological Medicine, 37, 1377-1391.

246) Garety, P. A., & Freeman, D. (1999). Cognitive approaches to delusions: A critical review of theories and evidence. British Journal of Clinical Psychology, 38, 113-154.

247) Garety, P. A., Freeman, D., Jolley, S., Dunn, G., Bebbington, P. E., Fowler, et al. (2005). Reasoning, emotions, and delusional conviction in psychosis. Journal of Abnormal Psychology, 114, 373-384.

248) Garety, P. A., & Hemsley, D. R. (1987). Characteristics of delusional experience. European Archives of Psychiatry and Neurological Sciences, 236(5), 294-298.

249) Garety, P. A., Hemsley, D. R., & Wessely, S. (1991). Reasoning in deluded schizophrenic and paranoid patients: Biases in performance on a probabilistic inference task. Journal of Nervous and Mental Disease, 179, 194-202.

250) Germans, M. J., & Kring, A. M. (2000). Hedonic deficit in anhedonia: Support 380 References for the role of approach motivation. Personality and Individual Differences, 28, 659-672.

251) Gilbert, D. T. (1991). How mental systems believe. American Psychologist, 46, 107-119.

252) Gilbert, D. T., & Gill, N. J. A. (2000). The momentary realist. Psychological Science, 5, 394-398.

253) Gilbert, D. T., & Malone, P. S. (1995). The correspondence bias. Psychological Bulletin, 117, 21-38.

254) Gilmore, J. H., & Murray, R. M. (2006). Prenatal and perinatal factors. In J. A. Lieberman, T. S. Stroup, & D. O. Perkins (Eds.) , Textbook of schizophrenia (pp. 55-67) . Washington, DC: American Psychiatric Association.

255) Glahn, D. C., Ragland, J. D., Abramoff, A., Barrett, J., Laird, A. R., Bearden, C. E., et al. (2005). Beyond hypofrontality: A quantitative meta-analysis of functional neuorimaging studies of working memory in schizophrenia. Human Brain Mapping, 25, 60-69.

256) Goff, D. C. (2004). Risperidone. In A. F. Schatzberg & C. B. Nemeroff (Eds.) , The American Psychiatric Publishing textbook of psychopharmacology (3rd ed., pp. 495-506). Washington, DC: American Psychiatric Publishing.

257) Goff, D. C., & Wine, L. (1997). Glutamate in schizophrenia: Clinical and research implications. Schizophrenia Research, 27(2-3), 157-168.

258) Gold, J. M., & Green, M. F. (2005). Schizophrenia: Cognition. In B. J. Sadock & V. A. Sadock (Eds.) , Kaplan and Sadock's comprehensive textbook of psychiatry (8th ed., pp. 1436-1448) . Philadelphia: Lippincott, Williams & Wilkins.

259) Gold, J. M., Randolph, C., Carpenter, C. J., Goldberg, T. E., & Weinberger, D. R. (1992). Forms of memory failure in schizophrenia. Journal of Abnormal Psychology, 101(3),

487-494.

260) Goldberg, T. E., David, A., & Gold, J. M. (2003). Neurocognitive deficits in schizophrenia. In S. R. Hirsch & D. L. Weinberger (Eds.) , Schizophrenia (2nd ed., pp. 168-184). Malden, MA: Blackwell.

261) Gordon, E., Williams, L. M., Haig, A. R., Wright, J., & Meares, R. A. (2001). Symptom profile and 'gamma' processing in schizophrenia. Cognitive Neuropsychiatry, 6, 7-19.

262) Gottesman, I. I. (1991). Schizophrenia genesis: The origins of madness. New York: Freeman.

263) Gottesman, I. I., & Gould, T. D. (2003). The endophenotype concept in psychiatry: Etymology and strategic intentions. American Journal of Psychiatry, 160, 636-645.

264) Gould, R. A., Mueser, K. T., Bolton, E., Mays, V., & Goff, D. (2001). Cognitive therapy for psychosis in schizophrenia: An effect size analysis. Schizophrenia Research, 48, 335-342.

265) Gould, L. (1950). Verbal hallucinations as automatic speech. American Journal of Psychiatry, 107, 110-119.

266) Granholm, E., McQuaid, J. R., McClure, F. S., Auslander, L. A., Perivoliotis, D., References 381 Pedrelli, P., et al. (2005). A randomized, controlled trial of cognitive behavioral social skills training for middle-aged and older outpatients with chronic schizophrenia. American Journal of Psychiatry, 162, 520-529.

267) Granholm, E., Morris, S. K., Sarkin, A. J., Asarnow, R. F., & Jeste, D. V. (1997). Pupillary responses index overload of working memory resources in schizophrenia. Journal of Abnormal Psychology, 106, 458-467.

268) Grant, P. M., & Beck, A. T. (2005). Negative cognitions assessment. Unpublished test.

269) Grant, P. M. & Beck, A. T. (2008a) . The role of neurocognitive flexibility and cognitive insight in delusions. Unpublished manuscript.

270) Grant, P. M., & Beck, A. T. (2008b) . Social disengagement attitudes as a mediator between social cognition and poor functioning in schizophrenia. Manuscript in preparation.

271) Grant, P. M., & Beck, A. T. (2008c) . Dysfunctional attitudes, cognitive impairment and symptoms in schizophrenia. Unpublished raw data.

272) Grant, P. M., & Beck, A. T. (2008d) . Rejection sensitivity as a moderator of communication disorder in schizophrenia. Manuscript submitted for publication.

273) Grant, P. M., & Beck, A. T. (in press). Defeatist beliefs as mediators of cognitive impairment, negative symptoms, and functioning in schizophrenia. Schizophrenia Bulletin.

274) Grant, P. M., Young, P. R., & DeRubeis, R. J. (2005). Cognitive and behavioral therapies. In G. O. Gabbard, J. S. Beck, & J. Holmes (Eds.) , Oxford textbook of psychotherapy (pp. 15-25) . New York: Oxford University Press.

275) Gray, J. A., Feldon, J., Rawlins, J. N. P., Hemsley, D. R., & Smith, A. D. (1991). The neuropsychology of schizophrenia. Behavior and Brain Sciences, 14, 1-84.

276) Green, M. F. (1996). What are the functional consequences of neurocognitive deficits in schizophrenia? American Journal of Psychiatry, 153(3), 321-330.

277) Green, M. F. (1998). Schizophrenia from a neurocognitive perspective: Probing the impenetrable darkness. Boston: Allyn & Bacon.

278) Green, M. F. (2003). Schizophrenia revealed: From neurons to social interactions. New York: Norton.

279) Green, M. F., Kern, R. S., Braff, D. L., & Mintz, J. (2000). Neurocognitive deficits and

functional outcome in schizophrenia: Are we measuring the "right stuff"? Schizophrenia Bulletin, 26(1), 119-136.

280) Greenberger, D., & Padesky, C. A. (1995). Mind over mood: A cognitive therapy treatment manual for clients. New York: Guilford Press.

281) Greenwood, K. E., Landau, S., & Wykes, T. (2005). Negative symptoms and specific cognitive impairments as combined targets for improved functional outcome within cognitive remediation therapy. Schizophrenia Bulletin, 31, 910-921.

282) Grice, H. P. (1957). Meaning. Philosophical Review, 66, 377-388.

283) Gumley, A., O'Grady, M., McNay, L., Reilly, J., Power, K., & Norrie, J. (2003). Early intervention for relapse in schizophrenia: Results of a 12-month randomized controlled trial of cognitive behavioural therapy. Psychological Medicine, 33(3), 419-431.

284) Gur, R. C., & Gur, R. E. (2005). Neuroimaging in schizophrenia: Linking neuropsychiatric manifestations to neurobiology. In B. J. Sadock & V. A. Sadock (Eds.), Kaplan and Sadock's comprehensive textbook of psychiatry (8th ed., pp. 1396-1408). Philadelphia: Lippincott, Williams & Wilkins.

285) Gur, R. E. (1999). Is schizophrenia a lateralized brain disorder? Editor's introduction. Schizophrenia Bulletin, 25(1), 7-9.

286) Gur, R. E., & Arnold, S. E. (2004). Neurobiology of schizophrenia. In A. F. Schatzberg & C. B. Nemeroff (Eds.), The American Psychiatric Publishing textbook of psychopharmacology (3rd ed., pp. 765-774). Washington, DC: American Psychiatric Publishing.

287) Gur, R. E., Cowell, P. E., Latshaw, A., Turetsky, B. I., Grossman, R. I., Arnold, S. E., et al. (2000). Reduced dorsal and orbital prefrontal gray matter volumes in schizophrenia. Archives of General Psychiatry, 57(8), 761-768.

288) Gur, R. E., Mozley, P. D., Resnick, S. M., Mozley, L. H., Shtasel, D. L., Gallacher, F., et al. (1995). Resting cerebral glucose metabolism in first-episode and previously treated patients with schizophrenia relates to clinical features. Archives of General Psychiatry, 52(8), 657-667.

289) Gur, R. E., Nimgaonkar, V. L., Almasy, L., Calkins, M. E., Ragland, J. D., Pogue- Geile, M. F., et al. (2007). Neurocognitive endophenotypes in a multiplex multigenerational family study of schizophrenia. American Journal of Psychiatry, 164, 813-819.

290) Gur, R. E., Resnick, S. M., Alavi, A., Gur, R. C., Caroff, S., Dann, R., et al. (1987). Regional brain function in schizophrenia: I. A positron emission tomography study. Archives of General Psychiatry, 44(2), 119-125.

291) Gur, R. E., Skolnick, B. E., Gur, R. C., Caroff, S., Rieger, W., Obrist, W. D., et al. (1983). Brain function in psychiatric disorders: I. Regional cerebral blood flow in medicated schizophrenics. Archives of General Psychiatry, 40(11), 1250-1254.

292) Guttmacher, M. S. (1964). Phenothiazine treatment in acute schizophrenia: Effectiveness. The National Institute of Mental Health Psychopharmacology Service Center Collaborative Study Group. Archives of General Psychiatry, 10, 241-261.

293) Haddock, G., McCarron, J., Tarrier, N., & Faragher, E. B. (1999). Scales to measure dimensions of hallucinations and delusions: The psychotic symptom rating scales (PSYRATS). Psychological Medicine, 29, 879-889.

294) Haddock, G., Slade, P. D., Prasaad, R., & Bentall, R. (1996). Functioning of the phonological loop in auditory hallucinations. Personality and Individual Differences, 20,

753-760.

295) Haddock, G., Wolfenden, M., Lowens, I., Tarrier, N., & Bentall, R. P. (1995). References 383 Effect of emotional salience on thought disorder in patients with schizophrenia. British Journal of Psychiatry, 167(5), 618-620.

296) Hafner, H. (2003). Prodrome, onset and early course of schizophrenia. In R. M. Murray, P. B. Jones, E. Susser, J. van Os, & M. Cannon (Eds.) , The epidemiology of schizophrenia (pp. 124-147). Cambridge, UK: Cambridge University Press.

297) Hafner, H., & an der Heiden, W. (2003). Course and outcome of schizophrenia. In S. R. Hirsch & D. L. Weinberger (Eds.) , Schizophrenia (2nd ed., pp. 101-141). Malden, MA: Blackwell.

298) Hampson, M., Anderson, A. W., Gore, J. C., & Hoffman, R. E. (2002, June) . FMRI investigation of auditory hallucinations in schizophrenia using temporal correlations to language areas. Paper presented at the 8th international conference on functional mapping of the human brain, Sendai, Japan.

299) Hardy, A., Fowler, D., Freeman, D., Smith, B., Steel, C., et al. (2005). Trauma and hallucinatory experience in psychosis. Journal of Nervous and Mental Disease, 193, 501-507.

300) Harrison, G., Hopper, K., Craig, T., Laska, E., Siegel, C., Wanderling, J., et al. (2001). Recovery from psychotic illness: A 15- and 25-year international follow- up study. British Journal of Psychiatry, 178, 506-517.

301) Harrow, M., & Jobe, T. H. (2007). Factors involved in outcome and recovery in schizophrenia patients not on antipsychotic medications: A 15-year multifollow- up study. Journal of Nervous and Mental Disease, 195(5), 406-414.

302) Harrow, M., & Prosen, M. (1978). Intermingling and disordered logic as influences on schizophrenic "thought disorders." Archives of General Psychiatry, 35(10), 1213-1218.

303) Harrow, M., Silverstein, M., & Marengo, J. (1983). Disordered thinking. Archives of General Psychiatry, 40(7) , 765-771.

304) Harvey, P. D., Earle-Boyer, E. A., & Levinson, J. C. (1988). Cognitive deficits and thought disorder: A retest study. Schizophrenia Bulletin, 14(1) , 57-66.

305) Harvey, P. D., Howanitz, E., Parrella, M., White, L., Davidson, M., Mohs, R. C., et al. (1998). Symptoms, cognitive function, and adaptive skills in geriatric patients with lifelong schizophrenia: A comparison across treatment sites. American Journal of Psychiatry, 155, 1080-1086.

306) Hatfield, A. B., & Lefley, H. P. (1993). Surviving mental illness: Stress, coping and adaptation. New York: Guilford Press.

307) Hawks, D. V., & Payne, R. W. (1971). Overinclusive thought disorder and symptomatology. British Journal of Psychiatry, 118(547), 663-670.

308) Hazlett, E. A., Buchsbaum, M. S., Byne, W., Wei, T. C., Spiegel-Cohen, J., Geneve, C., et al. (1999). Three-dimensional analysis with MRI and PET of the size, shape, and function of the thalamus in the schizophrenia spectrum. American Journal of Psychiatry, 156(8), 1190-1199.

309) Healy, D. (2002). The creation of psychopharmacology. Cambridge, MA: Harvard University Press.

310) Heaton, R. K., Chelune, G. J., Talley, J. L., Kay, G. G., & Curtiss, G. (1993). Wisconsin card sorting test manual: Revised and expanded. Odessa, FL: Psychological Assessment

Resources.

311) Heckers, S. (1997). Neuropathology of schizophrenia: Cortex, thalamus, basal ganglia, and neurotransmitter-specific projection systems. Schizophrenia Bulletin, 23(3), 403-421.

312) Heckers, S., Heinsen, H., Geiger, B., & Beckmann, H. (1991). Hippocampal neuron number in schizophrenia: a stereological study. Archives of General Psychiatry, 48(11), 1002-1008.

313) Heckers, S., Heinsen, H., Heinsen, Y., & Beckmann, H. (1991). Cortex, white matter, and basal ganglia in schizophrenia: A volumetric postmortem study. Biological Psychiatry, 29(6), 556-566.

314) Heckers, S., Rauch, S. L., Goff, D., Savage, C. R., Schacter, D. L., Fischman, A. J., et al. (1998). Impaired recruitment of the hippocampus during conscious recollection in schizophrenia. Nature Neuroscience, 1(4), 318-323.

315) Hegarty, J. D., Baldessarini, R. J., Tohen, M., Waternaux, C., & Oepen, G. (1994). One hundred years of schizophrenia: A meta-analysis of the outcome literature. American Journal of Psychiatry, 151, 1409-1416.

316) Heider, F. (1958). The psychology of interpersonal relations. New York: Wiley.

317) Heinrichs, D. W., Hanlon, T. E., & Carpenter, W. T., Jr. (1984). The Quality of Life Scale: An instrument for rating the schizophrenic deficit syndrome. Schizophrenia Bulletin, 10(3), 388-398.

318) Heinrichs, R. W. (2001). In search of madness: Schizophrenia and neuroscience. Oxford, UK: Oxford University Press.

319) Heinrichs, R. W. (2005). The primacy of cognition in schizophrenia. American Psychologist, 60(3), 229-242.

320) Heinrichs, R. W., & Zakzanis, K. K. (1998). Neurocognitive deficit in schizophrenia: A quantitative review of the evidence. Neuropsychology, 12(3), 426-445.

321) Helbig, S., & Fehm, L. (2004). Problems with homework in CBT: Rare exception or rather frequent? Behavioural and Cognitive Psychotherapy, 32, 291-301.

322) Hemsley, D. R. (1987a). An experimental psychological model for schizophrenia. In H. Hafner, W. F. Gattaz, & W. Janzavik (Eds.), Search for the causes of schizophrenia (pp. 179-188). Berlin: Springer Verlag.

323) Hemsley, D. R. (1987b). Hallucinations: Unintended or unexpected? Behavioral and Brain Sciences, 10, 532-533.

324) Hemsley, D. R. (2005). The schizophrenic experience: Taken out of context? Schizophrenia Bulletin, 31, 43-53.

325) Henquet, C., Murray, R., Linszen, D., & van Os, J. (2005). The environment and schizophrenia: The role of cannabis use. Schizophrenia Bulletin, 31(3), 608-612.

326) Heston, L. L. (1966). Psychiatric disorders in foster home reared children of schizophrenic mothers. British Journal of Psychiatry, 112, 819-825.

327) Heydebrand, G., Weiser, M., Rabinowitz, J., Hoff, A. L., DeLisi, L. E., & Csernansky, J. G. (2004). Correlates of cognitive deficits in first episode schizophrenia. Schizophrenia Research, 68, 1-9.

328) Hirsch, S. R., Das, I., Garey, L. J., & de Belleroche, J. (1997). A pivotal role for glutamate in the pathogenesis of schizophrenia, and its cognitive dysfunction. Pharmacology, Biochemistry, and Behavior, 56(4), 797-802.

329) Ho, B., Nopoulos, P., Flaum, M., Arndt, S., & Andreasen, N. C. (1998). Two-year

outcome in first-episode schizophrenia: Predictive value of symptoms for quality of life. American Journal of Psychiatry, 155, 1196-1201.

330) Hoffman, R. E., & Cavus, I. (2002). Slow transcranial magnetic stimulation, longterm depotentiation, and brain hyperexcitability disorders. American Journal of Psychiatry, 159, 1093-1102.

331) Hoffman, R. E., & Dobscha, S. K. (1989). Cortical pruning and the development of schizophrenia: A computer model. Schizophrenia Bulletin, 15(3) , 477-490.

332) Hoffman, R. E., & McGlashan, T. H. (1993). Parallel distributed processing and the emergence of schizophrenic symptoms. Schizophrenia Bulletin, 19(1) , 119-140.

333) Hole, R. W., Rush A. J., & Beck, A. T. (1979). A cognitive investigation of schizophrenic delusions. Psychiatry, 42, 312-319.

334) Hollister, J. M., Laing, P., & Mednick, S. A. (1996). Rhesus incompatibility as a risk factor for schizophrenia in male adults. Archives of General Psychiatry, 53(1) , 19-24.

335) Hollon, S. (2007, October). Cognitive therapy in the treatment and prevention of depression. Paper presented at the annual meeting of the Society for Research in Psychopathology, Iowa City.

336) Holzman, P. S. (1991). Eye movement dysfunctions in schizophrenia. In S. R. Steinhauer, J. H. Gruzelier, & J. Zubin (Eds.) , Handbook of schizophrenia: Vol. 5. Neuropsychology, psychophysiology, and information processing (pp. 129-145). Amsterdam: Elsevier.

337) Horan, W. P., Kring, A. M., & Blanchard, J. J. (2006). Anhedonia in schizophrenia: A review of assessment strategies. Schizophrenia Bulletin, 32(2) , 259-273.

338) Horan, W. P., Ventura, J., Nuechterlein, K. H., Subotnik, K. L., Hwang, S. S., & Mintz, J. (2005). Stressful life events in recent-onset schizophrenia: Reduced frequencies and altered subjective appraisals. Schizophrenia Research, 75, 363-374.

339) Hughlings Jackson, J. (1931). Selected writings. London: Hodder & Stoughton.

340) Huq, S. F., Garety, P. A., & Hemsley, D. R. (1988). Probabilistic judgements in deluded and nondeluded subjects. Quarterly Journal of Experimental Psychology, 40(4) , 801-812.

341) Hurn, C., Gray, N. S., & Hughes, I. (2002). Independence of "reaction to hypothetical contradiction" from other measures of delusional ideation. British Journal of Clinical Psychology, 41, 349-360.

342) Hustig, H. H., & Hafner, R. J. (1990). Persistent auditory hallucinations and their relationship to delusions and mood. Journal of Nervous and Mental Disease, 178, 264-267.

343) Huttenlocher, P. R., & Dabholkar, A. S. (1997). Regional differences in synaptogenesis in human cerebral cortex. Journal of Comparative Neurology, 387(2), 167-178.

344) Huttunen, M. O., & Niskanen, P. (1973). Prenatal loss of father and psychiatric disorders. Archives of General Psychiatry, 35, 429-431.

345) Ingraham, L. J., & Kety, S. S. (2000). Adoption studies of schizophrenia. American Journal of Medical Genetics, 97, 18-22.

346) Ingvar, D. H., & Franzen, G. (1974). Distribution of cerebral activity in chronic schizophrenia. Lancet, 2(7895) , 1484-1486.

347) Inouye, T., & Shimizu, A. (1970). The electromyographic study of verbal hallucination. Journal of Nervous and Mental Disease, 151, 415-422.

348) Janssen, I., Krabbendam, L., Bak, M., Hanssen, M., Vollerbergh, W., de Graaf, R., et al. (2004). Childhood abuse as a risk factor for psychotic experiences. Acta Psychiatrica

Scandinavica, 109, 38-45.

349) Jarskog, L. F., & Robbins, T. W. (2006). Neuropathology and neural circuits implicated in schizophrenia. In J. A. Lieberman, T. S. Stroup, & D. O. Perkins (Eds.) , Textbook of schizophrenia (pp. 151-166). Washington, DC: American Psychiatric Association.

350) Javitt, D. C., & Zukin, S. R. (1991). Recent advances in the phencyclidine model of schizophrenia. American Journal of Psychiatry, 148(10) , 1301-1308.

351) Jenkins, R. B., & Groh, R. H. (1970). Mental symptoms in parkinsonian patients treated with L-DOPA. Lancet, 2, 177-179.

352) John, J. P., Khanna, S., Thennarasu, K., & Reddy, S. (2003). Exploration of dimensions of psychopathology in neuroleptic-naive patients with recent-onset schizophrenia/ schizophreniform disorder. Psychiatry Research, 121, 11-20.

353) Johns, L. C., Hemsley, D., & Kuipers, E. (2002). A comparison of auditory hallucinations in a psychiatric and non-psychiatric group. British Journal of Clinical Psychology, 41, 81-86.

354) Johns, L. C., Nazroo, J. Y., Bebbington, P., & Kuipers, E. (2002). Occurrence of hallucinatory experiences in a community sample and ethnic variations. British Journal of Psychiatry, 180, 174-178.

355) Johns, L. C., Rossell, S., Frith, C., Ahmad, F., Hemsley, D., & Kuipers, E., et al. (2001). Verbal self-monitoring and auditory verbal hallucinations in patients with schizophrenia. Psychological Medicine, 31, 705-715.

356) Johnson, M., Hashtroudi, S., & Lindsay, D. (1993). Source monitoring. Psychological Bulletin, 114, 3-28.

357) Johnstone, E. C., Crow, T. J., Frith, C. D., Carney, M. W., & Price, J. S. (1978). Mechanism of the antipsychotic effect in the treatment of acute schizophrenia. Lancet, 1(8069) , 848-851.

358) Johnstone, E. C., & Ownes, D. G. (2004). Early studies of brain anatomy in schizophrenia. In S. M. Lawrie, D. R. Weinberger, & E. C. Johnstone (Eds.) , Schizophrenia: From neuroimaging to neuroscience (pp. 1-19) . New York: Oxford University Press.

359) Jones, P. B., & Done, D. J. (1997). From birth to onset: A developmental perspective of schizophrenia in two national birth cohorts. In M. S. Keshavan & R. M. Murray (Eds.) , Neurodevelopmental and adult psychopathology. Cambridge, UK: Cambridge University Press.

360) Jones, P. B., Rodgers, B., Murray, R., & Marmot, M. (1994). Child development risk factors for adult schizophrenia in the British 1946 birth cohort. Lancet, 344(8934) , 1398-1402.

361) Kaney, S., Wolfenden, M., Dewey, M. E., & Bentall, R. P. (1992). Persecutorydelusions and recall of threatening propositions. British Journal of Clinical Psychology, 31, 85-87.

362) Kapur, S. (2003). Psychosis as a state of aberrant salience: A framework linking biology, phenomenology, and pharmacology in schizophrenia. American Journal of Psychiatry, 160(1), 13-23.

363) Kapur, S., & Seeman, P. (2001). Does fast dissociation from the dopamine D(2) receptor explain the action of atypical antipsychotics?: A new hypothesis. American Journal of Psychiatry, 158(3), 360-369.

364) Kawasaki, Y., Suzuki, M., Maeda, Y., Urata, K., Yamaguchi, N., Matsuda, H., et al.

(1992). Regional cerebral blood flow in patients with schizophrenia: A preliminary report. European Archives of Psychiatry and Clinical Neuroscience, 241(4), 195-200.

365) Kay, S. R., Fiszbein, A., & Opler, L. A. (1987). The Positive and Negative Syndrome Scale (PANSS) for schizophrenia. Schizophrenia Bulletin, 13(2), 261-276.

366) Kay, S. R., Opler, L. A., & Lindenmayer, J. P. (1988). Reliability and validity of the Positive and Negative Syndrome Scale for schizophrenics. Psychiatry Research, 23(1), 99-110.

367) Keefe, R. S. E., Bilder, R. M., Davis, S. M., Harvey, P. D., Palmer, B. W., Gold, J. M., et al. (2007). Neurocognitive effects of antipsychotic medications in patients with chronic schizophrenia in the CATIE trial. Archives of General Psychiatry, 64(6), 633-647.

368) Keefe, R. S. E., & Eesley, C. E. (2006). Neurocognitive impairments. In J. A. Lieberman, T. S. Stroup, & D. O. Perkins (Eds.), Textbook of schizophrenia (pp. 245-260). Washington, DC: American Psychiatric Association.

369) Keefe, R. S. E., Poe, M., Walker, T. M., Kang, J. W., & Harvey, P. D. (2006). The Schizophrenia Cognition Rating Scale: An interview-based assessment and its relationship to cognition, real-world functioning, and functional capacity. American Journal of Psychiatry, 163(3), 426-432.

370) Kendler, K. S., Myers, J. M., O'Neill, F. A., Martin, R., Murphy, B., MacLean, C. J., et al. (2000). Clinical features of schizophrenia and linkage to chromosomes 5q, 6p, 8p, and 10p in the Irish study of high-density schizophrenia families. American Journal of Psychiatry, 157(3), 402-408.

371) Kendler, K. S., Thacker, L., & Walsh, D. (1996). Self-report measures of schizotypy as indices of familial vulnerability to schizophrenia. Schizophrenia Bulletin, 22, 511-520.

372) Kerns, J., & Berenbaum, H. (2003). The relationship between formal thought disorder and executive functioning component processes. Journal of Abnormal Psychology, 112, 339-352.

373) Keshavan, M. S., Rosenberg, D., Sweeney, J. A., & Pettegrew, J. W. (1998). Decreased caudate volume in neuroleptic-naive psychotic patients. American Journal of Psychiatry, 155(6), 774-778.

374) Kety, S. S., Rosenthal, D., Wender, P. H., & Shulsinger, F. (1968). The types and prevalence of mental illness in the biological and adoptive families of adopted schizophrenics. Journal of Psychiatric Research, 6(Suppl. 1), 345-362.

375) Kimhy, D., Goetz, R., Yale, S., Corcoran, C., & Malaspina, D. (2005). Delusions in individuals with schizophrenia: Factor structure, clinical correlates, and putative neurobiology. Psychopathology, 38, 338-344.

376) Kimhy, D., Yale, S., Goetz, R. R., McFarr, L. M., & Malaspina, D. (2006). The factorial structure of the schedule for the deficit syndrome in schizophrenia. Schizophrenia Bulletin, 32(2), 274-278.

377) Kinderman, P., & Bentall, R. P. (1996). A new measure of causal locus: The Internal, Personal and Situational Attributions Questionnaire. Personality and Individual Differences, 20, 261-264.

378) Kinderman, P., & Bentall, R. P. (1997). Causal attributions in paranoia and depression: Internal, personal, and situational attributions for negative events. Journal of Abnormal Psychology, 106, 341-345.

379) Kingdon, D., & Turkington, D. (1998). Cognitive behavioural therapy of schizophrenia:

参考文献　　*403*

Styles and methods. In T. Wykes, N. Tarrier, & S. F. Lewis (Eds.) , Outcome and innovation in psychological treatment of schizophrenia (pp. 59-79) . Chichester, UK: Wiley.

380) Kingdon, D., & Turkington, D. (2002). The case study guide to cognitive behaviour therapy of psychosis. Chichester, UK: Wiley.

381) Kingdon, D. G., & Turkington, D. (1991). The use of cognitive behavior therapy with a normalizing rationale in schizophrenia: Preliminary report. Journal of Nervous and Mental Disease, 179, 207-211.

382) Kingdon, D. G., & Turkington D. (1994). Cognitive-behavioral therapy of schizophrenia. New York: Guilford Press.

383) Kingdon, D. G., & Turkington, D. (2005). Cognitive therapy of schizophrenia. New York: Guilford Press.

384) Kirkpatrick, B., Buchanan, R. W., McKenny, P. D., Alphs, L. D., & Carpenter, W. T. J. (1989). The Schedule for the Deficit Syndrome: An instrument for research in schizophrenia. Psychiatry Research, 30(2) , 119-123.

385) Kirkpatrick, B., Fenton, W., Carpenter, W. T. J., & Marder, S. R. (2006). The NIMH-MATRICS consensus statement on negative symptoms. Schizophrenia Bulletin, 32(2) , 214-219.

386) Klosterkotter, J. (1992). The meaning of basic symptoms for the genesis of the References 389 schizophrenic nuclear syndrome. Japanese Journal of Psychiatry and Neurology, 46, 609-630.

387) Kosslyn, S. M. (1994). Image and brain: The resolution of the imagery debate. Cambridge, MA: MIT Press.

388) Krabbendam, L., & Aleman, A. (2003). Cognitive rehabilitation in schizophrenia: A quantitative analysis of controlled studies. Psychopharmacology, 169, 376-382.

389) Krabbendam, L., Myin-Germeys, I., Hanssen, M., de Graaf, R., Vollebergh, W., Bak, M., et al. (2005). Development of depressed mood predicts onset of psychotic disorder in individuals who report hallucinatory experiences. British Journal of Clinical Psychology, 44, 113-125.

390) Kraepelin, E. (1971). Dementia praecox and paraphrenia (R. M. Barclay, Trans.) .Huntington, NY: Krieger.

391) Krawiecka, M., Goldberg, D., & Vaughan, M. (1977). A standardized psychiatric assessment scale for rating chronic psychotic patients. Acta Psychiatrica Scandinavica, 55(4) , 299-308.

392) Kring, A. M., & Neale, J. M. (1996). Do schizophrenic patients show a disjunctive relationship among expressive, experiential, and psychophysiological components of emotion? Journal of Abnormal Psychology, 105, 249-257.

393) Kuipers, E., Garety, P., Fowler, D., Dunn, G., Bebbington, P., Freeman, D., et al. (1997). London-East Anglia randomized controlled trial of cognitive- behavioural therapy for psychosis: I. Effects of the treatment phase. British Journal of Psychiatry, 171, 319-327.

394) Kung, L., Conley, R., Chute, D. J., Smialek, J., & Roberts, R. C. (1998). Synaptic changes in the striatum of schizophrenic cases: A controlled postmortem ultrastructural study. Synapse, 28(2) , 125-139.

395) Kwapil, T. R., Miller, M. B., Zinser, M. C., Chapman, J., & Chapman, L. J. (1997). Magical ideation and social anhedonia as predictors of psychosis proneness: A partial

replication. Journal of Abnormal Psychology, 106, 491-495.

396) Landa, Y. (2006). Group cognitive behavioral therapy for paranoia in schizophrenia. Unpublished manuscript, Weill Cornell Medical College, New York, NY.

397) Lawrence, E., & Peters, E. (2004). Reasoning in believers in the paranormal. Journal of Nervous and Mental Disease, 192, 727-733.

398) Lawrie, S. M., & Abukmeil, S. S. (1998). Brain abnormality in schizophrenia: A systematic and quantitative review of volumetric magnetic resonance imaging studies. British Journal of Psychiatry, 172, 110-120.

399) Lazarus, R. S. (1966). Psychological stress and the coping process. New York: McGraw-Hill.

400) Lecardeur, L., Giffard, B., Laisney, M., Brazo, P., Delamillieure, P., Eustache, F., et al. (2007). Semantic hyperpriming in schizophrenic patients: Increased facilitation or impaired inhibition in semantic association processing? Schizophrenia Research, 89(1) , 243-250.

401) Lencz, T., Smith, C. W., Auther, A., Correll, C. U., & Cornblatt, B. (2004). Nonspecific and attenuated negative symptoms in patients at clinical high-risk for schizophrenia. Schizophrenia Research, 68(1) , 37-48.

402) Levelt, W. J. M. (1989). Speaking: From intention to articulation. Cambridge, MA: MIT Press.

403) Lewander, T. (1994a) . Neuroleptics and the neuroleptic-induced deficit syndrome. Acta Psychiatrica Scandinavica, 380, 8-13.

404) Lewander, T. (1994b) . Overcoming the neuroleptic-induced deficit syndrome: Clinical observations with remoxipride. Acta Psychiatrica Scandinavica, 380, 64-67.

405) Lewis, D. A., Glantz, L. A., Pierri, J. N., & Sweet, R. A. (2003). Altered cortical glutamate neurotransmission in schizophrenia. Annals of the New York Academy of Sciences, 1003, 102-112.

406) Liang, M., Zhou, Y., Jiang, T., Liu, Z., Tian, L., Liu, H., et al. (2006). Widespread functional disconnectivity in schizophrenia with resting-state functional magnetic resonance imaging. Neuroreport, 17, 209-213.

407) Liddle, P., & Pantelis, C. (2003). Brain imaging in schizophrenia. In S. R. Hirsch & D. R. Weinberger (Eds.) , Schizophrenia (2nd ed., pp. 403-417). Maldan, MA: Blackwell.

408) Liddle, P. F. (1987). The symptoms of chronic schizophrenia: A re-examination of the positive-negative dichotomy. British Journal of Psychiatry, 151, 145-151.

409) Liddle, P. F. (1992). Syndromes of schizophrenia on factor analysis. British Journal of Psychiatry, 161, 861.

410) Liddle, P. F. (2001). Disordered mind and brain: The neural basis of mental symptoms. London: Royal College of Psychiatrists.

411) Liddle, P. F., Friston, K. J., Frith, C. D., Hirsch, S. R., Jones, T., & Frankowiak, R. S. (1992). Patterns of cerebral blood flow in schizophrenia. British Journal of Psychiatry, 160, 179-186.

412) Liddle, P. F., & Morris, D. L. (1991). Schizophrenic syndromes and frontal lobe performance. British Journal of Psychiatry, 158, 340-345.

413) Lieberman, J. A. (2004a) . Aripiprazole. In A. F. Schatzberg & C. B. Nemeroff (Eds.) , The American Psychiatric Publishing textbook of psychopharmacology (3rd ed., pp. 487-494). Washington, DC: American Psychiatric Publishing.

414) Lieberman, J. A. (2004b) . Quetiapine. In A. F. Schatzberg & C. B. Nemeroff (Eds.)

, The American Psychiatric Publishing textbook of psychopharmacology (3rd ed., pp. 473-486). Washington, DC: American Psychiatric Publishing.

415) Lieberman, J. A., Stroup, T. S., McEvoy, J. P., Swartz, M. S., Rosenheck, R. A., Perkins, D. O., et al. (2005). Effectiveness of antipsychotic drugs in patientswith chronic schizophrenia. New England Journal of Medicine, 353, 1209-1223.

416) Lincoln, T. M. (2007). Relevant dimensions of delusions: Continuing the continuum versus category debate. Schizophrenia Research, 93, 211-220.

417) Linden, D. (2006). How psychotherapy changes the brain: The contribution of functional neuroimaging. Molecular Psychiatry, 11(6), 528-538.

418) Linney, Y. M., & Peters, E. R. (2007). The psychological processes underlying thought interference in psychosis. Behavior Research and Therapy, ?, xx-xx.

419) Lippa, A. S., Antelman, S. M., Fisher, A. E., & Canfield, D. R. (1973). Neurochemical mediation of reward: A significant role for dopamine? Pharmacology, Biochemistry, and Behavior, 1(1), 23-28.

420) Llorens, S., Schaufeli, W., Bakker, A., & Salanova, M. (2007). Does a positive gain spiral of resources, efficacy beliefs and engagement exist? Computers in Human Behavior, 23(1), 825-841.

421) Lowens, I., Haddock, G., & Bentall, R. (2007). Auditory hallucinations, negative automatic and intrusive thoughts: Similarities in content and process? Manuscript submitted for publication.

422) Lukoff, D., Nuechterlein, K. H., & Ventura, J. (1986). Manual for the Expanded Brief Psychiatric Rating Scale. Schizophrenia Bulletin, 12, 594-602.

423) Lyon, H. M., Kaney, S., & Bentall, R. P. (1994). The defensive function of persecutory delusions: Evidence from attribution tasks. British Journal of Psychiatry, 164, 637, 646.

424) MacDonald, A. W., & Carter, C. S. (2002). Cognitive experimental approaches to investigating impaired cognition in schizophrenia: A paradigm shift. Journal of Clinical and Experimental Neuropsychology, 24, 873-882.

425) MacDonald, A., Schulz, S. C., Fatemi, S. H., Gottesman, I. I., Iacono, W., Hanson, D. et al. (n.d.). What we know . . . What we don't know about schizophrenia. Retrieved August 21, 2008, from Schizophrenia Research Forum Website. www.schizophreniaforum. org/whatweknow.

426) Maher, B. A. (1983). A tentative theory of schizophrenic utterance. In B. A. Maher & W. B. Maher (Eds.), Progress in Experimental Personality Research: Vol.12. Personality (pp. 1-52). New York: Academic Press.

427) Maher, B. A. (1988). Anomalous experience and delusional thinking: The logic of explanations. In T. F. Oltmanns & B. A. Maher (Eds.), Delusional beliefs. Wiley series on personality processes (pp. 15-33). Oxford, UK: Wiley.

428) Malla, A. K., Cortese, L., Shaw, T. S., & Ginsberg, B. (1990). Life events and relapse in schizophrenia: A one year prospective study. Social Psychiatry and Psychiatric Epidemiology, 25, 221-224.

429) Malla, A. K., & Norman, R. M. (1992). Relationship of major life events and daily stressors to symptomatology in schizophrenia. Journal of Nervous and Mental Disease, 180, 664-667.

430) Mancevski, B., Keilp, J., Kurzon, M., Berman, R. M., Ortakov, V., Harkavy-Friedman, J., et al. (2007). Lifelong course of positive and negative symptoms in chronically

institutionalized patients with schizophrenia. Psychopathology, 40, 83-92.

431) Manschreck, T. C., Maher, B. A., Milavetz, J. J., Ames, D. Weinstein, C. C., & Schneyer, M. L. (1988). Semantic priming in thought disordered schizophrenic patients. Schizophrenia Research, 1(1), 61-66.

432) Marder, S. R., & Fenton, W. (2004). Measurement and treatment research to improve cognition in schizophrenia: NIMH MATRICS initiative to support the development of agents for improving cognition in schizophrenia. Schizophrenia Research, 72(1), 5-9.

433) Marder, S. R., & Wirshing, D. A. (2003). Maintenance treatment. In S. R. Hirsch & D. L. Weinberger (Eds.), Schizophrenia (2nd ed., pp. 474-488). Malden, MA: Blackwell.

434) Marder, S. R., & Wirshing, D. A. (2004). Clozapine. In A. F. Schatzberg & C. B. Nemeroff (Eds.), The American Psychiatric Publishing textbook of psychopharmacology (3rd ed., pp. 443-456). Washington, DC: American Psychiatric Publishing.

435) Marengo, J. T., Harrow, M., & Edell, W. S. (1993). Thought disorder. In C. G. Costello (Ed.), Symptoms of schizophrenia (pp. 27-55). Oxford, UK: Wiley.

436) Margo, A., Hemsley, D., & Slade, P. (1981). The effects of varying auditory input on schizophrenic hallucinations. British Journal of Psychiatry, 139, 122-127.

437) Margolis, R. L., Chuang, D. M., & Post, R. M. (1994). Programmed cell death: Implications for neuropsychiatric disorders. Biological Psychiatry, 35(12), 946-956.

438) Mathew, R. J., Duncan, G. C., Weinman, M. L., & Barr, D. L. (1982). Regional cerebral blood flow in schizophrenia. Archives of General Psychiatry, 39(10), 1121-1124.

439) McCabe, R., Leudar, I., & Antaki, C. (2004). Do people with schizophrenia display theory of mind deficits in clinical interactions? Psychological Medicine, 34, 401-412.

440) McCarley, R. W., Wible, C. G., Frumin, M., Hirayasu, Y., Levitt, J. J., Fischer, I. A., et al. (1999). MRI anatomy of schizophrenia. Biological Psychiatry, 45(9), 1099-1119.

441) McEvoy, J. P., Apperson, L. J., Appelbaum, P. S., Ortlip, P., Brecosky, J., Hammill, K., et al. (1989). Insight in schizophrenia: Its relationship to acute psychopathology. Journal of Nervous and Mental Disease, 177(1), 43-47.

442) McGlashan, T. H., Heinssen, R. K., & Fenton, W. S. (1990). Psychosocial treatment of negative symptoms in schizophrenia. In N. C. Andreasen (Ed.), Schizophrenia: Positive and negative symptoms and syndromes (Vol. 24, pp. 175-200). Basel, Switzerland: Karger.

443) McGlashan, T. H., & Hoffman, R. E. (2000). Schizophrenia as a disorder of developmentally reduced synaptic connectivity. Archives of General Psychiatry, 57, 637-648.

444) McGlashan, T. H., Zipursky, R. B., Perkins, D., Addington, J., Miller, T., Woods, S. W., et al. (2006). Randomized, double-blind trial of olanzapine versus placebo in patients prodromally symptomatic for psychosis. American Journal of Psychiatry, 163, 790-799.

445) McGrath, J. (2005). Myths and plain truths about schizophrenia epidemiology: The NAPE lecture 2004. Acta Psychiatrica Scandinavica, 111, 4-11.

446) McGrath, J., Saha, S., Welham, J., Saadi, O. E., MacCauley, C., & Chant, D. (2004). A systematic review of the incidence of schizophrenia: The distribution of rates and the influence of sex, urbanicity, migrant status and methodology. BMC Medicine, 2, 13.

447) McGuigan, F. (1978). Cognitive psychophysiology: Principles of covert behavior. New Jersey: Prentice Hall.

448) McKenna, P. J. (1994). Schizophrenia and related syndromes. Oxford, UK: Oxford University Press.

参考文献　*407*

449) McKenna, P. J., & Oh, T. M. (2005). Schizophrenic speech: Making sense of bathroots and ponds that fall in doorways. New York: Cambridge University Press.

450) McNeil, T. F., Cantor-Graae, E., & Cardenal, S. (1993). Prenatal cerebral development in individuals at genetic risk for psychosis: Head size at birth in offspring of women with schizophrenia. Schizophrenia Research, 10(1) , 1-5.

451) McNeil, T. F., Cantor-Graae, E., Nordstrom, L. G., & Rosenlund, T. (1993). Head circumference in "preschizophrenic" and control neonates. British Journal of Psychiatry, 162, 517-523.

452) Meares, R. (1999). The contributions of Hughlings Jackson to understanding dissociation. American Journal of Psychiatry, 156, 1850-1855.

453) Mednick, S. A., Machon, R. A., Huttunen, M. O., & Bonett, D. (1988). Adult schizophrenia following prenatal exposure to an influenza epidemic. Archives of General Psychiatry, 45(2) , 189-192.

454) Meehl, P. E. (1962). Schizotaxia, schizotypy, schizophrenia. American Psychologist, 17, 827-838.

455) Meehl, P. E. (1990). Toward an integrated theory of schizotaxia, schizotypy, and schizophrenia. Journal of Personality Disorders, 4, 1-99.

456) Melinder, R. D., & Barch, D. M. (2003). The influence of a working memory load manipulation on language production in schizophrenia. Schizophrenia Bulletin, 29, 473-485.

457) Milev, P., Ho, B., Arndt, S., & Andreasen, N. C. (2005). Predictive values of neurocognition and negative symptoms on functional outcome in schizophrenia: A longitudinal first-episode study with 7-year follow-up. American Journal of Psychiatry, 162(3), 495-506.

458) Miller, E., & Karoni, P. (1996). The cognitive psychology of delusions: A review. Applied Cognitive Psychology, 10, 487-502.

459) Miller, P., Byrne, M., Hodges, A. N., Lawrie, S. M., Owens, D. G. C., & Johnston, E. C. (2002). Schizotypal components in people at high risk of developing schizophrenia: Early findings from the Edinburgh high-risk study. British Journal of Psychiatry, 180, 179-184.

460) Mintz, S., & Alpert, M. (1972). Imagery vividness, reality testing, and schizophrenic hallucinations. Journal of Abnormal and Social Psychology, 19, 310-316.

461) Miyamoto, S., Stroup, T. S., Duncan, G. E., Aoba, A., & Lieberman, J. A. (2003). Acute pharmacological treatment of schizophrenia. In S. R. Hirsch & D. L. Weinberger (Eds.) , Schizophrenia (2nd ed., pp. 442-473). Malden, MA: Blackwell.

462) Monroe, S. M. (1983). Major and minor life events as predictors of psychological distress: Further issues and findings. Journal of Behavioral Medicine, 6, 189-205.

463) Moore, M. T., Nathan, D., Elliott, A. R., & Laubach, C. (1935). Encephalographic studies in mental disease: An analysis of 152 cases. American Journal of Psychiatry, 92 43-67.

464) Moran, L. J. (1953). Vocabulary knowledge and usage among normal and schizophrenic subjects. Psychological Monographs, 67, 1-19.

465) Moritz, S., & Woodward, T. S. (2006). A generalized bias against disconfirmatory evidence in schizophrenia. Psychiatry Research, 15, 157-165.

466) Morrison, A. P. (2001). The interpretation of intrusions in psychosis: An integrative cognitive approach to hallucinations and delusions. Behavioral and Cognitive

Psychotherapy, 29, 257-276.

467) Morrison, A. P. (2004). The use of imagery in cognitive therapy for psychosis: A case example. Memory, 12(4) , 517-524.

468) Morrison, A. P., & Baker, C. A. (2000). Intrusive thoughts and auditory hallucinations: A comparative study of intrusions in psychosis. Behavior Research and Therapy, 38, 1097-1107.

469) Morrison, A. P., French, P., Walford, L., Lewis, S. W., Kilcommons, A., Green, J., et al. (2004). Cognitive therapy for the prevention of psychosis in people at ultra-high risk. British Journal of Psychiatry, 185, 291-297.

470) Morrison, A. P., & Haddock, G. (1997). Cognitive factors in source monitoring and auditory hallucinations. Psychological Medicine, 27, 669-679.

471) Morrison, A. P., Renton, J. C., Dunn, H., Williams, S., & Bentall, R. P. (2004). Cognitive therapy for psychosis: A formulation-based approach. Hove, UK: Brunner-Routledge.

472) Morrison, A. P., Wells, A., & Nothard, S. (2000). Cognitive factors in predisposition to auditory and visual hallucinations. British Journal of Clinical Psychology, 39(Pt. 1), 67-78.

473) Mortensen, P. B., Pedersen, C. B., Westergaard, T., Wohlfahrt, J., Ewald, H., Mors, O., et al. (1999). Effects of family history and season of birth on the risk of schizophrenia. New England Journal of Medicine, 340, 603-608.

474) Muller, B. W., Sartory, G., & Bender, S. (2004). Neuropsychological deficits and concomitant clinical symptoms in schizophrenia. European Psychologist, 9, 96-106.

475) Myin-Germeys, I., Delespaul, P., & van Os, J. (2005). Behavioral sensitization to daily life stress in psychosis. Psychological Medicine, 35, 733-741.

476) Myin-Germeys, I., Krabbendam, L., & van Os, J. (2003). Continuity of psychotic symptoms in the community. Current Opinion in Psychiatry, 16, 443-449.

477) Myin-Germeys,I., van Os, J., Schwartz, J. E., Stone, A. A., & Delespaul, P. A. (2001). Emotional reactivity to daily life stress in psychosis. Archives of General Psychiatry, 58, 1137-1144.

478) Nash, J. F. (2002). Autobiography. In H. Kuhn, The essential John Nash (pp. 5-12) . Princeton, NJ: Princeton University Press.

479) Nasrallah, H., & Smeltzer, M. (2002). Contemporary diagnosis and management of the patient with schizophrenia. Newtown, PA: Handbooks in Health Care Company.

480) Nayani, T. H., & David, A. S. (1996). The auditory hallucination: A phenomenological survey. Psychological Medicine, 26, 177-189.

481) Nelson, H. E. (1997). Cognitive behavioural therapy with schizophrenia: A practice manual. Cheltenham, UK: Stanley Thornes.

482) Nelson, H. E. (2005). Cognitive-behavioural therapy with delusions and hallucinations: A practice manual (2nd ed.) . Cheltenham, UK: Nelson Thornes.

483) Ngan, E. T., & Liddle, P. F. (2000). Reaction time, symptom profiles and course of illness in schizophrenia. Schizophrenia Research, 46(2-3), 195-201.

484) Nicol, S. E., & Gottesman, I. I. (1983). Clues to the genetics and neurobiology of schizophrenia. American Scientist, 71, 398-404.

485) Norman, D. A., & Shallice, T. (1986). Attention to action: Willed and automatic control of behavior. (Center for Human Information Processing Technical Report No. 99, rev. ed.) . In R. J. Davidson, G. E. Schartz, & D. Shapiro (Eds.) , Consciousness and self-regulation:

参考文献　*409*

Advances in research (pp. 1-18) . New York: Plenum Press.

486) Norman, R. M. G., & Malla, A. K. (1991). Subjective stress in schizophrenic patients. Social Psychiatry and Psychiatric Epidemiology, 26, 212-216.

487) Norman, R. M. G., Malla, A. K., Cortese, L., Cheng, S., Diaz, K., McIntosh, E., et al. (1999). Symptoms and cognition as predictors of community functioning: A prospective analysis. American Journal of Psychiatry, 156(3), 400-405.

488) Novaco, R. W. (1994). Anger as a risk factor for violence among the mentally disordered. In J. Monahan & H. Steadman (Eds.) , Violence and mental disorder: Developments in risk assessment (pp. 21-60) . Chicago: University of Chicago Press.

489) Nuechterlein, K. H., & Dawson, M. E. (1984). Information processing and attentional functioning in the developmental course of schizophrenic disorders. Schizophrenia Bulletin, 10, 160-203.

490) Nuechterlein, K. H., Edell, W. S., Norries, M., & Dawson, M. E. (1986). Attentional vulnerability indicators, thought disorder, and negative symptoms. Schizophrenia Bulletin, 12, 408-426.

491) Nuechterlein, K. H., & Subotnik, K. L. (1998). The cognitive origins of schizophrenia and prospects for intervention. In T. Wykes, N. Tarrier, & S. Lewis (Eds.) , Outcomes and innovations in psychological treatment of schizophrenia (pp. 17-41) . Chichester, UK: Wiley.

492) O'Callaghan, E., Larkin, C., Kinsella, A., & Waddington, J. L. (1991). Familial, obstetric, and other clinical correlates of minor physical anomalies in schizophrenia. American Journal of Psychiatry, 148, 479-483.

493) O'Donnell, P., & Grace, A. A. (1998). Dysfunctions in multiple interrelated systems as the neurobiological bases of schizophrenic symptom clusters. Schizophrenia Bulletin, 24(2) , 267-283.

494) O'Donnell, P., & Grace, A. A. (1999). Disruption of information flow within cortical-limbic circuits and the pathophysiology of schizophrenia. In C. A. Tamminga (Ed.) , Schizophrenia in a molecular age (pp. 109-140). Washington, DC: American Psychiatric Association.

495) O'Donovan, M. C., & Owen, M. J. (1996). The molecular genetics of schizophrenia. Annals of Medicine, 24, 541-546.

496) O'Flynn, K. O., Gruzelier, J., Bergman, A., & Siever, L. J. (2003). The schizophrenia spectrum personality disorders. In S. R. Hirsch & D. L. Weinberger (Eds.) , Schizophrenia (2nd ed., pp. 80-100). Malden, MA: Blackwell.

497) O'Leary, D. S., Flaum, M., Kesler, M. L., Flashman, L. A., Arndt, S., & Andreasen, N. C. (2000). Cognitive correlates of the negative, disorganized, and psychotic symptom dimensions of schizophrenia. Journal of Neuropsychiatry and Clinical Neuroscience, 12(1) , 4-15.

498) Olney, J. W., & Farber, N. B. (1995). Glutamate receptor dysfunction and schizophrenia. Archives of General Psychiatry, 52, 998-1007.

499) Oltmanns, T. F. (1978). Selective attention in schizophrenic and manic psychoses: The effect of distraction on information processing. Journal of Abnormal Psychology, 87(2) , 212-225.

500) Oltmanns, T. F., & Neale, J. M. (1978). Distractibility in relation to other aspects of schizophrenic disorder. In S. Schwartz (Ed.) , Language and cognition in schizophrenia (pp.

117-143). Hillsdale, NJ: Erlbaum.

501) Overall, J. E., & Gorham, D. R. (1962). The Brief Psychiatric Rating Scale. Psychological Reports, 10, 799-812.

502) Owen, M. J., Craddock, N., & O'Donovan, M. C. (2005). Schizophrenia: Genes at last? Trends in Genetics, 9, 518-525.

503) Owens, D. G. C., & Johnstone, E. C. (2006). Precursors and prodromata of schizophrenia: Findings from the Edinburgh high-risk study and their literature context. Psychological Medicine, 36, 1501-1514.

504) Pakkenberg, B. (1990). Pronounced reduction of total neuron number in mediodorsal thalamic nucleus and nucleus accumbens in schizophrenics. Archives of General Psychiatry, 47(11), 1023-1028.

505) Palmer, B. A., Pankratz, V. S., & Bostwick, J. M. (2005). The lifetime risk of suicide in schizophrenia: A reexamination. Archives of General Psychiatry, 62(3) , 247-253.

506) Palmer, B. W., Heaton, R. K., Paulsen, J. S., Kuck, J., Braff, D., Harris, M. J., et al. (1997). Is it possible to be schizophrenic yet neuropsychologically normal? Neuropsychology, 11, 437-446.

507) Pearlson, G. D., Petty, R. G., Ross, C. A., & Tien, A. Y. (1996). Schizophrenia: A disease of heteromodal association cortex? Neuropsychopharmacology, 14(1) , 1-17.

508) Pedrelli, P., McQuaid, J. R., Granholm, E., Patterson, T. L., McClure, F., Beck, A. T., et al. (2004). Measuring cognitive insight in middle-aged and older patients with psychotic disorders. Schizophrenia Research, 71, 297-305.

509) Pelton, J. (2002). Managing expectations. In D. Kingdon & D. Turkington (Eds.) , A case study guide to cognitive behaviour therapy of psychosis (pp. 137-157). Chichester, UK: Wiley.

510) Penades, R., Boget, T., Lomena, F., Bernardo, M., Mateos, J. J., Laterza, C., et al. (2000). Brain perfusion and neuropsychological changes in schizophrenia patients after cognitive rehabilitation. Psychiatry Research: Neuroimaging, 98, 127-132.

511) Peralta, P. V., Cuesta, M. J., & de Leon, J. (1991). Premorbid personality and positive and negative symptoms in schizophrenia. Acta Psychiatrica Scandinavica, 84, 336-339.

512) Peralta, P. V., Cuesta, M. J., & de Leon, J. (1992). Formal thought disorder in schizophrenia: A factor analytic study. Comprehensive Psychiatry, 33(2) , 105-110.

513) Peralta, V., de Leon, J., & Cuesta, M. J. (1992). Are there more than two syndromes in schizophrenia? A critique of the positive-negative dichotomy. British Journal of Psychiatry, 161, 335-343.

514) Perivoliotis, D., Morrison, A. P., Grant, P. M., French, P., & Beck, A. T. (2008). Negative performance beliefs and negative symptoms in individuals at ultra high risk of psychosis: A preliminary study. Manuscript submitted for publication.

515) Peters, E. R., Joseph, S. A., & Garety, P. A. (1999). Measurement of delusional ideation in the normal population: Introducing the PDI (Peters et al. Delusions Inventory). Schizophrenia Bulletin, 25, 553-76.

516) Peters, E. R., Pickering, A. D., Kent, A., Glasper, A., Irani, M., David, A. S., et al. (2000). The relationship between cognitive inhibition and psychotic symptoms. Journal of Abnormal Psychology, 109, 386-95.

517) Peuskens, J. (2002). New perspectives in antipsychotic pharmacotherapy. In M. Maj & N. Sartorius (Eds.) , Schizophrenia (2nd ed.) . West Sussex, UK: Wiley.

518) Phillips, M. L., & David, A. S. (1997). Viewing strategies for simple and chimeric faces: An investigation of perceptual bias in normals and schizophrenic patients using scan paths. Brain and Cognition, 35, 225-238.

519) Phillips, W. A., & Silverstein, S. M. (2003). Convergence of biological and psychological perspectives on cognitive coordination in schizophrenia. Behavioral and Brain Sciences, 26, 65-137.

520) Pilling, S., Bebbington, P., Kuipers, E., Garety, P., Geddes, J., Orbach, G., et al. (2002). Psychological treatments in schizophrenia: I. Meta-analysis of family intervention and cognitive behavioral therapy. Psychological Medicine, 32, 763-782.

521) Pinninti, N. R., Stolar, N., & Temple, S. (2005). 5-minute first aid for psychosis. Current Psychiatry, 4, 36-48.

522) Portas, C. M., Goldstein, J. M., Shenton, M. E., Hokama, H. H., Wible, C. G., Fischer, I., et al. (1998). Volumetric evaluation of the thalamus in schizophrenic male patients using magnetic resonance imaging. Biological Psychiatry, 43(9) , 649-659.

523) Posey, T., & Losch, M. (1983). Auditory hallucinations of hearing voices in 375 normal subjects. Imagination, Cognition and Personality, 2, 99-113.

524) Post, R. M., Fink, E., Carpenter, W. T., Jr., & Goodwin, F. K. (1975). Cerebrospinal fluid amine metabolites in acute schizophrenia. Archives of General Psychiatry, 32(8) , 1063-1069.

525) Practice Guideline for the Treatment of Patients with Schizophrenia, Second Edition. (2004). American Journal of Psychiatry, 161(2).

526) Pretzer, J., & Beck, A. T. (2007). Cognitive approaches to stress and stress management. In D. H. Barlow, P. M. Lehrer, R. L. Woolfolk, & W. E. Sime (Eds.) , Principles and practice of stress management (3rd ed., pp. 465-496). New York: Guilford Press.

527) Ralph, R. O., & Corrigan, P. W. (2005). Recovery in mental illness: Broadening our understanding of wellness. Washington, DC: American Psychological Association.

528) Ramachandran, V. S., & Blakeslee, S. (1998). Phantoms in the brain. New York: Morrow.

529) Rankin, P., & O'Carroll, P. (1995). Reality monitoring and signal detection in individuals prone to hallucinations. British Journal of Clinical Psychology, 34, 517-528.

530) Read, J., Perry, B. D., Moskowitz, A., & Connolly, J. (2001). The contribution of early traumatic events to schizophrenia in some patients: A traumagenic neurodevelopmental model. Psychiatry: Interpersonal and Biological Processes, 64, 319-345.

531) Read, J., van Os, J., Morrison, A. P., & Ross, C. A. (2005). Childhood trauma, psychosis and schizophrenia: A literature review with theoretical and clinical implications. Acta Psychiatrica Scandinavica, 112, 330-350.

532) Rector, N. A. (2004). Dysfunctional attitudes and symptom expression in schizophrenia: Differential associations with paranoid delusions and negative symptoms. Journal of Cognitive Psychotherapy: An International Quarterly, 18(2) , 163-173.

533) Rector, N. A. (2007). Homework use in cognitive therapy for psychosis: A case formulation approach. Cognitive and Behavioural Practice, 14(3) , 303-316.

534) Rector, N. A., & Beck, A. T. (2001). Cognitive behavioral therapy for schizophrenia: An empirical review. Journal of Nervous and Mental Disease, 189, 278-287.

535) Rector, N. A., & Beck, A. T. (2002). Cognitive therapy for schizophrenia: From conceptualization to intervention. Canadian Journal of Psychiatry, 47, 41-50.

536) Rector, N. A., Beck, A. T., & Stolar, N. (2005). The negative symptoms of schizophrenia: A cognitive perspective. Canadian Journal of Psychiatry, 50, 247-257.

537) Rector, N. A., Seeman, M. V., & Segal, Z. V. (2002). The role of the therapeutic alliance in cognitive therapy for schizophrenia. Paper presented at the annual meeting of the Association for the Advancement of Behavior Therapy, Reno, NV.

538) Rector, N. A., Seeman, M. V., & Segal, Z.V. (2003). Cognitive therapy for schizophrenia: A preliminary randomized controlled trial. Schizophrenia Research, 63, 1-11.

539) Rees, W. J. (1971). On the terms "subliminal perception" and "subception." British Journal of Psychology, 62, 501-504.

540) Reichenberg, A., & Harvey, P. D. (2007). Neuropsychological impairments in schizophrenia: Integration of performance-based and brain imaging findings. Psychological Bulletin, 153(5), 833-858.

541) Reichenberg, A., Weiser, M., Rapp, M. A., Rabinowitz, J., Caspi, A., Schmeidler, J., et al. (2005). Elaboration on premorbid intellectual performance in schizophrenia: Premorbid intellectual decline and risk for schizophrenia. Archives of General Psychiatry, 62, 1297-1304.

542) Riley, B. P., & Kendler, K. S. (2005). Schizophrenia: Genetics. In B. J. Sadock & V. A. Sadock (Eds.) , Kaplan and Sadock's comprehensive textbook of psychiatry (8th ed., pp. 1354-1371) . Philadelphia: Lippincott, Williams & Wilkins.

543) Robins, C. J., Ladd, J., Welkowitz, J., Blaney, P. H., Diaz, R., & Kutcher, G. (1994). The Personal Style Inventory: Preliminary validation studies of new measures of sociotropy and autonomy. Journal of Psychopathology and Behavioral Assessment, 16, 277-280.

544) Robinson, D. G., Woerner, M. G., McMeniman, M., Mendelowitz, A., & Bilder, R. M. (2004). Symptomatic and functional recovery from a first episode of schizophrenia or schizoaffective disorder. American Journal of Psychiatry, 161(3), 473-479.

545) Roffman, J., Marci, C., Glick, D., Dougherty, D., & Rauch, S. (2005). Neuroimaging and the functional neuroanatomy of psychotherapy. Psychological Medicine, 35(10), 1385-1398.

546) Romer, D., & Walker, E. F. (2007). Adolescent psychopathology and the developing brain: Integrating brain and prevention science. New York: Oxford University Press.

547) Romme, M., & Escher, D. (1989). Hearing voices. Schizophrenia Bulletin, 15, 209-216.

548) Romme, M., & Escher, D. (1994). Hearing voices. British Medical Journal, 309, 670-670.

549) Rosenfarb, I. S., Goldstein, M. J., Mintz, J., & Nuechterlein, K. H. (1995). Expressed emotion and subclinical psychopathology observable within the transactions between schizophrenic patients and their family members. Journal of Abnormal Psychology, 104(2), 259-267.

550) Rosenheck, R. A., Leslie, D. L., Sindelar, J., Miller, E. A., Lin, H., Stroup, T. S., et al. (2006). Cost-effectiveness of second-generation antipsychotics and perphenazine in a randomized trial of treatment for chronic schizophrenia. American Journal of Psychiatry, 163(12) , 2080-2089.

551) Rosenthal, D., Wender, P. H., Kety, S. S., Schulsinger, F., Welner, J., & Ostergaard, L. (1968). Schizophrenic's offspring reared in adoptive homes. In D. Rosenthal & S. S. Kety (Eds.) , The transmission of schizophrenia (pp. 377-391). Oxford, UK: Pergamon.

552) Rosoklija, G., Toomayan, G., Ellis, S. P., Keilp, J., Mann, J. J., Latov, N., et al. (2000). Structural abnormalities of subicular dendrites in subjects with schizophrenia and mood disorders: Preliminary findings. Archives of General Psychiatry, 57(4) , 349-356.

553) Rosvold, H. E., Mirsky, A. F., Sarason, I., Bransome, E. D., & Beck, L. H. (1956). A continuous performance test of brain damage. Journal of Consulting Psychology, 20, 343-350.

554) Rund, B. R. (1990). Fully recovered schizophrenics: A retrospective study of some premorbid and treatment factors. Psychiatry: Journal for the Study of Interpersonal Processes, 53(2) , 127-139.

555) Saha, S., Chant, D., & McGrath, J. (2007). A systematic review of mortality in schizophrenia: Is the differential mortality gap worsening over time? Archives of General Psychiatry, 64(10), 1123-1131.

556) Sajatovic, M., & Ramirez, L. F. (2003). Rating scales in mental health (2nd ed.) . Hudson, OH: Lexi-Comp.

557) Salome, F., Boyer, P., & Fayol, M. (2002). Written but not oral verbal production is preserved in young schizophrenic patients. Psychiatry Research, 111(2-3), 137-145.

558) Sapolsky, R. M. (1992). Stress, the aging brain, and the mechanisms of neuron death. Cambridge, MA: MIT Press.

559) Satel, S. L., & Sledge, W. H. (1989). Audiotape playback as a technique in the treatment of schizophrenic patients. American Journal of Psychiatry, 146(8), 1012-1016.

560) Satorius, N., Jablensky, A., Korten, A., Ernberg, G., Anker, M., Cooper, J., et al. (1986). Early manifestations and first contact incidence of schizophrenia in different countries. Psychological Medicine, 16, 909-928.

561) Saykin, A. J., Gur, R. C., Gur, R. E., Mozley, P. D., Mozley, L. H., Resnick, S. M., et al. (1991). Neuropsychological function in schizophrenia: Selective impairment in memory and learning. Archives of General Psychiatry, 48(7) , 618-624.

562) Schneider, K. (1959). Clinical psychopathology. New York: Grune & Stratton.

563) Schultz, S. K., & Andreasen, N. C. (1999). Schizophrenia. Lancet, 353(9162) , 1425-1430.

564) Schulz, S. C., Olson, S., & Kotlyar, M. (2004). Olanzapine. In A. F. Schatzberg & C. B. Nemeroff (Eds.) , The American Psychiatric Publishing textbook of psychopharmacology (3rd ed., pp. 457-472). Washington, DC: American Psychiatric Publishing.

565) Schürhoff, F., Szoke, A., Meary, A., Bellivier, F., Rouillon, F., Pauls, D., et al. (2003). Familial aggregation of delusional proneness in schizophrenia and bipolar pedigrees. American Journal of Psychiatry, 160, 1313-1319.

566) Seckinger, S. S. (1994). Relationships: Is 1-900 all there is? The Journal of the California Alliance for the Mentally Ill, 5, 19-20.

567) Seeman, P. (1987). Dopamine receptors and the dopamine hypothesis of schizophrenia. Synapse, 1(2), 133-152.

568) Seeman, P., Chau-Wong, M., Tedesco, J., & Wong, K. (1975). Brain receptors for antipsychotic drugs and dopamine: Direct binding assays. Proceedings of the National Academy of Sciences, USA, 72, 4376-4380.

569) Seeman, P., Ulpian, C., Bergeron, C., Riederer, P., Jellinger, K., Gabriel, E., et al. (1984). Bimodal distribution of dopamine receptor densities in brains of schizophrenics. Science, 225, 728-731.

570) Seikmeier, P. J., & Hoffman, R. E. (2002). Enhanced semantic priming in schizophrenia: A computer model based on excessive pruning of local connections in association cortex. British Journal of Psychiatry, 180, 345-350.

571) Selten, J. P., Brown, A. S., Moons, K. G., Slaets, J. P., Susser, E. S., & Kahn, R. S. (1999). Prenatal exposure to the 1957 influenza pandemic and non-affective psychosis in The Netherlands. Schizophrenia Research, 38(2-3), 85-91.

572) Sensky, T., Turkington, D., Kingdon, D., Scott, J. L., Scott, J., Siddle, R., et al. (2000). A randomized controlled trial of cognitive-behavioral therapy for persistent symptoms in schizophrenia resistant to medication. Archives of General Psychiatry, 57(2) , 165-172.

573) Shahzad, S., Suleman, M-I., Shahab, H., Mazour, I., Kaur, A., Rudzinskiy, P., et al. (2002). Cataract occurrence with antipsychotic drugs. Psychosomatics, 43, 354-359.

574) Shallice, T. (1982). Specific impairments of planning. Philosophical Transactions of the Royal Society London, Series B, Biological Sciences, 298(1089) , 199-209.

575) Shallice, T., & Evans, M. E. (1978). The involvement of the frontal lobes in cognitive estimation. Cortex, 14(2) , 294-303.

576) Shergill, S. S., Cameron, L. A., & Brammer, M. J. (2001). Modality specific neural correlates of auditory and somatic hallucinations. Journal of Neurology, Neurosurgery, and Psychiatry, 71, 688-690.

577) Silbersweig, D. A., Stern, E., Frith, C., Cahill, C., Holmes, A., Grootoonk, S., et al. (1995). A functional neuroanatomy of hallucinations in schizophrenia. Nature, 378(6553) , 176-179.

578) Slade, P. D. (1976). An investigation of psychological factors involved in the predisposition to auditory hallucinations. Psychological Medicine, 6, 123-132.

579) Slade, P. D., & Bentall, R. (1988). Sensory deception: A scientific analysis of hallucination. Baltimore: Johns Hopkins University Press.

580) Smith, B., Fowler, D. G., Freeman, D., Bebbington, P., Bashforth, H., Garety, P., et al. (2006). Emotion and psychosis: Links between depression, self-esteem, negative schematic beliefs and delusions and hallucinations. Schizophrenia Research, 86, 181-188.

581) Smith, E., & Jonides, J. (2003). Executive control and thought. In L. R. Squire, F. E. Bloom, S. K. McConnell, J. L. Roberts, N. C. Spitzer, & M. J. Zigmond (Eds.) , Fundamental neuroscience (2nd ed., pp. 1353-1394) . San Diego: Academic Press.

582) Smith, N., Freeman, D., & Kuipers, E. (2005). Grandiose delusions: An experimental investigation of the delusion as defense. Journal of Nervous and Mental Disease, 193, 480-487.

583) Spauwen, J., Krabbendam, L., Lieb, R., Wittchen, H., & van Os, J. (2006). Impact of psychological trauma on the development of psychotic symptoms: Relationship with psychosis proneness. British Journal of Psychiatry, 188, 527-533.

584) Speilberger, C. D., Gorusch, R. L., Lushene, R. E., Vagg, P. R., & Jacobs, G. A. (1983). Manual for the State-Trait Anxiety Inventory. Palo Alto, CA: Consulting Psychologists Press.

585) Spence, S. A., Hirsch, S. R., Brooks, D. J., & Grasby, P. M. (1998). Prefrontal cortex activity in people with schizophrenia and control subjects: Evidence from positron emission tomography for remission of "hypofrontality" with recovery from acute schizophrenia. British Journal of Psychiatry, 172, 316-323.

586) Spitzer, M., Braun, U., Hermle, L., & Maier, S. (1993). Associative semantic network

dysfunction in thought-disordered schizophrenic patients: Direct evidence from indirect semantic priming. Biological Psychiatry, 34(12), 864-877.

587) Spitzer, M., Weisker, I., Winter, M., Maier, S., Hermle, L., & Maher, B. A. (1994). Semantic and phonological priming in schizophrenia. Journal of Abnormal Psychology, 103(3), 485-494.

588) Stahl, S. M. (1999). Psychopharmacology of antipsychotics. London: Dunitz.

589) Starker, S., & Jolin, A. (1982). Imagery and hallucination in schizophrenic patients. Journal of Nervous and Mental Disease, 170, 448-451.

590) Starker, S., & Jolin, A. (1983). Occurrence and vividness of imagery in schizophrenic thought: A thought-sampling approach. Imagination, Cognition, and Personality, 3, 49-60.

591) Startup, H., Freeman, D., & Garety, P. (2007). Persecutory delusions and catastrophic worry in psychosis: Developing the understanding of delusion distress and persistence. Behaviour, Research and Therapy, 45, 523-537.

592) Steen, R. G., Mull, C., McClure, R., Hamer, R. M., & Lieberman, J. A. (2006). Brain volume in first-episode schizophrenia: Systematic review and meta- analysis of magnetic resonance imaging studies. British Journal of Psychiatry, 188, S10-S18.

593) Steer, R. A., Kumar, G., Pinninti, N. R., & Beck, A. T. (2003). Severity and internal consistency of self-reported anxiety in psychotic outpatients. Psychological Reports, 93, 1233-1238.

594) Stefanis, N. C., Hanssen, M., Smirnis, N. K., Avramopoulos, D. A., Evdokimidis, I. K., Stefanis, C. N., et al. (2002). Evidence that three dimensions of psychosis have a distribution in the general population. Psychological Medicine, 32, 347-358.

595) Stern, Y. (2002) What is cognitive reserve? Theory and research application of the reserve concept. Journal of the International Neuropsychological Society, 8, 448-460.

596) Stolar, N. (2004). Cognitive conceptualization of negative symptoms in schizophrenia. Journal of Cognitive Psychotherapy: An International Quarterly, 18, 237-253.

597) Stolar, N., Berenbaum, H., Banich, M. T., & Barch, D. M. (1994). Neuropsychological correlates of alogia and affective flattening in schizophrenia. Biological Psychiatry, 35, 164-172.

598) Strauss, J. S. (1969). Hallucinations and delusions as points on continua function: Rating scale evidence. Archives of General Psychiatry, 21, 581-586.

599) Strauss, J. S. (1989). Mediating processes in schizophrenia. British Journal of Psychiatry, 155 (5), S22-S28.

600) Strauss, J.S., & Carpenter, W. T., Jr. (1972). The prediction of outcome in schizophrenia: I. Characteristics of outcome. Archives of General Psychiatry, 27(6), 739-746.

601) Strauss, J. S., Carpenter, W. T., Jr., & Bartko, J. J. (1975). Speculations on the processes that underlie schizophrenic symptoms and signs: III. Schizophrenia Bulletin, 11, 61-69.

602) Strauss, J. S., Rakfeldt, J., Harding, C. M., & Lieberman, P. (1989). Psychological and social aspects of negative symptoms. British Journal of Psychiatry, 155, 128-132.

603) Stroup, T. S., Kraus, J. E., & Marder, S. R. (2006). Pharmacotherapies. In J. A. Lieberman, T. S. Stroup, & D. O. Perkins (Eds.), Textbook of schizophrenia (pp. 303-325). Washington, DC: American Psychiatric Association.

604) Sullivan, P. F., Kendler, K. S., & Neale, M. C. (2003). Schizophrenia as a complex trait. Archives of General Psychiatry, 60, 1187-1192.

605) Sullivan, P. F., Owen, M. J., O'Donovan, M. C., & Freedman, R. (2006). Genetics. In J.

A. Lieberman, T. S. Stroup, & D. O. Perkins (Eds.) , Textbook of schizophrenia (pp. 39-53) . Washington, DC: American Psychiatric Association.

606) Susser, E., Neugebauer, R., Hoek, H. W., Brown, A. S., Lin, S., Labovitz, D., et al. (1996). Schizophrenia after prenatal famine: Further evidence. Archives of General Psychiatry, 53(1) , 25-31.

607) Szeszko, P. R., Bilder, R. M., Lencz, T., Pollack, S., Alvir, J. M., Ashtari, M., et al. (1999). Investigation of frontal lobe subregions in first-episode schizophrenia. Psychiatry Research, 90(1) , 1-15.

608) Tamminga, C. A. (1998). Schizophrenia and glutamatergic transmission. Critical Reviews in Neurobiology, 12(1-2), 21-36.

609) Tarrier, N. (1992). Psychological treatment of positive schizophrenia symptoms. In D. Kavanaugh (Ed.) , Schizophrenia: An overview and practical handbook (pp. 356-373). London: Chapman & Hall.

610) Tarrier, N., Yusupoff, L., Kinney, C., McCarthy, E., Gledhill, A., Haddock, G., et al. (1998). Randomised controlled trial of intensive cognitive behaviour therapy for patients with chronic schizophrenia. British Medical Journal, 317, 303-307.

611) Taylor, J. L., & Kinderman, P. (2002). An analogue study of attributional complexity, theory of mind deficits and paranoia. British Journal of Psychology, 93, 137-140.

612) Tien, A. Y. (1991). Distributions of hallucinations in the population. Social Psychiatry and Psychiatric Epidemiology, 26, 287-292.

613) Tienari, P., Sorri, A., Lahti, I., Naarala, M., Wahlberg, K. E., Moring, J., et al. (1987). Genetic and psychosocial factors in schizophrenia: The Finnish Adoptive Family Study. Schizophrenia Bulletin, 13, 477-484.

614) Tienari, P., Wynne, L. C., Sorri, A., Lahti, I., Laksy, K. Moring, J., et al. (2004). Genotype-environment interaction in schizophrenia-spectrum disorder: Long-term follow-up study of Finnish adoptees. British Journal of Psychiatry, 184, 216-222.

615) Tompkins, M. A. (2004). Using homework in psychotherapy: Strategies, guidelines, and forms. New York: Guilford Press.

616) Torrey, E. F., Bowler, A. E., Taylor, E. H., & Gottesman, I. I. (1994). Schizophrenia and manic-depressive disorder: The biological roots of mental illness as revealed by the landmark study of identical twins. New York: Basic Books.

617) Turkington, D., Sensky, T., Scott, J., Barnes, T. R. E., Nur, U., Siddle, R., et al. (2008). A randomized controlled trial of cognitive-behavior therapy for persistent symptoms in schizophrenia: A five year follow up. Schizophrenia Research, 98(1-3), 1-7.

618) Valmaggia, L. R., Freeman, D., Green, C., Garety, P., Swapp, D., Antley, A., et al. (2007). Virtual reality and paranoid ideations in people with an at-risk mental state for psychosis. British Journal of Psychiatry, 191, 563-568.

619) van Kammen, D. P., van Kammen, W. B., Mann, L. S., Seppala, T., & Linnoila, M. (1986). Dopamine metabolism in the cerebrospinal fluid of drug-free schizophrenic patients with and without cortical atrophy. Archives of General Psychiatry, 43(10), 978-983.

620) van Os, J., & Krabbendam, L. (2002, September). Cognitive epidemiology as a tool to investigate psychological mechanisms of psychosis. Paper presented at the annual meeting of the European Association for Behavioural and Cognitive Therapies, Maastricht, the Netherlands.

621) van Os, J., & Selton, J.-P. (1998). Prenatal exposure to maternal stress and subsequent

schizophrenia: The May 1940 invasion of the Netherlands. British Journal of Psychiatry, 172, 324-326.

622) van Os, J., & Verdoux, H. (2003). Diagnosis and classification of schizophrenia: Categories versus dimensions, distributions versus disease. In R. M. Murray, P. B. Jones, E. Susser, J. van Os, & M. Cannon (Eds.) , The epidemiology of schizophrenia (pp. 364-410). Cambridge, UK: Cambridge University Press.

623) van Os, J., Verdoux, H., Bijl, R., & Ravelli, A. (1999). Psychosis as a continuum of variation in dimensions of psychopathology. In H. Hafner & W. Gattaz (Eds.) , Search for the causes of schizophrenia (Vol. IV, pp. 59-80) . Berlin: Springer.

624) Vaughan, S., & Fowler, D. (2004). The distress experienced by voice hearers is associated with the perceived relationship between the voice hearer and the voice. British Journal of Clinical Psychology, 43(2) , 143-153.

625) Velakoulis, D., Wood, S. J., Wong, M. T. H., McGorry, P. D., Yung, A., Phillips, L., et al. (2006). Hippocampal and amygdala volumes according to psychosis stage and diagnosis: A magnetic resonance imaging study of chronic schizophrenia, first-episode psychosis, and ultra-high-risk individuals. Archives of General Psychiatry, 63, 139-149.

626) Velligan, D. I., Mahurin, R. K., Diamond, P. L., Hazleton, B. C., Eckert, S. L., & Miller, A. L. (1997). The functional significance of symptomatology and cognitive function in schizophrenia. Schizophrenia Research, 25, 21-31.

627) Ventura, J., Nuechterlein, K. H., Green, M. F., Horan, W. P., Subotnik, K. L., & Mintz, J. (2004). The timing of negative symptom exacerbations in relationship to positive symptom exacerbations in the early course of schizophrenia. Schizophrenia Research, 69(2-3), 333-342.

628) Versmissen, D., Janssen, I., Johns, L., McGuire, P., Drukker, M., Campo, J. A., et al. (2007). Verbal self-monitoring in psychosis: A non-replication. Psychological Medicine, 37, 569-576.

629) Vita, A., De Peri, L., Silenzi, C., & Dieci, M. (2006). Brain morphology in first-episode schizophrenia: A meta-analysis of quantitative magnetic resonance imaging studies. Schizophrenia Research, 82, 75-88.

630) Vita, A., Dieci, M., Silenzi, C., Tenconi, F., Giobbio, G. M., & Invernizzi, G. (2000). Cerebral ventricular enlargement as a generalized feature of schizophrenia: A distribution analysis on 502 subjects. Schizophrenia Research, 44, 25-34.

631) Volkow, N. D., Wolf, A. P., Van Gelder, P., Brodie, J. D., Overall, J. E., Cancro, R., et al. (1987). Phenomenological correlates of metabolic activity in 18 patients with chronic schizophrenia. American Journal of Psychiatry, 144(2), 151-158.

632) Walder, D. J., Walker, E. J., & Lewine, R. J. (2000). Cognitive functioning, cortisol release, and symptom severity in patients with schizophrenia. Biological Psychiatry, 48, 1121-1132.

633) Walker, E. F. (1994). Neurodevelopmental precursors of schizophrenia. In A. S. David & J. C. Cutting (Eds.) , The neuropsychology of schizophrenia. Hove, UK: Erlbaum.

634) Walker, E. F. (2002). Risk factors and the neurodevelopmental course of schizophrenia. European Psychiatry, 17(Suppl. 4), 363-369.

635) Walker, E. F., Baum, K. M., & Diforio, D. (1998). Developmental changes in the behavioral expression of vulnerability for schizophrenia. In M. F. Lenzenweger & R. H. Dworkin (Eds.) , Origins and development of schizophrenia: Advances in experimental

psychopathology (pp. 469-491). Washington, DC: American Psychological Association.

636) Walker, E. F., & Diforio, D. (1997). Schizophrenia: A neural diathesis-stress model. Psychological Review, 104, 667-685.

637) Walker, E. F., Grimes, K. E., Davis, D. M., & Smith, A. J. (1993). Childhood precursors of schizophrenia: Facial expressions of emotion. American Journal of Psychiatry, 150, 1654-1660.

638) Walker, E., & Harvey, P. (1986). Positive and negative symptoms in schizophrenia: Attentional performance correlates. Psychopathology, 19(6) , 294-302.

639) Walker, E., Kestler, L., Bollini, A., & Hochman, K. M. (2004). Schizophrenia: Etiology and course. Annual Review of Psychology, 55, 401-430.

640) Walker, E., Lewine, R. J., & Neumann, C. (1996). Childhood behavioral characteristics and adult brain morphology in schizophrenia. Schizophrenia Research, 22, 93-101.

641) Walker, E., McMillan, A., & Mittal, V. (2007). Neurohormones, neurodevelopment and the prodrome of psychosis in adolescence. In D. Romer & E. F. Walker (Eds.) , Adolescent psychopathology and the developing brain: Integrating brain and prevention science (pp. 264-283). New York: Oxford University Press.

642) Warman, D. M., Lysaker, P. H., & Martin, J. M. (2007). Cognitive insight and psychotic disorder: The impact of active delusions. Schizophrenia Research, 90, 325-333.

643) Warner, R. (2004). Recovery from schizophrenia: Psychiatry and political economy (3rd ed.) . Hove, UK: Brunner-Routledge.

644) Warner, R., & de Girolamo, G. (1995). Epidemiology of mental disorders and psychosocial problems: Schizophrenia. Geneva: World Health Organization.

645) Waters, F. A. V., Badcock, J. C., Maybery, M. T., & Michie, P. T. (2004). The role of affect in auditory hallucinations of schizophrenia. Unpublished doctoral dissertation, University of Western Australia, Crawley.

646) Waters, F. A. V., Badcock, J. C., Michie, P. T., & Maybery, M. T. (2006). Auditory hallucinations in schizophrenia: Intrusive thoughts and forgotten memories. Cognitive Neuropsychiatry, 11, 65-83.

647) Watts, F. N., Powell, G. E., & Austin, S. V. (1997). The modification of abnormal beliefs. British Journal of Medical Psychology, 46, 359-363.

648) Wegner, D. M., Schneider, D. J., Carter, S. R., & White, T. L. (1987). Paradoxical effects of thought suppression. Journal of Personality and Social Psychology, 53, 5-13.

649) Weinberger, D. R. (1987). Implications of normal brain development for the pathogenesis of schizophrenia. Archives of General Psychiatry, 44, 660-669.

650) Weinberger, D. R. (1996). On the plausibility of "the neurodevelopmental hypothesis" of schizophrenia. Neuropsychopharmacology, 14(Suppl. 3), 1S-11S.

651) Weinberger, D. R., Berman, K. F., & Zec, R. F. (1986). Physiologic dysfunction of dorsolateral prefrontal cortex in schizophrenia: I. Regional cerebral blood flow evidence. Archives of General Psychiatry, 43(2) , 114-124.

652) Weingarten, R. (1994). The ongoing processes of recovery. Psychiatry, 57, 369-375.

653) Weiser, M., van Os, J., Reichenberg, A., Rabinowitz, J., Nahon, D., Kravitz, E., et al. (2007). Social and cognitive functioning, urbanicity and risk for schizophrenia. British Journal of Psychiatry, 191, 320-324.

654) Weissman, A. N., & Beck, A. T. (1978, November) . Development and validation of the Dysfunctional Attitudes Scale. Paper presented at the annual meeting of the Advancement

of Behaviour Therapy, Chicago.

655) West, A. R., Floresco, S. B., Charara, A., Rosenkranz, J. A., & Grace, A. A. (2003). Electrophysiological interactions between striatal glutamatergic and dopaminergic systems. Annals of the New York Academy of Sciences, 1003, 53-74.

656) West, A. R., & Grace, A. A. (2001). The role of frontal-subcortical circuits in the pathophysiology of schizophrenia. In D. G. Lichter & J. L. Cummings (Eds.) , Frontal-subcortical circuits in psychiatric and neurological disorders (pp. 372-400). New York: Guilford Press.

657) West, D. (1948). A mass observation questionnaire on hallucinations. Journal of Social Psychiatry Research, 34, 187-196.

658) Wieselgren, I. M., Lindstrom, E., & Lindstrom, L. H. (1996). Symptoms at index admission as predictor for 1-5 year outcome in schizophrenia. Acta Psychiatrica Scandinavica, 94, 311-319.

659) Wilk, C. M., Gold, J. M., McMahon, R. P., Humber, K., Iannone, V. N., & Buchanan, R. W. (2005). No, it is not possible to be schizophrenic yet neuropsychologically normal. Neuropsychology, 19(6) , 778-786.

660) Wilkaitis, J., Mulvihill, T., & Nasrallah, H. A. (2004). Classic antipsychotic medications. In A. F. Schatzberg & C. B. Nemeroff (Eds.) , The American Psychiatric Publishing textbook of psychopharmacology (3rd ed., pp. 425-442). Washington, DC: American Psychiatric Publishing.

661) Williamson, P. (2006). Mind, brain, and schizophrenia. New York: Oxford University Press.

662) Wing, J. K., & Agrawal, N. (2003). Concepts and classification of schizophrenia. In S. R. Hirsch & D. L. Weinberger (Eds.) , Schizophrenia (2nd ed., pp. 3-14) . Malden, MA: Blackwell.

663) Wing, J. K., Babor, T., Brugha, T., Burke, J., Cooper, J. E., Giel, R., et al. (1990). SCAN. Schedules for Clinical Assessment in Neuropsychiatry. Archives of General Psychiatry, 47(6) , 589-593.

664) Wing, J. K., Cooper, J. E., & Sartorius, N. (1974). Measurement and classification of psychiatric symptoms: An introduction manual for the PSE and Catego Program. London: Cambridge University Press.

665) Winterowd, C., Beck, A. T., & Gruener, D. (2003). Cognitive therapy with chronic pain patients. New York: Springer.

666) Wong, A. H. C., & Van Tol, H. H. M. (2003). Schizophrenia: From phenomenology to neurobiology. Neuroscience and Biobehavioral Reviews, 27, 269-306.

667) Wong, D. F., Wagner, H. N., Tune, L. E., Dannals, R. F., Pearlson, G. D., & Links, J. M. (1986). Positron emission tomography reveals elevated D2 dopamine receptors in drug-naive schizophrenics. Science, 234, 1558-1563.

668) Woodward, T. S., Moritz, S., Cuttler, C., & Whitman, J. C. (2006). The contribution of a cognitive bias against disconfirmatory evidence (BADE) to delusions in schizophrenia. Journal of Clinical and Experimental Neuropsychology, 28, 605-617.

669) World Health Organization. (1973). International pilot study of schizophrenia. Geneva: Author.

670) World Health Organization. (1993). International statistical classification of diseases and related health problems (10th ed.) . Geneva: Author.

671) Wright, J. J., & Kydd, R. R. (1986). Schizophrenia as a disorder of cerebral state transition. Australian and New Zealand Journal of Psychiatry, 20, 167-178.

672) Wyatt, R. J., Alexander, R. C., Egan, M. F., & Kirch, D. G. (1988). Schizophrenia, just the facts: What do we know, how well do we know it? Schizophrenia Research, 1(1), 3-18.

673) Young, H., Bentall, R., Slade, P., & Dewey, M. (1987). The role of brief instructions and suggestibility in the elicitation of auditory and visual hallucinations in normal and psychiatric subjects. Journal of Nervous and Mental Disease, 175, 41-48.

674) Young, J. E., & Brown, G. (1994). Young Schema Questionnaire. In J. E. Young (Ed.) , Cognitive therapy for personality disorders: A schema-focused approach. Sarasota, FL: Professional Resource Press.

675) Zhou, Y., Liang, M., Jiang, T., Tian, L., Liu, Y., Liu, Z., et al. (2007a) . Functional dysconnectivity of the dorsolateral prefrontal cortex in first-episode schizophrenia using resting-state fMRI. Neuroscience Letters, 417, 297-302.

676) Zhou, Y., Liang, M., Wang, K., Hao, Y., Liu, H., et al. (2007b) . Functional disintegration in paranoid schizophrenia using resting-state fMRI. Schizophrenia Research, 97, 194-205.

677) Zimmermann, G., Favrod, J., Trieu, V. H., & Pomini, V. (2005). The effect of cognitive behavioral treatment on the positive symptoms of schizophrenia spectrum disorders: A meta-analysis. Schizophrenia Research, 77, 1-9.

678) Zipursky, R. B., Lim, K. O., Sullivan, E. V., Brown, B. W., & Pfefferbaum, A. (1992). Widespread cerebral gray matter volume deficits in schizophrenia. Archives of General Psychiatry, 49(3), 195-205.

679) Zubin, J., & Spring, B. (1977). Vulnerability: A new view of schizophrenia. Journal of Abnormal Psychology, 86, 103-126.

監訳者あとがき

　本書を読み進むにつれて，その内容がまさに Aaron T. Beck の仕事の集大成になっていると実感しました。それは，本書で紹介されている統合失調症への認知行動療法が，認知行動療法の本質的な要素を最大限に活用することで成り立っているからです。

　統合失調症は生物学的な背景が強いと考えられていて，本書でも詳しく論じられているように，生物学的研究が進められ，いくつかの特徴が見つけ出されています。薬物療法についての知見も積み重ねられてきています。そうした生物学的背景があるために，過去には不治の病であるかのように考えられた時代もありました。

　しかし，何らかのハンディキャップがあるということは，その人に何の力もないということを意味してはいません。私たちは誰であっても，ハンディキャップを持ちながら生きています。ただ，そうした精神的，肉体的ハンディキャップが存在しても，私たちはそれぞれ，そのハンディキャップを補うだけの力を持っています。その力を生かすことができれば，誰でも自分らしく生きていくことができるのです。

　それがリカバリーということですが，それぞれの人が持っている力を引き出し生かす認知行動療法はまさにそれを現実化するアプローチです。そう考えると，Aaron T. Beck とそのグループが Recovery-Oriented Cognitive Therapy を提唱することになったのは，当然と言えば当然です。

　認知行動療法の話しをすると，適応疾患は何かとか，どのような状態のときに使えるのかという質問を受けることがよくあります。それに対して，私は，どのような疾患であっても，どのような状態であっても，認知行動療法的アプローチは可能だし，効果的だと答えるようにしています。

　そう答えられるのは，認知行動療法のアプローチの普遍性のおかげです。認

知行動療法というと，考え方を切りかえる方法だと言われることがよくあります。たしかに，認知行動療法は考えに目を向けますが，それは，とっさに頭に浮かぶ考えや判断が問題解決を妨げていることが多いからです。だから自動思考と呼ばれるとっさの判断や考えに目を向け，現実と照らし合わせながら問題解決に取り組んでいくようにします。その意味で，思考の修正は目的ではなく，問題解決のためのひとつの手段でしかありません。

そのときに大切になるのは，気づかないでやり過ごしていた考えや行動にきちんと目を向ける力です。とっさの考えを現実であるかのように思い込んで本来の問題が見えなくなるのは，精神的に健康と言われている人でも，うつ状態で落ち込んでいる人でも，不安でどうしようもなくなっている人でも，幻覚や妄想を体験している人でも，皆同じです。

そのときに立ち止まって，意識しないで考えたり行動したりしていることを振り返り，現実に目を向けて十分に必要な情報を集め，問題に適切に対処できるように取り組んでいくのが認知行動療法の基本的アプローチです。そして，こうしたアプローチは，精神疾患を持つ人はもちろん，日常生活のなかで日々のストレスを感じている人にも役に立つことがわかっています。

ただ，統合失調症のような重篤な精神病理を抱えている人の場合は，不安が強いだけに，現実に目を向けることに強いためらいを感じるものです。だからこそ，安心できる治療関係の支えが必要になるのです。もっとも，治療関係の大切さは，うつ病や不安症，発達障害のような精神疾患でも同じです。ただ，病名がどうであれ，病状が深刻な場合には包み込み支える環境としての治療関係が，治療を行う上で極めて重要な役割を果たすことになります。

このように，安定した治療環境の中で，意識しないで行っている考えや行動を振り返り，問題解決を妨げているものがあればそれを修正し，力になるものがあればそれを生かすという認知行動療法のエッセンスを統合失調症の治療で生かすときの重要な知見が本書には多く紹介されていて，保健や医療，福祉に携わる多くの人の役に立ちます。

最後になりますが，日本語版の序文は Aaron T. Beck の娘で Beck Institute for Cognitive Behavior Therapy 所長の Judith Beck に書いていただくことになりました。Aaron T. Beck と相談したところ，自分は今，統合失調症の認知

行動療法の新しいプロジェクトで手一杯なので娘に書いてもらうことにしたい
と提案があったからです。96 歳になって，目が見えなくなり，車椅子の生活
になってもまだ患者さんのために新しい試みを続ける Aaron T. Beck の姿を通
して，今回もまた臨床家にとって重要なこころの姿勢を教えられました。その
貴重な成果のひとつである本書を読者の皆さまに活用していただくことを強く
願っています。

大野研究所　大野　裕

索　引

あ行

悪性症候群（NMS）*326, 327*
アセスメント
　継続的に用いられるプロセスと
　　しての―― *185–186*
　コアビリーフの―― *198–199*
　症状の連続の―― *278–280*
　初回面接における―― *186–190*
　診断面接における―― *190–191*
　妄想のアセスメント，幻聴のアセ
　　スメント，陰性症状のアセス
　　メント，評価尺度も参照
アセチルコリン *47, 48*
アリピプラゾール（エビリファイ）*332*
安全行動
　幻聴の治療における―― *269–270*
　被害妄想と―― *74*
　非適応的対処と―― *145–147*
安全志向行動 *70*
維持因子 *231*
意思による意図モデル *58*
異種性 *6, 7, 8, 30, 41*
異常症状 *98–104*
一級症状 *9*
一般的定式化の適応 *25*
遺伝的要因 *11, 12, 30, 32, 33, 34, 39*
遺伝と環境の相互作用 *13*
意図バイアス *68, 79, 80, 81, 101*
意味プライミング *178*
移民の発症リスク *11*
意欲の欠如 *150*
陰性形式的思考障害 *28*
陰性症状
　Crow の研究 *5*
　ジャクソンの研究 *4–6*
　――の妥当性，転帰，経過 *151–153*

治療の阻害因子としての―― *208*
　――と神経認知的障害 *153–154*
　――の概観 *27–28*
　――の経験的知見 *151–155*
　――の心理学 *155–166*
　陰性症状の治療も参照
陰性症状のアセスメント
　機能アセスメント *275–279*
　気分障害または不安障害に付随
　　する二次的な―― *274*
　刺激の過剰／刺激の不足 *273–274*
　症例の概念化 *280–282*
　評価尺度 *275*
　薬物療法の副作用 *273–274*
陰性症状の心理学
　一人称的説明 *155–158*
　期待の評価 *161–165*
　社会嫌悪 *158–159*
　パフォーマンスに関する信念 *159–160*
　陽性症状によって活性化する信念 *158*
　リソースが限られているとい
　　う知覚 *165–166*
陰性症状の治療
　一次的―― *289*
　心理教育とノーマライゼーション *284–285*
　スティグマの影響を標的にする *297*
　成功への期待の低さを標的にする *294*
　楽しみに対する期待の低さを
　　標的にする *290*
　二次的―― *287*
　認知的，行動的アプローチ *287–302*
　認知モデルへのソーシャライズ *285–287*
　――の概観 *283–284*
　リソースが少ないという知覚を
　　標的にする *300–302*
インフォームド・コンセント *188*

インフルエンザ・ウイルス *36*
ウィスコンシンカード分類検査（WCST）
　　49
ウェルニッケ野 *127*
疑り深さ *91–93, 207*
運動計画モデル *59*
疫学 *11*
円グラフ法 *239*
オープンエンドの質問 *187, 188*
オランザピン（ジプレキサ）*329*

か行

快感消失 *150, 162*
外在化バイアス *129–132*
解体 *167–169, 361–362*
　形式的思考障害も参照
改訂社会的快感消失尺度（RSAS）*159*
改訂版幻聴信念質問票（BAVQ-R）*194, 250*
海馬 *40*
回復 *2, 21*
快への期待 *161–162*
解剖学的異常 *14–16*
過覚醒 *119, 147*
関わりを持たないこと *273–274*
確証バイアス *70, 71, 72, 86, 90, 92, 94*
画像化研究 *15, 16, 46, 333*
偏った原因帰属 *77*
　外在化バイアスも参照
活性化拡散 *174–178*
活性化の状況 *73*
活動スケジュール表 *293, 295, 296*
活動のパターン／活性化パターン *15*
カテコール－O－メチルトランスフェラー
　　ゼ（COMT）遺伝子 *13*
カテゴリー的思考 *89*
過度の一般化 *86*
過包含 *177*
刈り込み *39, 147, 345*
簡易精神症状評価尺度（BPRS）*192*
感覚ゲーティング *129*
環境リスク因子 *11, 346*
感情障害および統合失調症のための調査票
　　（SADS）*191*

干渉症状 *98, 103*
感情の平板化 *150*
監督的注意システム *180, 181, 182, 183*
γ－アミノ酪酸（GABA）*47*
関連づけバイアス *69*
帰結主義的推論 *136, 137*
帰属の誤り *81, 130, 131*
期待
　成功への——を標的にする *294–296*
　楽しみに対する——を標的にする *290–294*
基底核 *40, 42, 44, 47, 48*
機能アセスメント
　陰性症状の—— *275–280*
　形式的思考障害の—— *308–309*
　幻聴の—— *250–255*
　妄想の—— *228–229*
機能的異常 *15*
気分障害
　——に付随する二次的陰性症状 *274*
　不安，抑うつも参照
気分のチェック *212, 213*
疑問を呈する視点 *239–241*
共感 *226*
協働的経験主義 *204*
協働的プロセス *188*
強迫信念尺度（IBRO）*143*
緊張病 *6*
クエチアピン（セロクエル）*329*
グルタミン酸 *47*
クレペリン，エミル *6, 8, 19, 20, 150*
クロザピン（クロザリル）*18, 328, 329, 330,*
　　331
クロルプロマジン（ソラジン）*18, 323, 324*
形式的思考障害
　——の概観 *28–29*
　——の現象学 *169–170*
　——の情報処理モデル *174–183*
　——の事例 *168*
　——の治療 *303–305*
　——の認知モデル *170–173*
　形式的思考障害の治療も参照
形式的思考障害の治療
　行動的／認知的アプローチ *315–321*

心理教育とノーマライゼーション　311–314
認知モデルへのソーシャライズ　314–315
──の概観　311
形成
幻覚の──　138–139
被害妄想の──　93–94
欠損症候群　273
結論に飛びつく　87, 88, 103
幻覚
──の概観　26
──の形成　138
──の生物学的性質　107
幻聴の内容，幻覚の治療も参照
言語障害
形式的思考障害を参照
言語新作　170, 175, 176, 306, 310, 316, 320
言語流暢性検査（VFT）　49
現在症診察表（PSE-9）　191
現実検討障害
幻聴における──　132–135
妄想における──　69–70, 82–84
幻聴
異常症状と──　98
症状／認知のアセスメント　248–250
──と非適応的対処と安全行動　145–147
──についての心理学的理論　115
──の概観　107–108
──の3種類　109
──の持続　141–147
──の命令　144
ホットな認知から──への進行　122–125
幻聴解釈質問紙　194
幻聴形態評価尺度（TVRS）　249
幻聴ネットワーク（HVN）　257
幻聴のアセスメント
機能アセスメント　250–254
症例の概念化　254
──の概観　247
幻聴の治療
声の内容を標的とする　261–270
心理教育とノーマライゼーション　255–258
認知的・行動的アプローチ　259–260
認知モデルへのソーシャライズ　258

幻聴の内容
声の質と──　110–112
声の主と──　114–115
検分法　239
滅裂　7, 169, 306, 319
コアビリーフ
標的とされる非妄想的な
──　241–242, 265–266
標的とされる妄想的な──　267–270
妄想の基底にある──　227–228
構音ループ　115
抗コリン作動薬　327
抗精神病薬
最初期の──　323–326
第2世代の──　19, 324, 328–330
第3世代の──　332–333
転帰と──　20
ドーパミン受容体との親和性と──　45
──の概観　18–22
──の限界　22
──の副作用　273–274, 326–328, 328–329
──の薬力学　326–328, 330–332
構造画像化技術　14
硬直性　65, 209
行動実験　268, 269
行動的反応
声に対する──　252
妄想的解釈に対する──　225–226
後方マスキング効果　50
声
──と自動思考　111, 123, 139–141
──との「関係」　145
──の活動記録　250
幻聴も参照
『国際疾病分類・第10版』（ICD-10）　7, 8
黒質線条体路　45
心の障害の理論　82
誇大妄想　95–99, 227
コルチゾール・レベル　39, 348, 349, 350, 358

さ行

再確認傾向　217
再発防止方略　224

細胞破壊量の異常　39
サリエンス・モデル　55
産科的合併症　13, 35, 36
自我親和的認知　66
思考
　　——のバイアス　67–68
　　全か無かの——　290
　　自動思考，認知の歪みも参照
思考，言語，コミュニケーション尺度　306
思考障害
　　治療の阻害因子としての——　209
　　——の概観　28–29
　　——の現象学　169–170
　　——の情報処理モデル　174–183
　　——の認知的治療　303–306
　　——の認知モデル　170–173
　　形式的思考障害の治療も参照
思考障害評価尺度　307
思考吹入　98, 111, 129
思考制止　98
思考の異常　84
思考の貧困　150
自己関連づけバイアス　68, 72
自我親和的　66
自己を問うモード　84
自殺　11
視床　40, 44
事象関連電位（ERP）　51
持続遂行検査（CPT）　50
自尊心　140, 243, 298
疾病分類　6
質問
　　陰性症状の機能的アセスメン
　　　　トのための——　275
　　オープンエンドの——　187
　　幻聴をアセスメントするため
　　　　の——　249, 250
自動思考
　　——と形式的思考障害　174–176, 318–319
　　——と幻聴　111, 123–125, 139–140, 338
自動思考質問票（ATQ）　139, 140
視標追跡　48
ジプラシドン（ジオドン）　329, 330

死亡率　11
社会嫌悪　158, 159
社会性の低下　150
社会的快感消失尺度（SAS）　158
宗教的妄想　225, 226
周産期の影響　35–37
柔軟性　209–210
主観的障害単位尺度（SUDS）　260
受動性妄想　75
守秘の決まり　188
循環論法　116, 135
準備因子　231
障害　32
詳細を尋ねる　196–198
症状
　　一級——，二級——　9
　　神経解剖学的知見と——　44
　　特徴的な次元　10
　　——の不連続のアセスメント　278–280
　　——の連続のアセスメント　278
　　陰性症状，陽性症状，思考障害も参照
情緒的反応
　　形式的思考障害と——　318–321
　　声に対する——　252
　　妄想的解釈に対する——　225–226
情動に基づく推論　76, 135, 136
情報処理　90, 354–355
情報処理モデル　174–183
症例の概念化の実施
　　陰性症状の——　280–282
　　形式的思考障害の——　309–310
　　幻聴の——　254
　　妄想の——　230–232
神経解剖学的知見　40–44
神経化学的知見　45–49
神経遮断薬　18, 323, 324
　　抗精神病薬も参照
神経症的傾向　347
神経心理学的知見　48–52
神経生物学的因子　14–16
神経生理学
　　神経解剖学的知見　40–44
　　神経化学的知見　45–48

神経心理学的／精神生理学的知見 *48–53*
神経接続 *126*
神経伝達物質系 *326*
神経内分泌の反応亢進 *347–349*
神経認知的因子 *16–17*
神経発達上の変質 *37–40*
神経発達モデル *56*
身体に基づく推論 *75*
診断 *7, 187*
　アセスメントも参照
診断面接 *190, 191*
侵入的思考 *143*
信念
　コアビリーフも参照
　陰性症状に関連する―― *277–278*
　声についての―― *141–144,*
　　　253–254, 265–268
　超常的―― *101, 103, 144*
　――の形成と持続 *84*
　――の体系 *89–90*
　パフォーマンスに関する敗北主
　　　義的な―― *159–160*
　「魔術的」―― *101–102*
　陽性症状によって活性化する―― *158*
信頼関係 *187, 207*
心理教育
　陰性症状と―― *284–285*
　形式的思考障害と―― *311–314*
　幻聴と―― *255–258*
　妄想と―― *234–236*
錐体外路系症状（EPS） *326*
推論のバイアス *135–139*
数字スパン注意散逸検査（DSDT） *50*
スキーマの過剰な活性化
　幻聴と―― *121–122*
　精神病への移行における―― *355*
　統合モデルにおける―― *345*
スキゾタキシア *53*
スティグマ *164–165, 297–299*
ストリンドベリ，アウグスト *103*
ストレス
　形式的思考障害と―― *171–173*
　幻聴と―― *112–114*

　心理学的―― *36*
ストレス反応における評価判断 *350–351*
ストレス反応モデル *56*
成功への期待 *162, 294*
精神科医と精神療法の治療者との連絡 *337*
『精神疾患の診断と統計の手引き・第4版』
　　　（DSM-IV-TR） *6, 20, 64*
精神神経科臨床評価調査票（SCAN） *191*
精神生理学的 *48, 49, 51, 52, 53*
精神病症状評価尺度（PSYRATS） *194, 248*
精神病性の出来事の認知アセスメント
　　　198–200
精神病認知アセスメント質問紙（CAPI） *198*
精神病への移行 *351–354*
青年期
　――の刈り込み *39, 40, 126, 345*
　――の幻覚 *129*
　――の細胞死 *40*
　――の発症 *32*
生物学的側面
　神経解剖学的知見 *40–44*
　神経化学的知見 *45*
　神経心理学的／精神生理学的知見 *48*
　――の概観 *30–31*
　病因論 *31–40*
　理論モデル *53*
絶望の克服 *205–206*
セロトニン *47*
セロトニン・ドーパミン拮抗抗精神病薬
　　　（SDAA） *329, 330, 331*
全か無かの思考 *290*
選択的抽象化 *69, 86*
前頭皮質 *334*
前頭葉 *40*
素因 *345–348*
　リスク因子も参照
素因ストレスモデル
　陰性症状の―― *154–155*
　――における評価判断の役割 *350–351*
　――の概観 *32, 70–71*
双生児 *33*
早発痴呆 *6, 9, 19, 20, 150*
ソース・モニタリング *115, 130, 131*

側坐核モデル *57*
側頭葉 *40, 43–45, 51*
ソクラテス式問答法 *239*

た行

第 2 世代の抗精神病薬 *19, 328*
第 3 世代の抗精神病薬 *332*
対応づけバイアス *130*
対処方略 *259–260*
代替的説明 *239*
大麻の使用 *14, 346*
脱分極ブロック *46*
脱抑制 *127, 128, 129*
楽しみに対する期待 *290–294*
段階的課題設定 *301*
知覚化 *125–128, 129*
知覚化の閾値 *123, 124, 127*
知的能力の低下 *16, 17*
遅発性ジスキネジア *326, 327*
注意の問題 *49–50*
注意のリソース *179, 181, 182, 183, 184*
中央実行系 *180, 181, 182*
中脳皮質路 *45*
中脳辺縁系路 *45*
聴覚的心像化への素因 *117–120*
超常的信念 *101, 103, 104, 144*
治療
　——の初期段階 *203*
　の阻害因子 *206–209*
　のプロセス *210–215*
　を求める理由 *189*
　抗精神病薬，認知療法，治療セッション，
　　　妄想の治療，形式的思考障害の治療，
　　　幻聴の治療，陰性症状の治療も参照
治療セッション
　——のアセスメント *196–200*
　——の構造とペース *212–216*
転帰 *19–21, 152*
動機づけ *205, 206*
動機的因子 *70*
統合失調型 *101, 346*
統合失調症
　——の有病率 *11, 346*

　——の臨床像 *342*
　——への道筋 *351–355, 363*
統合モデル
　ストレス因子と神経内分泌の
　　　反応亢進 *347–350*
　精神病への移行 *351–355*
　統合失調症の素因 *345–347*
　——の概観 *29, 343–345, 364–365*
　理論的考察 *359–365*
逃避行動 *82*
ドーパミン仮説 *45, 46, 324*
ドーパミン感作仮説 *348*
ドーパミン拮抗抗精神病薬（DAA） *324,*
　　　325, 326, 327, 328, 329, 330
　抗精神病薬も参照
都市環境 *13*
トラウマ
　幻聴と—— *112–114*
　精神病と—— *346*
　——と幻覚 *357–359*
　——と幻聴 *267*
努力をする *300, 302*

な行

内的発話 *120, 121*
ナッシュ，ジョン・フォーブズ・ *1, 2*
二級症状 *9*
ニューロンの刈り込み *147*
妊娠第 2 期 *36, 37*
妊娠中の影響 *35–37*
認知コントロールモデル *58*
認知代償不全 *361, 363*
認知的協調モデル *54*
認知的誤謬 *69*
認知的障害 *16, 17, 343, 345*
認知的洞察 *83*
認知の歪み
　——のアセスメント *200, 223–225*
　カテゴリー的思考 *89*
　破局視 *85–87*
　不適切な認知的処理 *88–89*
　文脈を無視する思考 *86–87*
認知モデル

形式的思考障害の―― *170–173*
　　幻聴の―― *116–118, 122–124, 246*
　　――へのソーシャライズ *236–*
　　　　238, 258–259, 285–286, 314
　　妄想の―― *67–71*
　　妄想の治療，形式的思考障害の治療，幻
　　　　聴の治療，陰性症状の治療も参照
認知療法
　　形式的思考障害の―― *303–305*
　　実験による裏づけ *362–364*
　　――と薬物療法 *322–323*
　　――の一般原則 *24–25*
　　――の概観 *22–23*
　　――のプロセス *210–215*
　　――の目標 *210*
　　――の有効性の研究，*22–24*
　　――への適性 *204–205*
　　――と薬物療法管理の相互作用 *335–337*
　　薬物療法としての―― *333–334*
　　薬物療法のセッション中の―― *337–340*
　　有効性の研究 *22–24*
　　妄想の治療，形式的思考障害の治療，幻
　　　　聴の治療，陰性症状の治療も参照
願いを実現する空想 *96*
脳
　　――の過少神経接続 *147*
　　――の過剰な活動 *344–345*
脳幹 *45*
脳室の拡張 *14, 42, 153*
ノーマライゼーション
　　陰性症状の―― *284–285*
　　形式的思考障害の―― *311–314*
　　幻聴の―― *255–258*
　　妄想の―― *234–236*

は行

バイアスがかかった思考 *67–68, 135, 354*
破瓜病 *6*
破局視 *85–87*
破局的帰結 *224*
パフォーマンスに関する敗北主義的信念
　　　159–160
早すぎる結論づけ *137–138*

パラノイア
　　外在化バイアスと―― *129–130*
　　治療の阻害因子としての―― *207*
反確認バイアス *72*
半減期 *325*
被害妄想 *91–94*
引き金
　　陰性症状の―― *275*
　　幻聴の再発の―― *113*
　　声の―― *250, 256*
　　妄想の――を同定する *229–230*
非機能的態度尺度（DAS）*195*
皮質サブプレート *38, 39*
被支配妄想 *98, 100, 101, 102*
肥大化した恐怖の加工 *85*
ヒューリングズ・ジャクソン，ジョン　*4,*
　　　151, 153
病因論
　　遺伝的要因 *11–12, 32–34*
　　神経発達上の変質 *37–40*
　　妊娠中，周産期の影響 *35–37*
　　――の重要性 *31–32*
評価尺度
　　形式的思考障害のための―― *306, 307*
　　――の具体例 *192–196*
病識の改善 *339–340*
　　心理教育も参照
病理生理 *14*
ファイブ・システム・モデル *198*
不安
　　――と精神病への移行 *352, 353–354*
　　――と破局視 *85–86*
　　――に付随する二次的陰性症状 *274*
フェイディング・エンパシー効果 *226*
副作用 *273–274, 326–327, 328–329*
ブロイラー，オイゲン　*8, 9, 10, 19, 168, 178*
ブローカ野 *127*
文脈喪失 *69*
文脈を無視する思考 *86–87*
並列分散処理モデル *55*
ベック認知的洞察尺度（BCIS）*83, 362*
扁桃体 *40*
ボイスタイム *260*

包括的精神病理評価尺度（CPRS）*192*
防御因子 *231*
ホームワークの履行 *214, 215, 284*
ホットな認知 *122–124, 138–139*

ま行

魔術的信念 *101*
マンチェスター尺度 *192*
耳鳴り *133*
無条件の肯定的配慮 *204*
目への執着 *77*
妄想
　——と幻覚の関係 *355–359*
　——と現実検討 *69–70, 83–85*
　——による二次的な陰性症状 *287*
　——の概観 *25, 64*
　——の帰結 *223–225*
　——の実証的探究 *81–82*
　——の認知モデル *67–71*
　判断する基準 *66*
　被害——の発達と形成 *91–94*
妄想的信念に乗る *227*
妄想のアセスメント
　裏づけるとされる重要証拠 *226–227*
　基底にある信念 *227–228*
　機能アセスメント *228–229*
　症状／認知の—— *218–219*
　情緒的，行動的反応への—— *225–226*
　症例の概念化 *230–232*
　認知の歪みの—— *223–225*
　妄想の焦点を詳細に見る *220–222*
妄想の治療
　関連する悪影響を抑える *243–245*
　心理教育とノーマライゼーション *234–236*
　代替的信念の強化 *242–245*
　認知・行動的アプローチ *238–239*
　認知モデルへのソーシャライズ *236–238*
　——の概観 *232–234*
目標
　認知療法の—— *210*
　——を患者が見つけ出すのを支援する *295*
目下の問題 *189–190*
モニタリング *250*

や行

薬物療法管理 *335–337*
薬物療法のセッション *337*
矢印法 *224, 227, 240*
やる気の回復 *205*
誘導的発見 *236, 239, 248, 315, 318*
誘発因子 *231*
夢 *128*
幼児期の発達 *37–38*
養子研究 *33*
陽性・陰性症状評価尺度（PANSS）*6, 151, 193*
陽性形式的思考障害 *28*
　形式的思考障害も参照
陽性症状
　——に付随する二次的陰性症状 *274–275*
　——によって活性化する否定的信念 *158*
陽性症状評価尺度（SAPS）*5, 6, 67, 194, 306*
抑うつ
　——と幻覚の関係 *355–359*
　——と精神病への移行 *351–353*

ら行

ラポール
　初回面接と—— *187*
　動機づけと—— *205*
　——の構築 *202–204*
　評価尺度と—— *190*
リカバリーモデル *24*
力価 *328*
リスク因子 *11, 346, 347, 356*
　素因も参照
リスペリドン（リスパダール）*329*
リソース
　——が限られているという知覚 *165–166*
　——が少ないという知覚 *300–302*
　注意の—— *179–183*
　認知的——の不足 *343–345*
理論家
　クレペリン *6–8, 19, 150*
　ヒューリングズ・ジャクソン *4–6, 151*

ブロイラー　*8–9, 19, 150, 168*
理論モデル
　意思による意図モデル　*58*
　運動計画モデル　*59–60*
　サリエンス・モデル　*55–56*
　神経発達モデル　*56–57*
　スキゾタキシア・モデル　*53–54*
　ストレス反応モデル　*56*
　側坐核モデル　*57*
　認知コントロールモデル　*58–59*
　認知的強調モデル　*54–55*
　──の概観　*53, 60–61*
　並列分散処理モデル　*55*
連合弛緩　*9, 102, 103, 104, 169*
連鎖解析　*34*

連続線　*109, 301*
ロールプレイング　*315*
ロキサピン（ロキシタン）　*329, 330*

アルファベット

HPA 系　*39, 348, 349, 350, 351*
Launay Slade 幻覚尺度（LSHS）　*117, 118*
N メチル D アスパラギン酸（NMDA）　*47,
　　55*
Peters 妄想質問紙　*194*
SCID（DSM-IV 第 I 軸障害のための構造化
　　臨床面接）　*191*
WHO 国際統合失調症研究　*21*

監訳者略歴

大野　裕（おおの・ゆたか）

1950 年　愛媛県に生まれる

1978 年　慶應義塾大学医学部卒業

　　　　慶應義塾大学医学部精神神経科学教室へ勤務

　　　　精神医学，精神療法学専攻

1985 年 – 1988 年　コーネル大学医学部留学

1988 年　ペンシルバニア大学医学部留学

1989 年　学位取得

2002 年　慶應義塾大学教授（保健管理センター）

2011 年　国立精神・神経医療研究センター認知行動療法センター長

現　在　大野裕研究所所長，認知行動療法研修開発センター理事長

著　書　『こころが晴れるノート』（創元社），『簡易型認知行動療法実践マニュアル』（ストレスマネジメントネットワーク），『はじめての認知療法』（講談社）ほか多数

訳　書　『認知療法』（岩崎学術出版社），『認知行動療法トレーニングブック』（医学書院）ほか多数

監　修　こころのスキルアップ・トレーニング（http://www.cbtjp.net/）

訳者略歴

岩坂　彰（いわさか・あきら）

1958 年　長野県に生まれる

1981 年　京都大学文学部哲学科卒業

現　職　翻訳家，関西大学非常勤講師

主 訳 書　『うつと不安の認知療法練習帳』『アーロン・T・ベック』『心の痛みのセルフコントロール』（以上，創元社），『触れることの科学』『こちら脳神経救急病棟』『快感回路』（以上，河出書房新社），『「うつ」と「躁」の教科書』（紀伊國屋書店），『境界性パーソナリティ障害の弁証法的行動療法』（共訳，誠信書房）ほか

ベックの
統合失調症の認知療法

ISBN 978－4－7533－1133－0

大野　裕　監訳

岩坂　彰　訳

2018 年　5 月 12 日　初版第 1 刷発行

印刷 ㈱新協　／　製本 ㈱若林製本

発行 ㈱岩崎学術出版社　〒 101‑0052 東京都千代田区神田小川町 2‑6‑12

発行者　杉田　啓三

電話 03（5577）6817　FAX（5577）6837

©2018　岩崎学術出版社

乱丁・落丁本はお取替えいたします　検印省略

認知療法──精神療法の新しい発展
A.T. ベック 著　大野裕 訳
創始者ベックによる認知療法の基本的テキスト　　　　●本体 5,000 円

新版 うつ病の認知療法
A.T. ベック 他著　坂野雄二 監訳
最も偉大な治療マニュアルの古典　　　　　　　　　●本体 5,700 円

改訂第2版 パーソナリティ障害の認知療法 全訳版
A.T. ベック 他著　井上和臣・友竹正人 監訳
アーロン・ベックによる待望の改訂版の全訳　　　　●本体 5,200 円

パーソナリティ障害の認知療法
井上和臣 編
認知療法を新たな領域に適用した野心的試み　　　　●本体 3,000 円

認知行動療法と精神分析が出会ったら
藤山直樹・伊藤絵美 著
こころの臨床達人対談　　　　　　　　　　　　　　●本体 2,800 円

子どものためのトラウマフォーカスト認知行動療法
J.A. コーエン 他編　亀岡智美・紀平省悟・白川美也子 監訳
さまざまな臨床現場における TF-CBT 実践ガイド　●本体 3,500 円

統合的方法としての認知療法
東斉彰 著
認知療法の現在と未来の可能性を探る　　　　　　　●本体 2,800 円

臨床行動分析のすすめ方
芝田寿美男 著
CBT を精神療法として機能させるために　　　　　●本体 2,800 円

行動分析的"思考法"入門
ジョン・ベイリー 他著　澤 幸祐・松見淳子 監訳
50 の Q&A で行動分析の考え方を伝える格好の入門書　●本体 3,000 円

この本体価格に消費税が加算されます。定価は変わることがあります。